儿科证治条辨

侯树平◎编著

人民卫生出版社
·北京·

图书在版编目（CIP）数据

儿科证治条辨 / 侯树平编著 . -- 北京 : 人民卫生出版社，2025. 10. -- ISBN 978-7-117-38753-8

I. R272

中国国家版本馆 CIP 数据核字第 2025F2W715 号

儿科证治条辨

Erke Zhengzhi Tiaobian

编　　著：侯树平
出版发行：人民卫生出版社（中继线 010-59780011）
地　　址：北京市朝阳区潘家园南里 19 号
邮　　编：100021
E - mail：pmph @ pmph.com
购书热线：010-59787592　010-59787584　010-65264830
印　　刷：三河市宏达印刷有限公司
经　　销：新华书店
开　　本：710 × 1000　1/16　　印张：22
字　　数：338 千字
版　　次：2025 年 10 月第 1 版
印　　次：2025 年 11 月第 1 次印刷
标准书号：ISBN 978-7-117-38753-8
定　　价：79.00 元
打击盗版举报电话：010-59787491　E-mail：WQ @ pmph.com
质量问题联系电话：010-59787234　E-mail：zhiliang @ pmph.com
数字融合服务电话：4001118166　E-mail：zengzhi @ pmph.com

前言

中医学的诊疗体系有着极其丰富的内容，包括辨病论治、辨证论治、对症论治等，是中医诊断和治疗疾病的基本原则和方法，是融理、证、药于一体的中医应用体系，是提高临床医生辨证论治水平的有效手段和措施之一。本人在诊疗之余，系统研读古今大量医疗文献，在《幼幼集成》《医宗金鉴》《证治准绳·幼科》《幼科发挥》等古籍中，体会到历代医家对临床病证处理的精髓，如唐代医家孙思邈言："夫欲理病，先察其源，候其病机。"（《备急千金要方·诊候》）岳美中提出"见症状要进一步追求疾病的本质，不可仅仅停留在寒热虚实的表面上……务期细密，才能丝丝入扣，恰合病机"。可见症状、证候、疾病三者结合研究，才能真正体现"辨证论治""辨病论治"的原则、精髓。

《儿科证治条辨》的编写，是系统深入地论述中医儿科常见症状、常见证候与临床疾病的诊疗经验、思路与见解，重视临床实际的多样性、包容性、实用性，充分体现中医辨证论治的原则性与灵活性，用中医儿科临床理论及中医临床思维指导儿科临床，为当今临床服务。

《儿科证治条辨》的主要内容包括针对症状、证候、疾病的诊疗思路与见解。第一章为儿科临证基础，包括小儿生理病理特点、儿科辨证要点、儿科治疗原则、儿科处方原则及思路，系统论述了儿科辨证特点、各种辨证方法在儿科临床的实际应用情况，以及中医处方原则、方法与思路，理论联系实际，强调儿科基础理论对临床的指导意义。第二章为儿科常见症状辨识，主要论及发热、咳嗽、鼻塞、多涕、口舌溃烂、滞颐、厌食、嗜异、呕吐、腹痛、泄泻、心悸、昏迷、小儿夜啼、解颅、尿床、尿频 17 个常见症状。第三章为儿科常见证候辨识，主要论及马脾风、顿咳、哮证、肺炎喘嗽、惊风、痫证、鹅口疮、盘肠气痛、食滞、疳证、血虚、嗜食证、汗证、胎黄、小儿热淋、风温、春温、湿温、寒湿、暑温、中暑、夏季热、秋燥、疰夏、白喉、风痧、丹痧、水痘、痄腮 29 个常见证候。第四章为儿科常见疾病证治，主要介绍目前儿科临床中医治疗效果好的西医疾病，如新生儿感染性肺炎、新生儿破伤风、新生儿黄疸、新生儿败血症、手足口病、疱疹性咽峡炎、咽眼结合膜热、支原体肺炎、小儿病毒性心肌炎、感染后脾虚综合征、神经性尿频、注意缺陷多动障碍、抽动障碍、特发性真性性早熟14个疾病。

编写体例：简述该症状、证候、疾病的定义与特征。病因病机辨识：明确该症状、证候、疾病的中医病因及其特点，为采取病因学治疗提供思路；明确症状、证候、疾病的发生、发展的过程，明确病机与症状的关系，为临证采取病机学治疗提供思路；提炼出辨证思路。症状识辨：通过对该症状、证候的主要症状与次要症状的辨识（在第四章主要论述辨证思路），为临证治疗奠定基础。治法与处方原则：先论述该症状、证候、疾病的治疗大法与原则，之后把该症状、证候、疾病各方面（如针对发热的解表、清里、透邪、通利，针对昏迷的各种开窍方法，针对痰饮的制源畅流等）的具体治疗方法与措施列出来，供临证组方参考。证治条辨：把临床可遇到的诸证包容进去，供临床参考。每一条冠以该条的主要病机，可用6个字，或8个字，或12个字概括，每一条又分主要症状、治法、选方、用药、随证加减。

限于作者学识水平有限，编写字数有限，虽历时5年，五易其稿，无论是编写的内容，还是体例结构、学术内容等方面都有待完善、充实，疏漏、不足在所难免，尚需广大读者、同道和各位专家提出宝贵意见，以便再版时加以修正、提高。

侯树平

2024年1月28日

内容提要

本书主要内容包括针对症状、证候、疾病的诊疗思路与见解。条辨亦作“条辩”，乃逐条辨析之意，南朝梁陶弘景在《真灵位业图·序》云：“事事条辨，略宣后章。”如张仲景《伤寒论》、方有执《伤寒论条辨》、吴瑭《温病条辨》、杨璿《伤寒瘟疫条辨》、薛生白《湿热条辨》、陈葆善《白喉条辨》等均用条辨形式书写。这种体例，重点分明、条分缕析、目标明确、直中要害，一段内容阐释一个问题、指明一条路径，对读者的启迪、引导、模拟、应用等都有直接或间接的帮助作用。对常见症状、常见证候、当今临床常见疾病作了溯本求源、阐发提高，证治条辨部分把临床可遇到的各种情况包容进去，既包括常证、兼证，又尽可能地反映变证，供临证查阅与思考。通过对针对症状、证候、疾病而治的方法与措施的整理，力求探索出各种治法在临床的具体治疗方法及措施，冀以开阔治疗思路，更好地指导临床实践，进一步提高辨证论治水平和遣法组方技艺。

本书主要是帮助读者在掌握中医儿科基本理论后，了解在临床上如何运用辨证论治的方法来诊治疾病的。本书可供高等中医药院校中医、中西医临床医学等专业学生，临床见习的中医学研究生，以及从事中医儿科医疗、科研工作的专业技术人员参考，期望通过对儿科用法、用方、用药的探讨进一步提高相关从业者的中医辨证论治、临床立法、遣药组方技艺与水平。本书对提高临床医师的中医辨证论治水平、缩短中医药院校毕业生适应期有着重要的意义与作用。

目录

第一章　儿科临证基础

第一节　小儿生理病理特点

小儿自出生到成人，始终处于不断生长发育的过程中，年龄越小生长发育速度越快。小儿时期无论是在形体结构、生理功能方面，还是在病因、病理、疾病种类、病情演变等方面，都与成人有着显著的不同，因此，不能简单地将小儿视为成人的缩影。这是儿科学独立成为一门专科的理论基础。

一、小儿生理特点

小儿时期无论在形体结构还是生理功能方面，都与成人存在显著的差异。作为儿科学独立存在的基础，小儿生理特点通常概括为脏腑娇嫩、形气未充，生机蓬勃、发育迅速，但这些阐述极为宏观粗浅。因此，在论述小儿生理特点时，无论是从阴阳方面，还是从五脏方面都应体现与成人显著不同之处。

（一）小儿的阴阳特点

1. 阴长阳充　从胚胎到初生、从初生到成人，小儿处于一生中生长发育最快的阶段。小儿之阴阳，从无到有、从弱到强，是阴长阳充的过程，也就是小儿的阴阳在不断地发展变化着，从稚弱到强盛、从不成熟到成熟、从不完善到完善。阴阳推移，充长渐盛，逐渐成熟。小儿的阴长阳充是很迅速的，年龄越小则越迅速。

2. 阴阳稚弱　小儿处于阴长阳充的过程中，这就决定了“小儿阴阳之气嫩弱”。清代医家吴瑭提出了“稚阴未长”，冯楚瞻提出了“稚阳未充”。小儿稚阴未长，体现在形体短小嫩弱，躯干、四肢细小，囟门未闭，骨软筋弱，肌腠空疏，肉脆、血少等。小儿稚阳未充，体现在呼吸次数、脉搏至数均快，脏腑之气软弱，神明未开等。“稚阴稚阳”表明，在该时期，无论在属阴的形、质方面，还是在属阳的各种生理功能方面，小儿都是稚弱的、未臻成熟的、未臻完善的，这也体现了小儿“脏腑娇嫩、形气未充”的生理特点。正是因为小儿体属“稚阴稚阳”，才有不断的生长发育，并随着年龄的不断增长而逐步趋向成熟、完善。因此，生长发育是小儿时期不同于成人的最根本的特点。此外，“稚阴稚阳”说也揭示了小儿的生理反应性，即小儿阴阳不足，患病后也比成人更易发生寒热虚实转化的趋势，又因其生命力弱，易受伤残，更易发生阴阳衰竭的现象。小儿在生理上就存在着阴阳稚弱与不平衡，其阴阳相互滋生、相互制约的关系脆弱，在病理上易出现阳盛阴亏、阴阳同时衰竭的现象，故在治疗上当以维护稚弱为先，既要中病，又不可伤及稚弱之正气。

3. **阳强阴弱** 人体只有在“阴平阳秘”的阴阳平衡中才能维持生命活动。小儿在这种阴阳平衡的相对运动中，阳为主导，占优势，只有生长之气旺盛，才有小儿不断迅速地发育。所谓“阳常有余、阴常不足”是指小儿在健康水平内，阴阳相对平衡状态下的相对有余、相对不足，一则是气阳功能活动、生机旺盛有余，精血津液、形体结构不足；二则是阴阳对比而言，即在稚弱、充长的前提下，阳强于阴。所谓“阳常有余”，若从气阳功能活动、生机旺盛而论，则是有余的；若从阳气充实、成熟的程度而论，又是稚弱、不足的。

古人观察到小儿生机盎然、阳常有余，进而提出了“纯阳”说。“纯阳”说的含义：①小儿阳气纯真，因小儿阳气未受七情五味的浸渍，故小儿阳气是纯粹的，即“纯阳”者，阳气纯也。②“纯阳”说揭示了小儿生长发育迅速。小儿体内的阴阳平衡处于不断发展变化中，旧的阴阳平衡不断被新的阴阳平衡所取代，这种阴阳平衡的不断更迭和替换构成了小儿生长发育的全过程。小儿的生长发育全赖阳气的生发，年龄愈小，阴阳平衡更迭替换的速度愈快。③“纯阳”说揭示了小儿阳常有余、气阳功能活动旺盛。“纯阳”说是形容小儿脏气清灵、活力充沛、生机蓬勃、反应敏捷等气阳功能活动旺盛，表现为小儿在生长发育的阴长阳充的过程中，无论从体格还是智力，以及脏腑功能活动上，均在迅速趋向完善和成熟，就像旭日之初升、草木之方萌，蒸蒸日上、欣欣向荣。④“纯阳”学说揭示了小儿生理反应性。小儿阳气对于某些致病因子的刺激具有潜在的反应强烈、泛化、阳化的特点。由于小儿正气幼稚，对于病因的分辨能力较差，其反应(与病因抗争)，一则全力抗争、反应过强过大，蠢蠢欲动，动则过强、搏不惜衰竭(易激惹、易衰竭)，如湿热痢中的疫毒痢，小儿多于成人，多发生在强实之小儿，又如哮证、脱证、厥证、闭证在儿科亦多见。二则缺少特异性(针对性或专指性)而表现泛化，也就是小儿正气易从多角度、多方位祛邪外出，如感冒邪客卫表，小儿之正气不仅从卫表祛邪外出，亦可从胃肠道祛邪外出而见吐泻；湿热等邪客于肠胃时，不仅气阳鼓动祛邪外出而排便次数增多，亦聚津于肠道以祛邪外出而有稀水便。三则小儿为“纯阳”之体，阳气幼稚，加之小儿抗邪迅速，小儿病证则易从阳化、热化，即在小儿病证中，阳证、热证无论在种类还是次数上，均比阴证、寒证多，即使在同一病证中，阳证、热证小儿也多见于成人。⑤在生理状态的阴阳相对平衡中，阴阳之差，小儿大于成人。一是小儿阳气为主导、生机蓬勃，二是小儿阴不足较著，如水谷精微不足、肾精未成熟、天癸未至。⑥纯阳者，一阳也、少阳也、稚阳也。

4. **关联脆弱**　小儿在生理上就存在着阴阳稚弱与不平衡，其阴阳相互滋生、相互制约的关系脆弱；在病理上易出现阳盛阴亏、阴阳同时衰竭。

(二)五脏特点

1. **形气未充**　小儿时期机体各器官的形质和生理功能都是不成熟、不完善的。有关记载首见于《灵枢·逆顺肥瘦》，其言：“婴儿者，其肉脆血少气弱。”之后《颅囟经·病证》载：“孩子气脉未调，脏腑脆薄，腠理开疏。”《诸病源候论·小儿杂病诸候·养小儿候》：“小儿腑脏之气软弱。”《小儿药证直诀·原序》：“小儿……骨气未成，形声未正，悲啼喜笑，变态不常……脏腑柔弱。”《小儿药证直诀·脉证治法·变蒸》：“小儿……五脏六腑，成而未全……全而未壮。”《小儿病源方论·养子真诀·养子十法》：“小儿一周之内，皮毛、肌肉、筋骨、髓脑、五脏六腑、荣卫气血，皆未坚固，譬如草木茸芽之状，未经寒暑，娇嫩软弱。”《万氏家藏育婴秘诀·幼科发微赋》有小儿“血气未充”“肠胃脆弱”“精神怯弱”等论述。这些古代医籍充分说明了小儿出生后，机体赖以生存的物质基础虽已形成，但尚未充实和坚固；机体的各种生理功能虽已运转，但尚未完善和成熟。鉴于此，必须时时处处注意呵护小儿。小儿患病后，由于其脏腑娇嫩柔弱，用药尤应谨慎。认识与掌握小儿的这一生理特点，对小儿抚育和儿科临床疾病的诊治都具有重要指导意义。

小儿五脏处在从小到大、从稚弱到成熟的发育过程中，这就决定了小儿五脏娇嫩、形气未充、“成而未全”、“全而未壮”，也就是小儿五脏的形态结构和各种生理功能都处于稚弱阶段，未臻成熟、未臻完善。随着小儿年龄的增长，其形态与功能才会不断充盛、完善和成熟。小儿时期五脏和六腑的形和气都是相对不足的，尤以肾、脾、肺三脏更为突出。如小儿生后肺气始用、娇嫩尤甚，其主气、司呼吸功能稚弱，表现在呼吸不匀、息数较促，年龄愈小呼吸频率愈快；或其卫外功能不足、不固，若是调护失宜易患感冒、咳喘。脾主运化功能稚弱，易饥易饱、大便不调，饮食稍有不当，易患呕吐、泄泻、积滞。肾气稚弱，其主骨及主生殖之精功能稚弱，如生后5~10个月方萌乳牙，6岁左右换恒齿；12~18个月囟门方闭；女子“二七”、男子“二八”天癸方至。不仅肾、脾、肺三脏如此，小儿心、肝两脏同样未曾充实、完善。肝主疏泄、主风，小儿肝气未实、经筋刚柔未济，表现在易亢奋、升逆、动风，易发惊惕、抽风等症，易抑郁滞涩而中满腹胀。心脏娇嫩，心主血脉功能亦稚弱，突出的表现在至数上，年龄愈小至数愈快；心主神明功能稚嫩、心神怯弱未定，表现在智力、语言未发育完善，易受惊吓，思维、行为的约束能力及二便的自控能力较差等。

2. **强弱不均**　处于不断生长过程中的小儿五脏，从小到大，从稚弱到强实不断迅速发育着，其发育的起点、速度、峰值不尽相同，以及五脏“体弱而用强”的生理特点，决定了小儿五脏强弱的不均衡性。钱乙、朱丹溪、万全等医家从五脏强弱不均衡性最为明显的小儿时期入手，发现、总结、阐述了“三不足、二有余”“四不足、三有余”（肾常虚、脾常不足、肺常不足、阴常不足，肝常有余、心常有余、阳常有余）学说，并运用于临床实践，使儿科学有了飞跃的发展，对某些五脏状态、病理、病证的深入揭示和认识，有着重大的理论和临床实践意义，丰富了中医儿科学基础理论。

“三不足”指脾常不足、肺常不足、肾常虚。①脾常不足：“脾司土气，儿之初生，所饮食者乳耳，水谷未入，脾未用事，其气尚弱，故曰不足。不足者，乃谷气之自然不足也。”（《万氏家藏育婴秘诀·五脏证治总论》）“肠胃脆薄，谷气未充，此脾所以不足也。”（《幼科发挥·五脏虚实补泻之法》）②肺常不足：“肺为娇脏，难调而易伤也。”（《万氏家藏育婴秘诀·五脏证治总论》）③肾常虚：“肾主虚者，此父母有生之后，禀气不足之谓也。”（《万氏家藏育婴秘诀·五脏证治总论》）“夫小儿八岁以前曰纯阳，盖其真水未旺。”(《医学正传·急慢惊风》)“肾只是不足。”(《丹溪心法·小儿》)“肾主虚无实。”(《幼科发挥·肾脏主病》)。“二有余”指小儿心常有余、肝常有余。①心常有余:“夫小儿八岁以前曰纯阳……心火已炎。”(《医学正传·急慢惊风》)②肝常有余:“有余者，乃阳自然有余也。”(《万氏家藏育婴秘诀·五脏证治总论》)万全在《万氏家藏育婴秘诀·五脏证治总论》中提出,“五脏之中肝有余，脾常不足，肾常虚……人皆曰肝常有余，脾常不足，予亦曰心常有余，肺常不足……此所谓有余不足者，非经云虚实之谓也。”他认为“三不足、二有余”是小儿的生理现象。又如《幼科发挥·五脏虚实补泻之法》曰:“肝常有余，脾常不足者，此却是本脏之气也。盖肝乃少阳之气，儿之初生，如木方萌，乃少阳生长之气，以渐而壮，故有余也。”《万氏家藏育婴秘诀·五脏证治总论》说:“心亦曰有余者，心属火，旺于夏，所谓壮火之气也。”是从小儿的生理特点出发，阐述肝、心两脏是其生机旺盛的动力。

肝常有余，肝应少阳春木，内寄生长之气,“此有余为生长之气自然之有余”，但“少阳之气方长而未已”。肝常有余是相对的:①肝之生成较晚，但发育速度快，水平较其他四脏为高为快;②肝主疏泄，其性刚而不柔，为将军之官，这就决定了易抑郁、横逆、动风;③肝“有余”为升，故有余胜过下济肾水之心火;④阴常不足，则阴弱而肝阳偏亢;⑤肺常不足、脾常不足则肝少克制。肝之“有余”也是稚弱未充的:①五脏娇嫩、形气未充，肝亦不例外，在小儿生长发育过程中，肝亦是从无到有，从小到大，在小儿阶段肝之形、气亦未成熟完善;②肾常虚、脾常不足、阴常不足，肝无以滋生;③小儿气血尚未充盛，则肝血不足。“肝(本脏)常有余”是相对的有余，是稚弱的有余，是相对于其他各脏而言的，并非强实、成熟之谓。

心常有余,“心为火脏”，火属阳，火阳为生命活动的动力、源泉，为小儿生长发育的能量和动力。心常有余，乃自然之有余，从而保证小儿生机蓬勃、发育迅速。心常有余是相对的:①心之发育比肺、脾、肾之发育，速度要快，水平要高,“小儿八岁以前曰纯阳……心火已炎”;②心主神明,“心为火脏”，动则亢奋、炎上、外显、内热;③肾常虚，阴常不足，水不上济，心火偏旺，心少克制。心之“有余”也是稚弱的:①五脏娇嫩、形气未充，心亦不例外，在小儿生长发育过程中，心亦是从无到有、从小到大，在小儿阶段心亦未完善成熟;②肾常虚，阴常不足，心无以滋助;③小儿气血尚未充盛，则心血不足，如心主血脉功能稚弱，脉象未成熟、脉象在变化，心神亦稚弱，则突出表现在语言、智力上。心常有余，为相对有余，并非强实、成熟、完善之有余。心常有余，次于肝常有余。

肾常虚：①肾之生成较早，但发育速度最慢，处于低水平，成熟较晚，“八岁以前，真水未旺”；②为维持小儿生长发育、温养脏腑等生命活动，肾之精不断被消耗；③肾为先天之本、脾为后天之本，二者相互滋养，脾常不足、水谷精微不足，不能充养肾精；④“一水不胜二火”，君火、相火消铄。

脾常不足：①脾之生成较晚，发育速度较慢、水平较低；②在形体结构上，脾胃薄脆，在功能上，脾常不足而虚弱；③“断乳前，水谷未入，脾未用事”，初生小儿所食为乳，后水谷渐入，脾渐用事，故气弱；④为了满足小儿生长发育的需要，所需乳食与成人相比相对量较多（绝对量较少），脾胃负荷较重；⑤肝常有余、心常有余，脾受克抑。脾常不足，是谷气自然不足，即是指小儿脾之所以不足，乃自然生理现象。

肺常不足：①肺之生成较晚，生后始用，发育速度较慢、水平又较低；②“脾生肉，肉生肺”，脾与肺为母子关系，肺之主气赖脾运化之精微不断充养，脾常不足、水谷精微不足，则肺养不足；③肝常有余、心常有余，肺受克抑；④肺脏娇嫩，恶寒、恶热、恶窒塞，“娇肺遭伤不易愈”。

“三不足”是指肾、脾、肺三脏的发育水平较低、成熟较晚，主要是本脏自身之不足，其中以肾虚最著，次为脾，肺之不足则不如肾、脾。

3. **五脏关联脆弱、异常**　由于五脏娇嫩、形气未充及五脏强弱的不均衡性，导致小儿五脏相互关系的特殊性，即脆弱、异常。

（1）小儿五脏关联是很脆弱的、不稳定的。某一脏腑的轻微变化，很容易引起相关脏腑，甚至五脏关系的破坏，引发病证。仅以肝、肾关系为例，肝、肾关联常表现为精血关系，即“精血同源”，若小儿肾精不足，易致肝血不足；若小儿肝血不足，则易导致肾精不足，而引起生长发育障碍。肝、肾关联脆弱，又表现在阴阳偏盛方面，如小儿肾精不足、真水未旺，则肝阴不足、肝阳偏旺，故常有多动、精神涣散的表现。

（2）小儿五脏关联的特殊性又表现在承制关系的异常，即五脏生克乘侮的偏（单）向性。由于小儿五脏有“三不足、二有余”，一般情况下，可呈现脾虚肝旺、肾虚肝旺、肺虚肝旺、肾虚心（火）旺及肝克（乘）脾、肝侮肺、心侮肾，而这种克、乘、侮既有以强凌弱，又有自虚受乘（侮）。如小儿的肝和脾，不仅由于肝常有余而克制脾土太过，而又由于脾常不足而成脾虚肝乘，从而使得小儿多有脾虚肝旺之象，他脏间的关联亦类此。这种小儿五脏关联的单（偏）向性，使“二有余、三不足”更加突出。

禀赋、四时的影响，可导致五脏强弱的不均衡性，但不是所有小儿都存在、都明显、程度都相同。因此，不是所有小儿五脏关联都存在或明显存在这种偏（单）向性。

总之，“纯阳”“稚阴稚阳”和“阳常有余、阴常不足”之学说，是随着中医儿科临床实践的发展而逐渐形成的理论，这些学说各有不同的含义和生理意义，三者之间不是对立，而是统一的。古代医家应用阴阳学说，从不同的角度、不同的侧面揭示了小儿的阴阳生理特点。《冯氏锦囊秘录·慢脾风》云：“天癸者，阴气也。阴气未至，故曰纯阳，原非谓阳气有余之论。”“稚阴稚阳”说是对“纯阳”说的补充和完善，使中医学从功能和物质的角度对小儿阴阳这一生理特点的认识更加全面。“稚阴稚阳”是指小儿形气未充，是言小儿阴阳皆稚弱，较宏观；而“纯阳”“阳常有余”言稚弱之阴阳中阴稚尤甚，而阳稚稍逊，即阴阳不均衡，其较“稚阴稚阳”说又有进一步深入的认识。小儿之“阳”既是“稚阳”又是“纯阳”，即既未成熟完善，又是在蓬勃生长，且总是以蓬勃生长为显著特点。阳气既是生长发育的动力，又是抗病的主力，所以全面认识小儿之“阳”，并注意从儿童保育等方面来调护小儿之“阳”，才能更有效地做好对疾病的防治，保证儿童的健康成长。若从小儿机体的物质充实、完善的角度来看，小儿阳气、阴液是不足的、稚弱的，即“稚阴稚阳”说；若从小儿阳气、阴液对比而言，常常表现为阳气相对易旺、阴液相对易伤，即在稚弱、充长的前提下，阳强于阴，即“阳常有余、阴常不足”说；若从阳气显示为生机活力的功能活动而言，则小儿为“纯阳”之体。

二、儿科病因特点

引起小儿发病的病因与成人多数相同，但由于小儿具有自身的生理特点，因而小儿对不同病因的易感程度与成人有明显的差别。小儿病因以外感、食伤、脏气不平和先天因素居多，情志、意外因素及医源性伤害亦不能忽视。此外，不同年龄小儿对不同病因的易感程度也不相同，如年龄越小对外感邪气的易感程度越高，年龄越小因乳食所伤患病的情况越多，先天因素致病则常产生在胎儿期。准确理解和把握小儿发病因素，对做好儿童保健和儿科疾病的诊断治疗具有重要意义。

（一）外感因素

小儿外感病证多见，是由于脏腑娇嫩、形气未充及阴阳脏腑的强弱不均，因而小儿易为外邪所伤而致病。常见外感因素有六气、六淫之邪、疫疠之邪、寄生虫，而小儿感邪后化热、化毒、化火则使小儿外感病证多发，变证亦多发。了解小儿外感因素的致病特点，有助于临证审证求因、审因论治，对儿科疾病的预防也有重要的价值。

1. 六气 风、寒、暑、湿、燥、火在正常情况下称为“六气”，是自然界的六种不同的气候变化。从致病因素来看，六气对于阴阳平密、脏腑强实之成人则不病，而对于脏腑娇嫩、形气未充之小儿则可病，如暑季之炎热可致小儿泄泻，春季之风可致伤风流涕，冒受暑气可致夏季热，冒受暑湿之气可致疰夏、湿阻等。

2. 外感邪气（六淫之邪及疫疠之邪）

（1）外感邪气的致病特点：①外邪易犯小儿、多犯小儿。②在小儿病证中，外邪所致病证多见、常见。③多与时令季节有关。④外邪可单一为病，也可合而为病；可先后为病，也可于他病中、病后为患。⑤外邪侵犯小儿，可从鼻、口而入，也可从皮毛而入，或可直中。⑥六淫及疫疠之邪，其性质不外风性、寒性、热性、湿性、燥性。具有风性性质的邪气，主开泄、善行而数变，多从皮毛、鼻口而入，一年四季皆有，以春季为多，常客肺系，多从热化；其症在外为汗出、恶风、瘙痒，在里为热、咳、喘、吐、泻；其病为感冒、乳蛾、咳嗽、肺炎喘嗽、泄泻等。具有寒性性质的邪气，易伤阳气，而主凝滞、收引，多从皮毛、鼻口而入，以冬季为多，多侵犯小儿之肺、脾；其症为恶寒、冷痛；其病为感冒、咳嗽、泄泻、腹痛、痹证等。具有热性性质的邪气，其性炎上、升散，易伤津耗气、生风动血，温为热之渐、火为热之甚，多盛行于夏季、他季亦有，从卫表、鼻口而入，亦可直中；其症为壮热、恶热、烦渴、汗出、脉洪、溲黄；其病有肺炎喘嗽、泄泻、小儿暑温、外感急惊风、丹痧、麻疹及各种出血证。具有湿性性质的邪气，其性重浊、黏滞，感人发病缠绵、易阻遏气机、易损伤阳气，盛于长夏、其他季节亦有，常与他性邪气合邪为患；其症为头重如裹、困乏酸楚、麻木重痛、胸闷脘痞、苔腻，出现疱疹、湿疹或顿咳、痉咳；其病有着痹、水痘等。具有燥性性质的邪气，其性干涩，易伤津液，易客于肺，分温燥、凉燥，多从鼻而入，病多从肺卫始；其症为干涩涸稠；其病有秋燥、咳嗽。

（2）六淫之邪与疫疠之邪的区别：外感六淫诸邪因客犯部位不同而所患病证不同。如风寒之邪客犯肺卫则病感冒、乳蛾、喉痹，客犯肺系气道则病咳嗽，客犯于肺则病肺炎喘嗽，客犯于胃、胃气上逆则病呕吐，客犯肠、胃、脾则病泄泻。

疫疠之邪是一类具有强烈传染性的病邪，其性峻烈、迅猛，具有较强的传染性并可造成流行，其发病常有明显的季节性，多从鼻、口、肌肤而入。其发病急骤、进展迅速、症状相似，即某种疫疠之邪会专门侵犯某脏腑经络或某一部位而发某病，某一种疫疠之邪只能引起某一种疫病，其病如痄腮、暑温、顿咳、疫毒痢、风温、湿温、春温，以及麻疹等发疹性疫病。

（3）外感邪气致病后期邪气性质可以发生转化：六淫之邪、疫疠之邪在发病后期，本身可以转性，如化热、化毒、化火。由于小儿阳常有余，故外邪客犯发病多化热，这一特点是小儿外感诸邪发病后导致新的病机环节的突出、明显的特点，即“小儿病在纯阳，热多冷少也”（《宣明方论·小儿门》）。某些具有热性性质的外邪，客犯阳常有余之小儿，其病热当然；某些具有非热性性质的外邪，客犯阳常有余之小儿亦可化热而转为热证。某些外邪客犯发病后，邪气枭张，则可化毒，从而除原邪为患外，又加原邪所化之毒，使病情更加重笃，如疫毒痢、风温化毒入血发斑等。

3. **异气** 所谓异气，是指对一般人（小儿）不能致病的异常之气而对于某些小儿（时间、状态）却能致病。人、物、畜、鸟之气，或山岚瘴气等可令某些小儿发病，如客忤。

4. **虫** 寄生虫卵多随污染之饮食或手等经口而入。由于小儿智识未开，未养成良好的卫生习惯，且脏腑娇嫩、形气未充，加之体内湿热、积热蕴结，便利于寄生虫之感染及滋生繁衍。寄生虫居于体内，阻塞气机，耗伤气血，游走移客，致患无穷。其症有消瘦乏力、气血不荣、皮疹瘙痒、腹痛积聚等；其病如肠道虫症、腹痛等。

（二）乳食因素

1. **小儿易伤乳食的原因** 由于小儿脏腑娇嫩、形气未充，在形体结构上脾胃脆薄，在功能上脾常不足而虚弱。小儿处于迅速生长发育过程中，生机旺盛，水谷精微需求相对较大，脾胃负担较重，加之小儿智识未开，饮食不知自节，且家长常有喂养不当，因此乳食因素易伤小儿。如《幼科发挥·脾所生病·呕吐》有“初生小儿，胃小而脆，容乳不多”，《圣济总录·小儿宿食不消》有“小儿肠胃嫩弱，饮食易伤，若将养失宜，乳哺不节，致脾胃不能传化水谷之气”，《幼科发挥·小儿正诀指南赋》有“肠胃脆薄兮，饮食易伤”，《幼科发挥·脾所生病·疳》有“儿太饱则伤胃，太饥则伤脾”等记载。小儿由乳食因素直接或间接诱发的病证常见、多见，乳食因素包括乳食不节、乳食不洁，在小儿病因中占有重要地位。

2. 乳食因素的致病机理　①乳食客阻和/或伤及脾胃：喂养方法不当，饮食性质不适宜，饮食量或质的过度、偏嗜，均可客阻或伤及脾胃，引起肠、胃、脾不和、虚弱、受损，使腐熟、运化、泌别、传导功能失健或失司，发为呕吐、泄泻、疳证、积滞等病证。②引起水谷精微不足：由于饮食量、质、次，以及偏、全等引起水谷精微摄入量不足，使脏腑失养，造成阴阳、脏腑、气血虚弱，发为厌食、疳证、血虚等病证。③饮食营养不均引起阴阳、脏腑失调：由于小儿幼稚不能自调饮食，挑食、偏食、嗜食，造成营养成分不均衡，致使阴阳、脏腑、气血失衡，某一方面偏盛、另一方面虚弱，使原就比成人强弱不均的阴阳、脏腑、气血更加强弱不均，是造成小儿体质不和平、某些病证好发的内在基础及条件。如过寒伤阳、过热伤阴、过辛伤肺、甘腻伤脾等，发为厌食、泄泻、哮证、湿疹等病证。④引入其他病邪：小儿神识未开，缺乏卫生知识，若乳食被邪气污染，则病邪随乳食而入，感染小儿，此非为乳食本身致病，在这种情况下乳食只是一种媒介、载体，此可引起呕吐、腹痛、湿热泻、痢疾、肠道虫症等病证。

（三）先天因素

先天因素即胎产因素，指小儿出生前已形成的病因。上代双亲的身体状况对子代有着重要影响，特别是妊母的健康与否对胎儿的影响更为突出。先天因素包括禀赋因素、体质相传、病证相传、先天发育畸形等，或父系遗传性疾病基因，或妊娠期间母病、母弱、母血不壮，或孕母患病治疗用药不当、起居失常等因素，可致胎儿宫内发育不足，使小儿先天禀赋薄弱，如胎弱、胎怯、阴阳不足、气血不足、脏腑脆弱、肢体筋骨软弱无力、官窍不健等；或由父母素质相传，或胎中受病因素，形成小儿个体的体质特异性，如胎毒、胎黄、胎湿、胎肥、阳盛、阴盛、胎惊等；或某些上代父母双亲之病证可遗给小儿，如痫证、血证、侏儒、痴呆等；或由父母传递，或胎儿发育中受多种因素影响，或胎中受病，可致成唇腭裂、锁肛、骈指等先天性畸形。

（四）脏气不平

脏气不平是小儿病证显著不同于成人的内因之一，是小儿易病的基础条件，又是小儿某些病证好发的内在因素。在生理上，小儿就有“四不足、三有余”的生理特点。因其娇嫩稚弱，所以维持相对平衡的生理状态极易被破坏而发病。其一，这种“有余”“不足”恶性循环，使其更为“有余”“不足”，超过维持相对平衡的生理状态，则可因失衡而发病；其二，由于某些诱因，如禀赋遗传、时间、季节、气运，以及饮食性质、起居劳倦、治疗不当、病证影响等，可使“四不足、三有余”的相对平衡状态破坏而发病。这种“脏气动而病者”，可因其“有余”而致，亦可因其“不足”而致。其病则有哮证、痫证、注意缺陷多动障碍、慢惊风、厌食、泄泻、积聚等。小儿病证，在发病上，易虚易实，多从热化、火化；在病变脏腑上，肝与脾（肺）病为多；在五脏相关病证上，脾虚肝旺、肺虚肝旺、肾虚肝亢、肾虚心亢等多见。

（五）情志因素

小儿对周围环境的认识角度不同于成人，因而导致小儿为病的情志因素与成人有着一定的区别。一般七情为病，小儿少于成人。但由于小儿神志发育逐渐完善，五志已全，七情皆有，亦可过极而致病。家长对孩子的溺爱以及教育不得法，责打凌辱，或环境改变，均可引起小儿情志抑郁而成疾。七情中，婴幼儿因惊致病更为多见，可形成夜啼、心悸、惊惕、惊风等病证，威胁小儿的身心健康。所欲不遂，或食时责骂，思虑伤脾是小儿情志致病的又一常见形式，其发病有厌食、积滞、腹痛、腹胀等。家长对小儿的期望值过高，或小儿学习负担过重，都易于引发精神行为障碍类疾病。

（六）意外因素

由于小儿智识未开，但活动范围增大，且小儿缺乏生活经验和自理能力，对外界一切危险事物和潜在的危险因素缺乏识别和防范，加之生性好奇，以及保育人员的一时失误，意外因素致病的可能性则大为增加。诸如惊吓、中毒、误入异物、外伤、溺水、触电、毒虫毒蛇咬伤等意外，轻则给小儿带来痛苦，重者可造成伤残，甚至导致死亡。

在分娩过程中，如产程过长或胎吸、产钳等工具使用不当，可致头颅血肿、斜颈、窒息、五迟五软等病证；在断脐及脐带结扎过程中，护理不当，则可发生脐部疾患、脐风、赤游丹等病证。

（七）其他因素

环境污染、食品污染或农药残留激素含量超标等，已成为当前社会普遍关心的致病因素。放射性物质损伤，包括对胎儿和儿童的伤害，已引起广泛关注。医源性损害，包括诊断失误、用药不当、药品不良反应、手术损伤、护理不当、院内感染等，有逐年增多的趋势，需引起儿科工作者的重视。

三、小儿病理特点

（一）小儿发病特点

正邪相搏是疾病从发生、发展到结局的基本原理与规律。发病与否，发病易否，在条件（致病因素）相同的情况下，则取决于正气。正是小儿与成人之正气有显著的差异，决定了小儿较成人容易发病。

1. 易病原因

（1）内虚多而著：小儿脏腑、阴阳稚弱，形气未充，“肌肤嫩，神气怯，易于感触”。或由父母调摄不当，或孕母病证、药物伤害，导致小儿先天禀赋不足。小儿阴阳、脏腑、气血等具有显著的强弱不均衡状态及其相互关联脆弱，这种维持在生理状态边缘的强弱不均，易被内外因素破坏而发病。

（2）调护失宜：与成人显著不同的特点之一是小儿处于迅速生长发育过程中，不能或不能完全地独立生活，因此，小儿需要保育调护。一旦调护失宜，则易引起小儿正气的变化，或失和，或偏虚，或偏盛，而容易发病。小儿需要调护的范围有起居、饮食、衣着、劳逸、精神等，其中以饮食、衣着最为重要，如衣着薄少而不耐外寒，则阳气易耗；衣着厚裘则阳盛、积热内蕴、肌腠开泄、阴液内耗。

（3）适应环境与抵御外邪能力低下：由于小儿生活时间短、接触外界环境少，适应外界环境及抵御外邪的能力均较成人低下。

2. 易发病证　从小儿的常见病、多发病来看，除先天胎禀病证、与胎产护理有关病证及与后天营养失调有关病证外，由于小儿娇嫩稚弱、饮食不知自节、寒暖不能自调，故一旦调护失宜，则易为外邪侵入，饮食所伤，而常见脾、肺病证和时行病证。

（二）病发特点

1. 发病迅速　由于小儿正虚多而显著，故邪气易于鸱张；由于小儿幼稚而可一触即发；由于脏气清灵、反应敏捷，故能迅速与邪气抗争。很多外感时行病证及内伤病证，小儿较成人发病迅速。

2. **易化**　小儿疾病发生之后，病性易于转化。

（1）易虚易实：由于小儿阴阳、脏腑、气血娇嫩稚弱，形气未充，邪气客犯易于鸱张而盛；又由于小儿脏气清灵、生机旺盛、活力充沛、反应敏捷，对于病因能迅速做出反应，全力与邪气抗争，则形成邪盛正抗之实证。由于小儿脏腑、气血娇嫩稚弱，形气未充、脆弱，起病后则易出现邪气消耗、伤害正气，致正气不足、消耗、受伤，而呈虚证，如诸热证之伤津、伤阴、伤气、伤阳，均比成人容易出现。

（2）易寒易热：由于小儿“阳常有余”，病则易于化热；由于小儿“稚阴未长”，阴易伤，阳易亢，而呈阳亢或阴虚阳亢之热证；亦有外感诸邪化热所致，一为稚阴易伤而生热，二为阳强而化热。由于小儿“稚阳未充”，阳气稚弱又脆弱，故阳气易伤，而呈寒证，一为稚阳易耗，二为稚阳不化寒湿，如肺炎喘嗽并发心阳虚衰、脾阳衰败及脱证。

3. **传变迅速**　由于小儿阴阳、脏腑、气血稚弱，强弱不均及相互关联脆弱，故病易传变，而且传变迅速。

（1）病变范围迅速扩大深入

1）一经而及多经：如感受风邪，病感冒发于手太阴肺经，但可及手阳明大肠经而泻；痄腮病发于少阳经，而可及太阴经出现咽红。

2）由经进腑入脏：指本经由表入里的传变，这一传变亦很迅速。如湿热之邪，初病阳明经见发热头痛，可迅速传及阳明经之腑（胃）见呕吐、泄泻，其可病及脾脏见腹胀、倦怠。

3）病及多腑多脏：小儿发病传变迅速，又表现在五脏之间、六腑之间、脏腑之间传变迅速，如肺炎喘嗽起病部位在肺，但可迅速传及肝、心出现神昏、抽搐，亦可迅速累及于肠而见泄泻；水痘、痄腮可并发外感急惊风；丹痧可传变为心痹、水肿、痹证。

（2）病情属性的相互转化迅速：小儿在疾病发展过程中，病性容易发生转化，甚至错杂互见。由于小儿阴阳、脏腑、气血娇嫩稚弱，故正气易伤败而病易由实转虚；稚阳易伤而由热证转寒证，甚或寒热错杂。由于小儿生机蓬勃、脏气清灵、活力充沛，正气易复而病易由虚转实，阳复阴消则病易由寒证转为热证。亦有因阴邪致发，如感受寒湿之邪，因小儿阳盛而热化，风寒闭肺而变为肺热，寒湿泄泻变为湿热泻。

（三）转归特点

疾病的转归主要为痊愈或死亡，其次还有缠绵、复发及后遗等情况。

1. **易速恶化**　由于小儿正虚多而显著及传变迅速，同一病证，小儿比成人易恶化，且恶化迅速，甚或可导致夭折。如病泄泻，小儿易伤阴、伤阳；病肺炎喘嗽，小儿易并发心阳虚衰；病疫毒痢等某些时行病证可迅速暴脱。

2. **易速康复**　除病因单纯，病中少七情影响外，小儿病证易速康复的主要原因是生机旺盛、活力充沛、脏气清灵、反应敏捷，发病之后小儿表现出较强的生命力和恢复能力。一则小儿被邪气、病证耗伤之形气，能迅速康复；二则小儿对药物反应敏捷，“随拨随应”，所以小儿病证易速康复。

（四）病理特点

1. **病变广泛**　病变广泛是指在同一病因、同一病证、同一阶段、同一时数的条件下，小儿的病变部位比成人累及得多。其表现为多脏腑同病、多经同病，如痄腮原病（肿）在少阳耳垂下，但可见咽赤（手太阴肺经），亦可病及足厥阴肝经而见睾丸肿痛或少腹疼痛；感冒病位在手太阴肺经有咽喉红肿疼痛，亦可病及手太阳小肠经而见脐腹疼痛。

2. **病变强烈**　其原因为正虚多而著，邪气易鸱张，病情进展迅速凶猛；脏气清灵、反应敏捷，加之幼稚，因而正气抗邪迅速、泛化、缺少特异性。其具体表现如下。

（1）症状、病情：如发热一症，若风邪等邪气刚一客犯，小儿即感冒，为邪客卫表，旋即出现壮热，或病发即抽搐等。与成人比较，同一病证亦是小儿的病情程度较重。

（2）进展迅速：即传变迅速，病位迅速扩大，病情属性进展、改变迅速。

（3）泛化、缺少特异性：由于小儿正气幼稚，对于病因的分辨能力较差，其反应（与病因抗争），一则全力抗争，反应过强、过大，搏不惜衰竭（易激惹、易衰竭）；二则缺少特异性（针对性或专指性），因而表现泛化，也就是小儿正气易从多角度、多方位祛邪外出；如感冒，邪客卫表，小儿之正气不仅从卫表祛邪外出，还可以从胃肠道祛邪外出而见吐泻。

（4）易从热化、阳化：小儿为“纯阳之体”，阳气幼稚，加之小儿抗邪迅速、泛化，小儿之病证则易从阳化、热化，即在小儿病证中，阳证、热证无论在种类还是次数上，均比阴证、寒证多，或在同一病证中，小儿的阳证、热证也比成人多。如外感诸病、时行病证，突出地表现在疫毒痢上，小儿多于成人，多发生在强实小儿。

3. **错杂互见**　病理的错杂互见是从病证属性而论，这一病理现象小儿比成人多见、常见。表现在阴阳、虚实、寒热同时错杂互见，非指新旧互见。既是同一时间同一部位的互见，又有同一时间不同部位的互见；既有阴阳、虚实、寒热每项（对）的互见，又有三对之间的错杂。

4. **五脏病偏**　小儿多表现为相关两脏同时发病，一脏偏盛偏衰接近成人，表现为：①以强凌弱，如肝气犯胃（脾）、肝脾不和、肝亢肺风等。②因虚受袭，如脾虚肝旺等。③多偏相关之脏，如肝心、脾肺、肾肝、肝脾、心肺。④虚实偏盛，即肝、心多实，肾、脾多虚，肺亦实亦虚。

第二节　儿科辨证要点

辨证是在中医学理论及中医临床思维方法的指导下，从整体出发，对四诊所获得的症状和体征，用八纲、脏腑、六经、卫气营血、气血津液、三焦、病因等多种辨证方法进行周密细致的分析和归纳，概括其所属证候的方法。这种方法是医学上既科学而又先进的方法。辨证的内容包含疾病发展过程中的证候与发病原因、病机转化、发病部位、疾病性质，以及邪正消长、疾病动态变化情况等。单因性疾病主要辨邪正消长盛衰，多因性疾病先辨病因及其性质、再辨邪正消长盛衰。自《黄帝内经》问世以来，中医辨证方法不断发展、完善，《伤寒杂病论》以六经辨证治疗外感疾病、以经络脏腑辨证论治杂病，对后世辨证体系的形成产生了深远影响，《小儿药证直诀》在儿科辨证方面首创“心主惊、肝主风、脾主困、肺主喘、肾主虚”的五脏辨证体系。金元时期的张元素发展了五脏辨证系统、刘完素侧重火热病机、张从正强调邪气致病、李杲辨脾胃病证重视升降、朱丹溪擅辨阴虚证候；明代儿科脏腑论治系统化；清代叶天士提出“卫气营血”辨证方法、吴瑭提出“三焦辨证”；近代儿科界也开始提出并研究“儿科微观辨证方法”。正在生长发育的小儿具有与成人不同的生理、病理、病情反应特点，疾病的表现与转归与成人均有差异，因此儿科在具体应用这些辨证方法上仍有其不同。儿科辨证的方法、内容与成人一致，但根据儿科的特点，除注重辨别寒热、虚实、脏腑盛衰外，儿科常辨证与辨病相结合，强调辨证的及时准确，着眼于寒热的辨识，注意主证的同时还要辨识兼夹证等，注意患儿个体的特异性。

一、儿科辨证特点

1. 辨证材料特点 全面收集符合实际的“四诊”材料是取得正确辨证和诊断的客观先决条件。由于较小乳婴儿不会说话，较大儿童即使已会说话，往往也不能正确叙述自己的病情，从而问诊不尽意，儿科问诊不全。《景岳全书·小儿则·总论》有“小儿之病，古人谓之哑科，以其言语不能通，病情不易测”，以及《片玉心书·活幼指南赋》有“口不能言，脉无可施，惟形色以为凭，竭心思而施治”之论。小儿脏腑娇嫩、形气未充，“脉息未辨”、气血未充、经脉未盛，小儿寸口短小，加之就诊时啼哭动扰、声色俱变，故小儿难分三部九候、二十八脉，因而脉诊不全，造成诊断上的困难。如《小儿药证直诀·原序》有“小儿脉微难见，医为持脉，又多惊啼，而不得其审……脉既难凭，必资外证，而其骨气未成，形声未正，悲啼喜笑，变态不常……小儿多未能言，言亦未足取信”，《董氏小儿斑疹备急方论·自序》有“然在襁褓之时，脏腑嫩弱，脉促未辨，痒不知处，痛亦难言，只能啼叫”，《小儿病源方论·形证门·辨三关手纹诀》有“夫小儿三岁以前，血气未定，呼吸至数太过，难以准候”，《小儿推拿秘旨·总论》有“婴童之流，难问证、察脉”，《医学研悦·治杂症验方·论小儿受病之由》有“口不能言，脉不及觉，全在观形察色，以消息形候”之论。钱乙认为小儿“盖脉难以消息，求证不可言语取者，襁褓之婴，孩提之童，尤甚焉”(《董氏小儿斑疹备急方论·钱乙后序》)。所以，历代儿科医家对于小儿诊法，既主张四诊合参，又特别重视望诊，诚如《幼科铁镜·望形色审苗窍从外知内》所说：“望、闻、问、切，固医家之不可少一者也，在大方脉则然，而小儿科，则惟以望为主，问继之，闻则次。”《小儿推拿秘旨·总论》云：“为儿医者，临证之际，宜察色、观形……更验虎口三关之脉，小儿病斯过半矣。”

儿科诊法虽与成人基本相同，但在具体运用四诊时，既要四诊合参，详尽地获得病情材料，又要注意小儿诊法特点，即应着眼于望诊的资料，但仍以望、闻、问、切四诊所收集的资料作为辨证的依据。

2. 对儿科症状的辨识要细致　症状，中医学又称病候、证候，主要包括自觉症状与体征。自觉症状，即是患儿自身觉察到的各种异常感觉；体征，是由医者的眼、耳、鼻、指等感觉器官所直接感知的机体病理变化的外部表现。症状所涵盖的范围非常广泛，不仅是辨病与辨证的重要依据，有的还成为病变中诊疗的关键，而且在疾病发展过程中还会出现兼变症及并发症。症状的出现即是疾病本质的外现，要进行辨病、识证，就必须从症入手，通过认识症状来进行辨证，这是中医的最基本的技能。学会识症，即对儿科临床症状的认识与体悟，这是辨证的前提与紧要之处。首先是对临床症状的细致观察来认识症状，然后才是根据主要症状与兼见症状的识别来辨证。比如咳嗽这个症状，要辨清咳嗽的情势紧迫与舒缓，是呛咳，还是单声咳或连咳不已？是咳声紧闷重浊不舒，还是咳声轻扬高亢？咳声是偏于上部，还是中下部？咳嗽是新发，还是宿疾？咳嗽的时间是夜间，还是清晨？以及咳嗽的程度、咳势、咳状等，并需结合伴随症状，进行辨识。如从久短来看，咳嗽病程短、急，多属实证，如外感六淫、食滞、肝火犯肺等致肃降失司；咳嗽久者，多为虚证，如肺脾肾虚弱，或外感湿邪所致。从咳之深浅来看，咳声浅者，多初起邪在卫、气道；咳声深沉者，则多病在肺。从咳之声音来看，咳声频急，声音重浊，多为外感风寒或痰湿阻滞；咳嗽频，声音清亮，多为外感风热或痰热壅肺所致；咳声紧闷，多属束肺、风寒、痰闭；咳声轻扬，多属风、热、肺气失宣；声音嘶哑，多属肺实、肺虚不鸣；时有清嗓，在咽、风、热、燥；膀膀声咳嗽，多属痰结、肺不宣降；犬吠样咳嗽，多属肺失宣扬，寒、燥、热在喉，阴虚。从咳状来看，咳紧急、呛咳，多属肺闭气逆；咳声舒缓，多属肺失宣、病久；咳兼喘，多属肺闭气逆、痰阻、邪实。从咳之时间来看，晨起咳嗽，阵阵加剧，或食生冷后咳嗽加重，多为痰湿阻滞，或湿热犯肺；午后或傍晚咳嗽，多为阴虚咳嗽；夜间睡卧咳嗽加重，声音喘促少气，多为虚寒咳嗽；夜间或清晨咳嗽，伴口臭、手足心热、苔腻或厚腻垢浊不化，为食积咳嗽。从咳势来看，咳嗽猛急，常头倾胸曲、似叩首状，或不咳则已，一咳连续十余声甚或数十声，咳嗽方止，多为湿邪所致之顿嗽。从痰来看，痰应，多为肺失宣降、气化不及；痰不应，多为肺气闭塞、宣畅不开；痰多，多属痰浊、痰饮、痰热、湿邪；痰少，多为初起、肺热、热痰灼津、燥邪；痰稀痰薄，多为风寒、气虚、阳虚，肺气失宣；痰黏痰稠，多为肺热、痰热、湿热；痰松，多属痰应、肺气宣开排痰、病机向外；痰紧，多属风寒紧束、痰热灼津。又如泄泻症状，其是指大便次数增多和/或粪质稀薄，临证可从大便的形质与数量、次数，泄泻的情势、久暂，粪质是否夹有黏液、脓血、泡沫、不消化食物残渣，粪便的臭秽酸腥异味，是否里急后重，是否兼有腹痛、腹胀、呕吐，以及舌脉等，来认识泄泻症状。这些都是对咳嗽、泄泻这一临床症状的识别，然后对症状进行辨证。这就要求我们尽可能地挖掘中医对临床症状的认识，提高辨证能力与水平，力求辨证细致入微。正如朱锦善教授所说："症状识辨是中医临床的基本功，本来是中医的强项，现在却弱化了，不会认识症状，不会识别症状，甚至不知道从哪些方面去认识症状。"

另外，辨别症状的顺逆、吉凶，如阳虚之证，四肢犹温为阳气尚存，若四肢厥冷多病情深重。手足俱冷者为阳虚寒盛，属寒证；手足俱热者多阳盛热炽，属热证。热证见手足热者属顺候，热证反见手足逆冷者属逆候，多为阳气内闭、不得外达，即热深厥亦深之表现。某些症状对疾病诊断具有特殊的价值，如眉棱骨痛，除可为独立的疾病诊断外，还是疫斑热的一个重要症状。汗气臊臭为主者，诊为狐臭；汗出色黄为主者，病属黄汗。口中有烂苹果味，为消渴厥的表现之一；口中有尿臊气，是肾厥的表现之一。

3. 强调儿科辨证应及时、准确　小儿生理、病理上具有脏腑娇嫩，形气未充，体属"稚阴稚阳"，患病后传变迅速，"易虚易实""易寒易热"，"邪之来也，势如奔马，其传变也，急如掣电"（《温病条辨·解儿难·小儿痉病瘛病共有九大纲论》）的特点。因此，必须根据病情变化，及时准确辨证，才能掌握有利时机，及时采取有效措施，力求及时控制病情的发展变化。

4. 注意辨证与辨病相结合　"辨证"与"辨病"是中医学从不同角度对疾病本质进行认识的方法。辨证是中医的特点，也是中医的精华。张仲景《伤寒论》的三百九十七法，都以"平脉辨证"为依据，陈士铎在《辨证录·自序》中说："夫医道之难也，不辨脉罔识脉之微，不辨证罔识证之变。"中医之所以能治愈疾病，其精髓全在"辨证"二字。然而中医历来就重视"辨证"与"辨病"相结合，如张仲景的《金匮要略》，全书都贯穿了"辨病"与"辨证"相结合的精神。"辨证"与"辨病"相结合，是既重视疾病的基本矛盾，又抓住疾病当前的主要矛盾。"辨病"有助于提高"辨证"的预见性、简捷性，重点在全过程，"辨证"又有助于"辨病"的具体化、针对性。"辨证"与"辨病"

相结合，可深化对疾病本质的揭示，使诊断更为全面、准确，治疗才更有针对性、全局性；既可体现中医诊断的整体性、规范性，又可体现中医诊断的细致性、灵活性。

5. **审察病机是辨证的关键环节** 《黄帝内经》提出并倡导的“审察病机”辨证模式，概括了中医临床辨证的要领，如《素问·至真要大论》云：“审察病机，无失气宜。”张介宾认为，“机者，要也，变者，病变所由出也”。历代先贤在临床实践中不断探索，补充、完善该辨证模式。病机是一个综合性的病理概念，从横向看，其包括了病邪、病性、病势、病位等要素；从纵向看，其以正邪斗争为主线，反映了疾病从发生、发展到传变及结局整个病程的动态变化规律。唐代孙思邈提出“夫欲理病，先察其源，候其病机”，现代名医岳美中先生在《岳美中医案集》中亦提出，“见症状要进一步追求疾病的本质，不可仅仅停留在寒热虚实的表面上……务期细密，才能丝丝入扣，恰合病机”。“审察病机”的过程，就是“辨证”的过程，也是“辨证”的基本要求。

6. **善于抓住主要矛盾** 中医学认为人体本身就是一个有机的对立统一体。在“阴平阳秘，精神乃治”的相对动态平衡中，才能维持正常的生命活动，一旦这种平衡遭到破坏，又不能自行调节时，疾病就会发生。中医诊治疾病，主要在于解决疾病过程中的主要矛盾，正所谓“澄其源而流自清，灌其根而枝乃茂，无非求本之道。”（《类经·论治》）中医诊疗思路贯穿着丰富的唯物辩证法思想。

7. **重视动态观原则** 中医学在运用阴阳五行、五运六气等学说时，认识到自然界的一切事物（包括人体在内）都是处于永恒的运动变化中，人体的生命现象也是在一刻不停地运动变化着。在内、外环境的相互影响下，小儿生理、病理的斗争也在时刻进行变化，疾病不是孤立、静止不变的，而是始终处在不断的运动发展变化之中。因此，在儿科临证时必须用发展的、动态的眼光去观察和分析病情，了解疾病证候的演变转化和追踪观察药后反应，尤其注意邪正消长的动态变化，根据病情的发展变化，随时辨证，及时修改或调整治疗方案。因此，在儿科辨证时要以动态观原则去认识疾病的全过程，重视疾病发生、发展过程中的邪正消长盛衰变化。

8. **儿科辨证着眼于寒、热二证的辨识** 儿科辨证的另一特点是注重识别“寒、热”二证。因为任何病证都以八纲辨证为基础，然而八纲虽以阴阳为总纲，但表里各有寒热，虚实亦各有寒热，所以儿科在具体运用阴阳、表里、寒热、虚实八纲时，必须首先着眼于寒、热二证，这是根据小儿生理、病理特点提出来的。由于小儿体属纯阳，加之小儿脏气清灵、活力充沛，抗邪迅速，故小儿病证易从阳化、热化。儿科临床在寒、热二证的辨识上，必须准确无误，否则在治疗用药上则差之毫厘，失之千里。有的时候，似是而非，似热非热，似寒非寒，或不偏寒热，对于此类证候，即需以“热证”为着眼点，也就是说，对于此类证候，除了考虑寒热错杂之外，一般在治疗上应作“热证”看待，这是以小儿生理特点为指导的。实践证明，在儿科疾病中，阳证、热证无论在种类、还是在次数上，均大于阴证、寒证；即或在同一病证中，阳证、热证多于阴证、寒证，寒热错杂者亦不乏例。

9. **儿科辨证着眼于肺脾病证**　寒热既明，又当辨别病在何脏、何腑？所以钱乙的《小儿药证直诀》则以五脏辨证为特点。小儿肝常有余，心热为火，故其热证、惊风等病较多；肾主藏津液，小儿肾虚，是言其稚阴、津液不足之意，非与成人肾虚相比。由于津液不足，水不制火，则火灼、水亏而热病更多，肺为娇脏，金亦常受其制，小儿尤甚，故小儿的肺系病证尤多。脾常不足，是指小儿脾胃脆弱、肠胃嫩小，其功能不足，易被乳食所伤，故易发脾胃肠病证。临床最常见者也就是肺系病证和脾胃肠病证，故在“五脏辨证”上，应着眼于肺、脾两脏。

10. **规范使用证候名称**　儿科辨证的过程，就是应用中医理论，辨证思维、技巧和方法，观察、分析、认识疾病，着重辨病名、辨病因、辨病位、辨病性、辨病势、辨病机、确立证候名称等环节。通过辨证，在对当前证候的成因、病性、病位、病势等本质有深刻认识的基础上，将这些本质进行高度概括，进而提出完整而规范的证候诊断。一般规范的证候名称都应包含病位、病性、邪正盛衰，以及病机等内容，其用词应精练、全面、系统，具有一定的概括性。证候名称所用的词，应符合中医理论特色，要既能反应疾病现阶段的本质，又是规范的中医术语，可参照国家标准 GB/T 16751.2—2021《中医临床诊疗术语 第 2 部分：证候部分》。如“湿热下注”这一证名，湿与热既是疾病的病因，又是疾病的性质，孰重孰轻、下注的部位在哪均未明确；又如临证辨为阴虚证候，只知道了正伤的性质，至于是阴虚内热、阴虚火旺、阴虚风动，还是衰竭或是亡脱，是何脏、何部位的阴虚，未能明确伤阴的程度及部位，临证时要再进一步辨证。

二、各种辨证方法在儿科中的应用

中医辨证方法的内容极其丰富，儿科临床常用的辨证方法有脏腑辨证、八纲辨证、病因辨证、气血津液辨证、六经辨证、卫气营血辨证、三焦辨证、经络辨证、方证辨证等。这些辨证方法，是中医长期与疾病斗争中，和中医内科学及中医儿科学等理论一起产生、形成和发展的，并且经过长期反复临床验证，证明是行之有效的。这些辨证方法各具特色，各有其适应范围。

（一）八纲辨证

八纲是指表、里、寒、热、虚、实、阴、阳八个辨证的纲领。任何一种辨证方法都不能离开八纲，任何一种病证都可以用八纲来加以归纳和概括，因此，八纲辨证是临床辨别疾病的总纲。

八纲辨证起源于《黄帝内经》，其后张仲景在《伤寒杂病论》中对其有较为详细的论述，张介宾在《景岳全书·小儿则·总论》明确提出八纲辨证是儿科疾病辨证的基本方法，“盖小儿之病……辨之之法，亦不过辨其表里寒热虚实”。病位不外表里，病性可分寒热，邪正盛衰可归虚实，阴阳为统领。同是一种疾病，由于患儿体质的强弱，受邪的浅深，患病的久暂，以及致病因素的转化不同，八纲辨证的结果也不尽相同，在治疗上也有所差异。当然运用八纲辨证，对疾病的归类，并不是截然分割的，而是互相有着密切的联系。如表证有表寒、表热、表虚、表实，里证有里寒、里热、里虚、里实，也有表寒里热、表热里寒、表虚里实、表实里虚，或表里俱虚、表里俱热、表里俱寒、表里俱实，这就说明表里与寒热虚实、寒热与表里虚实、虚实与表里寒热之间，都有着错综复杂的联系。至于阴阳也是如此，阴中有阳、阳中有阴，从阴转阳、由阳转阴，寒热错杂、阴阳互结等。因而运用八纲辨证，不可胶柱鼓瑟、一成不变。

八纲辨证是从各种辨证方法的个性中概括出来的共性，是一种定性辨证，用以明确疾病的病位、病性，是各种辨证的纲领，在儿科中广泛应用。但由于小儿病理上易虚易实、易寒易热，证情往往错综复杂，不易分辨，再加上儿科“问诊”不全，临证供辨识的症状不多，故在八纲辨证时一般首先分清寒热，危急重证当辨识虚实。由于小儿病变属性错杂互见，少有单一典型证候；小儿实证多、热证多，尤以外感病证较著，杂病亦然，临证时要及时审慎辨别。

（二）病因辨证

病因辨证是对四诊收集到的资料进行综合分析、判断，根据各种病因的致病特点，来推求疾病的病因所在的辨证方法。巢元方在《诸病源候论·小儿杂病诸候》中有关儿科疾病的论述达 255 候。特别是陈言《三因极一病证方论》的问世，对儿科病因辨证的发展影响较大。张介宾在《景岳全书·小儿则·总论》说："盖小儿之病，非外感风寒，则内伤饮食，以至惊风吐泻，及寒热疳痫之类，不过数种。"明清时期由于麻疹、天花等时行疾病的流行，十分重视病因辨证。现代儿科临床在病因辨证的基础上结合现代理化检查方法探究疾病的起因。病因是导致疾病发生的原因，除外感六淫、疫疠之邪、内伤饮食、七情外，内生性病理产物、脏气不平亦是儿科常见的致病因素。此外，如哮证、痫证、阴水、抽动障碍、紫癜、反复呼吸道感染等一些内伤病证，辨证过程中也要注意辨识致发疾病的诱因，祛除诱因对此类疾病的防治亦具有重要的意义。疾病是在致病因素作用下，患儿机体所产生的病理反应，病因辨证是辨别疾病当前证候的原因，中医学历来就有"辨证求因""审证求因"之论，这是中医学独特的病因观。病因往往决定疾病的性质，也直接关系到治疗方法的确定。因此，病因辨证在儿科中应用广泛。

（三）卫气营血辨证、三焦辨证

卫气营血、三焦辨证主要用于具有传染性的时行病证、热性病证，如麻疹、风痧、暑温、丹痧等，此外，还用于一些非传染性的出血性病证，如鼻衄、紫癜、发斑等。小儿的温热性疾病和时行疾病甚多，故"卫气营血"辨证及"三焦"辨证的方法在儿科临床上的运用极为普遍。"卫气营血"辨证既是对温热性疾病四类不同证候进行归类，又是明确温热疾病发展过程中深浅不同的四个阶段，用以确定病变的类型、病证性质，以及病变浅深、轻重，从而确定治疗依据。"三焦"辨证将温病发展过程中分成初、中、末三个阶段，对于病发于表的温病，一般可用以确定病变阶段、病变部位、病证性质及治疗原则。

（四）六经辨证

六经辨证是用以辨别外感疾病发展过程中所出现的各种证候的分类方法，是立法处方的依据，是结合经络、脏腑、八纲等各种理论的一种综合性辨证方法。由于小儿脏腑娇嫩、形气未充，故发病容易、传变迅速，易见“合病”“并病”或“传经（循经传、越经传）”等复杂情况。由于小儿不会语言或表达不准确，所以年龄愈小，运用六经辨证的机会就愈少。

（五）脏腑辨证

五脏辨证，始于《黄帝内经》，倡于张仲景，兴于钱乙，盛于万全、王肯堂。《小儿药证直诀·五脏所主》中首次将五脏辨证应用于儿科，开创了五脏论治的先例，提出了“心主惊”“肝主风”“脾主困”“肺主喘”“肾主虚”五脏辨证纲领，并对五脏与四诊的联系、五脏盛衰与季节时辰的关系、五脏补泻方剂及治疗原则等进行了系统论述，建立了儿科病五脏辨证体系。钱乙以证候为准绳，用“惊”“风”“困”“喘”“虚”来归纳五脏主要证候特点，用虚、实、寒、热来判断脏腑的病理变化。五脏六腑互为表里，五脏见症往往涉及六腑，故多称“脏腑辨证”，是儿科辨证的主要方法，是以四诊所获得的资料为依据，根据脏腑生理功能失常的见症，或五脏所属外窍，以及经络循行部位所表现的症状，归属于某脏某腑，从而指导临床治疗。

中医的辨证方法虽多，且各有其应用范围和特点，但在最后还是需要落实在具体的脏腑病变上，脏腑辨证关系着病位、病性的进一步落实，是辨证的基础。如《小儿药证直诀·脉证治法·五脏病》云：“肝病，哭叫目直，呵欠顿闷，项急；心病，多叫哭惊悸，手足动摇，发热饮水；脾病，困睡泄泻，不思饮食；肺病，闷乱哽气，长出气，气短喘息；肾病，无精光畏明，体骨重。”“八纲”辨证只能解决疾病的类别、部位、性质和正邪盛衰的问题；“卫气营血”辨证和“六经”辨证只能解决疾病传变的所在阶段，而要进一步得出疾病的本质，则必须运用“脏腑”辨证的方法才能解决。又如“八纲”辨证属阴虚或阳虚，究竟属何脏阴虚或阳虚则要用“脏腑”辨证才能确定，阴虚有心、肺、肝、脾、肾之不同，阳虚亦有心、脾、肾之不同。因此，脏腑辨证在儿科应用广泛。由于小儿病变广泛、病性错杂互见，少有单一典型证候，故儿科多脏腑同病，合证、并证多。

1. 肺（与大肠）病辨证　《小儿药证直诀·脉证治法·五脏所主》云：“肺主喘，实则闷乱喘促，有饮水者，有不饮水者；虚则哽气，长出气。”肺位于胸中，上通喉咙，开窍于鼻，主气，司呼吸，主宣发肃降，外合皮毛，通调水道，朝百脉，与手阳明大肠经互为表里，对人体水道通调及百脉运行起着十分重要的作用。肺与大肠的病变，主要表现在呼吸功能活动障碍或减退、肺气宣肃不利、通调水道失职、大肠传导失司，以及卫外机能失职等方面，出现喷嚏、鼻塞、流涕、咳嗽、喘促、哽气、长出气、气短、气粗、气紧、气急、痰鸣、声哑、鼻衄、面肿、便秘、泄泻、脱肛等症状，常见肺病证候有肺卫的腠理闭塞、表虚不固、营卫不和，气道的邪客气道、痰阻气道、气道挛急，肺的肺气郁闭、肺虚等。凡见水气调节失常的病变、外感疾病、咽喉鼻部疾患及部分肠道疾患，均可归入肺病证候。由于小儿肺娇尤著，肺系病证多而且易于传变，致危重证多或缠绵难愈，同时由于小儿体属纯阳、稚阴稚阳，故临床上小儿肺系病证表现为热证多、夹证多、兼证多、变证多等特点，以及比成人更易出现伤津、伤气、伤阴的证候。

2. **脾(与胃)病辨证** 《小儿药证直诀·脉证治法·五脏所主》云："脾主困，实则困睡，身热饮水；虚则吐泻，生风。"脾与胃位于中焦，互为表里，为后天之本，气血生化之源，人体气机升降之枢纽，脾主运化，主统血，主肌肉及四肢，开窍于口，其华在唇。脾主运化，胃主受纳，小肠主受盛和化物；脾主升清，胃主降浊，小肠主泌别清浊；脾喜燥恶湿，胃喜润恶燥。脾、胃二者经脉互相络属，共同完成水谷的受纳、腐熟、运化、输布、泌别、传导。脾胃肠病变，主要表现在燥湿不济、纳运失调、升降失司、泌别失司、传导失职等方面，出现厌食、恶心呕吐、嗳气、流涎、腹痛、泄泻、腹胀、水肿、痰涎壅盛、乳食积滞、便秘、衄血、唇红、唇裂、唇肿、口疮、牙龈赤肿糜烂等症状，常见脾病证候有脾的运化失调、肝脾不和、脾胃湿热、脾气虚、脾阴虚、脾阳虚，胃的胃气上逆、食滞胃脘，肠的小肠实热、肠道湿热、肠热腑实、大肠津亏等。凡见食物受纳、消化、吸收障碍的病证，人体气机升降失常的病变，诸湿肿满、出血、气血不足、气不摄血诸证，及肌肉、四肢、口唇的病变均可归属脾病证候。脾与胃在生理上，是纳运结合、升降相宜、燥湿相济，且小儿本身具有脾常不足，胃小且弱、容物不多的特点，脾胃病证多见，而且兼证多、夹证多。

3. **心(与小肠)病辨证** 《小儿药证直诀·脉证治法·五脏所主》云："心主惊，实则叫哭发热，饮水而搐；虚则卧而悸动不安。"心为君主之官，属阳，主火，具有推动血液在全身脉道中运行及主管人的精神意识思维活动的功能，古人概括为"心主血脉""心藏神"两个方面。心的病变主要反映在心脏本身、血脉运行障碍及神志精神活动障碍等方面，出现心悸怔忡、心烦易惊、夜啼多汗、小便赤涩、舌疡、吐舌、弄舌、唇舌爪甲青紫、神昏、谵语、多梦、惊惕、尿床等症状，常见心病证候有心脉痹阻、心脉瘀阻、心脉失养、心气阴虚、心阳虚衰、心火上炎、痰火扰心、心神不振、心窍闭塞、元神失健。凡见血脉运行异常的病变、神志异常的病变、舌部疾患、小便的变化等，均可归属心病证候。小儿“心常有余”，受病后邪易内陷心包而出现心经病证，心与小肠病辨证以虚实为纲，虚在气、血、阴、阳，实在痰、火、瘀，亦多虚实夹杂，临证时需注意辨其兼夹证候。

4. **肝(与胆)病辨证**　《小儿药证直诀·脉证治法·五脏所主》云：“肝主风，实则目直，大叫，呵欠，项急，顿闷；虚则咬牙，多欠，气热则外生气，气温则内生气。”肝居于胁里，藏血，主疏泄，主筋，开窍于目，其华在爪，与胆相表里。肝的生理功能，古人将其概括为“肝主疏泄”与“肝藏血”两个方面，而且肝的特性为将军之官，其性刚强，主动、主升。肝胆病变，主要表现在疏泄功能失常、肝不藏血、筋脉失养、内风扰动等方面，出现动风抽搐、黄疸、口苦吞酸、头晕目眩、目赤、直视、窜视、强直、角弓反张、口眼歪斜、急躁易怒、胁痛、肢体痿痹等症状，常见肝病证候有热极生风、肝亢生风、阳虚生风、阴虚风动、肝胆湿热、肝胆实热、肝火上炎、肝虚等。凡见风气内动、头目筋脉的病变，气滞、肝郁情志失常的病变，均可归属肝病证候。小儿肝常有余，肝的病变具有肝阳易亢、肝阴易亏、肝风易动的倾向，肝病的证候有虚、实、本虚标实之分。

5. **肾(与膀胱)病辨证**　《小儿药证直诀·脉证治法·五脏所主》云：“肾主虚，无实也。惟疮疹，肾实则变黑陷。”肾为先天之本，水火之脏，元阴、元阳寓于其中，主藏精、生髓、主骨、主水、纳气，开窍于耳及前后二阴，其华在发，与膀胱相表里，对人体水液代谢、生长发育均起着重要的作用。肾与膀胱病变，主要表现在藏精、纳气、蒸化、开阖等功能失常，致使水液代谢潴留、生长发育障碍、脏腑失于濡养温煦等方面，出现解颅、鸡胸、龟背、水肿、小便淋沥、遗尿、小便异常、久喘、生长障碍、发育迟缓等症状。常见肾病证候有肾虚、膀胱湿热等。凡见生长发育、生殖功能、水液代谢、大小便异常等病变，均可归属肾病证候。小儿肾病证候以虚为主，亦有虚实夹杂者，膀胱病变则以实证为主。

这些临床常用的辨证方法，虽然都有各自不同的特点和内容，但在临床上又是相互联系、相互补充的，在具体应用时不可将抽象的原则看作是僵硬的、一成不变的，在实践中不能对号入座、生搬硬套，必须注意变通和细化、灵活应用，以便更好地、更有效地指导着中医的临床实践。如在二十世纪六十年代，江育仁前辈对小儿暑温病提出“卫气营血”与“热痰风”相结合的辨证思路，认为卫气阶段以热证为主，气营和营血阶段以痰证、风证多见，正虚邪恋和后遗症的症状也可用热、痰、风来概括。余热未尽由于营不内守、卫不外护，常有不规则的低热，低热属热证。痰蒙清窍系由于痰浊内蒙心包或痰火内扰心肝，以意识障碍和精神异常为主，意识障碍和精神异常常属痰证。内风扰动由于风窜络脉或阴伤水不涵木，以肌力和肌张力异常为主，肌力和肌张力异常常属风证。江育仁前辈把这两种辨证方法结合起来，来辨别小儿暑温之暑邪的消长盛衰，以明确其发生、发展、转归情况，使治疗更有针对性、灵活性。

总之，这些辨证方法是建立在中医学阴阳、藏象、病因病机等理论上的，并且经过长期反复临床验证，证明是行之有效的。其中经络辨证、六经辨证、三焦辨证、卫气营卫辨证均属辨病位的方法；病因辨证、病机辨证、气血津液辨证均属辨病性的方法；八纲辨证、脏腑辨证属于既辨病位、又辨病性的方法。临床上要善于根据不同病证而合理运用这些辨证方法，并重视疾病邪正消长盛衰的过程，使辨证更准确、完备、详尽，为立法遣药处方奠定基础。

第三节　儿科治疗原则

儿科疾病的治疗大法与成人基本一致，但由于小儿处于生长发育过程中，有其生理、病因、病理、病证学诸特点，故小儿疾病在治疗手段的选择、运用，以及在药物剂量、药物选择、治法运用、给药方法、给药途径等和各种疗法的联合使用上，都具有许多特点。中医儿科临证治疗思路是指临床医师对疾病进行分析、判断，进而提出合理治疗方案的思维过程，是中医临床治疗中总的思维轨迹。要进行正确的临证治疗思路，除了要有渊博的中医学基础和尽可能多的临床经验，还要掌握和遵循一些基本原则和观点。

（一）儿科治疗思路

1. 整体论治与局部施治相结合　中医学理论体系非常重视人体自身的统一性、完整性及其与自然界的相互关系。临证治疗思路的整体观原则有两层含义，具体地说，一是在进行临证治疗时，必须从整体出发，全方位地观察、分析临床资料，从整体上探讨疾病的病因及其性质、发病机制、病理改变，重视局部病变所引起的整体病理反应，重视邪正相争所引起的整体反应性。二是在临证立法、遣药处方时，既要注意局部，更要重视整体，还应考虑到天时、地理的变化。总之，中医学主要从宏观的角度，用哲学的方法，从整体上对人体生命活动和疾病进行研究。中医学对于疾病治疗原则和方法的确立，亦遵循整体观原则。

2. **及时正确谨慎**　小儿生理、病理上具有脏腑娇嫩、形气未充、体属“稚阴稚阳”，以及患病后传变迅速、易虚易实、易寒易热的特点，因此，治疗疾病时要掌握有利时机，及时采取有效措施，争取主动，力求及时控制病情的发展变化。治疗用药又必须果断，否则易贻误病情，造成疾病发展，轻病转重，重病转危。只要诊断辨证无误，则需大胆果断用药，不可犹豫不决。由于小儿阴阳稚弱、脏腑娇嫩、形气未充，用药稍有不当，极易损害稚弱之脏腑功能，并可促使病情变化，因此在治疗过程中，对治疗措施、手段、方法都要谨慎选择使用，避免伤正，用药要精当，特别对大苦、大寒、大辛、大热、大补的药物更应审慎选用。《温病条辨·解儿难·儿科总论》载：“其用药也，稍呆则滞，稍重则伤，稍不对证，则莫知其乡，捉风捕影，转救转剧，转去转远。”指出了儿科用药的难点和注意点。因此，治疗儿科病证，既要及时正确、果断、大胆用药，又要细心思索、谨慎从事。

3. **处方轻巧灵活**　小儿生机盎然，脏气清灵，对药物反应较成人灵敏，在治疗时，处方要根据患儿的体质特点、病情轻重及脏腑功能，轻巧灵活，不宜呆滞，不可重浊，不得妄加攻伐。特别是对于峻下攻伐、毒性峻烈之品，更当慎用，即便有是证而用是药，但达到一定的效果后也应中病即止，本着《素问·六元正纪大论》中“衰其大半而止”的原则，不可过剂，及其衰者，待其来复，以恢复机体的生理平衡为要务，并要注意使用时机、法度和剂量。汪广期在《医述·纲领》中云：“小儿勿轻服药，药性偏，易损萌儿之冲和；小儿勿多服药，多服耗散真气。”临证应遵循“以平为期而不可过”（《素问·六元正纪大论》）的原则，充分发挥机体内在的调节机能，恢复机体的生理平衡，否则非但不能达到治疗的目的，还会导致其他脏腑新的不平衡，不利于疾病康复，甚或影响生长发育。

4. **动态调治原则**　中医学在运用阴阳五行、五运六气等学说时，认识到自然界的一切事物（包括人体在内）都是处于永恒的运动变化中，人体的生命现象也是在一刻不停地运动变化着。疾病不是孤立、静止不变的，而是始终处在不断的运动发展变化之中。在进行临证治疗时，必须用发展的、动态的眼光去观察和分析病情，了解证候的演变转化和追踪观察药后反应，尤其注意邪正消长的动态变化，根据病情的发展变化，及时改变或调整治疗思路。要以发展变化的动态观去认识疾病的过程，重视疾病发生、发展过程中的邪正消长盛衰变化，全面把握疾病全貌的同时，注重分期、分阶段治疗。

5. **注意顾护脾胃**　脾胃为后天之本，气血生化之源，水谷之精微是由脾胃所运水谷之气以化生。小儿的生长发育、脏腑的充实，全赖后天脾胃化生精微之气以充养，疾病过程中正气的恢复也要靠脾胃健运生化，对于先天不足之病证更加需要后天脾胃之气来充养，但小儿脾常不足，易遭损伤。儿科医师应十分重视小儿脾胃的特点，处处维护脾胃，尤其是在患病之后，治疗用药勿伤脾胃、饮食调理顾护脾胃，以期保证水谷精微之气的化生，养正却病。

6. **不可乱投补益**　补益之剂对体质虚弱的小儿确有增强机体功能、助长发育的作用，但是药物每多偏性，有偏性即有偏胜，故虽补剂也不可乱用。正如朱丹溪所说："虽参、芪辈，为性亦偏"（《格致余论·病邪虽实胃气伤者勿使攻击论》）。小儿生机蓬勃，只要乳哺得当，护养适宜，自能正常生长发育。健康小儿不必靠药物来补益，长期补益可导致壅滞脾胃、妨碍运化功能，甚成性早熟等疾病，危害小儿健康。或者小儿偶受外邪，或痰湿食滞，未能觉察，若继续服用补益之剂，则是闭门留寇，恋邪助邪。即使确有虚证，也要明确虚的性质、部位、程度，分辨五脏六腑、气血阴阳，并顾及小儿脾胃的运化能力，合理应用各种补益之法，切不可滥用补益之剂。

7. **综合治疗思路**　疾病的多样性、病情的复杂性和中医治疗的多维性特点，决定了临床医师的治疗思维亦应具有多元化、综合化的特点，包括治疗原则的综合运用（因人、因时、因地、对因、对机、对症的统一），多种治法的综合运用，多种治疗措施的联合应用。

（二）常见治法在儿科的应用

1. **汗法**　汗法是通过开泄腠理、透邪泄热、调畅营卫、宣发肺气以达到祛邪、解表、透疹、泄热、散火、消肿等作用的治疗方法，主要适用于外邪犯表、里证兼表、时行疾病、疮疡早期、风水等病证。欲透邪外出，或透邪于表，或畅通气血，或调和营卫，或欲散郁热时，亦可酌情选用汗法。临证运用时，当注意正邪之盛衰、邪气性质及邪客部位的不同，正确掌握运用汗法的时机、法度、疗程，如《素问·热论》云："未满三日者可汗而已。"临证以"遍身漐漐微似有汗"为法度，使汗出邪去而不伤正。

（1）解表：通过发散的药物，以开泄腠理、调和气机，解除邪在肌表之郁结，以达解表之目的，主要适用于外感疾病所致表证。临证应用时，需要辨别邪之属性，可引起表证的寒邪、湿邪为阴邪，宜选用辛温为主；风邪、热邪或暑兼湿等阳邪在表，宜选用辛凉为主，或辛凉、辛温同用。

（2）透疹：是指通过发散将疹毒透达于外。汗法除有透邪透疹作用外，尚有开透郁闭、宣达气血之功。对于出疹性疾病疹未透发，或难出而透发不畅者，应用汗法透之，使疹毒随汗而透散于外。汗法之透疹作用一般宜用辛凉，忌用辛温，少用苦寒，如治疗出疹性疾病的宣毒发表汤、清解透表汤、透疹凉解汤、解肌透痧汤、大连翘汤等均主用汗法以透邪透疹。

（3）祛邪：汗法具有发散、通透、升浮的特性，其善祛在表、初起、偏上之邪，由于汗法是通过毛窍以祛邪气，而毛窍又是外邪的主要出路之一，祛邪强调"因势利导"，使"邪有出路"，《儒门事亲·凡在表者皆可汗式》指出："风寒暑湿之气，入于皮肤之间而未深，欲速去之，莫如发汗。"

（4）透邪：通过汗法使腠理开泄，使邪有出路，邪能外达。汗法借其辛味之开，散腠理、玄府之闭，津液营血运行通畅，气机升降有序，以启毛窍、行气血、和营血、泻邪热、发越内外邪气，使内外通达，引邪外达，脏腑、经络、肌表、营卫之邪从汗而解，并可防邪入里之变或变生他邪。外邪在里者，此时祛邪除主要用直清、直温的方法外，尚应佐以汗法使邪从皮毛而出，以达散热、散邪、散火、透气转卫、透营转卫之目的。叶天士提出"透热转气"，以及何廉臣在《重订广温热论·验方妙用》提出"宣气达卫，使伏邪从气分而化、卫分而解"，凉膈散、三黄石膏汤、黄芩汤、清营汤等方剂的配伍即是此意。如羚角钩藤汤之桑叶、菊花，神犀丹之淡豆豉、连翘，化斑解毒汤之升麻，张锡纯三解汤之薄荷、蝉蜕等皆是清而兼散的配伍方法，正合张锡纯氏所云"若有向外之机，正可因其势而利导之"。

（5）宣湿：通过发散通透以祛风除湿。《金匮要略·痉湿暍病脉证》指出，“风湿相搏，一身尽疼痛，法当汗出而解”，进而有“发其汗，但微微似欲出汗者”，方能“风湿俱去也”。如羌活胜湿汤、九味羌活汤、麻杏苡甘汤、升阳除湿汤、薏苡仁汤、五痹汤等，均为导湿从表而出，以达到祛湿之目的。

（6）升阳：通过某些药物的辛散轻扬之性，发越阳气、辛散升阳、升提中气、升提清阳，以达升阳除湿、升阳举陷之功。如升陷汤、升阳益胃汤、举元煎等。又如痛泻要方配少量防风，与术、芍相伍，辛能散肝郁，香能舒脾、鼓舞脾胃清阳之气；逍遥散用法中加薄荷少许，以疏散郁遏之肝气、透达肝经之郁热，生姜降逆和中，且能辛散达郁。

（7）散热于外：有些内伤杂病虽发病与外邪无关，但表现为脏腑有“郁热”象者，对于此类病证欲散郁热，或欲予郁热以出路时，亦可酌情选用汗法，通过微微发汗，启毛窍、行气血、泄郁热，内外通达，使脏腑之热或内郁之热从汗而解。如泻青丸之羌活、防风，泻黄散之藿香叶、防风，栀连清肺饮之薄荷等。

（8）消肿：通过发散通透，既可使水液从肌肤随汗而出，又可宣肺利水、助膀胱气化以消肿，《金匮要略·水气病脉证并治》指出“腰以上肿，当发汗乃愈”。如越婢加术汤、越婢汤、疏凿饮子之羌活、生姜等，皆佐以汗法以“开鬼门”“提壶揭盖”；治疗风水之麻黄连翘赤小豆汤则主用汗法。

（9）宣痹舒筋：通过汗法，凭祛风之品所具有的宣、散、窜、透、行之性，达到疏散外邪、宣通痹阻、疏通经络、舒筋通脉之目的。如桂枝附子汤、甘草附子汤、乌头汤、桂枝芍药知母汤、白虎加桂枝汤等一系列治痹名方，均以发汗药物为主；独活寄生汤、小活络丸等治痹名方均佐以发汗药物。

（10）通窍：汗法具有升浮上达之性，对于某些病因与外邪有关的、发病部位偏上的病证主用汗法。如专治外感风邪头痛之代表方剂川芎茶调散。另鼻疾、喉疾亦为汗法治疗之长，如治鼻渊之苍耳子散等选用辛香通窍、轻浮上达发散之品。

2. **下法**　下法主要作用于大肠、胃，通过泻下荡涤之作用，使实热、积饮、邪热、蓄水下泄，得以从后阴分消，达到祛邪、泻实、通便、逐水之目的，并有调整脏腑功能、截断病邪传化之意义。吴又可明确指出承气汤类方是“为逐邪而设，非专为结粪而设也”，把下法引申作为祛邪的重要方法和途径之一。下法主要适用于里实证的治疗，运用此法时，要掌握好下的时机、下的峻缓，分清虚实，中病即止，久用此法可伤正、破气。

（1）泻下通便：通过通利大便、疏通肠道壅滞，排出肠道内宿食、积滞、腑实，达到泻下通便、泻结行滞之目的。如承气汤类方、济川煎、五仁丸、新加黄龙汤、增液承气汤、麻子仁丸等。

（2）祛邪外出：通过泻下通便，以排出谷道、肺或体内其他部位的邪气，使邪有出路。在治疗急性外感热病的泻下药物中首推大黄，如叶天士在运用“轻法频下”治疗湿温时提出下法使用后大便由原来的“溏而不爽”转硬成形为邪尽之标志。

（3）急下存阴：热邪极易伤阴、阴液耗竭，可使病情转危，通过下法及药物急下、“釜底抽薪”以达“存阴”之功。如《儒门事亲》中“所谓下者，乃所谓补也……不补之中有真补者存焉”。

（4）泄热泻火：通过通腑泻下，首先导出大肠、肺之热，继而导其他脏腑之积热、邪热下出，从而达到散里热外出、散邪热外出之目的。如清肺热的礞石滚痰汤配大黄，清心热的泻心汤用大黄，清脾胃热的一捻金主用下法，清肝胆热的泻青丸、当归龙荟丸、千金龙胆汤、茵陈蒿汤之用大黄等。

（5）荡涤实热：通过通腑泻下，以达到荡涤实热之目的。下法是清五脏热的重要方法之一，亦是临证配伍的一个技巧，柳宝诒有“盖脏病无出路，必借道于腑，乃能外出”之论。如白虎承气汤、解毒承气汤、宣白承气汤、导赤承气汤、凉膈散等。

（6）降气化痰：下法作用在三焦、肠、肺，通过通利大便，排出肺、大肠及其他脏腑之湿浊，以达到化浊、降气、化痰、平喘之目的。在治疗咳喘病时，可主用或配合应用下法，通过通腑泄热、荡涤肠腑、降泻气机，以达宣肺开闭、肃肺下气之功，为咳喘证的治疗提供了一条重要途径。如滚痰丸、竹沥达痰丸之大黄，茯苓丸之芒硝等。

（7）逐水荡饮：下法能通利二便，使湿热、水饮之邪从前后二阴分消、排除，以达到攻逐水饮、荡饮下行之目的。如十枣丸、禹功散、舟车丸、疏凿饮子等主用下法逐水；己椒苈黄丸、甘遂通结汤等亦辅以下法。

（8）下虫：通过通腑导下、借其通泻之功而排出虫体，从而达到驱虫、下虫的目的，如槟榔承气汤等。

3. **利法** 利法即分利水道法，是通过淡渗水湿、通利小便的方法，以起到祛除湿浊、分清泌浊、调整气机、导热下行、通利膀胱、疏利肝胆、疏邪外出、利水消肿等作用的治疗方法。主要适用水肿、泄泻、淋证、胎黄、顿嗽等病证，外感高热、积热内蕴、厌食、食滞等病证亦可佐用利法。

（1）调整泌别：《类经·藏象类·十二官》有“小肠居胃之下，受盛胃中水谷而分清浊，水液由此而渗于前，糟粕由此而归于后”之论。利法通过强化小肠泌别功能，使水液归于膀胱，即强化“水液由此而渗于前”的作用，从而使留于、渗于肠或体内的水液减少，达到利湿、消肿、止泻、退黄、化痰之目的。如茵陈五苓散之用泽泻、猪苓等。

（2）运脾助健：利法通过祛除水湿以减轻肠、胃、脾运化负担，可使脾无湿困之苦，利于脾气之振奋和强健，起到醒脾助运之作用。如逍遥散、保和丸之茯苓，调脾散之佩兰、苍术等。

（3）降气化痰：利法主要作用在三焦、肠、肺，通过通调水腑、开下行之路，排出痰湿，以达到祛邪化浊、化痰的目的；又通过分利下行，调整肺之升降功能，达到降气之目的。如三仁汤之薏苡仁、滑石、通草、竹叶；王氏连朴饮、桑白皮汤之栀子；清金化痰汤之栀子、茯苓；清宁散之赤茯苓、车前子等。

（4）导热下行：利法通过增加小便，首先导出小肠、心之热，继而缓导其他脏腑之热下出，从而减轻或缓解热势，达到散里热外出、导里热下行之目的。利法是临证清脏腑热的重要方法之一。如清热泻脾散之栀子、赤茯苓；泻黄散、桑白皮汤、泻青丸、当归龙荟汤之栀子；泻心导赤散之淡竹叶、川木通；清宁散之赤茯苓、车前子；龙胆泻肝汤之栀子、泽泻、川木通、车前子等。

（5）止泻：《温病条辨·中焦篇·湿温》有“湿注大肠，阑门不分水，膀胱不渗湿也，故以四苓散分阑门，通膀胱，开支河”之论，宗《脾胃论·调理脾胃治验》中“诸泄利，小便不利，先分利之”之原则，通过“味淡渗泄之剂”，强化小肠泌别、分阑门、通利膀胱，急开支河、引水旁流、渗前实后，分消肠道水湿。李中梓在《医宗必读》中将淡渗（利法）列为治泄九法之首，通过运用利法使留于或渗于肠中水液减少，而达到“利前阴实后阴”，使粪质稀薄得以缓解，从而达到止泻的目的。如胃苓汤、五苓散、四苓散之类方中，均以利法药物为主。

（6）消肿：通过增加小便、开下行之路，从而使留于、渗于、停于体内的水液、水饮减少，而达到消肿之目的。《医醇賸义·痰饮》有“必顺其性，因其势而利导之”之论，利法亦有顺其水势下趋之势、分消之意。如治疗阳水的麻黄连翘赤小豆汤、五皮饮、越婢加术汤等，治疗阴水的防己黄芪汤、实脾饮、真武汤等。

（7）退热：利法首先导出小肠、心之邪热，继而导其他脏腑之邪热下出，冀邪有去路，从而缓解热势，达到退热之目的；且通过去其肠内之壅滞及下行之势而宣通气机、使气津得布以助汗法退热。利法退热在《温病条辨》中已有论及，如银翘散之芦根、竹叶；甘露消毒丹之川木通、滑石、茵陈蒿；新加香薷饮之白扁豆等。

（8）通淋：通过增加小便，以排出水湿之邪，达祛除湿热的目的。此外，利法可以通过分利下行、疏通气机，以达通利膀胱、助膀胱气化、止淋之治疗目的。如导赤散之川木通、竹叶；四苓散主用淡渗分利药等。

（9）退黄：利法主要作用于肝、胆，通过分利下行、祛邪、疏通肝胆气机之作用，直接或间接达到退黄之目的。如《金匮要略·黄疸病脉证并治》中有“诸病黄家，但利其小便”之论，如茵陈五苓散之用泽泻、猪苓等。

4. 和法　和法是指具有和解少阳、调和肝脾、调和胃肠、抑阳益阴、益脾抑肝、益肺抑肝等作用，以治疗少阳病、脏气不平所致病证的一种治疗方法。该法具有作用缓和、性质平和、兼顾整体、内涵丰富、应用广泛等特点。主要适用于少阳病、哮证、痫证、注意缺陷多动障碍、厌食、泄泻、抽动障碍、慢惊风、积聚等病证。本法适应范围广，可用于治疗半表半里证、脏腑气血阴阳不和、寒热失调、虚实夹杂之证。

（1）和解少阳：《伤寒明理论》指出，“伤寒邪气在表者，必渍形以为汗；邪气在里者，必荡涤以为利。其于不外不内，半表半里，既非发汗之所宜，又非吐下之所对，是当和解则可矣。小柴胡为和解表里之剂也。”《医学心悟》更进一步明确了“少阳胆为清净之府，无出入之路，只有和解一法，柴胡一方，最为切当。”和解少阳的代表方剂为小柴胡汤，少阳兼太阳用柴胡桂枝汤和解少阳、兼以散表，少阳协热下利用黄芩汤清热止利，少阳兼水饮用柴胡桂枝干姜汤和解少阳、温化水饮，少阳邪气弥漫三焦用柴胡加龙骨牡蛎汤和解泄热、重镇安神，少阳病兼阳明热结用大柴胡汤或柴胡加芒硝汤。

（2）透达膜原：运用和法的方药，既要温燥湿浊、芳香化湿，又要疏利透达，能破戾气所结、除伏邪之盘踞、直达膜原，使邪气溃败、速离膜原，达到透达膜原之目的。《温疫论·瘟疫初起》中记载有“但使邪毒，速离膜原便是”，以及“邪毒既离膜原，乃观其变，或出表，或入里，然后可导邪而去，邪尽方愈”。如达原饮、三消饮、七宝饮等，以及薛生白之湿热遏阻膜原方等。

（3）分消走泄：通过宣气化湿、分利小便、导泻大便的方法，以宣展气机、泻三焦邪热及痰湿，使病邪得以分消，从下排出。如温胆汤之陈皮、枳实、竹茹等，其用药即叶天士所云“轻苦微辛，具流动之品”。王孟英所云，“其所云分消上下之势看，以杏仁开上，厚朴宣中，茯苓导下。”

（4）调节阴阳、调理脏腑功能：通过扶弱制亢、协调阴阳、抑肝（心）理脾（肺、肾）、调理气机，使脏气功能恢复平衡。如缓肝理脾汤、逍遥散之类方在于调节肝脾（肺）关系，补肾地黄丸之类方主要在于调节肝肾之间关系。又如枳实芍药散、当归芍药散、四逆汤等枳实与芍药配伍，皆在于调理肝脾、理顺肝脾功能。

5. **清法**　清法是使用寒凉药物，以清除邪热的治疗方法。主要作用于里，以达到清热、泻火、凉血、解毒之目的。清法主要适用于外邪入里化热、热从内生的各种热性证候。应用时需掌握好用药时机、法度、配伍、时间，勿伤及小儿脾胃功能及肾、心、脾胃之阳气。

（1）直折邪毒：清法主要作用于卫气营血、脏腑，通过直清，清火泻毒，以起到祛除邪气、直灭火热邪毒、挫其淫热、伐其邪势的作用，使邪热直接清除，并防邪热深入，正气耗伤，以收治病求本之效。清法与利法、下法、汗法被视为祛邪的主要方法和手段之一，在外感热病、里热证中广泛应用。

（2）透营转气：清法通过直清，既能清除营分邪热，又能使营分之邪热转出，通过气分透达，是邪气外出的主要途径之一。如清营汤、化斑汤等方配伍清气分热药物，常选用轻清宣透、轻宣透泄之品，如金银花、连翘、淡竹叶之类。

（3）清营透疹：清法既能消散血分瘀滞，又可凉营透疹、凉血透疹、清解血络热毒，具有促进热毒向外透发、透疹与消斑的作用。清法中的凉营、凉血作用可以达到透疹、消斑之目的，如升麻葛根汤、柴葛解肌汤、犀角地黄汤等。

（4）清泻脏腑热：通过运用清热泻火、清热解毒之清法，以清泻肺、肝、脾、胃、心之热。清心热时除选用直清之清法外，尚应重视凉营清心法的应用，如导赤散、加味导赤散、泻心导赤散、黄连汤、黄连清心饮之生地黄，清心莲子饮之石莲子等。

（5）泻火存阴：通过泻火泄热，达到间接存阴的目的。此法为直接消除阴伤的原因，而从根本上杜绝液耗阴亡之变。

6. **补法**　补法是通过补益人体气血阴阳，以增强体质，改善机体虚弱状态的治疗方法。通过扶正固本，不仅可以提高小儿的体质水平，还能达到扶正祛邪的目的，主要适用于治疗小儿元气不足、体质虚弱、脏腑功能减退之证。通过补益，顺应脏腑、气血阴阳的生理特点，直接补益虚弱之正气、补益虚弱之脏腑，或根据气血阴阳以及脏腑之间相生相依的关系，间接达到补益之目的。

（1）扶正祛邪：通过补益人体阴阳气血，使正气恢复、增强体质、提高机体的抗病能力和自然修复能力，以使正旺能祛邪或抗邪外出，达到扶正以祛邪，“正充邪自去”之效。

（2）扶正固本：补法通过补益气血阴阳，改善体质，以恢复或提高机体各脏腑的生理功能，改善机体虚弱状态，提高其抗病能力，达到扶正固本之目的。肾为先天之本、脾为后天之本，本着“正气存内、邪不可干”的理论，对脾、肾的调护更为重要。

（3）补益虚弱：补法通过补益气血阴阳、脏腑，以消除各种不足状态，恢复机体的正常功能，达到固本扶弱之目的。

（4）补虚除滞：补法通过补益气血、阴阳、脏腑以消除各种虚弱、不足状态，恢复气血、阴阳、脏腑的正常功能，解除因虚而滞之因，达到除滞、除满之目的。

7. **温法**　温法是选用甘温辛热的药物，以达到温里祛寒、温补阳气、回阳救逆、温经散寒作用的治疗方法。主要通过扶助人体阳气，以达散寒回阳之目的。主要适用于里实寒证、虚寒证、阳脱证等。

（1）祛邪：温法主要作用于气血阴阳、脏腑，通过温散之作用，以祛除在里之寒邪，使寒邪得去、得散，达到祛除寒邪之目的，并防寒邪深入。温法被视为祛邪的主要方法和手段之一。如冷嗽干姜汤之桂枝、干姜、细辛；小青龙汤之桂枝、干姜；苓甘五味姜辛汤之干姜、细辛等。

（2）回阳救急：温法主要通过大补阳气、温通阳气，以达回阳救逆、收敛固涩、温通复脉之功，来治疗亡阳、阳衰欲脱之证。如陈念祖在《本草经读》中指出，“附子味辛气温，火性迅发，无所不到，故为回阳救逆第一品药。”古有附子“走而不守”、干姜“守而不走”，临证常附子、干姜同用，如急救回阳汤、回阳救逆汤、四逆汤、回阳救急汤等。

（3）温里散寒：温法主要通过辛温、辛热之性，或通过温补阳气，以达散寒温中、温肺散寒、温肾散寒、暖肝散寒、温通小肠等作用。如理中丸之干姜，吴茱萸汤之吴茱萸，小建中汤之桂枝，温脾丹之干姜、丁香，厚朴温中汤之干姜、草豆蔻等。

（4）散寒宣痹：温法通过温散寒邪、温通经脉、疏通经脉之作用，达到宣通痹阻之目的。如当归四逆汤之桂枝、细辛，黄芪桂枝五物汤之桂枝等。

（5）引火归原：在大剂滋阴、清热之品中，采用温补阳气之品，使浮越的阳气得以敛藏，达到导龙入海、引火归原之治疗目的。如镇阴煎之重用填补真阴之品，并配用肉桂、附子；理阴煎之重用填补真阴之品，配用肉桂、干姜。

8. **吐法**　凡是通过催吐方式，以涌吐药为主要组成，具有排除宿食、痰涎、毒物等作用，以治疗上焦、中焦有形实邪的治疗方法，称为吐法，是祛邪的方法和途径之一。主要适用于治疗停留在咽喉、胸膈、胃脘的有形实邪所致病证。凡痰涎阻塞咽喉、呼吸不利，热闭胸膈、内窍不宣，食物、痰涎停滞胃脘，误食毒物尚未入肠，以及干霍乱吐泻不得、痰厥痰盛气闭等急证，均可应用吐法祛邪。

（1）祛邪外出：吐法主要作用于胃、胸膈、肺，通过气机逆升，以排出胃、肺或体内偏上之邪气，起到祛痰利咽、祛除宿食、排出毒物之作用，使邪有出路。吐法有引导、促使呕吐之功，是祛邪的重要措施与途径之一。吐法与利法、下法、汗法被视为祛邪的重要方法和手段。

（2）疏通气机：吐法通过引导、促使呕吐，通过升提而宣发气机，使气机升降正常，起到疏通气机、开上启下、调整脏腑功能等作用。

（3）涌吐开关：吐法通过通关豁痰、涌吐有形之邪，速令痰涎、痰食排出，使气机畅达、表里贯通、阴阳理顺，从而达到开关通闭之治疗目的。

（4）涌吐痰涎宿食：通过催吐的方法，以涌出偏于上的痰浊，或排出停聚在胃之宿食、食滞，而起到祛除痰浊痰涎、涌吐宿食之作用。

吐法方剂常以瓜蒂、藜芦、胆矾、食盐等气味苦寒酸咸的药物为主，一般用药精当，甚或单药为方。临证常苦味药与酸味药相配，如瓜蒂配赤小豆，取其“酸苦涌泄”之意；或配轻宣之品，如瓜蒂配淡豆豉以宣散胸中郁结；或配辛温豁痰之品，如瓜蒂配皂角以开窍通关。有瓜蒂散、救急稀涎散、盐汤探吐方、参芦饮等。吐法类方剂一般属于治标之法，一般用于某些急证、重证。使用该类方剂时，应中病即止、不可过剂，以防伤正。在具体运用时，当注意用药剂量、用法、禁忌、过量中毒的解救措施，以及药后调理。

9. **化湿法**　凡具有芳香化湿、辛温燥湿、辟秽除瘟、温化寒湿、苦寒燥湿等作用，通过辛散、芳化、苦燥、淡渗、温化、通导、分消走泄等，以化除外感或内生湿邪的一种治疗方法称为化湿法。

化湿法既有病因学、病机学治疗意义，又有对症治疗意义，而且是治疗的一个技巧。历代医家强调治湿当分三焦，如张介宾曾言，“上焦不治则水泛高原，中焦不治则水留中脘，下焦不治则水乱二便。三焦气治则脉络通而水道利，故曰决渎之官。”因此，治湿应顺应脏腑的生理病理特征，以及湿之特性，依据湿之所在部位因势利导，为水湿之邪寻找出路，诚如张介宾所言，“治湿之法，凡湿从外入者，汗而散之；湿在上者，亦宜微汗之；湿在中下二焦，宜疏利二便，或单用淡渗以利小便。”临证常需化湿法与利法、下法、消导法等其他治法配伍应用，即利之于下、泄之于下、清之于内、温之于内、化之于内、散之于外。对于外感疾病，化湿法既能祛除湿邪，又是重要的祛邪方法与措施之一，有消、散、化之作用，既能消化外邪、消除病因，又调整脏腑功能、治疗内生性病理产物而达到病机学治疗目的。其对症治疗是通过宣散、燥化或芳香等起到化痰、利水、止痛、退黄、消肿、止咳、化痰、除胀、消痞、止泻、止带、宣痹等的作用。

在湿与其他性质之邪合邪为患时，运用适宜的方法将病邪分而治之，在治疗此类疾病中具有重要的指导性意义。对于风、湿、热相合者，运用汗法、清法、利法分邪，则疏风透热、淡渗利湿，使之孤立，使风、湿、热之邪各有消散之路；对于邪热夹湿者，用畅肺气而宣湿邪于上、行气畅中而分消于中、利水分利而渗湿于下，达到分消走泄之目的。当代温病大家赵绍琴在《温病纵横》中将这种分邪方法概括为"通太阳以利三焦，宣肺气以畅水道"的思想，通过宣肺、利水、畅中，将湿与热分开，将邪分而治之。

化湿法主要用于外感湿邪或津液代谢障碍、水湿停蓄所致的病证，当根据湿的性质、从化、兼邪、客犯部位，以及正气情况，主以或佐以或辅以燥湿法，主以或佐以或辅以芳香化湿法，主以或佐以或辅以清利湿浊法，主以或佐以或辅以宣散湿浊法，主以或佐以或辅以温化寒湿法等。在化痰、调整脏腑功能、调整气机时，当根据病情、兼夹邪情况、体质情况，辅以或佐以化湿之法。此法虽不如下法、汗法峻烈，但因其燥湿、芳化等品亦可伤及阴津，临证应用时需把握时机、中病而止，以免伤津耗气。

10. **活血法** 凡以消除瘀滞、调理血行、通畅血流为主要作用的治疗方法称活血法，主要适用于各种血行不畅或瘀血内停之证。如肺炎喘嗽、哮证口唇青紫，肌肤有瘀斑瘀点，腹痛如针刺、痛有定处、按之有痞块、半身不遂以及瘀血所致的疼痛、肿块、出血、痈肿等病症。

活血化瘀法是以疏利血脉、祛除瘀血为主要治疗作用的一种特殊治法，本法所属方药其性味多辛、温，辛能散瘀化滞、消散瘀血，温能通行经脉、促进血行，对于疾病治疗除具有消散瘀血、通利血脉、祛瘀通滞、祛瘀生新、凉血散瘀、祛瘀通络、祛瘀舒筋、疏利气机、降泻气机、利气疏导、疏通壅滞、通络透疹、凉血消斑等病因学、病机学治疗作用外，尚能通过活血、化瘀之作用达到行滞、调经、下乳、止痛、定痛、舒筋、消积、散结、软坚、消癥、利水、消肿、宣痹、通痹、解郁、止血、止痒、安胎、下胎、止咳、平喘、宣肺、宽心、宽胸、消痈、疗伤及去瘀生新等对症治疗的目的。对于多种外感疾病、内伤病证的治疗，在立法、组方时均可主用，或辅用，或佐用活血化瘀法，并与其他治法配伍，以达病因学、病机学及对症治疗的目的。

随着清代叶天士提出的"久病入络""久痛入络"学说，以及后世对络病治法用药的探索，明确了活血法是通络的主要方法与措施之一。如王清任在《医林改错》中将补气与活血通络相结合创立了益气活血以通络的方法，以及唐容川在《血证论》从血证方面对络病理论进行了阐发，为活血以通络奠定了基础。临证除用活血法通络外，一是遵循叶天士"络以辛为治"之论，选用辛润通络、辛温通络、辛香通络、虫蚁通络诸法；二是遵循叶天士"络病"当以"通补最宜"之理论，选用辛甘通络、补气通络、滋润通补、补益奇经等措施。

活血法亦属攻法范畴，能活血通络、攻下逐瘀，因其性破泄，易于动血、伤胎，治当中病即止，不可过用，亦不可久服，以防逐瘀过猛或久用伤正，变生他疾。新瘀证急病重，宜用汤剂，取其力大效速；久瘀证缓病轻，宜用丸剂、散剂，取其力小性缓，缓消瘀血而不伤正气。

11. 止血法　凡抑制血溢脉外，以调理血行、收敛止血或抑制出血为主要作用，治疗出血病证的对症治疗方法，统称为止血法。止血法属中医理血法中的一类，其具有收敛、凝固、凉血、止血等作用。主要适用于血溢脉外而出现的不同部位、不同性质的各种出血证，如咯血、吐血、鼻衄、齿衄、紫癜、尿血、便血等诸种出血、失血证候，以及胃疡等病证。止血法又分为固涩止血、凉血止血、祛瘀止血、益气摄血止血、温阳摄血止血、和络止血、养血止血、调冲止血等具体措施。既要止血又要防瘀，防瘀是止血法的又一重要的用药法则，除突然大出血，或病情危重急需止血外，一般应少用寒凝收涩止血的药物，以防寒凉凝血致瘀之弊，或选用既止血又活血的药物，或适当配伍祛瘀活血之品，使其血既止而又无瘀滞之弊。临床常用茜草、牡丹皮、蒲黄、赤芍、大蓟等，正如唐容川在《血证论·吐血》中提出的“凡治血者，必先以去瘀为要”。如十灰散之配伍牡丹皮、大黄等活血化瘀之品，这种配伍可以起到有瘀可消、无瘀可防，达到止血而不留瘀、活血而不动血之功，是治疗血证的配伍技巧之一。

根据出血部位合理配伍引经药。对于上部之出血，一般忌用升提之品，可根据病情适当配以少许引血下行、引热下行、重镇潜阳、降泻气机、釜底抽薪之品。对于下部之出血，一般忌用沉降之品，可根据病情适当配以少许升提、举陷之品。一般对于咳血者应配合应用收涩敛肺之品，如咳血方之配伍诃子之类。对于尿血者应配合应用利水通淋（利法）之品，如小蓟饮子之配伍栀子、淡竹叶、滑石、川木通之品，以增强其止血效果，提高疗效。临床应用止血法时仍可遵循止血类中药“炒炭存性”的传统炮制方法与经验，以加强其止血之力。如《十药神书》中陈念祖注释十灰散时指出，“各药一经火炼，色虽变易，而本来之真性俱存，所以用之有效。”《成方便读》中张秉成注释十灰散时亦指出，“此方汇集诸凉血涩血、散血行血之品，各烧灰存性，使之凉者凉，涩者涩，散者散，行者行。”炒炭是中药炮制法中清炒的一种，用武火炒至表面焦黑，部分炭化，中心焦黄或焦褐色，体质酥脆，但仍有药物本来气味者称炒炭。炒炭除能缓和药性、减少副作用外，更能增强其收敛止血的功效。

12. 化痰法 化痰法是指运用排除、祛除、消除或消散痰饮药物，以消除脏腑、经络、皮膜及肢节中的痰液、痰核，用于治疗痰浊为病的一种治疗方法，属重要的对症治疗手段与措施之一，属于“消法”范畴。痰证临床表现颇为复杂，有有形之痰和无形之痰之分，有形之痰，既有排除体外之痰浊，又有凝结于躯干肢体局部呈有形之痰核、痰块；无形之痰主要为流注于内脏或经络之间，症状表现如精神异常、抽动、关节疼痛、哮鸣等。临床上化痰的方法与措施可概括为“制源”“畅流”两方面内容。

化痰时的“制源”，主要是从滋生痰涎的各种因素考虑，采取相应的治疗方法和措施，调整脏腑功能、去其生痰之因。因痰的产生与肺、脾、肾密切相关，金元明清医家在临床实践中提炼出脾为生痰之源、肺为贮痰之器、肾为生痰之本说，成为中医理论的重要组成部分，如王旭高《环溪草堂医案》云：“痰之标在肺胃，痰之本在脾肾，肾虚则水泛，脾虚则湿聚，二者均酿痰之本也。”痰之生成亦与肝、心、三焦等其他脏腑的功能失调有关。痰是在多种因素的综合作用下产生的，其生痰之因除取决于脏腑功能失调外，亦与饮食因素、七情因素、外感因素有关，如《仁斋直指方·痰涎》中杨士瀛有“风搏寒凝，暑烦湿滞，以致诸热蒸郁，啖食生冷、煎爆、腥膻、咸藏动风发气等辈，皆能致痰”之论。化痰时的“制源”，应特别重视调理肺、脾、肾的功能，并应灵活运用祛邪、消食、补虚等各种治疗方法，即《景岳全书·痰饮》中所论述的“善治痰者，惟能使之不生，方是补天之手。”“脾主湿，湿动则为痰，肾主水，水泛亦为痰，故痰之化无不在脾，而痰之本无不在肾。”近代丁甘仁先生谓：“痰饮生源于土湿，土湿本源于水寒，欲化其痰，先燥土湿，欲燥土湿，先温水寒。”此皆治本之法。《临证指南医案》中有“善治者，治其所以生痰之源，则不消痰而痰自无矣”的固本之法。

化痰时的“畅流”系针对已形成之痰，首先辨别痰的性质，采取化痰、消痰、涤痰三大法则，热痰宜清之、寒痰宜温之、燥痰宜润之、湿痰宜燥之、风痰宜散之、郁痰宜开之、顽痰宜软之，灵活运用燥湿、芳化、淡渗、温化、润燥等具体方法，并针对痰停之病位采取“因势利导、顺其生机”的原则，重视祛痰的各种方法的运用，除用利法、下法祛痰，从前后分消外，尚应重视活血通络法的应用。如方隅《医林绳墨·痰》中有“热痰则清之，湿痰则燥之，风痰则散之，郁痰则开之，顽痰则软之，食痰则消之，在上者吐之，在中者下之，在下者提之”的重要论述。化痰法在临床中应用最为普遍，其作用较平和，主要采用化解、稀释、祛痰外出的方法，据痰的不同性质，可采用燥湿化痰、温化寒痰、清化热痰、润燥化痰、宣肺化痰、搜风化痰、芳香化痰等具体治疗方法。消痰法则能消散、软化痰结，用以治痰阻经络、肌腠之痰核、臀核肿大、瘰疬、瘿瘤、痄腮腮肿等病证。其所用方药较为峻猛，主要用于久积不化之顽痰、老痰，常与下法、下气法合用，以祛逐痰液。

临证具体应用化痰法时当与其他疗法配合应用，如常配以理气、分利、化瘀诸法。其一为理气祛痰，有治痰必治气、气顺则痰消之说。化痰应先理气，由于痰随气升、气壅则痰聚、气顺则痰消；另外，治气应针对气滞、气逆、气虚进行舒气以顺之、调理以顺之、补气以顺之，冀以气机通顺、津液四布、流行无阻、痰涎消散。《杂病源流犀烛·痰饮源流》云：“气道顺，津液流通亦无痰，故曰治痰必理气。”赵晴初《存存斋医话》云：“善治痰者，不治痰而治气，气顺则一身之津液亦随气而顺矣，余谓‘不治痰而治气’一语，为治痰妙谛。”其二为分利祛痰，痰饮常因湿聚而成，如《诸病源候论·痰饮候》云：“痰饮者，由血脉闭塞，津液不通，水饮气停在胸府，结而成痰。”故化痰法方剂中又常配伍治湿（利湿、芳香化湿、燥湿）之品，使湿去痰消。其三为活血祛痰，有善治痰者，必先治气，同时也要治血，并据痰瘀相关理论，为临床提供了“痰瘀互治”之原则，治痰勿忘祛瘀、祛痰勿忘逐瘀。唐容川主张疗痰应从活血、行血、化瘀入手，如《血证论·咳嗽》云：“须知痰水之壅，由瘀血使然，但去瘀血则痰水自清，宜代抵当丸加云茯苓、法半夏，轻则用血府逐瘀汤加葶苈、苏子。”因此，疗痰亦应从治血、行血、化瘀入手。

第四节　儿科处方原则及思路

临证处方，必须以准确的立法为依据。因此，要想临证准确处方，不仅要掌握组织方剂与运用方剂的方法，而且要提高辨证论治水平，明确处方与辨证的关系，故依法处方是儿科临证处方时必须遵循的原则。方以药成，药物是构成方剂的基础，处方中各药不是简单相加，而是按照处方原则（君臣佐使、气化出入、升降浮沉、轻重缓急、相须相佐）和方法进行周密设计、妥善配伍，有机配合共成其用。

一、处方基础及思路

处方是中医运用中药防治疾病的主要形式。处方应在辨证立法的基础上，针对疾病的病因病机，以药物的性味、归经、功用为依据，利用药物之间相辅相成、相反相成等配伍原理，有主次轻重地择药相合，重视药物间的配伍关系，务使方中的药物及其配伍关系与病证的病机丝丝入扣，以获得最大的疗效。因此处方原则、思路、技巧直接影响着疗效。

（一）处方的组成原则

处方必须遵守一定的原则，通常概括为“依法选药，主从有序，辅反成制，方证相合”。典型的处方结构包括君、臣、佐、使四个部分。

1. **处方的君、臣、佐、使结构**　自《黄帝内经》提出“君、臣、佐、使”的处方原则后，历代先贤都致力于研究处方的原则及方法，逐步形成处方组织的理论基础，使其成为认识成方结构及临证处方的依据。君药为方中的主药，系针对主病或主证的主要矛盾起主要治疗作用的药物，君药的作用有两个方面，一是针对病证的主要病因，二是针对病证的主导病机。臣药为方中的辅药，是用以辅助君药增强治疗作用的药物，臣药在方剂中占有重要的地位，往往可以影响一个方剂的全局，臣药的作用有三个方面，一是助君药针对病证的主要病因、主导病机，二是针对兼病或兼证起治疗作用，三是监制君药。佐药系指解除兼证，或佐制君、臣药性的药物，其作用有三个方面，一是佐助君、臣药以加强治疗作用，或用以治疗次要病证，二是佐制药，即消除或缓解君、臣药毒性与烈性，以防止发生副作用，增强治疗作用，三是反佐药。使药系指用以引经或调和药性的药物，其作用有三个方面，一是引经药，能引导方中诸药的药力直达病所，二是载诸药向上升浮，或引导诸药向下沉降，以集中药力增强全方的治疗作用，三是调和药，指能调和方中诸药的性能、协调诸药的相互作用或起到矫味作用。君、臣、佐、使的设定是以所治病证和被选药物的性能特点为依据的，即君药是方剂中的核心内容，臣、佐、使药则是围绕君药设定的，如《素问·至真要大论》提出“主病之谓君，佐君之谓臣，应臣之谓使”。《医学管见》中对其具体职能做了进一步的论述，云：“大抵药之治病，各有所主。主治者，君也；辅治者，臣也；与君相反而相助者，佐也；引经及引治病之药至于病所者，使也。”

2. **明确治则治法是临证选药处方的基本原则**　治则是从长期临床实践中，在认识、掌握疾病发生发展的普遍规律的基础上逐步总结出来的治疗规律，是在整体观念、辨证论治、动态治疗、综合治疗的精神指导下制定的治疗疾病的准绳，对临床的具体立法、处方、用药具有普遍的指导意义。《素问·移精变气论》称之为治之大则。治则可分为两类，一类是概括治疗疾病的总则或为治疗一类病的总则，包括急则治其标、缓则治其本、标本兼治、因时制宜、因地制宜、因人制宜、扶正祛邪、扶正固本、祛邪扶正、攻补兼施、正治法、反治法、调理阴阳等。另一类为各种疾病的治疗原则，包括病因学治疗、病机学治疗、对症治疗，以及辨病治疗等原则。

儿科病证的治疗原则可分为病因学治疗、病机学治疗及对症治疗。正如凌一揆先生总结辨证论治时称，广义辨证论治包括祛除病因、调整病机、消除症状等内容。中医以证测因、审证求因，为治疗用药奠定基础，这种针对病因进行治疗的方法称为病因学治疗；针对病证的发病机制及病理改变进行治疗的方法，称为病机学治疗；临床上在病因学、病机学治疗的前提下，在总的方案中，针对患儿的突出症状，以减轻或缓解患儿痛苦为目的的治疗方法称为对症治疗。总之，儿科治疗以减轻或纠正病机所概括的病理状态和病理变化，恢复或重建患儿的整体的、动态的平衡协调作为治疗的宗旨，“审因论治”“审机定治”，针对病因病机确定治则治法、处方用药，治法方药随着病机的变化而相应改变。

治法是从属于一定治则的具体治疗大法、措施与手段，其针对性及可操作性较强，且较为具体而灵活，对临证运用方剂、遣药处方具有重要的价值。治法是中医根据病证设立的治疗方法，是临床治疗经验基础上的理论化产物，其形成和发展与方药和对病因病机理论的深化有密切关系。中医治法有明显的整体观，是对机体多因素、多层次的综合调节，并随疾病的发展变化而有质的变化。处方时应详细了解常用治法在儿科中的具体应用情况，如利法是通过利小便达到治疗目的一种疗法，主要作用于小肠、膀胱、肝、胆、三焦、心、肺、脾、肾，利法具有祛除湿浊、调整泌别、调整气机、导热下行、利助脾健、助膀胱气化、疏利肝胆等治疗作用。利法在外感高热疾病的治疗中具有退热作用，其治疗机理是先导出小肠、心之大热，继而缓导其他脏腑之热下出，从而减轻或缓解热势，如银翘散之淡竹叶，甘露消毒丹之木通、滑石、茵陈蒿，新加香薷饮之白扁豆等；利法在咳喘病治疗中具有降气化痰作用，其治疗机理是通过增加小便以排出湿浊及滋生之痰浊而达到化痰之目的，又通过分利下行、调整肺之升降功能达到降气之目的，如清肺百咳散中用四苓散，三仁汤中薏苡仁、滑石、通草、竹叶，王氏连朴饮之栀子，清金化痰汤之栀子、茯苓，桑白皮汤之栀子，清宁散之赤茯苓、车前子；利法在实证口疮、鹅口疮治疗中有祛除秽浊、清心泄热作用，如清热泻脾散之栀子、赤茯苓，凉膈散之竹叶、栀子，泻心导赤散之竹叶、木通；利法在泄泻治疗中不仅有病因学治疗作用，又有调整泌别、升清降浊、调整气机等病机治疗作用，既能导热下行，又能利前阴、实后阴，达到对症治疗目的；利法在厌食、食滞的治疗中有利助脾健作用，祛除水湿以减轻脾胃之运化负担，使脾无湿困之苦，故利法有助于脾之振奋和强健，如逍遥散之茯苓，调脾散之佩兰、苍术，保和丸之茯苓等；利法在淋证的治疗中既有祛因、助膀胱气化之功，又有止淋之用，如导赤散之木通、竹叶等。

3. **临证处方时必须主次分明**　方中诸药既需各尽其职，又要互相配合、妥善配伍，共成其用。此外，必须明确处方中药物配伍特点与脏腑或脏腑间的病理生理密切相关。如从肝的病理和生理特性认识辛凉疏泄之桑叶、菊花在羚角钩藤汤中的配伍意义，从肝在脏腑气机升降（心肾相交）中的作用认识桑螵蛸散用人参的机制。又如四逆汤中加大附子用量而成通脉四逆汤；理中丸中减干姜用量增人参用量，则引起原方中佐药与君药互易而变为健脾益气、温中扶阳之剂。

4. **处方时重视人体气化出入、升降浮沉**　蒋星墀在《吴医汇讲·升降出入说》中记载，“《素问·六微旨大论》：‘出入废则神机化灭，升降息则气立孤危。’尚谓《伤寒》所论传经，即是出入精义。盖正气之出入，由厥阴而少阴、而太阴、而少阳、阳明以至太阳，循环往复。六淫之邪，则从太阳入，一步反归一步，至厥阴而极，此邪气进而正气退行，不复与外气相通。令韶张氏谓之逆传，养葵赵氏谓之郁证，即此义也。故开、阖、枢三者，乃其要旨。夫分言之，为出入，为升降；合言之，总不外乎一气而已矣。观东垣《脾胃论》浮沉补泻一图，以卯酉为道路，而归重于苍天之气。考其所订诸方，用升、柴、苓、泽等法，实即发源于长沙论中葛根、柴胡、五苓之意，以引而伸之，所谓升之九天之上，降之九地之下，虽内伤外感殊科，而于气之升降出入，则总无以异耳。王氏曰：凡窍横者，皆有出入往来之气；窍竖者，皆有阴阳升降之气……是故‘邪之所凑，其气必虚’，内陷者，有入而无出，下陷者，有降而无升。此升降出入四字，为一生之橐籥，百病之纲领。”临证处方时应重视人体气机出入、升降之理。如外感急惊风，邪入肝心，心肝客热，气机逆升，津血湿浊痰饮（包括津液所化之湿痰）皆随之而升之证，隋唐时期已认识到清心泻肝、降泻气机等病机学治疗方法与措施，《备急千金要方》立“龙胆汤”用龙胆草、黄芩等清解在心肝之邪热，茯苓利水去湿浊，大黄泻有升不降之气机，合茯苓使邪热、湿浊、痰浊、热势得以从二便而去，气降则血、津液、痰浊皆随气而下降，以达降泻气机之目的。又如临证祛邪时，在明确邪气性质、邪客部位的情况下，临证需探讨从哪些途径、通过哪些措施来祛邪，如何相互配合才能达到最佳效果？历代先贤研制的方剂中给后人很多启示，如外邪在里者，此时祛邪除主用直清、直温的方法外，尚应灵活佐以汗法使邪从皮毛而出，以达散热、散邪、散火、透气转卫、透营转卫之目的。叶天士提出“透热转气”及何廉臣在《重订广温热论·验方妙用》提出“宣气达卫，使伏邪从气分而化、卫分而解”，凉膈散、三黄石膏汤、黄芩汤、清营汤等方剂配伍即是此意。如羚角钩藤汤之桑叶、菊花，神犀丹之豆豉、连翘，化斑解毒汤之升麻，张锡纯三解汤之薄荷、蝉蜕等皆是清而兼散的配伍方法，正合张锡纯氏之“若有向外之机，正可因其势而利导之”之意。又如脾胃处于中焦，升降相宜，燥湿相济，用药不宜过偏，治宜以调理为法；脾气宜升，胃气宜降，故调理脾胃莫精于升降；脾恶湿喜燥、胃恶燥喜润，故治疗时应注意脾胃燥湿相济。小儿脾胃处于不断发育健全的动态之中，故治疗脾胃病证时需注意这一特点，贵在运健以加强和恢复脾胃固有的运转机能，忌用妄攻、壅补之品。王鸣冈在《吴医汇讲·辨脾胃升降》中云：“余尝考治脾胃莫详于东垣，求东垣治脾胃之法，莫精于升降……如仲圣所立青龙、越婢等方，即谓之升脾之清气也可；其所立三承气诸方，即谓之降胃之浊气也无不可……考东垣所著补中益气、调中益气、升阳益胃各方，其论虽详于治脾，略于治胃，而其意则一脏一腑，升降各有主治。”因此，无论处方原则、处方方法，还是在临床具体应用时，均应重视升降出入这一思想。

5. **药物配伍是处方的基础**　药物的功用各有所长，也各有所偏，通过合理的配伍，增强或改变其原有的功用，调其偏性，制其毒性，消除或减缓其对人体的不利因素，使各具特性的药物发挥综合作用，“药有个性之专长，方有合群之妙用”即是此意，徐大椿在《医学源流论·方药离合论》中云：“方之与药，似合而实离也。得天地之气，成一物之性，各有功能，可以变易血气，以除疾病，此药之力也。然草木之性，与人殊体，入人肠胃，何以之如之所欲，以致其效，圣人为之制方，以调剂之，或用以专攻，或用以兼治，或相辅者，或相反者，或相用者，或相制者，故方之既成，能使药各全其性，亦能使药各失其性，操纵之法，有大权焉，此方之妙也。”所以说，处方是运用药物治病的进一步发展与提高。

（1）熟悉常见药物配伍形式：药物配伍是指根据病情的需要和药物的性能，有选择地将两味或多味药物组合在一起，是中医临床用药的主要形式，也是方剂、处方组成的基础。《神农本草经》将药物配伍形式概括为相须、相使、相畏、相杀、相恶、相反六种类型。药物通过合理配伍，既可增强疗效，又可消除或缓解某些药物对人体的不利影响，尚可扩大治疗范围。但各种配伍形式在方剂、处方中又是相互联系和相互交叉的，临证应根据治疗的需要，将各种配伍形式加以综合应用。

（2）重视药对配伍：药对是具有某种特定功用的配伍单位。“对”者，“双”也，配伍也。古人原以单味药立方，后来体会出药物之间配合应用较之单味药立方疗效增强，尤其是两味药配伍运用，其效更彰，由此药对随之产生。临证需掌握常用药对配伍规律，理解配伍意义。大多数药对经历代医家临床验证，配伍精当、疗效可靠。因此，临证处方时应重视利用药对配伍，这对于病证的治疗有重要意义。药对或曾是独立的小方，如芍药甘草汤之芍药与甘草、甘桔汤之甘草与桔梗、二妙丸之黄柏与苍术、六一散之滑石与甘草等；或源于名方、经方中的配伍，如麻黄与石膏、麻黄与桂枝、石膏与知母、柴胡与黄芩、黄芪与防风、生姜与半夏、黄芩与黄连、瓜蒌与风化硝、黄连与肉桂、黄连与吴茱萸、枳实与白术、柴胡与升麻等；有时药对还包括按中药七情理论的一些常用配伍，如黄柏配知母（相须）、白术配茯苓（相使）等。

（3）重视药物的选定：除遵循“法随证立”“方从法出”“君臣佐使”等处方的基本原则与方法外，亦应重视药物的选定，如君药、臣药的选定，巧施反佐配伍等。因方以药成，药物是构成处方的基本单位，处方中各药不是简单相加，而是按照处方原则和方法进行周密设计、妥善配伍，也就是说处方的功效，一方面是以处方中各药的药性为基础，另一方面又表现出药味通过配伍而产生的特殊综合效用。

重视君药的选定，虽然一首方剂、一个处方不一定君、臣、佐、使四者俱全，但作为针对主病或主证的君药是必不可少的。君药是针对病因、病机、主证、现阶段主要矛盾的药物，君药不仅体现了方剂的主攻方向，而且往往在一定程度上决定了处方中其他药物的选择范围。君药不仅仅限于一味药物，根据病情的需要，也可以选择两味药、三味药或更多的药物组成。如《伤寒论》之麻黄汤选用苦辛性温、专入肺经，具有发汗解表、宣肺利水、平喘作用的麻黄为君药；《温病条辨》之桑菊饮中的桑叶与菊花共同组成君药，两味性味相同，均入肺、肝二经，均能清透、疏散肺经郁热，但桑叶入肝达肺、长于散风，菊花则入肺达肝、长于清热，两者相辅相成；《伤寒论》之黄连阿胶汤中以黄连、阿胶为君，黄连味苦性寒、直折心火，阿胶甘平、滋阴清热，二药相伍降火与滋阴兼顾，组成了交通心肾之要剂。《温病条辨》之三仁汤中以“三仁”为君，杏仁通宣上焦肺气、白蔻仁宣畅中焦、薏苡仁疏导下焦，宣肺、畅中、渗下三焦并调。在某些特殊情况下也可将另一个完整的方剂作为君药，如《医方集解》之人参清肌散将四君子汤全方作为君药。

重视臣药的选择，臣药的数量不限，根据病证、病情的需要，可单用一味药物，也可以用多味药物，甚至选用某个完整的方剂作为臣药。如《备急千金要方》之千金龙胆汤臣用大黄、茯苓；《太平惠民和剂局方》之川芎茶调散臣以羌活、白芷、细辛；《太平惠民和剂局方》之十四味建中汤臣以四君子汤、四物汤等。

除此之外，临证还应重视一药多用的配伍技巧，充分利用一药多能的特点，重视方中药物间的交叉配伍关系。由于疾病处于动态变化中，不同阶段主要矛盾不同，每一阶段处方亦应有其针对性，其处方遣药既要避免用药庞杂，又要避免多药性、多功用的相互牵制。因此，临证处方时要充分利用一药多能的特点。历代诸多配伍精当的方剂堪称楷模，如经方麻黄杏仁甘草石膏汤充分利用了麻黄之发汗解表、宣肺平喘、宣肺利水、利水化痰的功效；茵陈蒿汤充分利用了茵陈蒿之清利湿热、疏利肝胆、退黄、泄热的功效；王氏连朴饮中芦根之用亦有一药多用之妙，正如《玉楸药解·草部》中指出“芦根清降肺胃，消荡郁热，生津止渴，除呕下食”之效。

（二）儿科临证制定处方时尚需遵循维护稚弱、适宜制偏的原则

儿科处方亦是遵循“法随证立”“方从法出”“君臣佐使”等处方的基本原则，但小儿有其生理、病理特点，故在制定处方时既要依法遣药，又要妥善配伍、周密设计；既要遵循维护稚弱、适宜制偏、多治兼顾等原则，又要轻灵活泼、顺应小儿脏气。

1. **维护稚弱** 小儿阴阳稚弱、五脏娇嫩，因此，在处方遣药上，必须时刻维护稚弱，少伤正气，补益虚弱。①不伤稚弱：小儿阴阳稚弱，五脏娇嫩，肌腠空疏，经脉未盛，气血未充，故凡处方遣药，当以护稚为先，既要中病，又不可伤及稚弱之正气。一为稚弱易于耗伤，不利康复；二为耗伤正气，有碍生长发育，可影响小儿的身心健康。小儿脏气嫩弱，生机旺盛，治疗用药时既要不伤正气，又要轻灵有法、纯正不呆，注意扶助其生生之气。故凡大辛大热、大苦大寒、峻猛有毒之药，均宜谨慎用之，如非用不可，亦应中病即止，不可过剂。这一点在儿科常用处方上表现得尤为突出。如小儿外感风寒，少用麻黄汤、桂枝汤，而常用葱豉汤、荆防败毒散；心经热盛之导赤散，用生地黄；泻黄散之生石膏、栀子占种类之 2/5，其药量占总药量之 1/13 等。②补益虚弱：小儿稚弱易患病，因此处方遣药，既要治病，又要补益虚弱。有反映在君药的，如导赤散用生地黄泻心火、养心阴，而不用苦寒燥湿伤阴之品；阿胶散之阿胶，桃花散之川贝母。亦有反映在臣药的，如泻白散中用地骨皮以养阴生津。表现在佐使药中的则更为多见，如治风寒外感之荆防败毒散中用人（党）参，治肺热咳喘之清气化毒饮中用麦门冬，泻白散中之甘草、粳米，泻青丸之用当归等。

2. **适宜制偏** 小儿生理特点，除有阴阳稚弱、五脏娇嫩外，尚有强弱不均衡之特点，即“阴常不足、阳常有余”，以及“肾常虚、脾常不足、肺常不足、肝常有余、心常有余”。因此，在儿科处方时亦必须兼顾这一特点，适其所宜，制其所偏，使阴阳调和、五脏安定。如钱乙改崔氏桂附八味丸为六味地黄丸，是为适其小儿阴常不足、阳常有余而设；小儿常用方剂中，多用抑阳益阴方剂，或于其他方剂中佐抑阳益阴之品；小儿补（和、扶、益）脾、补肺、益肾之方剂比成人多用，清泻肝、心之方剂比成人多用，补（和、扶、益）脾、肺、肾较清泻脾、肺、肾多用，清泻肝、心比补益肝、心多用，清泻脾、肺、肾比清泻肝、心亦轻柔，补肝、心比补益脾、肺、肾轻少。如《小儿药证直诀》中，清泻心肝，用黄连、龙胆草，且量大而专；清泻脾、肺、肾，

则用生石膏、桑白皮，轻而少。王肯堂主张肝用泻青丸、抑肝散，心用安神丸、八物定志丸、泻心汤、导赤散、神旨安神丸，脾用益黄散、人参安胃散、泻黄散，肺用阿胶散、泻白散，肾用地黄丸。儿科在五脏证治中，适其所宜、制其所偏，肝主泻少补、心泻多于补、脾补多于泻、肺补多于泻、肾主补。

3. **多治兼顾** 小儿病发后传变迅速、病变广泛，常见表里同病，经、腑、脏同病，多脏腑同病，虚实、寒热错杂互见。因此，儿科在处方时必须依据证候的同病、互见，而同治兼顾。故处方中君、臣、佐、使等各组成部分，均可与成人有所不同。“奇”“偶”“大方”“重方”“复方”为儿科常用，即在儿科方剂中有多君、多臣、多佐、多使的现象。多君药者，如荆防败毒散、小儿回春丹、参苓白术散、资生健脾丸、时症散等；多臣佐药者，如泻青丸、清瘟败毒饮、普济消毒饮、五味异功散、七味白术散等。

二、儿科临证处方思路

（一）外邪所致儿科病证的处方思路

1. **针对外感疾病的病因进行处方** 首先要辨别外邪的性质及轻重，以及外邪致病后自身性质转变的可能性，然后审因立法、拟定针对性的治疗方法及措施，最后依法遣药处方。病因学治疗的目的在于消除病因、清除病灶，即祛除外邪，以达到正气不伤或少伤之目的，有利于康复，同时强调祛邪务早、务快、务尽。对于外邪所致病证的祛邪法，既要使“邪”消灭，又要因势利导、顺其生机、顺应脏腑之势、顺应经气运行之势，注意寻找病邪外出的通道，即祛邪方式、途径，或从肌表外出，或从口鼻外出，或从二便而出等。温病学的发展与成熟，带动了中医病因治法学的突破，如叶天士在《温热论》中所云，“辨营卫气血，虽与伤寒同，若论治法，则与伤寒大异。”通观《温热论》《幼科要略》《温病条辨》《温疫论》《温热经纬》等温病著作，在治疗温病时均强调疏泄透达、给邪以出路。如引起水痘的邪气为外感时行邪毒，其性为热，兼湿、风，治热当采用清热解毒法，治湿当采用祛湿法（以清化为主、佐以分利），治风当用疏风清热法，并根据邪毒性质、轻重，以清热解毒（清）法为主，兼以清化、分利湿浊，佐以疏风（辛凉解表）法，如清法选用金银花、连翘、干重楼，清化选用黄芩、黄连，分利选用滑石、车前子、淡竹叶，温化选用姜厚朴，疏风选用薄荷、蝉蜕、荆芥。又如隋唐时期已认识到治疟疾用常山，治痢疾用黄连、白头翁、马齿苋等。

2. 针对外感疾病的病机进行处方　自《黄帝内经》倡导“审机定治”以来，历代先贤都致力于挖掘疾病病机的新理论、新学说，针对发病机制及病理改变进行遣药处方体现了中医治疗的精髓。病机，从横的方面看，涵盖了病邪、病性、病势、病位等要素；从纵的方面看，以正邪斗争为主线，反映了疾病从发生、发展到传变及结局整个病程的动态变化规律。正如唐代医家孙思邈提出的“夫欲理病，先察其源，候其病机”。

首先要洞察外感病证的发病机制及病理改变，然后据此来拟定治疗方法及措施，最后据法遣药处方。如外感泄泻的主要病机是肠功能障碍，故病机学治疗为调整泌别、调理气机，当首选李中梓提出的治泻九法之首——淡渗分利法，因利法通过强化小肠泌别功能，使水液归于膀胱，即强化“水液由此而渗于前”的作用，而使留于或渗于肠的水液减少；利法通过去其肠内之壅滞，分利下行，使脾胃降下正常，从而调整脾胃升降功能。对暴泻伤阴之证，虽利法夺气耗津，但调整泌别势在必行，宜微利，常用白芍。对于泄泻实证其泌别紊乱、津液偏渗于肠内，或湿热胶结炽盛，不强化泌别则有津枯气衰、热势猖獗之患，故此首选分利，其一强化泌别功能，其二又达到止泻存阴护气、利湿退热之功；次选和胃助运、理气之品。又如肺气郁闭为肺炎喘嗽的主要病理机制，故肺炎喘嗽的病机学治疗主要是开肺，临证处方时需针对引起肺气郁闭的主要病理因素考虑开肺的形式、途径、方法，灵活选用宣肺法、肃肺法、利法、下法、行气法、化瘀法、通络法、治痰法等，然后再根据具体病情灵活、合理地进行遣药处方。

3. 针对邪正消长情况进行处方　邪正斗争不仅关系到疾病是否发生，而且贯穿着外感病证的始终，损害与抗损害、破坏与修复、失调与协调是同时进行的。邪正消长的一般规律是邪盛阶段，而后进入正复阶段，或有后遗阶段。邪盛阶段分初期和极期，初期邪气初盛、正气少耗，可分卫表证、表里兼证、里证，极期分中期和邪盛正衰期，中期邪（外感、内生）可客脏腑，可客气、营血；邪胜正衰期邪气鸱张，可在同一部位同一阶段，又可在不同部位不同阶段，可有不同性质、种类的衰败。正复阶段有邪气的减弱至消退，有正气由耗虚逐渐恢复正常者，分邪减正虚、邪去正虚、正虚邪恋三期。后遗阶段有邪气留伏，或正气伤损不复。邪盛阶段初期、中期正伤不著，治疗以祛邪法为主，必要时适当结合扶正之法；正复阶段多以扶正为主，并视病邪的多少、盛衰而佐以祛邪，扶助正气，改变邪正双方的力量对比，以利于疾病向痊愈方向发展。总之祛邪时不能忽略正气的状态，必要时可佐以扶正；在扶正时不能忽视邪气的存在，有邪可以佐以祛邪。临证遣药处方时，必须时刻观察邪正消长盛衰情况，处处维护稚弱、扶助正气。另外，邪正消长盛衰所处阶段不同，祛邪的方法亦有所不同，如风寒之邪初客肺系气道，当采用疏风散寒（辛温解表）法治疗，常选羌活、荆芥、防风、淡豆豉等药，邪盛极期风寒客犯气道、肺寒炽盛，当采用温肺散寒（温）法进行病因学治疗，常选干姜、细辛等药。

4. 针对突出症状进行处方　临证处方时在对因、对机治疗优先的前提下，在总的治法及处方中针对患儿的突出主症，用一些以减轻患儿痛苦为目的的治疗方法及药物是非常必要的。针对突出症状处方用药亦具有应急性的特点，对于喘促、咳嗽、高热、尿闭、神昏、抽搐等严重、危急症，当急者为先，佐以或主以治标的方法以解决紧急情况，其不同于“头痛医头、脚痛医脚”的治疗思路，而且针对突出症状处方亦有一定的灵活性、针对性、实用性的特点。这要求我们理清治法、药物、方剂中涉及对症治疗方面的经验，如咳喘患儿的突出症状是咳嗽，临证处方时可灵活选用宣肺止咳、下气止咳、化痰止咳法，也可应用通络止咳法（赤芍、莪术）、息风解痉止咳（干地龙、钩藤、蝉蜕、僵蚕）、镇咳法（郁金、龙骨）等其他对症方法。历代先贤已认识、总结了许多丰富的针对症状进行处方的有效方法和药物，隋唐时期已有明示，如《备急千金要方》对外感发热的治疗，不仅从病机用辛凉清热法（汗、清），且有淋浴、灌肠等方法，不仅从体表降热、挥发散热，又有从二便降热（利、下法），加之葛根、生石膏、麻黄、羌活等药物的辛散寒清；《神农本草经》有“柴胡退热”“半夏止呕”“青蒿退热”；现代如“五味子降转氨酶”等。

（二）内因所致儿科病证的处方思路

1. 针对内伤病证的病因进行处方　内因所致病证，其病因繁多，常见有饮食因素（引入其他病邪者除外）、脏气不平、情志因素、禀赋体质等，以及内生之痰饮、瘀血、气郁、湿、火等。针对饮食因素、脏气不平、内生诸邪有明确的治法、治则，亦有些内因所致病证其因系外邪引动内因，如外邪诱发引起的哮证、紫癜、水肿等，在此种情况下据外邪性质拟定治法亦属病因学治疗范畴。临证时，首先要辨别病因及性质、是否有内生邪气，然后审因拟定治疗原则、方法，最后据法处方。

如脾虚夹湿泻，其病因一系脾虚，二系内生湿邪，故病因学治疗当为健脾益气、利湿，除选用仿四君子汤化裁之健脾益气方药外，亦可选用淡渗利湿药，如茯苓、白扁豆、薏苡仁等，既利湿、从小便分利，又有一定程度的健脾作用。

2. **针对内伤病证的病机进行处方**　《黄帝内经》提出并倡导的“审机定治”诊疗模式概括了中医临证治疗思路的要领，有效地指导着疾病治疗的实践。临证时，首先要详细分析四诊材料，洞察该病的发病机制及病理改变，然后审机拟定治疗原则、治疗措施及方法，最后据法遣药处方。

如治疗脾虚引起的泄泻、厌食。脾虚致泻的机制为脾虚运化失司、水谷不运、内留于肠、枢机不利，胃虚则不能腐熟，小肠虚则泌别失司、清浊不分，大肠虚则不聚，其泌别异常、功能失健，故当辨其虚位（脾、胃、肠），次辨虚性，再辨有无乘侮，其治疗除选用健脾益气、利湿等病因学治疗外，其病机学治疗以健脾胃、助运为主，针对水谷不化、精华之气不能输布拟定利湿调整泌别，常用茯苓、白扁豆、薏苡仁、泽泻，或佐用四苓散化裁。脾虚致厌食的机制为运弱，治疗除选用健脾益气病因学治疗方法、药物外，病机学治疗主要为助运、醒胃，助运除用健脾益气外，尚可选运脾法（如苍术、佩兰）、减轻脾胃负担（多用淡渗利湿、消食，常用茯苓、白扁豆、白术、焦山楂、神曲、麦芽、陈皮）、醒脾开胃（如砂仁）。

3. **针对突出症状进行处方**　临床上需对症状的变化性和多样性进行周密观察，临床上一般是以病为本、以症为标，在审因、审机论治的前提下，对某些患儿最痛苦的症状进行针对性治疗，或本着“急则治其标”原则，对于急性失血、剧痛、尿闭、咳喘、抽搐等标急，亦当主以或佐以治标之法。如隋唐时期已认识到止泻、止腹痛用诃子，止腹痛用莨菪子，止咳化痰用麻黄、五味子，夜啼用龙骨、珍珠等。又如解颅系髓脑脉络窄闭，脑络气血津液运行不畅、不至或不能，致塞水为积、湿瘀互阻脑窍，故其治疗当以祛除颅脑水瘀、疏通髓脑窄闭为主，其病因、病机学治疗当采用活血化瘀、利水通络、涤痰化浊等法；若病中兼见惊厥、喷吐等风象证候时，其因系颅脑水积逐渐增多、增大，阻碍气机的运行，气机不畅、郁而升亢，生风动风，故在祛除水湿、疏通窄闭等病因病机学治疗的基础上，佐以息风止痉的对症治疗，常用钩藤、地龙、白僵蚕等药物。

第二章　儿科常见症状辨识

第一节　发　　热

发热病是指由各种原因引起的以体温升高或自觉发热为主要临床表现的症状，包括外感发热和内伤发热两大类。

急性、感染性发热多属中医学外感发热范畴，慢性和非感染性发热多属中医学内伤发热范畴。

病因病机辨识

外感发热系邪与正气交争的结果，常因感受外邪，多遵循由表入里的传变规律，亦有直中或逆传现象，正邪相争，阳盛则热为基本病理。内伤发热系气虚、阴虚、阳虚所致。

症状识辨

发热：外感发热的辨证方法主要为卫气营血辨证、三焦辨证、六经辨证，但需抓住热型，重视兼症（包括辨汗、口渴之有无及其程度），另外辨齿、验齿、辨斑疹、查出血等情况对于判断邪毒之盛衰、津液之存亡、耗血动血之程度、预后之凶吉都至关重要。此外，还需注重热势、热型。

初期邪在肺卫，可见发热恶寒（或恶风）；邪犯少阳、居半表半里则见寒热往来；邪伏膜原也可见恶寒发热，但寒多热少，休作有时，伴有胸胁痞满、舌苔白腻、脉弦；疟疾所伤，多呈周期性规律发作，先寒战，继而高热、多汗、头痛。外邪入里、邪正交争、里热炽盛，每见于肺热壅盛、阳明经热、阳明腑实、膀胱湿热、三焦湿热、肝胆湿热、营血热炽等，呈壮热持续不退，或反复高热、但热不寒。邪入阳明气分见但热不寒、壮热、大汗出、烦渴引饮、脉洪大有力；阳明腑实多呈午后高热日晡潮热、大便不通或下利清水、色纯青、脘腹痞满、腹痛拒按、舌苔黄燥、脉沉实；膀胱湿热伴见尿频涩痛，淋沥不畅，甚或癃闭不通，舌红苔黄、脉数；三焦湿热内蕴见午后热甚、胸闷腹胀、咽痛、小便短赤、舌红苔黄腻、脉数；肝胆湿热见发热头痛、目赤目痛、胁痛口苦、耳肿耳痛、小便黄赤涩痛、大便干、舌红苔黄或黄腻、脉滑数；营血热炽见高热夜甚、心烦躁扰、时有谵语，甚者斑疹隐隐，舌红绛、苔少，脉细数。食积发热多见于午后发热，伴胸闷纳少、呕恶、大便黏滞、臭秽，舌苔腻、脉滑数。血瘀者多为午后或夜间低热，虽口燥咽干但欲噙水而不咽，面色晦暗、舌有瘀点、脉涩。

内伤发热多呈长期发热、低热，或五心烦热。阴虚发热多为夜间发热、五心烦热、口干喜饮、舌红少苔、脉细数。心阴虚并见口干唇红、盗汗、失眠、脉细数；肺阴虚并见咳嗽痰少、咯血，或胸痛；肝阴不足并见烦躁易怒、胸脘胁痛、嗳气吞酸、脉弦细；胃阴虚并见胃中烧灼感、干呕纳呆；肾阴虚并见腰脊酸痛、耳鸣耳聋、失眠健忘。阳虚者虽发低热但四肢不温，欲近衣被、舌淡胖、脉沉数。气虚者常为长期发热、低热、早上发热，伴面色苍白、气短乏力、舌淡、脉虚大。血虚发热者夜间烦热，常伴眩晕、心悸、失眠、面色苍白、舌淡、脉细数无力。热病后期，热邪伤阴、余邪未尽见夜热早凉，口干无汗。

脉象：实热内盛，或外感病邪热亢盛，正气不衰，邪正相争，可见脉数而有力。邪在表卫则脉浮数，邪在气分则脉洪数，邪在里则脉沉实，湿热则脉濡数。阴虚、血虚者可见脉细数无力，气虚者则脉虚无力，瘀热者则脉涩而数，痰热者脉滑数。

治法与处方原则

《明医杂著·发热论》云："世间发热症，类伤寒者数种，治各不同，外感、内伤乃大关键。张仲景论伤寒、伤风，此外感也。因风寒之邪感于外，自表入里，故宜发表以解散之，此麻黄、桂枝之义也。以其感于冬春之时，寒冷之月，即时发病，故谓之伤寒，而药用辛热以胜寒。若时非寒冷，则药当有变矣。如春温之月，则当变以辛凉之药。如夏暑之月，则当变以甘苦寒之药。故云冬伤寒不即病，至春变温，至夏变热，而其治法，必因时而有异也。"《医学心悟·火字解》将外邪引起的发热称为"贼火"，由久病伤正、情志因素、饮食失调、劳倦过度等引起的内伤发热称为"子火"。因此，治疗发热时，当首先辨别发热的性质、原因，分清是外感发热，还是内伤发热，分主次、审标本、察传变，灵活应用各种治疗方法。

外感发热：以外邪为致病因素，卫气虚弱、卫外失固为发病之内因，邪正交争为发热之根本病机，即热乃邪正交争之病理反应，为病证的突出症状之一。又因小儿在生理上即有“四不足、三有余”的特点，高热持续可耗伤阴津，筋脉失养可合并或转为抽搐证，甚或可因热入肝心致成神昏等重危证，亦可因气机闭阻而转为热深厥深之厥逆证，可因热迫血行而转为各种出血证。因此，对发热之处理必须及时，抓住主要病机，审因论治。鉴于发热病因的多源性，证候的多样性，病情的多变性及病情的复杂性，在其病情的演变过程中极易耗气伤津，发生闭证、痉证、脱证等，病因、病机学治疗当根据邪客部位不同，灵活应用汗、清、利、下四法及“透营转气”“散邪退热”等因势利导的方法。把握好气分关，正确、合理使用解表、清气分热、清营凉血、滋阴扶正的措施和方药，是杜绝痉、厥、闭、脱等危重证的重要环节。汗法有辛凉解表与辛温解表之异；清法有清气分热、清营分热、清脏腑热之不同；利、下二法其一在于祛除致热之因，其二能达到病机学治疗的目的，且能导热、毒从二便而出；对症退热一法亦必不可少。外感发热患儿热退后，尤其要防止“炉烟虽息，灰中有火”而出现死灰复燃的情况，故在治疗后期滋阴养胃、清解余邪，也是促进患儿早日康复的有效措施。

内伤发热：需根据证候、病因、病机的不同而分别采取针对性的治法。内伤发热以属虚者为多，灵活应用益气、养血、滋阴、温阳诸补法，以促进脏腑功能及阴阳平衡的恢复，切不可见热退热，妄用发散解热、苦寒泻火之法，以防耗气伤阴或伤败脾胃。虚证引起的内伤发热除阴虚发热可适当配伍应用清退虚热的方法外，其余均应以补法为主。内伤发热属实者，治宜解郁、活血、除湿、清热诸法，对于虚实夹杂者，宜兼顾之。

证治条辨

1. 风寒侵袭肺卫，表气闭郁

症见恶寒重，发热轻，头痛无汗，口不渴，鼻塞、流清涕、喷嚏，咽痒，舌质淡白、苔薄白，脉浮紧、指纹浮红。治以疏风散寒，解表。葱豉汤(《肘后备急方》)：葱白、豆豉。表证稍重者，加防风、生姜、白芷。

2. 风热客犯肺卫，表气闭郁

症见发热，微恶风寒，头痛，无汗或少汗，口微渴，咽喉红痛，舌边尖红，苔薄白欠润或薄黄，脉浮数、指纹浮紫。治以疏风清热，解表宣肺。正如叶天士在《温热论》所云，“初用辛凉轻剂，夹风加薄荷、牛蒡之属；夹湿，加芦根、滑石之流。”银翘散（《温病条辨》）：金银花、连翘、淡竹叶、牛蒡子、荆芥穗、薄荷、桔梗、芦根、甘草。头胀痛甚者，加桑叶、菊花；口渴甚，加天花粉、玄参；咽痛甚，加土牛膝、板蓝根；咳嗽甚者，加杏仁；痰多者，加贝母。

3. 风热客犯肺卫，肺气失宣

症见发热，微恶风寒，头痛，无汗或少汗，口微渴，微咳，咽喉红痛，舌边尖红，舌苔薄白欠润，脉浮数、指纹浮紫。治以疏风清热，宣肺止咳。桑菊饮（《温病条辨》）：桑叶、菊花、杏仁、连翘、薄荷、桔梗、甘草、芦根。但热不寒、气粗似喘，加石膏、知母；咳嗽较频、痰黄，加黄芩、鱼腥草；口渴，加天花粉；咳痰夹血丝，加白茅根、藕节、牡丹皮；痰黄稠不易咯出，加瓜蒌皮、浙贝母。

4. 燥热袭表，肺津受伤

症见发热，微恶风寒，头痛，少汗，咳嗽，干咳无痰或痰少而黏，甚者声音嘶哑，咽干鼻燥，口微渴，舌边尖红，舌苔薄白而燥，脉数。治以辛凉甘润，清透肺卫。桑杏汤（《温病条辨》）加味：桑叶、桑白皮、杏仁、沙参、贝母、淡豆豉、栀子皮、雪梨皮、甘草。咽喉肿痛，加牛蒡子、桔梗、玄参；干咳少痰，加枇杷叶；发热重，加金银花、连翘、青天葵；痰中夹血，加白茅根。

5. 燥热犯肺，累及清窍

症见发热，微恶风寒，头痛，少汗，干咳无痰或痰少而黏，咳嗽，耳、鼻、咽喉俱燥，口微渴，舌边尖红，舌苔薄黄而燥，右脉数。治以辛凉甘润，清利咽喉。翘荷汤（《温病条辨》）：薄荷、连翘、黑栀皮、桔梗、绿豆皮、生甘草。咽喉肿痛，加牛蒡子、玄参；发热重，加金银花、连翘、板蓝根。

6. 燥热伤肺，肺失润降

症见身热，干咳无痰或少痰，气逆而喘，胸满胁痛，咽干鼻燥，心烦口渴，少气乏力，舌边尖红赤，苔薄黄燥，脉数。治以清肺泄热，养阴润燥。清燥救肺汤（《医门法律》）：桑叶、生石膏、人参、甘草、胡麻仁、阿胶、麦门冬、杏仁、枇杷叶。鼻塞、流鼻涕、咽喉痛，去阿胶，加金银花、连翘、牛蒡子；痰多，加桔梗、贝母。

7. 湿热秽浊，伏于膜原

症见先憎寒，后发热，继而但热不寒，日晡发热益甚，头身疼痛，胸脘痞闷，时作呕恶，舌苔白腻如积粉，脉弦数。治宜开达膜原，辟秽泄浊。达原饮（《温疫论》）：厚朴、草果仁、槟榔、知母、白芍、黄芩、甘草。胁痛耳聋、呕而口苦，加柴胡；腰背项痛，加羌活、葛根；目痛、眉棱骨痛、眼眶痛，加白芷；大便不通、腹满胀痛，加生大黄；脘腹痞闷较著，加法半夏、陈皮；恶寒者，加香薷；痰多者，加远志、石菖蒲、贝母。

8. 寒湿兼暑，表里同病

症见发热，微恶寒，有汗热不解，身形拘急，脘痞心烦，骨节酸痛，头身困重，舌苔薄腻，脉濡数。治以疏表散寒，解暑化湿。新加香薷饮（《温病条辨》）加味：香薷、金银花、厚朴、连翘、鲜扁豆花、荷叶、甘草。口干甚，加天花粉；鼻塞、流涕，加细辛、葱白、淡豆豉。

9. 暑热稽留，气阴耗伤

症见发热，午后升高，稽留不退，体倦少气，口渴汗多，脉虚数。治以清暑泄热，益气生津。王氏清暑益气汤（《温热经纬》）：西洋参、石斛、麦冬、黄连、淡竹叶、荷梗、知母、甘草、粳米、西瓜翠衣。发热甚，加青蒿、石膏；小便短赤，加芦根、滑石。

10. 邪热犯肺，肺热壅盛

症见身热汗出，口渴，咳喘，咳痰黏稠不爽，甚则气急鼻煽、胸痛，舌质红苔黄，脉数或洪数。治以清泄里热，宣肺平喘。麻黄杏仁甘草石膏汤（《伤寒论》）加味：麻黄、杏仁、甘草、生石膏、鱼腥草、芦根、黄芩。痰多咳甚、气急，加葶苈子、瓜蒌仁；痰黄稠，加鱼腥草、浙贝母。

11. 邪热在肺，痰瘀内结，热腐成痈

症见身热汗出，口渴，咳喘，咳腥臭黄痰质稠，甚则带血、胸痛，舌质红苔黄腻，脉滑数。治宜清肺化痰，祛瘀散痈。千金苇茎汤（《备急千金要方》）加减：芦根、薏苡仁、冬瓜仁、桃仁、桔梗、鱼腥草、黄芩、甘草。痰多脓稠，加浙贝母；咳甚，加苦杏仁；大便干结，加大黄。

12. 肺热腑实，痰热互结

症见身热，痰涎壅盛，咳喘不宁，腹满，大便不通，苔黄腻，脉右寸实大。治以宣肺化痰，泄热攻下。宣白承气汤（《温病条辨》）加味：生石膏、生大黄、杏仁、瓜蒌皮、桔梗、枳实、黄芩、甘草。热盛、痰黄，加桑白皮、鱼腥草；痰多，加浙贝母、法半夏、芦根；胸闷甚，加枳壳；大便干结，加郁李仁、桃仁、橘皮；若日晡潮热、腹满硬痛，加玄明粉、厚朴。

13. 阳明腑实，里热炽盛

症见大便不通、频转矢气，或下利清水、色纯青，脘腹痞满，腹痛拒按、按之硬，甚或潮热谵语，手足濈然汗出，舌苔黄燥起刺，或焦黑燥裂，脉沉实。治以峻下热结，急下存阴。大承气汤（《伤寒论》）加味：大黄、厚朴、枳实、芒硝、白花蛇舌草、玄参、甘草。无脘腹痞满，去枳实、厚朴；大便实而未坚，去芒硝；口干喜饮，加生地黄、麦冬。

14. 肺热发疹，热郁太阴

症见身热，流鼻涕，咳嗽，胸闷，肌肤红疹，苔薄白、舌质红，脉数。遵吴瑭之“疹系红点高起，麻、瘖、痧皆一类，系血络中病，故主以芳香透络，辛凉解肌，甘寒清血也。”（《温病条辨》）治以宣肺泄热，凉营透疹。银翘散去豆豉加细生地丹皮大青叶倍元参方（《温病条辨》）加味：连翘、金银花、桔梗、薄荷、竹叶、生甘草、荆芥穗、牛蒡子、鲜苇根、细生地、牡丹皮、大青叶、玄参。咽喉肿痛，加青天葵、黄芩；皮肤瘙痒，加白蒺藜、紫草。

15. 风热内侵，热炽胸膈

症见身热不甚，心烦懊恼，起卧不安，甚或身热不已，面红目赤，胸膈灼热，烦躁不安，口渴，口舌生疮，大便秘结，舌红苔黄，脉滑数。治以清宣郁热，凉膈泻火。凉膈散（《太平惠民和剂局方》）加味：大黄、芒硝、甘草、山栀子、薄荷、连翘、竹叶、黄芩、淡豆豉、白蜜。口渴，加天花粉、玄参；呕奶或呕逆，加生姜、竹茹；咳甚，加杏仁、桔梗、浙贝母、枇杷叶；发热甚，加生石膏、知母。

16. 邪犯少阳，枢机不利

症见发热恶寒，寒热往来，胸胁苦满，默默不欲饮食，心烦喜呕，舌红苔白，脉弦。治以和解少阳，健脾和胃。小柴胡汤（《伤寒论》）：柴胡、黄芩、人参、清半夏、炙甘草、生姜、大枣。呕逆，加陈皮；烦而不呕，去半夏、人参，加天花粉；渴者，去半夏，加天花粉；不渴、外有微热，去人参，加桂枝；咳嗽，去人参、大枣、生姜，加五味子、干姜；虚烦，加竹叶、粳米；齿燥无津，加石膏；痰多，加天花粉、贝母；腹痛，去黄芩，加芍药；心下痞，去大枣，加牡蛎；心下痛，加青皮、芍药；心下悸、小便不利，去黄芩，加茯苓；头痛，加川芎；黄疸，加茵陈蒿。

17. 少阳未解，入里成实，少阳阳明合病

症见往来寒热，胸胁苦满，呕不止，郁郁微烦，心下痞硬，或心下满痛，大便不解，或协热下利，舌苔黄，脉弦数有力。治以和解少阳，内泻热结。大柴胡汤(《伤寒论》)：柴胡、黄芩、芍药、清半夏、生姜、枳实、大枣、大黄。黄疸，加茵陈蒿、栀子；胁痛剧烈，加川楝子、延胡索；胆结石，加金钱草、海金沙、郁金、鸡内金。

18. 湿热下注，膀胱失约

症见发热或恶寒，尿频涩痛、淋沥不畅，小腹胀满或痛，口燥咽干，舌质红、苔黄，脉数。治以清热泻火，利水通淋。八正散(《太平惠民和剂局方》)：木通、瞿麦、萹蓄、车前子、滑石、栀子、大黄、甘草梢。小便热痛、发热，加金银花、黄芩、柴胡、青蒿；石淋，加金钱草、海金沙、鸡内金；血淋，加小蓟、白茅根。

19. 邪热入里，气分热盛

症见壮热面赤，不恶寒、反恶热，烦渴引饮，口舌干燥，大汗出，头痛目痛，不得卧，心烦躁乱，脉洪大有力。治以清气泄热，泻火生津。白虎汤(《伤寒论》)加味：石膏、知母、炙甘草、粳米、淡竹叶、黄芩、青天葵。口干渴，加天花粉、石斛；头痛，加葛根、菊花；烦躁，加黄连、栀子、淡豆豉。

20. 气分热盛，津气耗伤

症见壮热，不恶寒，反恶热，面赤，汗多，心烦，口渴喜凉饮，舌质红，苔黄燥，脉洪大有力。治以清热泻火，益气生津。白虎加人参汤(《伤寒论》)：生石膏、知母、生甘草、粳米、人参。咳甚，加杏仁、金银花、鱼腥草；心烦躁动，加莲子心、竹叶卷心、连翘心。

21. 邪热炽盛，肠热下利

症见身热，下利稀便、色黄臭秽，肛门灼热，咳嗽，胸脘烦热，口渴，舌质红，苔黄，脉数。治以清泻里热，解肌散邪。葛根黄芩黄连汤(《伤寒论》)加味：葛根、黄芩、黄连、白头翁、火炭母、甘草。恶心呕吐，加法半夏、姜竹茹；腹痛甚，加白芍、木香。

22. 三焦湿热，湿重于热

症见午后身热，头痛恶寒，面色淡黄，身重疼痛，胸闷不饥，舌质红，苔黄腻，脉濡数。治以清热利湿，宣畅气机。三仁汤(《温病条辨》)：杏仁、滑石、白通草、白蔻仁、淡竹叶、厚朴、生薏苡仁、清半夏。恶寒无汗，加薄荷；咽痛，加黄芩、射干；大便滞、臭秽，加黄连、白头翁。

23. **湿温时疫，邪犯三焦**

症见发热午后热甚，困倦肢酸，胸闷腹胀，咽痛咳嗽，颐肿口渴，或身黄，小便短赤，或呕吐泄泻，舌质红，苔黄腻或微干，脉数。治以清热解毒，利湿化浊。甘露消毒丹（《温热经纬》）加味：滑石、绵茵陈蒿、黄芩、石菖蒲、川贝母、木通、藿香、射干、连翘、薄荷、白豆蔻、甘草。热甚，加黄连；腹痛，加神曲、木香；泄泻，加白头翁。

24. **肝经湿热，上蒸下注**

症见发热头痛，目赤目痛，胁痛口苦，耳肿耳痛，或耳聋，阴肿阴痒，小便黄赤涩痛，大便干，舌质红，苔黄或黄腻，脉滑数。治以泻肝利胆，泻火解毒。龙胆泻肝汤（《医方集解》）：龙胆草、黄芩、山栀子、泽泻、木通、车前子、当归、生地黄、柴胡、生甘草。发热甚，加黄连；腹胀、舌苔腻，去生地黄、黄芩，加白豆蔻、薏苡仁；大便干结，加大黄。

25. **热灼营阴，气营两燔**

症见身热夜甚，心烦躁扰，甚者斑疹隐隐，时有谵语，咽燥口干不甚渴，舌红绛而干，苔薄或无苔，脉细数。治以透热转气，清营解毒。清营汤（《温病条辨》）：水牛角、生地黄、玄参、竹叶心、麦冬、丹参、黄连、金银花、连翘。壮热渴饮、心烦躁扰，加生石膏、知母；高热抽搐，加钩藤、牡丹皮、羚羊角。

26. **热燔血分，热盛动血**

症见身灼热，烦躁不安，甚者昏狂谵妄，斑疹显露、色泽鲜红或紫黑，或尿血、便血、衄血，舌绛红，甚者深绛，脉细数。治以清热解毒，凉血散血。犀角地黄汤（《备急千金要方》）加味：水牛角、生地黄、白芍、牡丹皮、玄参、紫珠草、藕节炭。齿衄、鼻衄甚，加栀子、白茅根；便血甚，加地榆炭、槐花、白头翁；尿血甚，加大蓟、小蓟。

27. **热伏阴分，阴液耗伤**

症见温病后期，夜热早凉，热退无汗，口渴，舌质红少苔，脉细数，或肺痨低热，咯血，盗汗。治以滋阴凉血，清透伏热。青蒿鳖甲汤（《温病条辨》）加味：青蒿、鳖甲、生地黄、知母、牡丹皮、白薇、甘草。发热咽痛，加玄参、连翘；咳嗽咯血，加黑栀子、白茅根、浙贝母。

28. 阴亏血虚，劳热骨蒸

症见骨蒸潮热，消瘦盗汗，五心烦热，干咳或咯血，唇红颊赤，舌红苔少，脉细数。治以滋阴养血，退热除蒸。秦艽鳖甲散（《卫生宝鉴》）：地骨皮、知母、青蒿、乌梅、鳖甲、柴胡、秦艽、当归。盗汗甚，加浮小麦、糯稻根；咳嗽，加苦杏仁、桑白皮；咯血，加仙鹤草、白茅根、阿胶。

29. 残食沉滞，脾胃积热

症见低热或手足心热，口唇干燥，便秘，或泄泻，或呕吐，或精神不振，困倦喜卧，脘腹胀满，溲黄，或尿如米泔，舌苔浊腻，脉滑细、指纹淡滞。治以消食导滞，和胃理脾。保和丸（《丹溪心法》）加味：山楂、神曲、清半夏、茯苓、陈皮、连翘、莱菔子、麦芽、黄连。大便秘结，加大黄；泄泻，加火炭母、木棉花。

30. 心脾积热，郁热熏蒸

症见发热心烦，口舌生疮，口臭便秘，口渴面赤，意欲饮冷，或小便赤涩刺痛，舌红，脉数。治以清心导赤，通腑去积。泻心导赤散（《医宗金鉴》）加味：生地黄、木通、淡竹叶、黄连、大黄、甘草、玄参。咽喉肿痛，加板蓝根、射干、桔梗；小便赤涩刺痛，加白茅根、芦根、滑石；腹胀、腹痛，加苍术、陈皮、厚朴。

31. 烦劳内伤，气虚发热

症见上午发热，身热而烦，渴喜热饮，少气懒言，四肢无力，食少便溏，饮食乏味，不耐劳累，动则气短，或气虚下陷、久泻脱肛，舌质淡，苔薄白，脉洪大按之无力。治以补中益气，甘温除热。补中益气汤（《内外伤辨》）：黄芪、人参、白术、炙甘草、当归、陈皮、升麻、柴胡、生姜、大枣、生甘草。

32. 诸疳积热，脾失健运

症见身热，形体日渐消瘦，面色少华，精神萎靡，不欲乳食，或见烦躁不安，大便不调，舌质红、苔薄黄，脉细有力。治以调脾健运，清热消疳。调中丸（《颅囟经》）加味：柴胡、茯苓、人参、木香、桂心、大黄、枳壳、炙甘草、炙鳖甲、胡黄连。腹胀、食欲不振，加鸡内金、厚朴；烦躁不安、夜卧不宁，加钩藤、黄连；大便秘结，加火麻仁、决明子。

33. 心阴亏虚，阴虚火旺

症见发热或潮热，心悸不宁，心烦不寐，盗汗，手足心热，口舌生疮，舌红少苔，脉细数。治以养阴清火，养心安神。朱砂安神丸（《内外伤辨》）

加味：朱砂、黄连、当归、生地黄、川木通、淡竹叶、甘草、麦冬。口渴，加天花粉；汗多，加浮小麦；心悸，加龙骨、牡蛎。

34. 肾阴亏损，阴虚内热

症见五心烦热，口干思饮，头晕头痛，腰脊酸痛，双目干涩、不能久视，大便秘结，舌质红无苔，脉细数，右尺较大。治以滋阴补肾，降火潜阳。知柏地黄丸（《医宗金鉴》）：生地黄、山萸肉、山药、泽泻、茯苓、牡丹皮、知母、黄柏。心烦失眠，加女贞子、墨旱莲、百合；头痛，加菊花、钩藤。

35. 阳气虚弱，虚阳浮越

症见自觉发热，面红如妆，阵发烘热，下肢清冷，小便清长，舌淡苔润，脉数无根。治以温补阳气，引火归原。右归饮（《景岳全书》）：肉桂、枸杞子、山药、熟地黄、炙甘草、杜仲、山萸肉、制附子。声低气短，加人参、黄芪；腹胀、便溏，加白术、炮姜。

第二节　咳　嗽

咳嗽是指肺失宣肃、肺气上逆引起的病证，临床表现以咳嗽、咳痰为主。咳嗽是一种气逆痰动的临床表现，为儿科常见症状之一，许多急、慢性病证都有咳嗽症状出现。

咳嗽既是儿科临床独立性的病证，又是肺系多种疾病的一个症状。凡以咳嗽为主要症状的病证，如西医学之咽炎、喉炎、支气管炎、支气管肺炎、咳嗽变异性哮喘、慢性鼻炎、鼻窦炎等均可参阅本节进行辨证论治。

病因病机辨识

咳嗽与外邪的侵袭及脏腑功能失常有关。其病因，一是外感邪气，二是脏腑之病气；其病理为肺失清肃，气逆而咳，痰动而嗽，正如《医学三字经》云："肺为脏腑之华盖，呼之则虚，吸之则满，只受得本然之正气，受不得外来之客气，客气干之则呛而咳矣；亦只受得脏腑之清气，受不得脏腑之病气，病气干之，亦呛而咳矣。"《临证指南医案·咳嗽》亦云："咳为气逆，嗽为有痰，内伤外感之因甚多，确不离乎肺脏为患也。"

感受外邪，肺失清肃：外邪从鼻口或皮毛而入，或直入，而客犯肺系气道，一则肺气被束；二则祛邪外出，导致肺失肃降，肺气上逆，气逆而咳。

若邪久不去，一则邪热炼液为痰；二则寒凝为痰；三则聚津为痰，痰阻气道，痰动而嗽。

饮食积滞，酿湿成痰：饮食积滞或积热内郁，酿成痰浊，内生之痰浊反贮于肺之气道，一则痰动而嗽；二则肺气被阻，祛痰外出，导致气逆而咳。

五志化火，灼津成痰：小儿肝常有余、心常有余，积热内郁，化火灼津炼液为痰，痰阻气道，一则痰动而嗽；二则肺气被阻，祛痰外出，导致气逆而咳。

气阴两虚，肺脾虚弱：或禀赋不足，或调护失宜，或病证所伤，或为药所伤，而致肺脾虚弱。一则肺气虚弱，宣降无能，气逆而咳；二则湿（津）不化而成痰，痰动而嗽；三则肺阴不足，不得润降，气逆而咳。

气逆而咳：实为邪客痰阻，祛邪外出，气逆而咳；虚为肺之气阴不足，肃降失健或不得润降，气逆而咳。

痰动而嗽：实为肺失清肃，聚津成痰；或寒凝成痰；或五志化火，邪郁化热，积热不散，灼津炼液成痰；或饮食积滞，湿蕴成痰。虚为肺（脾）气（阳）虚，不能布运蒸化水湿，酿成痰湿。

综上所述，咳嗽乃气逆而咳，痰动而嗽所致。临床上各种病因常相互交错，如外感、内伤互因，寒、热、痰兼杂，正虚、邪实并见，因而出现多种不同证候。

症状识辨

咳嗽：咳嗽应从病程、声音、时间、咳势等方面来辨识。如从久短来看，咳嗽病程短、急，多属实证，如外感六淫、饮食停滞、肝火犯肺等致肃降失司；咳嗽久者，多虚证，如肺脾肾虚弱或外感湿邪所致。从咳之深浅来看，咳声浅者，多初起邪在卫、气道；咳声深沉者，则多病在肺。从咳之声音来看，咳声频急，声音重浊，多为外感风寒或痰湿阻滞；咳嗽频而声音清亮，多为外感风热或痰热壅肺所致。从咳之时间来看，晨起咳嗽，阵阵加剧，或食生冷后咳嗽加重，多为痰湿阻滞，或湿热犯肺；午后或傍晚咳嗽，多为阴虚咳嗽；夜间睡卧咳嗽加重，声音喘促少气，多为虚寒咳嗽；夜间或清晨咳嗽，伴口臭、手足心热，苔腻或厚腻垢浊不化，为食积咳嗽。从咳势来看，咳嗽猛急，常头倾胸曲，似叩首状，或不咳则已，一咳连续十余声，甚或数十声咳嗽方止，多为湿邪所致。

咳痰：应从痰的色、量、质的变化和是否易嗽出、味感等方面来辨识。如痰色白，多属风寒或湿；痰色黄，多属热，或燥；痰质清稀，易嗽出，多属寒或湿；痰质黏稠，不易嗽出，属热或燥；痰清稀多沫，属湿，或脾、肾虚；痰中带血，属燥，或热，或阴虚。咳而少痰者、不易嗽出者，多属燥热、阴虚；咳痰量多，白滑易于嗽出，多属痰湿、湿热。有热腥味为痰热；味甜淡者为痰湿；味咸者属肾虚。

治法与处方原则

小儿咳嗽的治疗，法在宣肺、顺气、化痰。本病证辨治时应紧紧抓住气逆而咳，痰动而嗽这一主要病机，以宣发肺气，肃肺止咳，复肺主气、司呼吸的功能为基本治则。灵活应用“盛则下之，久则补之，风则散之”（《小儿卫生总微论方·咳嗽论》）治咳大法。注重寒热夹杂、虚实夹杂证的辨别，灵活选用各种治疗方法及措施，特别是外感咳嗽应重视邪正消长情况，及时调整治疗方案。

小儿咳嗽的主要病理是气逆而咳，痰动而嗽。临证应针对气逆的虚实，灵活选用宣发肺气、肃降肺气、下气肃肺、通腑泻肺、强肺、滋阴润肺等治疗方法，升降兼施立足于降。临床上，化痰从滋生痰涎的因素考虑，调整脏腑功能，去其生痰之因；对已形成之痰，辨其性质，采取“因势利导，顺其生机”“制源畅流”的方法，且要重视利、下法化痰，从前后分消，尚应重视活血通络法的应用。

临证时应根据病情、病因、病机，施用不同的治法，使邪去正安，痰去咳止，去其致咳之因以达到止咳之目的，断不可妄用滋腻、酸涩之药，正如《医门法律》所云，“邪盛咳频，断不用劫涩药。”临证可灵活应用宣肺止咳、下气止咳、肃肺止咳、化痰止咳、通络止咳、镇肝止咳、镇惊止咳、息风解痉止咳诸法。

证治条辨

1. 风寒犯表，肺卫失宣

症见咳嗽，鼻塞，无汗，或发热恶寒，舌质淡、舌苔薄白，脉象浮紧、指纹浮红。治以疏散风寒，宣通肺气。荆防败毒散（《摄生众妙方》）加减：荆芥、防风、羌活、柴胡、苏叶、薄荷、杏仁、川芎、陈皮、白前。寒邪较重，加炙麻黄；咳甚者，加桔梗、款冬花；痰多者，加浙贝母；腹满，加厚朴、莱菔子；有化热之象，少佐黄芩；兼夹食滞腹胀，少佐山楂、神曲、麦芽。

2. 风寒外束，邪客气道

症见初起频咳，喉痒声重，继而咳嗽痰白稀薄，溲清便溏、面白、手足不温，唇舌淡红、苔薄白或白腻而润，脉紧、指纹红；或伴有鼻塞流清涕、恶寒无汗、发热头痛。治以散寒宣肺，化痰止咳。金沸草散（《类证活人书》）加减：旋覆花、前胡、荆芥穗、生麻黄、制半夏、生姜。表寒较轻，去生麻黄，加防风；表寒兼湿，而兼见咳嗽痰多、胸脘作闷、舌苔白厚而润，加厚朴、苍术；表寒里热而见口渴、舌红、苔白腻或水黄，加黄芩、金银花。

3. 风寒外束，痰浊阻肺

症见咳嗽有痰，色白而稀，易嗽出，纳少，大便稀软，舌质淡、苔白腻而润，脉浮滑、指纹红。治以散寒温肺，宣肺化痰。杏苏散（《温病条辨》）合二陈汤（《太平惠民和剂局方》）加减：杏仁、苏叶、橘红、姜半夏、茯苓、桔梗、麻黄、甘草。咳甚，加紫菀、白前；鼻塞、流涕，加荆芥、防风。

4. 风寒外袭，肺气郁闭

症见发热或不发热，呛咳，气急，痰清稀色白、易于嗽出，口和不渴，面色青灰，手足不温，小便清长，大便稀溏，或兼有恶寒无汗，身体酸痛，舌质淡、苔薄白或白腻，脉象紧或浮、指纹青红多在风关。治以温肺开肺，化痰平喘。苓甘五味姜辛汤（《金匮要略》）：茯苓、干姜、甘草、细辛、五味子。风寒之邪经表而表未解者，可合用三拗汤（《太平惠民和剂局方》）；肺中寒邪较甚而咳嗽不爽，加炙百部；肺气郁闭明显，加姜厚朴。

5. 风寒外束，水饮内停

症见咳嗽喜唾，痰稀如水，或清稀泡沫，或痰涎如丝，恶寒无汗，气急喘促，舌质淡、苔薄白或白滑，脉滑。治以解表散寒，温肺化饮。小青龙汤（《伤寒论》）：生麻黄、芍药、细辛、干姜、炙甘草、桂枝、五味子、清半夏。外寒较轻，去桂枝，将麻黄改用炙麻黄；喉中痰鸣，加杏仁、射干、款冬花；鼻塞、清涕多，加辛夷花、苍耳子。

6. 风寒闭肺，寒痰内蕴

症见发热或不发热，呛咳不止，气急鼻煽，清稀色白，或嗽痰清稀泡沫，口和不渴，面色青灰，手足不温，小便清长，大便稀溏，舌质淡、苔白腻，脉象紧、指纹青红多在风关。治以温肺开肺，化痰平喘。小青龙汤

(《伤寒论》)加减：炙麻黄、茯苓、杏仁、陈皮、制半夏、干姜、桂枝、甘草。寒痰蕴阻而喘憋严重者，可加白芥子、葶苈子、地龙；寒痰壅盛者，可合用苓桂术甘汤(《金匮要略》)，加炙百部；表寒已解，寒痰内盛兼肺弱者，可改用杏子汤(《易简方》)。

7. 风寒外束，内蕴肺热

症见恶寒发热，鼻塞流清涕，咳嗽，痰黄黏稠，烦躁口渴，溲黄便结。治以解表清热，肃肺止咳。大青龙汤(《伤寒论》)：生麻黄、桂枝、炙甘草、杏仁、生姜、大枣、生石膏。烦躁，加知母；咳频、痰稠，加款冬花、旋覆花。

8. 寒咳不愈，寒痰未尽，肺气不利

症见咳嗽数日不愈，痰少色白，咽中不利，舌淡红、苔薄白，脉浮。治以理肺止咳，微加疏表。止嗽散(《医学心悟》)加减：蜜百部、防风、紫菀、荆芥、桔梗、白前、橘红、清半夏、前胡。咽痒不利，加海蛤粉、射干；咳频，加旋覆花、炙麻黄；寒重，加干姜。

9. 风热犯表，肺卫失宣

症见咳嗽不爽，涕痰稠浊，发热重，恶风轻，有汗而少，鼻塞流浊涕，咽红或肿痛，舌尖红、苔薄白欠润或薄黄，脉象浮数、指纹浮紫。治以疏风清热，利咽止咳。银翘散(《温病条辨》)加减：金银花、连翘、大青叶、桑叶、薄荷、菊花、芦根、荆芥穗、淡豆豉、竹叶。咽红肿疼痛甚，加山豆根、牛蒡子、射干、玄参；兼表寒，加防风、羌活；咳重，加炙枇杷叶、前胡；风热兼湿，加黄芩、薏苡仁；风热夹暑，可改用六一散(《古今医鉴》)，加前胡、香薷、鲜藿香、鲜佩兰、西瓜翠衣；若高热便秘者，加生大黄、枳实。

10. 风热外侵，热结于咽

症见咳嗽痰黄，面赤饮水，涎热，咽喉红肿疼痛或不利，舌质红、苔薄黄，脉浮数。治以疏风清热，宣肺止咳。甘桔汤(《小儿药证直诀》)加味：桔梗、甘草、牛蒡子、山豆根、防风、赤芍。热甚，加生石膏、青蒿、黄芩、葛根；咽痛甚，加玄参、金果榄；咽痒，加蝉蜕、诃子；声嘶，加胖大海、藏青果。

11. 风热外犯，邪客气道

症见咳嗽不爽，鼻流浊涕，咽红或音哑，发热恶风，微汗出头痛，舌质红、苔薄白欠润或薄黄，脉浮数、指纹浮紫。治以疏风清热肃肺，化痰止咳。桑菊饮(《温病条辨》)加减：桑叶、杏仁、桔梗、薄荷、菊花、连翘、芦根。咽红肿较甚，加牛蒡子、马勃、玄参；兼有肺胃热盛而见口渴甚、发热重、气粗，加生石膏、知母、黄芩；兼有湿邪见胸闷、痰多、舌苔腻而中黄，加薏苡仁、桑白皮。

12. 风热外犯，邪客气道，肺失清肃

症见咳嗽不爽，痰稠或黄，不易嗽出，或咳痰腥臭，面赤气粗，大便干燥，小便短赤，舌质红、苔黄腻，脉滑数、指纹紫滞。治以清肺解毒，泻肺化痰。清气化毒饮（《医宗金鉴》）加减：黄芩、前胡、桑白皮、桔梗、连翘、芦根、黄连、瓜蒌仁、杏仁。兼胃热明显，加生石膏、知母、天花粉。

13. 风热犯肺，肺气郁闭

症见咳嗽不爽，气急鼻煽，痰稠黏不易嗽出，心烦口渴，溲黄便干，舌质红、苔薄白或薄黄，脉数；或风热之邪经表而表未解者，可见发热恶风、鼻塞、咽赤、脉浮。治以清肺解毒，开肺定喘。麻黄杏仁甘草石膏汤（《伤寒论》）合清金化痰汤（《杂病广要》引《医学统旨》）加减：水炙麻黄、薄荷、黄芩、杏仁、连翘、栀子、瓜蒌仁、贝母、橘红、制半夏、桔梗、生石膏。咳嗽重，加前胡、枇杷叶；痰多，加桑白皮、胆南星；风热兼疠气秽毒，加金银花、竹叶；咽喉红肿，加射干、牛蒡子；鼻塞、流涕者，加防风、荆芥。

14. 风热闭肺，肺热伤津

症见壮热稽留，或起伏如潮，咳嗽频重，喉间痰声辘辘，痰稠难咯，喘促鼻煽，甚则张口抬肩，有内热伤津表现，如涕泪俱无、鼻孔干燥如烟煤，有肺热炽盛表现，如小便黄少、大便干结、烦躁不安，舌质红而干、苔黄，脉数大、指纹青紫多在气关。治以清热解毒，开肺涤痰定喘。清气化毒饮（《医宗金鉴》）合黄连解毒汤（《外台秘要》）加减：黄芩、连翘、黄柏、玄参、桔梗、杏仁、前胡、芦根、瓜蒌仁、麦冬、黄连、甘草。里热重，重用黄连，加生石膏、金银花；痰盛，加葶苈子、制半夏、厚朴；肺热伤津明显，加天花粉，重用麦冬；胃热便结，重用黄连，加熟大黄；入营分而见舌质红绛，重用玄参，加生地黄、牡丹皮。

15. 风热化毒，毒热炽盛，肺气郁闭

症见高热持续，咳嗽剧烈，咳吐腥臭脓血痰，气急鼻煽，甚至喘憋，涕泪俱无，鼻孔干燥如煤烟，面赤唇红，烦躁口渴，溲赤便秘，舌质红而干、苔黄而糙，脉滑数。治以清热解毒，泻肺开闭。三黄石膏汤（《伤寒六书》）加减：黄芩、生石膏、黄柏、炙麻黄、黄连、栀子。毒热较重，加金荞麦根、虎杖、蒲公英、败酱草；腹胀、便秘，加生大黄、芒硝；口干鼻燥、涕泪俱无，加芦根、玄参、麦冬；咳吐腥臭痰明显，合用犀黄丸（《太平惠民和剂局方》）。

16. 湿热客犯，阻滞肺络，肺失清肃

症见咳嗽痰多，或咳则干哕，胸痞纳呆，小便黄赤，或鼻塞流浊涕，舌质红、苔腻，脉象濡数、指纹紫滞。治以苦辛通降，清热渗湿，祛痰镇咳。宣痹汤（《温病条辨》）合杏仁滑石汤（《温病条辨》）加减：杏仁、滑石、黄芩、橘红、黄连、郁金、通草、姜厚朴、清半夏、防己、栀子、薏苡仁。表证重，加羌活、防风；痰稠而多，加冬瓜仁、芦根；气促痰壅、大便秘结，加葶苈子、莱菔子；食欲不振、呕逆，加藿香、神曲；湿热直客于肺，或卫表已解，可合用千金苇茎汤（《备急千金要方》）。

17. 暑热夹湿，客于肺卫

症见咳嗽痰多，痰黄黏稠，头晕，寒热汗出，舌质红、苔薄微腻。治以涤暑清热，化湿宣肺。雷氏清凉涤暑法（《时病论》）：滑石、生甘草、通草、青蒿、白扁豆、连翘、白茯苓、西瓜翠衣。咳嗽较甚，加杏仁、瓜蒌皮、枇杷叶；暑热较著，加金银花、丝瓜皮、荷叶。

18. 暑湿犯肺，肺气不宣

症见咳嗽痰多，痰液稀白或黄，身热不扬，头痛身重，困倦嗜睡，痞闷泛恶，或吐泻，鼻塞流涕，舌苔白腻或黄腻，脉濡数。治以清暑化湿，宣肺止咳。宣痹汤（《温病条辨》）合桑菊饮（《温病条辨》）加减：枇杷叶、射干、郁金、淡豆豉、桑叶、菊花、通草。暑邪重而见发热、烦渴，加荷叶、薄荷、芦根；湿邪重而见头身困重、舌苔厚腻，加白蔻仁、薏苡仁；痰稠而多，加冬瓜仁；气促痰壅、大便秘结，加葶苈子、生大黄。

19. 燥热犯肺，肺气失宣

症见干咳无痰，或咳而不爽，或痰少而黏难以嗽出，或咳引胸痛，口燥咽干，鼻燥便难，皮肤干燥，唇红舌干、苔薄白而燥或薄黄而燥，脉数、指纹青紫。治以辛凉宣肺，清热润燥止咳。桑杏汤（《温病条辨》）：桑叶、杏仁、沙参、川贝母、香豆豉、栀子皮、梨皮。表邪较重，加薄荷、桔梗；津伤便秘，倍沙参，加当归、白蜜；咳血，加生地黄、白茅根、黄芩。

20. 燥热犯肺，肺津受伤

症见干咳少痰，气逆而喘，咽喉干燥，或声嘶，鼻燥，胸满胁痛，大便略干，舌质红、苔燥，脉细。治以辛凉甘润，清肺润燥。清燥救肺汤（《医门法律》）加减：人参、生甘草、枇杷叶、生石膏、阿胶、杏仁、麦门冬、胡麻仁、僵蚕、射干。咽喉干燥甚，加玄参、胖大海；咳甚，加芦根、前胡、瓜蒌；久咳声嘶，可改用清络饮加甘桔甜杏仁麦冬知母方（《温病条辨》）；久咳不止，加百部、地骨皮。

21. 凉燥犯肺，肺气失宣

症见咳嗽稀痰，咽干唇燥，鼻塞流涕，头痛无汗，恶寒发热，舌质淡红、苔薄白，脉浮。治以宣肺疏表，化痰润燥。杏苏散（《温病条辨》）加味：杏仁、苏叶、半夏、陈皮、茯苓、前胡、桔梗、枳壳、甘草、生姜、大枣、款冬花、紫菀。鼻塞、流涕明显，加防风、荆芥、羌活；咳频、痰多，加紫苏子、葶苈子；热甚，加柴胡、黄芩；呕吐，加藿香、竹茹、苏梗。

22. 食积停滞，肺失宣降

症见咳嗽痰多、痰稠，五更咳甚，睡卧不宁，腹壁及手足心灼热，脘腹胀满，大便秘结，或大便稀溏，或完谷不化，不思乳食，口出臭气，唇舌正红、苔白厚，脉沉滑、指纹沉滞。治以消导运脾，化痰止咳。曲麦二陈汤（《医宗金鉴》）加减：麦芽、神曲、清半夏、陈皮、茯苓、甘草、厚朴、白蔻仁、瓜蒌。腹满甚，加莱菔子；大便稀，去瓜蒌，加苍术、泽泻；睡卧不宁，加香附；痰黄稠，加桑白皮、款冬花；午后夜间发热，加青蒿、胡黄连。

23. 脾虚夹滞，痰湿阻肺

症见咳嗽痰多，痰稀易嗽出，纳差食少，大便稀或溏，面色少华，舌质淡红、苔白或腻，脉虚。治以健脾益肺，导滞化痰。三奇汤（《卫生宝鉴》）加减：桔梗、陈皮、茯苓、青皮、人参、桑白皮、清半夏、枳实、甘草、杏仁。大便完谷不化，加苍术、泽泻、姜厚朴。

24. 肺经积热，肺失宣降

症见咳嗽痰稠，黄昏或晨起咳甚，口苦心烦，脘腹胀满，溲黄便干，舌质红、苔黄略腻，脉数有力、指纹紫滞。治以清肺化痰，降逆止咳。泻白散（《小儿药证直诀》）加味：知母、地骨皮、甘草、浙贝母、桔梗、桑白皮。痰多，加葶苈子、瓜蒌、神曲；口干、口臭明显，加茵陈蒿、防风、薄荷；肝热甚而见目赤泪多，加青黛、龙胆草；心热甚而见烦躁不安，加栀子、淡竹叶。

25. 肝火犯肺，肺失宣降

症见咳嗽气逆阵作，咳时面赤，痰稠而黏，或痰中带血丝，胸胁胀痛，咳时掣痛，夜睡不宁，山根色青，口干苦，烦躁易怒，面红目赤，脉弦数，舌边红、苔薄黄少津。治以清肝泻肺，化痰止咳。泻青丸（《小儿药证直诀》）合泻白散（《小儿药证直诀》）加减：青黛、龙胆草、海蛤粉、桑白皮、地骨皮、甘草。发热面赤，加牡丹皮、栀子；咳嗽频作，或阵作性咳，加杏仁、前胡、桔梗、川贝母、枇杷叶；胸闷气逆，加葶苈子、姜厚朴、瓜蒌；胸痛，加郁金、丝瓜络、白芍；痰稠不易嗽出，加海浮石、川贝母、冬瓜仁。

26. 痰热壅肺，肺失宣降

症见咳嗽气粗，痰黄稠黏，不易嗽出，面唇红赤，口臭气粗，鼻咽干燥，烦渴引饮，舌质红、苔黄，脉象滑数、指纹青紫。治以清肺化痰。清宁散（《幼幼集成》）加味：桑白皮、葶苈子、黛蛤散、瓜蒌皮、前胡、黄芩、枇杷叶、车前子、甘草。痰多、色黄黏稠、咯吐不爽，加竹沥、胆南星、天竺黄、浙贝母、海浮石；心烦口渴、面赤溲黄，加山栀子、黄连、竹叶；衄血、唾血，加天冬、白茅根；口渴引饮、消谷善饮，加生石膏、淡竹叶；咳嗽不止，加白前根、百部；兼表证而见涕浊、舌干、便软，改用加味泻白散（《医宗金鉴》）；便硬，改用凉膈散（《太平惠民和剂局方》）加桔梗、桑白皮。

27. 痰湿阻肺，肺失宣降

症见咳嗽痰壅，色白而稀，因痰动嗽，胸闷纳差，精神困倦，舌质淡红、苔白厚而腻，脉象或滑或濡、指纹沉滞。治以健脾燥湿，化痰止咳。二陈汤（《太平惠民和剂局方》）合六安煎（《景岳全书》）加减：陈皮、清半夏、茯苓、杏仁、桔梗、白前、款冬花、炙枇杷叶、杏仁、白芥子。胸闷不适，加枳壳、苏梗；痰多壅盛，合用三子养亲汤（《韩氏医通》）；湿痰重，加薏苡仁、苍术；兼肺寒，加干姜、桂枝、细辛；夹食而见苔腻、脘腹胀满，可加枳实、神曲、莱菔子；郁而化热而兼见苔黄、咳痰不利，加瓜蒌、胆南星。

28. 肺脾气虚，肃降失健

症见咳嗽反复不已，以清晨为主，咳而无力，嗽痰清稀色白；面白，气短懒言，语声低微，神疲乏力，纳呆便溏，舌质淡嫩、苔白，脉虚无力。治以健脾益气，化痰止咳。六君子汤（《医方考》）加味：党参、炒白术、茯苓、陈皮、制半夏、紫菀、生甘草。兼肺卫不固而见多汗，加黄芪、防风；咳甚，加杏仁、川贝、枇杷叶；兼阳虚而见手足不温、畏寒，加桂枝；兼寒饮而痰稀泡沫，加干姜。

29. 阳气亏虚，宣降无权

症见恶寒喜唾，痰多质稀，面色少华，恶寒，大便多稀软，睡时露睛，舌淡苔白，脉沉细、指纹淡。治以温肺散寒，化痰止咳。苓桂术甘汤（《金匮要略》）加减：干姜、紫菀、茯苓、桂枝、杏仁、五味子。咳甚，加旋覆花、细辛；形寒肢冷，加制附子；久咳不止，无表证，加诃子皮；脾阳亏虚明显，症见形寒肢冷、大便溏，可合用理中丸（《伤寒论》）。

30. 阴虚肺燥，肺失清肃

症见干咳无痰，或痰少而黏，不易咯出，唇口干燥，咽干，或喉痒声嘶，手足心热或午后潮热或咳痰带血，舌质红、少苔欠润，脉象细数。治以滋阴润肺。沙参麦冬汤（《温病条辨》）加减：沙参、麦冬、玉竹、枇杷叶、炙冬花、桑叶、天花粉、地骨皮。余邪未清，加芦根、金银花；阴虚热甚，加玄参、生地黄；痰中带血，加白茅根、藕节；潮热盗汗颧红，加炙鳖甲、青蒿。

31. 肺脾气虚，咳久及肾

症见咳嗽日久，痰黏而稀，不易咳出，气短不续，发育落后，面色黧黑，舌质淡、苔白，脉沉细。治以健脾补肾，敛肺化痰。八仙长寿丸（《寿世保元》）加味：怀生地黄、山萸肉、怀山药、白茯苓、牡丹皮、泽泻、麦冬、五味子、益智仁。咳甚，加款冬花、紫菀；形寒、气短，加补骨脂、肉桂、苏子；痰多，加白芥子、苏子、莱菔子；虚及于肾，短气不足以息而见短气、动则喘甚，当滋肾敛肺，可改用金匮肾气丸（《金匮要略》）。

第三节　鼻　　塞

鼻塞是指小儿鼻腔通气受阻所产生的鼻窍窒塞不利的症状。外邪侵袭、火邪上犯、脏腑虚弱、气血痰浊阻滞均可产生鼻塞，是各种鼻窍及肺系疾病最常见的症状之一。

病因病机辨识

引起鼻塞的原因众多，如伤风鼻塞、鼻窒、鼻槁、鼻息肉、鼻鼽、鼻渊、感冒、乳蛾、急喉喑、咳嗽、风温肺热病等。其病因主要有以下几方面。其一，感受外邪，邪壅鼻窍，肺失宣肃，津液敷布失常，或气血壅滞鼻窍所致。其二，外邪与内蕴郁热，积热相搏，循经上蒸鼻窍，邪毒互结，气血壅盛，甚或热胜肉腐成痈。其三，脏腑虚弱，肺气虚、肺阳虚，寒邪内生，阻塞清窍；或肾阳不足，督脉虚寒，鼻失温煦，清窍不利；或肺肾阴虚，鼻失濡养所致。

症状识辨

鼻塞：主要观察鼻内分泌物的变化。鼻塞流清涕，为风寒外感；鼻塞流黄浊涕，为风热客鼻；长期鼻流浊涕，气味腥臭，多为肺经郁热之鼻渊；鼻塞呈阵发性，晨起或冒风则鼻流清涕、喷嚏连作，并见鼻内奇痒，发作过后如常人，常为风痰蕴肺之鼻鼽；长期鼻涕奇多，涕清稀如水或稀浊，不自主而又无法控制地淋溢，常为多涕症；鼻塞呈间歇性，有少量黏液或黏脓液，鼻甲肿胀，常为鼻窒。乳婴儿鼻塞不乳，若无其他症状，多为风束肺窍。

治法与处方原则

根据引起鼻塞的原因审因论治，如祛邪、清肺、益肺、健脾、温阳、滋阴等。根据引起鼻塞的病机不同，分别采取恰当的治疗方法与措施。如对于实证者，灵活应用芳香通窍、发汗通窍、宣肺通窍、利气通窍等；对于虚者，需辨明虚之性质，选用培土生金、补益肺气、健脾益气、温阳补肾、滋阴补肾诸法，以恢复正气之温煦、濡养之功能，使鼻窍得以温养。临证对于鼻涕多者，除选用祛邪、扶正的方法外，可选宣肺利水法，如用杏仁、桔梗等药物以复肺通调水道功能；还可用赤芍、地龙、苍耳子等利气通鼻窍，桑白皮、前胡、葶苈子、苏子等肃肺下气，尚可灵活应用下气利水、化痰利水、渗湿利水等法以使标本兼顾。

证治条辨

1. 风寒外袭，邪壅鼻窍

症见鼻塞，涕清稀色白，鼻黏膜肿胀、色淡或紫暗；恶寒发热，头痛，周身不适，舌质淡、苔薄白，脉浮紧、指纹浮红。治以疏风散寒通鼻。辛夷散（《重订严氏济生方》）加减：辛夷、细辛、藁本、防风、白芷、川芎、升麻、羌活、甘草、白前。

2. 风热客犯，邪壅鼻窍

症见鼻塞，涕黄而黏稠，嗅觉减退，鼻黏膜红肿；发热恶风，咳嗽不爽，口干，舌质红、苔薄白欠润或薄黄，脉浮数、指纹浮紫。治以疏风清热通鼻。苍耳散（《严氏济生方》）合银翘散（《温病条辨》）加减：金银花、连翘、桔梗、杏仁、防风、薄荷、白芷、辛夷、苍耳子。涕黄而黏稠，加鱼腥草、败酱草、蒲公英。

3. 肺经蕴热，熏蒸鼻窍

症见鼻塞，或交替性鼻塞，涕黄浊量多，鼻黏膜深红肿胀；鼻气灼热，或有头痛、头昏不清，咳嗽痰黄，心烦口臭，口渴引饮，大便秘结，小便短黄，舌质红、苔薄黄或黄腻，脉洪数或滑数、指纹紫滞。治以清肺宣肺通窍。清气化毒饮（《医宗金鉴》）加减：前胡、桔梗、瓜蒌仁、黄芩、连翘、桑白皮、杏仁、鱼腥草、蒲公英、赤芍、苍耳子、白芷。发热，加石膏、葛根；大便秘结，加生大黄；头痛或局部疼痛明显，加露蜂房；脓涕难出，加皂角刺。

4. 肝胆郁热，熏蒸鼻窍

症见鼻塞反复不愈，少量黏黄涕，时有鼻内灼热干燥感，或有嗅觉减退，鼻黏膜暗红、甚或糜烂，下鼻甲肿大；口苦咽干，头痛头胀，大便干结，小便短黄，舌质红、苔黄腻，脉弦数、指纹紫滞。治以清泻肝胆，泻郁通窍。黄连温胆汤（《六因条辨》）合龙胆泻肝汤（《医方集解》引《太平惠民和剂局方》）加减：龙胆草、黄芩、栀子、车前子、黄连、陈皮、清半夏、茯苓、竹茹、枳实、辛夷。鼻内灼热干燥，加生地黄、当归、葛根；口苦烦躁，加柴胡、夏枯草；脓涕黄浊量多，加金银花、鱼腥草、败酱草、皂角刺。

5. 气滞血瘀，阻滞鼻窍

症见鼻塞持续，昼轻夜重，或活动后减轻，鼻涕黏稠，不易擤出，鼻甲肥厚或表面不平、色紫暗；头昏胀痛，舌质暗或有瘀点，脉弦涩。治以行气宣肺，祛瘀通窍。通窍活血汤（《医林改错》）加减：桃仁、赤芍、川芎、红花、当归、茯苓、辛夷、白菊花、地龙。鼻塞重，加莪术、三棱、丹参。

6. 痰瘀互结，阻滞鼻窍

症见持续性鼻塞，香臭难辨，鼻甲肿胀硬实，表面不平，或呈桑椹样变，或息肉样变；舌质胖、色暗或有瘀点，脉涩、指纹滞。治以导痰散结，祛瘀通窍。导痰汤（《重订严氏济生方》）合海藻玉壶汤（《外科正宗》）加减：清半夏、陈皮、胆南星、枳实、茯苓、海藻、浙贝母、昆布、川芎、海带、莪术。鼻有息肉，加枇杷叶、僵蚕；舌质红、有热象者，加栀子、黄芩。

7. 肺气虚寒，鼻窍失充

症见鼻塞不通，或时轻时重，遇冷风或早晚易发，涕黏白量少，或阵发性鼻痒、喷嚏、流清涕，鼻黏膜淡白，或灰暗、水肿；面色少华，气短懒言，恶风寒，舌质淡、苔白，脉虚或弱、指纹淡。治以补肺散寒，益气煦鼻。温肺止流丹（《辨证录》）加减：人参、荆芥穗、诃子、桔梗、细辛、鱼脑石、益智仁。鼻塞时轻时重，加川芎、白芷；鼻痒阵作，加蜈蚣、全蝎；清涕如注，加煅牡蛎、煅龙骨；形寒肢冷，加桂枝、干姜，或合冷嗽干姜汤（《仁斋直指方》）。

8. **脾虚湿困，鼻窍失充**

症见交替性或持续性鼻塞，经久不愈，涕白而黏或清，鼻黏膜肿胀明显、色淡或苍白；头身困重，体倦乏力，纳差腹胀，大便或溏，舌质淡胖或有齿痕、苔白腻，脉缓无力、指纹淡。治以健脾化湿，益气煦鼻。参苓白术散（《太平惠民和剂局方》）：人参、白术、茯苓、甘草、薏苡仁、桔梗、山药、白扁豆、莲子肉、砂仁。时有鼻塞，加辛夷、苍耳子；阵发鼻痒、喷嚏、流涕，加乌梅肉、诃子。

9. **阳气虚弱，鼻窍失煦**

症见久病鼻塞，流清涕，头痛不舒，肢体冷畏寒，大便稀溏，小便清长，手足不温，舌质淡、苔白，脉沉无力、指纹淡。治以温阳通窍。麻黄附子细辛汤（《伤寒论》）加味：麻黄、附子、细辛、辛夷、干姜、桂枝、白芷、苍耳子。鼻塞重，加川芎；头痛明显，加白芍、炙甘草、藁本。

10. **肺肾阴虚，鼻窍失濡**

症见鼻塞时轻时重，鼻内干燥灼热，嗅觉不灵，鼻黏膜萎缩，鼻腔宽大，有干痂或黄绿秽涕；口渴引饮，皮肤干燥，小便短黄，大便干结，形体不丰，盗汗，舌红苔少而干，或花剥苔，脉细数、指纹淡紫。治以养阴濡窍，通鼻。知柏地黄汤（《医宗金鉴》）合百合固金汤（《慎斋遗书》）加减：地黄、山萸肉、山药、泽泻、茯苓、牡丹皮、百合、白芍、玄参、桔梗、贝母。午后潮热，加知母、黄柏、鳖甲、牛膝；病程久，鼻黏膜萎缩，加丹参、归尾。

第四节　多　　涕

多涕，其特点为涕多如清水或稀浊，遇寒冷或热气熏蒸鼻窍时即自淋外溢。多见于儿童，特别是久病体虚儿，好发于冬季。临床以长期鼻涕奇多，冬季尤甚，涕清稀如水或稀浊，用手捻之，毫无黏手之感，常不自主而又无法控制地淋溢为主要表现。

病因病机辨识

多涕的病因有三个方面：其一，肺虚涕液无力收约，或肺虚湿蕴，涕多而不能收约；其二，肺阳虚则不能收摄涕液，或兼阳虚水气不利而湿蕴；其三，肺气失宣，不能收约涕液。

症状识辨

鼻涕：涕多如稀水，淋漓不止，色清不黄不稠，多为肺虚涕液无力收约，或兼通调水道功能失司，水湿内蕴，湿化涕，涕多不能收约；鼻涕奇多、清稀如水，多为肺阳虚，气不化水，水化涕，肺虚涕液无力收约，且有得阳则缓，得阴则甚之特点，可见入夜及阴天涕多加重；鼻涕奇多，其质白浊稍稠，绵绵不断地自淋外出，多为肺气壅滞，水道不利，水湿化为涕液所致。

治法与处方原则

根据引起多涕的原因审因论治，如益肺、健脾、固表、温阳、泻肺等。根据引起多涕的病机不同，分别采取宣肺止涕、肃肺下气止涕等。对于肺虚、肺阳虚者，益肺常选用培土生金、补益肺气之法。恢复肺的功能除选用益肺法外，尚可选宣肺利水法，如用杏仁、桔梗等药物以复肺收约涕液及通调水道功能；还可用利气通鼻窍之法，如用赤芍、地龙、苍耳子等药物。收敛涕液法临证常用山药、芡实、诃子肉、益智仁等药物，既有收涩之用，又有健脾益肺之功。对于肺气壅滞，肺气不利，通调水道失职，水湿化为涕液者，治疗当开其肺壅，肃肺下气与宣畅肺气同用。肃肺下气除用肃肺法（如桑白皮、前胡、葶苈子、苏子等药物）外，尚可选用利、下二法下气以肃肺。止涕除直接用收敛止涕之法外，尚可灵活应用下气利水、化痰利水、渗湿利水等法以使标本兼顾。

证治条辨

1. 肺卫不固，涕液不约

症见鼻涕多，清稀如水，平素易患伤风感冒，容易汗出，舌质淡、苔薄白，脉虚、指纹淡。治以益气固卫，敛涕。玉屏风散（《医方类聚》）加味：黄芪、炒白术、防风、诃子肉、乌药、苍耳子。

2. 肺虚不固，涕液不约

症见涕多如稀水，淋漓不止，色清不黄不稠，面白欠华，身疲气短，舌质淡、苔薄白，脉虚软、指纹淡。治以补肺益气，敛涕。六君子汤（《太平惠民和剂局方》）加味：党参、山药、白术、茯苓、陈皮、清半夏、诃子肉、乌药、苍耳子、杏仁、甘草。

3. 脾虚湿盛，涕多不收

症见涕多如稀水，淋漓不止，色清不黄不稠，面白欠华，纳差，大便溏薄，舌质淡胖、苔薄白，脉虚软、指纹淡。治以健脾益气，利湿止涕。参苓白术散（《太平惠民和剂局方》）加减：人参、白扁豆、白茯苓、白术、山药、莲子肉、薏苡仁、砂仁、清半夏、桔梗、诃子肉、乌药、苍耳子、赤芍、益智仁、苍术。

4. 肺阳虚弱，不摄涕液

症见鼻涕奇多，清稀如水，入夜及阴天涕多加重；手足不温，畏寒肢冷，溲清便溏，舌淡胖、苔薄，脉迟无力、指纹淡红。治以温肺散寒，补气敛涕。苓甘五味姜辛汤（《金匮要略》）加减：茯苓、黄芪、白术、益智仁、诃子肉、干姜、乌药、细辛、防风、穞豆衣、桔梗、五味子。

5. 肺阳虚弱，寒饮内蕴

症见鼻涕奇多，清稀如水，入夜及阴天涕多加重；畏寒肢冷，头面四肢浮肿，或身体沉重，舌淡、苔白滑。治以温肺化饮，敛涕。小青龙汤（《伤寒论》）加减：干姜、细辛、桂枝、白芍、五味子、清半夏、射干、益智仁、诃子肉、乌药。

6. 肺气壅滞，水道不利，水湿化涕

症见鼻涕奇多，其质白浊稍稠，绵绵不断地自淋外出，手足心热，舌质红、苔薄白而干或薄黄，脉数、指纹紫滞。治以下气畅肺，利水止涕。泻白散（《小儿药证直诀》）合苍耳散（《严氏济生方》）加减：桑白皮、马兜铃、桔梗、杏仁、甜葶苈、天竺黄、薄荷、茯苓、车前子、甘草、白芷、辛夷、苍耳子。

7. 肺气壅滞，肺热蕴结，水湿化涕

症见鼻涕奇多，其质白浊稍稠；鼻气灼热，手足干热，心烦溲黄，面红目赤，舌质红、苔薄黄或黄腻，脉数、指纹紫滞。治以泻肺下气，畅肺止涕。黄芩丸（《太平圣惠方》）加减：黄芩、乌梅肉、苏子、甜葶苈、天竺黄、苍耳子、桑白皮、前胡、杏仁、车前子、茯苓、白茅根、白芷、辛夷。

第五节　口 舌 溃 烂

口舌溃烂是指口内颊、腭、龈、舌等口腔黏膜发生溃疡、糜烂的症状，婴儿时期常见。引起口舌溃烂的疾病主要有口疮、口疳、口糜、创伤溃疡等。其症名及内因说见于《黄帝内经》，外因充实于宋代，内因虚火说成于明清。

病因病机辨识

口舌糜烂是口腔黏膜疾病中最常见的症状与体征，很多疾病均可以出现，其病因有内外之分。外因为风毒湿热之邪；内因为正气不和，正虚。风毒湿热之邪直中或经食物、餐乳具、手而入，在正气不和（积热内蕴、其他疾病）、正虚时客入小儿而发病。

外邪客于胎热、脾胃蕴热、心经积热、余热未清之小儿，邪热与内蕴之热相搏，循经上熏口舌；外邪客于禀赋不足、久病体弱之小儿，邪热与虚火相搏，循经上熏口舌。一般轻者经数日，延或周旬，多可向愈；极个别者，因失治、正气虚甚而可成走马牙疳、惊风。

症状识辨

口舌溃烂：口舌溃烂、口舌疼痛是主要临床症状。小儿多因口舌疼痛而出现不欲进食、啼哭叫扰、烦躁、流涎等。口舌溃烂根据病变的深浅可分为溃疡、糜烂，溃疡是指黏膜破溃较深，病损较局限，周边稍隆起；糜烂是指黏膜浅表破溃，范围不定，基地平坦。凡疮面周围鲜红，疮疡累及的范围广，甚或满口糜烂，局部疼痛较著，口臭流涎，口渴，烦躁，为实证，多为外邪客犯、脾胃积热、心火上炎；疮小而溃疡轻，周围淡红或不红，疼痛较轻，伴有身疲消瘦，或口舌干燥，或纳差便溏，为虚中夹实或虚证，多为阴虚、气虚染邪所致。

治法与处方原则

首当用疏风解毒、清热利湿之法以祛除病因，或内治，或外治；次则以清泻心脾，或养阴益气等病机学治疗。

证治条辨

1. 风热夹湿，上熏口舌

症见口腔黏膜出现红斑、水疱成簇，继而糜烂，上覆黄白色腐膜、灼热、疼痛，流涎，口渴，发热恶风，咽红咽痛，舌质红、苔薄黄，脉浮数、指纹浮紫。治以疏风清热，化浊敛疮。银翘散(《温病条辨》)加减：金银花、连翘、薄荷、淡竹叶、荆芥、芦根、通草、蒲公英。红斑疼痛明显，加黄芩、黄连、牡丹皮；腐膜较厚，加薏苡仁、佩兰、藿香。

2. 外感湿热，熏蒸口舌

症见口腔黏膜疱疹、红肿、疼痛、糜烂、渗出，病损表面腐浊，或有外阴部溃疡，发热困重，恶心，纳差，小便短黄，舌质红、苔黄腻，脉滑数、指纹紫滞。治以清热利湿，解毒化浊。甘露消毒丹(《温热经纬》)加减：薏苡仁、白蔻仁、茵陈蒿、滑石、黄芩、连翘、防风、荆芥、藿香、白扁豆、茯苓。局部疼痛较著，加牡丹皮、赤芍、白及；目赤肿痛，加龙胆草、菊花；大便秘结，加姜厚朴、芒硝。

3. 热聚胸膈，火毒内结，上炎攻口

症见口舌生疮、糜烂，上覆较厚黄色腐膜，周围大片充血红斑，灼热疼痛，发热头痛，面赤唇焦，胸膈烦热，大便干结，小便灼热，舌质红、苔黄燥，脉洪数、指纹紫滞。治以清热解毒，化浊敛疮，凉血敛疮。凉膈散(《太平惠民和剂局方》)合五味消毒饮(《医宗金鉴》)加减：生大黄、芒硝、栀子仁、薄荷、黄芩、连翘、淡竹叶、野菊花、蒲公英、紫花地丁、紫背天葵子、牡丹皮。咽喉肿痛，加板蓝根、山豆根、桔梗；疮面色黄糜烂，加黄连、薏苡仁。

4. 脾胃积热，熏灼口舌

症见口内溃疡较多、较大、较重，疮周红赤，局部疼痛较著，疼痛拒食，烦躁多啼，口臭涎多，面红唇干，小便短黄，大便干结，舌质红、苔黄，脉滑数、指纹紫滞。治以清泻脾胃，化浊敛疮，消肿止痛。清胃散(《脾胃论》)加味：生地黄、当归、牡丹皮、黄连、升麻、生石膏、黄芩、车前子、赤芍、芦根。口臭、大便秘结，加大黄、芒硝；苔腻，加藿香、薏苡仁、佩兰。

5. 食滞化火，上攻口舌

症见口舌生疮、溃疡、糜烂，表面有薄层黄白色假膜，口气酸臭，不思

乳食，脘腹胀满，大便秘结或泻下酸臭，舌质红、苔厚腻，脉数、指纹紫。治以消食导滞，清泻脾胃，化浊敛疮止痛。枳实导滞丸（《内外伤辨》）加味：大黄、枳实、黄芩、黄连、神曲、白术、茯苓、泽泻、姜厚朴、槟榔片。大便不通、肚腹胀满、口舌干燥等实证证候明显，可用一捻金（《医宗金鉴》）。

6. 心经积热，上炎口舌

症见舌上溃疡密重、疼痛，或舌体糜烂，周围红肿灼热，心烦不宁，叫扰啼哭，面赤唇红，口干欲饮，进食困难，小便短赤，舌红尖赤、苔薄黄，脉数、指纹紫滞。治以清心导赤，泻火解毒，化浊敛疮。泻心导赤散（《医宗金鉴》）加减：黄连、生地黄、淡竹叶、黄芩、川木通、车前子、牡丹皮、通草。疼痛明显，加赤芍、当归、白及；尿少，加六一散（《伤寒直格》）；大便实，加生石膏；大便秘结，加大黄、枳实。

7. 肝气郁结，肝火上熏

症见口腔溃疡，常随情志波动而发作，心烦口苦，胸胁胀闷，舌苔薄白或薄黄，脉弦、指纹滞。治以疏肝理气，清泻肝火，化浊敛疮。丹栀逍遥散（《内科摘要》）加减：牡丹皮、栀子、柴胡、当归、白芍、白术、茯苓、薄荷、夏枯草、白及。口苦、苔黄，加黄芩、黄连；性急易怒、手足心热，加龙胆草。

8. 血脉郁滞，久瘀化火

症见口腔溃疡较大，溃疡面灰黄或紫暗，周围隆起，面色青暗或黧黑，舌质青紫、舌下脉络显露，脉涩。治以活血化瘀，解郁泻火。桃红四物汤（《医垒元戎》）加味：桃仁、红花、熟地黄、白芍、当归、川芎、白及、牡丹皮、郁金、蒲公英、土茯苓。疲乏、食少，加党参、黄芪、白术；面白、唇淡，加阿胶、黄精。

9. 肺肾阴虚，虚火灼口

症见口舌溃疡反复发作，此起彼伏，疼痛时轻时重，局部黏膜轻微充血，颧红口干，五心烦热，潮热盗汗，舌质红绛、少苔或花剥苔，脉细数、指纹淡紫。治以滋补肺肾，滋阴降火，化浊敛疮。知柏地黄丸（《医方考》）加味：知母、黄柏、熟地黄、山药、山萸肉、牡丹皮、茯苓、泽泻、玄参、当归、土茯苓、肉桂。虚火甚，加生龙骨、生牡蛎；大便秘结，加火麻仁、郁李仁。

10. 气血虚弱，虚火灼口

症见口腔溃烂久不愈合，疮周水肿轻微，黏膜不红，面色苍白，身疲气短，舌质淡，脉细弱。治以补益气血，通络敛疮。八珍汤（《瑞竹堂经验方》）加味：熟地黄、当归、川芎、白芍、人参、炙甘草、茯苓、白术、白及、蒲黄、黄芪。

11. 脾肾阳虚，虚火上浮

症见口内溃疡疼痛较轻，色白或暗，周围黏膜淡红或不红，溃疡久不收口，反复不愈，身疲乏力，面白无华，手足不温，舌质淡白、苔白，脉沉迟、指纹淡红。治以温补阳气，化湿敛疮。附子理中丸（《太平惠民和剂局方》）加味：制附子、人参、白术、干姜、炙甘草、茯苓、白扁豆、苍术、益智仁。

第六节　滞　　颐

滞颐俗称“流涎”“流口水”，是指小儿涎液不自觉地从口内流溢外出而浸渍颐间的症状，是儿科常见的症状之一，可见于任何年龄，但以 3 岁以下小儿最为多见。《黄帝内经》已示该症状的病因病机；巢元方《诸病源候论》提出滞颐及证候名称；张涣分虚、实两大类辨证论治。

病因病机辨识

滞颐的病因，一为胎禀不足及胎寒、胎热；二为小儿口、脾娇嫩，形气未充；三为感受外邪及内伤因素所致；四为外伤；五为出牙及硬食。失于约制、收摄涎液，是本病的主要病理机制。出牙及硬食则涎液自多；小儿口、脾形气未充，则不能收摄涎液；胎禀虚弱，其液无力收约；胎寒、脾虚而湿蕴，则涎多而不能收约；脾、口、廉泉、玉英及联络其间的经络，或内伤，或邪气伤损，则无力收约涎液；或外邪客居、胎热、食滞等，致失于约制而涎出。

脾胃实热证系胎热、素蕴积热，脾胃实热则缓而廉泉开、口涎失于约制，或脾胃湿蕴则涎多；“舌为心之苗、脾之外候”“脾气通于口”，故心脾积热则舌赤唇裂、口腔溃烂、流涎。脾胃虚寒，无力收约则不能收摄涎液，廉泉不闭，或脾弱湿蕴则涎多。

症状识辨

流涎：涎多色黄黏稠，此为中焦积热，浊气上逆，迫津外泄，当为实热证。若伴见口臭而渴、胃纳呆滞、大便燥结，此为阳明腑实，胃火炽盛；若伴见下颌潮红、糜烂，此为脾运失健，湿热内蕴；如涎少色黄、口渴便秘、舌红少津、无苔或花剥苔，此为湿热久蕴，胃阴损伤。涎多色白清稀，此为脾虚失运，当为虚寒证。若伴见面色萎黄、纳食不香、大便稀薄，此为脾胃气虚；若伴见少气懒言、大便完谷不化、小便清长，此为脾胃虚寒；若见涎水断断续续、时多时少、色白如水，或伴有五更泄泻、形寒肢冷、面色淡白无华、精神萎靡、睡时露睛、发育迟缓等征象，此为脾肾阳虚。

口角糜烂：口角糜烂是流涎的次要症状，要根据其颜色辨脏腑病位。若见口角赤烂、颐间红赤、涎多色黄、口渴口臭、胃纳呆滞、大便燥结，此为阳明腑实，胃火炽盛；若口角赤烂、伴见颌下潮红、糜烂，此为脾运失健，湿热内蕴；若口角赤烂，伴见心烦不安、脾气急躁、小便涩痛、黄赤量少，舌尖边红，甚或起刺，此为心脾积热；如口角糜烂、颜色苍白、颐间皮肤浸渍、作痒，此为脾胃虚寒。

治法与处方原则

滞颐皆从脾胃论治，临证首当辨虚实寒热，继辨脏腑病位。本症首当审因论治，可佐以燥湿、利湿等诸法。阳明积热者，治以清热泻火为法；中焦湿热者，治以清热化湿为法；兼心火者，佐以清心导赤，引热下行。脾胃气虚者，治以益气健脾为法；中焦虚寒者，治以温中健脾为法；兼有肾阳虚者，佐以温肾固涩。本病患儿除涎液口水向外流淌外，往往缺乏全身症状的参考依据，这些病例虚实寒热辨证似难区分，但从临床观察，以脾气虚弱或兼寒证者为多见，临证可宗《灵枢·口问》中“胃缓则廉泉开，故涎下”的发病机制，治法从温中益气收敛固涩着手。

敛涎一法临证应用甚广。其一，固涩敛涎：通过收敛固涩廉泉、脾、口的方法，达到收摄涎液之目的，常用药物有益智仁、山药、乌药、龙骨、芡实、益智仁等。其二，清泻敛涎：通过直清、淡渗利湿、通腑泻火的方法与措施，以清泻脾胃积热、湿热，使廉泉约制有权，达到收摄涎液之目的，是固本之法，常用药物有黄连、栀子、生石膏、黄芩、竹叶、栀子、茯苓、厚朴、莱菔子、酒大黄、鸡内金等。其三，益脾敛涎：通过温运脾阳、扶脾益气、调和脾胃的方法与措施，使廉泉约制有权，达到收摄涎液之目的，是固本之法，常用药物有人参、白术、茯苓、陈皮、木香、干姜等。其四，祛湿敛涎：通过运用各种祛湿、化湿、利湿、扶脾的方法与措施，解除脾胃湿蕴之象，达到敛涎之目的，是病因学治疗之法，常用药物有栀子、竹叶、茯苓、白茅根、黄连、黄芩、桑白皮、白术等。

证治条辨

1. 心火上炎，涎失约制

症见口涎外流，涎液黏稠而黄，心烦不安，小便短赤、涩痛，大便秘结，舌尖红赤、苔薄黄，脉滑数、指纹紫滞。治以清心泻火，收摄涎液。导赤散（《小儿药证直诀》）加味：生地黄、川木通、淡竹叶、生石膏、藿香、栀子、防风、生甘草梢。心烦、急躁，加黄连、灯心草；小便短赤，加车前子、赤茯苓；大便秘结，加生大黄。

2. 脾胃蕴热，迫津外泄

症见口角流涎，涎热而黏，口角赤烂，颐间红赤，小便短赤，唇红，舌质红、苔黄，指纹紫滞、脉数。治以清泻阳明，和胃敛涎。白虎汤（《伤寒论》）：生石膏、知母、粳米、甘草。颐间红赤，加苍术；口角赤烂，加苦参、地肤子。

3. 脾胃伏火，迫津外泄

症见口角流涎，涎热而黏，口角赤烂，颐间红赤，口臭，大便燥结或秽臭，小便短赤，唇红，舌质红、苔黄，指纹紫滞、脉滑数。治以清热泻脾，和胃敛涎。泻黄散（《小儿药证直诀》）加味：藿香叶、栀子、石膏、防风、甘草、茵陈蒿、滑石、白蔻仁、薏苡仁。小便短赤，加赤茯苓、灯心草；颐间红赤，加苍术；胸前潮红、糜烂，浸淫成疮，加黄柏、苍术、地肤子。

4. 脾胃热盛，湿滞迫津

症见口角流涎，涎多而黏，浸渍口角、颐间、胸前而红赤，甚或糜烂成疮，口渴，大便干结，小便短赤，舌质红、苔黄微腻，指纹紫滞，脉数。治以清泻心脾，利湿敛涎。清热泻脾散（《医宗金鉴》）加减：黄连、黄芩、山栀、生石膏、灯心草、甘草。便秘，加生大黄、枳实；小便短赤，加淡竹叶、赤茯苓；颐间红赤，加苍术、防风；口腔黏膜糜烂，加五倍子；口角赤烂，加苦参、地肤子。

5. 脾胃湿热，涎多不约

症见口角流涎，涎多、热而黏，浸渍口角、颐间、胸前而红赤，甚或糜烂成疮，口臭而渴，大便干结或溏薄，小便短赤，舌质红、苔黄腻，指纹紫滞，脉濡数。治以清热燥湿，敛液摄涎。甘露消毒丹（《医效秘传》）加减：藿香叶、栀子、石膏、防风、甘草、茵陈蒿、滑石、黄芩、白蔻仁、淡竹叶、薏苡仁。口角赤烂，加苦参、黄柏、地肤子；胸前潮红、糜烂，浸淫成疮，加黄柏、地肤子。

6. 乳食积滞，涎失约制

症见口角流涎，口气酸腐臭秽，嗳腐呕吐，便下粗糙臭秽或大便秘结，小便如米泔色，舌苔白厚腻，指纹滞。治以消食消乳，导滞祛湿。曲麦二陈汤（《医宗金鉴》）加减：茯苓、甘草、山楂、神曲、麦芽、枳实、黄连、瓜蒌仁、陈皮、清半夏、薏苡仁、萆薢。手足心热、入夜腹热、唇红而干，加连翘、灯心草、栀子。

7. 风热乘脾，热迫津泄

症见口涎黏稠，颐间红赤，烦躁多啼，口臭，大便秘结，小便短赤；发热恶风，咽痛咽干，咽部红肿，鼻塞流黄涕，舌质红、苔薄黄，脉浮数、指纹浮紫。治以疏风散火，清泻心脾。凉膈散（《太平惠民和剂局方》）加减：大黄、甘草、栀子、黄芩、薄荷、防风、连翘、淡竹叶。发热，加荆芥、葛根、淡豆豉、板蓝根；咽痛咽干、咽部红肿，加玄参、蒲公英；颐间红赤，加蝉蜕、地肤子、黄柏、苦参。

8. 胃阴不足，虚热迫津

症见流涎量少，或断断续续，或时多时少，颜色淡黄，形体消瘦，口干欲饮，舌红少津、无苔或花剥苔，脉细数无力。治以益胃养津，敛涎泻火。人参乌梅汤（《温病条辨》）加减：人参、乌梅、五味子、麦冬、石斛、天花粉、莲子肉、甘草。腹胀纳呆，加香橼、佛手、生山楂；口角红赤或生疮，加生地黄、牡丹皮；胸前潮红、糜烂，加黄柏、苍术、地肤子、防风。

9. 脾虚湿蕴，涎无约制

症见流涎清稀，面色萎黄，少气懒言，纳食不香，大便稀薄，舌淡、苔薄白，脉沉细、指纹淡。治以健脾养胃，益气摄涎。六君子汤（《世医得效方》）加味：人参、白术、茯苓、陈皮、清半夏、益智仁、甘草、芡实、薏苡仁。腹痛喜温，加干姜、桂枝；腹胀呕吐，加木香、竹茹；纳呆腹胀，加焦山楂、木香、鸡内金；大便稀薄，加苍术、山药、防风；颐间皮肤浸渍作痒，加苍术、白鲜皮。

10. 中气不足，摄涎无权

症见涎液清稀，时多时少，面黄唇白，纳谷不香，大便稀溏，小腹坠胀，或形体不丰，脱肛，舌质淡、苔白，脉弱无力、指纹淡红。治以补中益气，固涩涎液。补中益气汤（《内外伤辨》）加减：党参、白术、茯苓、黄芪、升麻、柴胡、当归、陈皮、甘草、益智仁、防风、薏苡仁。夜尿增多或遗尿，加桑螵蛸、覆盆子、金樱子；面色萎黄、易汗神倦，加五味子、煅龙骨、煅牡蛎。

11. 脾阳虚弱，温固无权

症见流涎不止，涎液清稀，时多时少，面黄唇白，手足不温，小便清长，大便稀溏或完谷不化，舌质淡、苔白而滑，脉弱无力、指纹淡红。治以益气健脾，温中化饮。温脾丹（《幼幼新书》引张涣方）合理中丸（《伤寒论》）加味：党参、白术、干姜、益智仁、丁香、诃子、青皮、甘草、芡实、木香、陈皮。腹胀纳差，加焦神曲、鸡内金；颐间皮肤浸渍，加苍术、白鲜皮；肢冷面白，加肉桂、制附子片；大便完谷不化，加肉豆蔻、吴茱萸、五味子。

12. 脾肾阳虚，涎无约制

症见病程日久，涎液清稀，时多时少，小便频数、淋漓不尽，或夜卧遗尿，尿液清稀，神倦乏力，面色萎黄，畏寒肢冷，食欲不振，大便稀薄，舌质淡或有齿痕、苔薄腻，脉细弱、指纹淡红。治以温补肾脾，升提固摄。缩泉丸（《校注妇人良方》）加减：益智仁、山药、乌药、白术、薏苡仁、淫羊藿。偏肾阳虚，加巴戟天、肉桂；偏脾阳虚，加苍术、草果、厚朴、干姜；食欲不振、大便稀薄，加防风、茯苓；畏寒怕冷、手足不温，加制附子、桂枝、干姜；夜尿增多、遗尿，加桑螵蛸、覆盆子、菟丝子、金樱子。

13. 肾精不足，固涩无权

症见流涎量少，或断断续续，时多时少，面白虚烦，形瘦神疲，或伴筋骨痿软，头颅方大、鸡胸龟背，舌质淡、舌苔少，脉细无力。治以滋补肝肾，填精固津。补肾地黄丸（《医宗金鉴》）加减：熟地黄、山茱萸、鹿茸、五加皮、山药、茯苓、泽泻、牡丹皮。筋骨痿软、立迟、行迟，加牛膝、杜仲、桑寄生；头项软弱，加锁阳、枸杞子、菟丝子、巴戟天；易惊、夜卧不安，加远志、龙齿；头颅方大，加珍珠母、龙骨；智力明显低下，加菟丝子、鹿角胶、龟板胶；低热颧红、手足心热，加知母、黄柏。

第七节　厌　　食

厌食是指小儿较长时期食欲不振、厌恶进食的一种症状，其发生无明显的季节性，但夏季暑湿当令易于困遏脾阳，常使症状加重。

病因病机辨识

脾胃困郁：饮食不节，一为小儿饮食不知自节，或家长溺爱小儿而投其所好，或以为肥甘可使发育迅速，均可使脆弱的脾胃受到困郁；二为湿热、寒湿犯脾，影响脾胃运化功能；三为进食过频，超过脾胃正常的承受力，致使脾胃困郁，通降运化失健、运迟；四为环境改变而小儿不能适应，或家人对其多加限制，导致情志不舒，直接造成脾胃困郁，或五脏关联失常，困郁脾胃。

脾胃虚弱：或禀赋，或调护，或病证，或治药，或水谷少入，均可直接或间接的使脾胃虚弱。或脾胃气虚，或胃阴不足，皆可导致通降运化失司而出现厌食。

症状识辨

舌象：厌食患儿除食量较同龄正常儿童明显减少外，临床症状不多，主要根据舌象区别是以运化功能改变为主，还是以脾胃气阴不足之象已现为主。脾运失健证可见舌质淡、苔白或薄腻；脾虚肝旺证可见舌质正红、苔薄白；脾胃气虚证可见舌质淡嫩、苔薄；胃阴不足证可见舌红少津、苔少或花剥。

治法与处方原则

病因学治疗：脾胃困郁者，当运脾和胃；脾胃虚弱者，当健脾益气、养胃育阴。病机学治疗：运迟、运弱为本病的主要病机，故病机学治疗当为恢复脾胃正常纳运功能。

厌食诊治时需辨别是运迟所致，还是运弱所致。治疗时以“脾健不在补，而贵在运”为总则。脾主运化水谷，输布精微，分化水湿，其精华之气，经脾气之升发，散精于五脏，敷布于六腑，这一系列的过程，无一不是脾

“动而不息”的作用，“脾具坤静之德而有乾健之运”，而小儿本身脾胃又处在不断发育健全的“动”态之中，故应注意其“动”的特点，鼓舞脾胃之气，使之生化有济。因此，宜调和脾胃，扶助运化，理顺脾胃升降的正常关系，加强和恢复其固有的运转功能。运脾法具有补中寓消、消中有补、补不碍滞、消不伤正的特点。故欲健脾者，旨在运脾；欲使脾健，则不在补而贵在运也。治脾之法贵在标本兼治，除用运脾法外，尚有去因、减轻负荷、饮食调护等治疗方法。

脾运失健证治疗当以运脾燥湿、醒脾开胃法为主，佐以消食导滞、通腑、分利诸法以减轻肠胃脾负担，应用理气法旨在理顺脾胃升降的正常关系，加强和恢复脾胃固有的功能。脾虚肝旺证者，脾弱与肝旺并存，其脾虚不著，肝旺非强盛之有余，乃与脾对比而言，用健脾益气法以复脾运，扶土抑木；肝旺不可过泻，除选用扶土抑木法外，灵活选用疏肝、养肝、缓肝法，亦可少佐平肝法，若肝热甚者可佐泻法，可应用消食导滞法、分利法以减轻肠胃脾负担、利于脾运。脾胃气虚证治当以健脾益气，扶脾助运为主，但要注意壅补而不碍胃，亦同时佐用助运开胃之理气法、消食法、燥湿运脾法。脾胃气虚又可夹湿、夹滞，夹湿者除选用燥湿法外，可以分利为主，同时佐以理气法；夹滞者可根据病情选用消食导滞、行气消食及通腑法。脾胃阴虚证亦当注意益阴养胃生津而不滋腻碍脾，同时适加助运开胃之品，但应注意理气助运而不过于温燥，和中开胃而不过于消削。

证治条辨

1. 湿热蕴脾，运化受阻

症见厌食，腹胀，呕恶，肢体困重，便溏不爽，或面目发黄，或身热不扬，汗出热不解，口渴不欲饮，舌质红、苔黄腻，脉濡数、指纹紫滞。治以清热燥湿，运脾和胃。正如吴瑭所云，“脉缓身痛，舌淡黄而滑，渴不多饮，或竟不渴，汗出热解，继而复热，内不能运水谷之湿，外复感时令之湿，发表攻里，两不可施，误认伤寒，必转坏证，徒清热则湿不退，徒祛湿则热愈炽，黄芩滑石汤主之。”黄芩滑石汤（《温病条辨》）加味：黄芩、滑石、茯苓皮、大腹皮、白蔻仁、通草、猪苓、薏苡仁、淡竹叶。脘痞，加木香、枳实、鸡内金；口甜，加苍术、佩兰。

2. 寒湿困脾，运化受阻

症见纳呆不欲食，脘腹胀闷，口腻，泛恶欲吐，口淡不渴，腹痛便溏，头身困重，体胖，舌质淡胖、苔白腻，脉濡缓。治以温中化湿，运脾和胃。六和汤（《太平惠民和剂局方》）加减：砂仁、清半夏、杏仁、人参、炙甘草、白术、藿香、木瓜、厚朴、白扁豆、茯苓。便溏，加车前子、泽泻、薏苡仁。

3. 残食陈滞，脾胃不和

症见纳差食少，脘腹痞满，口中有酸臭味，多食则吐乳片或酸腐食物残渣，睡卧不宁，腹胀腹泻，大便臭秽，舌苔白腻，脉象缓滑、指纹滞。治以消乳、消食化滞，运脾和胃。保和丸（《丹溪心法》）：焦山楂、神曲、制半夏、茯苓、连翘、陈皮、莱菔子。腹胀、矢气频转，加枳实、木香、厚朴；呕吐，加竹茹、生姜汁。

4. 脾胃困郁，脾运失健

症见不思饮食，当食不食，饮食乏味，食量减少，甚或拒食，面色欠华，多食后常有脘腹饱胀、嗳气，大小便基本正常，舌质淡、苔白或微腻，脉缓尚有力。治以调和脾胃，和胃助运。曲麦枳术丸（《奇效良方》）加减：苍术、焦山楂、神曲、麦芽、鸡内金、陈皮、佩兰、砂仁、厚朴、枳实。腹胀明显，加木香、莱菔子；时有腹痛，加莪术；舌苔黄腻，加薏苡仁、青蒿。

5. 脾虚肝旺，运化迟缓

症见厌食或拒食，性躁易怒，好动多啼，咬齿磨牙，大便略稀，面色泛青，舌质正红、苔薄白，脉弦。治以缓肝理脾。逍遥散（《太平惠民和剂局方》）加减：柴胡、白术、炒神曲、薄荷、茯苓、白芍、当归、地龙、广郁金。肝郁较重，伴胁痛，加青皮、姜黄；腹痛明显，加枳壳、大腹皮；内热甚，加胡黄连、青蒿、地骨皮。

6. 肝胃不和，运化迟缓

症见食少难化，嗳气作呃，胃脘痞满、隐痛或胀痛，舌质淡、苔薄白，脉弦。治以疏肝和胃，理脾助运。柴胡疏肝散（《医学统旨》）加减：柴胡、陈皮、香附、枳壳、白芍、甘草、当归、白术。食少难化，加鸡内金、炒麦芽、神曲；食少、便溏，加山药、芡实、太子参；胃痛，加延胡索、郁金；呕吐、泛酸，加黄连、法半夏、吴茱萸。

7. 脾虚运弱，夹食滞

症见不思乳食，脘腹胀满不舒，食则胀闷，便下粗糙，神倦乏力，面黄不华，睡卧不安，舌质淡、苔根部白腻，脉沉细弱、指纹淡滞。治以健脾助运，化食导滞。健脾丸（《医方集解》）加味：人参、白术、苍术、陈皮、炒麦芽、山楂、枳实、神曲、肉豆蔻、山药、木香。畏寒肢冷，加干姜、炮姜、桂枝；恶心欲吐，加吴茱萸、法半夏。

8. 脾胃气虚，运化无力

症见不思饮食，食不知味，食少便多，大便稀溏，或常夹未消化残渣，面色稍黄，精神较差，唇舌色淡、苔薄净或薄白，脉沉缓无力。治以健脾益气，助运增纳。异功散（《小儿药证直诀》）加减：党参、白术、山药、神曲、茯苓、山楂、陈皮、砂仁、木香。夹湿，加苍术、白扁豆、薏苡仁；腹胀明显，加香附、地龙；兼见口吐清涎、大便稀溏等脾阳虚证候者，加煨姜、益智仁；水谷不化，加麦芽、鸡内金。

9. 胃阴不足，胃失润降

症见不思饮食，当食不食，甚或拒食，食少而多饮，口干喜饮，皮肤失润，大便偏干，小便黄赤，舌质红少津，苔少或花剥，脉细。治以滋脾养胃。养胃增液汤（验方）加减：石斛、麦冬、玉竹、谷芽、鸡内金、沙参、山药、枳实、陈皮。兼有气虚舌红不甚，加扁豆、党参、白术；大便秘结，加火麻仁、瓜蒌仁；手足心热、口干舌红，加胡黄连、莲子。

第八节　嗜　异

嗜异又称为异食癖、异嗜症、异食症、食癖症、乱食症等，主要指喜爱摄取非食物性异物，如纸屑、墙皮、煤渣、泥土、头发、指甲等，进行难以控制的咀嚼和吞食的一种症状，常伴有厌食、乏力、面黄及营养不良等症状。以幼儿多发，可能与心理失常、智力不足、贫血、微量元素锌缺乏、肠道寄生虫病等多种因素有关。

病因病机辨识

小儿脾胃虚弱，易为饮食虫积所伤，脾胃运化受纳失常，导致湿热内生，或为积滞内热，最终可致脾胃虚损，气血不足从而影响小儿生长发育。小儿饮食不洁，形气不足，易为虫伤，日久虫积损伤脾胃，扰乱运化机能，脾胃不和，导致嗜异。小儿形气未充，脾常不足，疾病日久，使得脾胃受纳运化失常，积滞内停。郁久化热，热郁中焦，胃热脾虚，脾胃失和则出现异食。小儿暴受惊恐，神气怯弱，肝郁不舒，致使情志发育缺陷，进而导致小儿性格孤僻，脾气暴躁或抑郁，肝失疏泄，“木不疏土”，脾胃失和，加之小儿认知能力不足，易于异食他物。

症状识辨

饮食异常：嗜异是本病必有症状。对非正常食物气味、口味偏爱，嗜食有快感，长期摄取，有依赖性。嗜食的异物如泥土、煤渣、石灰、纸张、烟头、头发、指甲、酱油、盐等。

其他症状：嗜异，伴见纳多便多、面萎黄而消瘦者，当属脾胃虚弱，运化失职；纳少便干、面色萎黄而消瘦者，当属食积日久，胃中有火；面色苍白、肌肤干燥痛痒者，为脾胃虚弱，气血不足；喜食生米伴见口臭舌红、便干尿赤者多为心脾积热；伴见急躁易怒、情绪异常者，当属肝郁有火；伴见舌红少苔、唇干潮热者，属积滞日久化热，伤津耗液，致阴津亏损之证；伴见面黄浮肿、小便清长、畏寒肢冷或泻下清利者，当以脾肾阳虚识之。

治法与处方原则

嗜异病位终在脾胃。脾胃为后天之本，气血生化之源，多种原因影响脾胃运化日久均可致气血化生无源，脏腑机体失养，进一步加剧异食现象。临床治疗以调脾和胃，驱虫导滞，消食清热为主。肝郁嗜异者，当立疏肝解郁，健脾养胃之法。本病后期或患病日久，当辨气血阴阳之不足，应在调脾和胃的基础上佐以补养之品。此外，处方之中宜慎用大寒、大热、大苦之药，以免造成虚虚实实。本病的特点是虚中夹实，切忌妄补。对于虚实夹杂之证，当缓消其积，待积去之后，再行补虚，使其消积不伤正，补虚不碍胃。

证治条辨

1. 虫积肠道，阻塞气机

症状轻者或仅有脐腹疼痛，食欲不振，大便不调。重者可见嗜食泥土、煤渣、茶叶等异物，脐腹疼痛，时作时止，或腹部瘕聚，胃部嘈杂，时吐清涎，或恶心呕吐，或吐蛔虫，睡卧不安，寐中龂齿，面色多黄滞。治以祛蛔杀虫，疏通气机，调理脾胃。使君子散（验方）：使君子、苦楝根皮、槟榔、甘草。体质强壮，腹胀满、大便不畅，可加生大黄、或玄明粉；腹胀明显，加延胡索、川楝子、木香、枳实；呕吐明显，加生姜、制半夏、竹茹。

2. 虫积肠胃，伤及脾胃

症见嗜异伴见精神不振，困倦喜卧，面黄肌瘦，毛发稀疏，巩膜有蓝斑，唇周有白点，脘腹胀满，时或腹痛、疼痛以脐周为多，大便腥臭夹有蛔虫，大便常规检查可发现虫卵，舌淡苔薄，脉细弱。治以健脾消食，杀虫。先用使君子散（验方）：使君子、苦楝根皮、槟榔、甘草；继用健脾丸（《医方集解》）加减：人参、白术、茯苓、焦山楂、神曲、麦芽、陈皮、砂仁。大便溏，加少量炮姜；大便干，加决明子、莱菔子；能食善饥，易发脾气，加胡黄连、生龙骨、决明子。

3. 心脾积热，运化失常

症见嗜异，不欲饮食或偏食，神萎体瘦，毛发焦黄，皮肤干涩，腹胀口臭，急躁易怒，手足心热，大便秘结，舌质红、苔厚腻。治以清脾泄热，消食导滞。清热泻脾散（《医宗金鉴》）加减：生栀子、黄芩、车前子、灯心草、厚朴、连翘、莱菔子、生石膏。纳食少，可加焦神曲、炒麦芽；夜眠不安，加蝉蜕、生龙骨；大便数日不行，加番泻叶、火麻仁，甚者加大黄。

4. 胃热蒸盛，腐熟失常

症见嗜食湿泥土、生米等异物，或消谷善饥，面赤唇红，口干喜冷饮，磨牙，夜眠不安，舌质红、苔黄，脉数、指纹紫。治以清胃泄热，和胃理脾。清胃散（《脾胃论》）加减：升麻、牡丹皮、生地黄、玉竹、天花粉、当归、生石膏。夜寐不宁，加酸枣仁；口干、舌红少津，加麦冬、石斛。

5. 脾虚胃热，湿热内蕴

症见病程较久，体质虚弱，见食欲异常，身痒，鼻痒，龂齿，流涎，舌质淡、苔黄腻。治以健脾助运，清胃泻火。肥儿丸（《医宗金鉴》）加减：神曲、炒麦芽、使君子、党参、白术、山楂、茯苓、胡黄连、槟榔、肉豆蔻、甘草。

6. 肝郁不舒，脾胃失和

症见精神失常，哭笑无度，或狂言妄动，乱咬衣物，喜食异物，食少纳呆，脉弦。治以疏肝解郁，调脾和胃。逍遥散（《太平惠民和剂局方》）：柴胡、当归、白芍、白术、茯苓、生姜、薄荷、炙甘草。纳呆明显，加焦神曲、炒麦芽；大便干结，加大黄；舌尖红、口疮、溲黄者，加白茅根、车前子；烦躁易怒者，加龙胆草、夏枯草、生龙骨。

7. 脾胃虚弱，湿浊内蕴

症见嗜异，伴见形体虚胖或瘦弱，面白，时有恶心呕吐，厌食便溏，舌苔白腻，指纹淡红、脉弱。治以健脾益胃，燥湿化痰。二陈汤（《太平惠民和剂局方》）加味：半夏、陈皮、茯苓、甘草、人参、山药。食欲不振，加白术、砂仁；虚烦不寐加竹茹、枳实；大便溏，加葛根、炒白术。

8. 脾虚胃热，耗伤气阴

症见嗜异，伴见骨蒸潮热，虚烦盗汗，手足心热，腹部虚胀，食欲不振，大便不实，唇舌色淡，指纹淡红、脉弱而数。治以健脾益气，清热生津。青蒿鳖甲汤（《温病条辨》）：青蒿、鳖甲、知母、生地黄、牡丹皮。大便秘结，加当归、天冬、麦冬；大便溏泻不止，加肉豆蔻、炮姜、诃子；口渴不止、心神烦热，加麦冬、石斛、知母。

9. 脾气不足，运化无力

症见嗜异，伴见形体消瘦，精神疲惫，腹胀，睡卧露睛，食欲不振，或多食多便，或大便完谷不化，舌质淡、苔白薄而腻，脉细弱。治以健脾益气。参苓白术散（《太平惠民和剂局方》）：白扁豆、白术、茯苓、甘草、桔梗、莲子、人参、砂仁、山药、薏苡仁。食欲不振、腹胀，加槟榔、焦山楂、神曲；大便次数多，加葛根、补骨脂；四肢不温、下利清谷等偏于肾阳虚，加制附子、炮姜。

10. 脾胃虚弱，气血两虚

症见嗜异，伴见面黄肌瘦，头发稀少，口唇色淡，纳少神疲，舌淡、苔薄白，脉细弱。治以健脾益气，补气养血，滋补肝肾。人参养荣汤（《太平惠民和剂局方》）：黄芪、党参、白术、当归、茯苓、炙甘草、白芍、熟地黄、陈皮、肉桂、五味子、远志。不思饮食，加山药、砂仁；夜眠不安，加酸枣仁、煅龙骨。

11. 脾气虚弱，疳积内蕴

症见嗜泥土，伴见面黄浮肿，体怠无力，腹胀纳少，大便溏泻。治以消食去积。五疳消积散（《痘疹金镜录》）：三棱，莪术、神曲、麦芽、青皮、山楂、使君子、槟榔、川楝子、黑豆、陈皮。待积去后，再调脾胃之运化功能，用健脾丸（《医方集解》）加减：炒白术、茯苓、人参、木香、神曲、山药、白扁豆、山楂、陈皮。下利清谷、畏寒肢冷，加炮姜、肉桂、补骨脂、五味子。

第九节 呕 吐

呕吐是指胃失和降、胃气上逆所致的，以胃内容物由胃经口而出为主要症状的胃系病证。古人有“有声有物谓之呕，有物无声谓之吐，有声无物谓之哕”的论述，然而呕与吐常同时发生，很难截然分开，故一般统称为呕吐。本病一年四季均可发生，但以夏季易于发生，以婴幼儿为多见。严重或长期呕吐，可伤害胃气、耗伤津液，导致疳证、血虚等。由于小儿在形体结构上脾胃薄脆、胃小受纳不多，在功能上脾常不足而虚弱，为了满足小儿不断生长发育的需要，其饮食量多、负荷较重，极易为各种原因所伤，致使胃失和降，因此，小婴儿极易发生呕吐。

病因病机辨识

胃司受纳，主乎通降，故呕吐之症，病位多责之于胃，常与肝、胆、胰、大肠等脏腑有关。《圣济总录·呕吐门》云：“呕吐者，胃气上而不下也。”呕吐常见的病因有外邪犯胃、内伤饮食、惊恐等，其均可导致客阻、火炎、胃虚、气乱；亦可由胃本身病变引起；或由其他脏腑疾病导致，脾胃功能紊乱，引起胃失和降、反降为升，胃气上逆而不纳降则吐。此外，呕吐还与邪毒痰瘀秽浊犯脑，气机逆升，夹胃气上逆有关。

客犯阻塞、祛邪外出：由于小儿脏腑娇嫩、形气未充、脾胃薄弱，故易为外邪所中，或其他内生诸邪所客。由于邪气客犯于胃，胃之通降，受其阻塞、伤损，加之胃气祛邪外出，故胃气上逆、反降为升而为呕吐；久之，邪伤或病伤，或禀赋不足，可致成胃虚，进而成虚中夹实证，甚或虚证。

小儿胃小薄弱，如饮食不节，或过食肥甘等难化之物，则残食陈滞，阻塞胃气下降而致呕吐；或误食有毒、变质食物，胃气祛邪外出而上逆。久则可伤及脾胃，形成胃虚食滞，甚或虚证。

火热炎上：或过食辛热之品，或食滞化热，或素有积热，或外感温热之邪（包括他邪化热），致成胃中有热，又因胃喜清凉而恶热，火热炎上不仅阻塞胃气和降，反使胃气冲逆上升而吐，此即“诸逆冲上，皆属于火”；病久，可先伤阴，而后气阴两虚，润降已弱。

胃虚失降：或禀赋不足，或娇嫩之胃受饮食、邪气、其他病证、积热、治药等伤，而形成胃虚，或以胃气(阳)虚为主，或以胃阴虚为主。胃气虚则受纳、通降失司，即所谓气虚而上逆；中阳虚弱，或有寒凝而成胃虚寒阻；胃喜润而恶燥，胃阴虚则胃气失和，不得润降，阴虚而吐逆。

气机逆升：情志不舒、气机不畅，肝气犯胃，胃失和降；或暴受惊恐，惊则气乱，气乱则逆，夹胃气上行则呕吐。气机逆乱，可夹湿浊、血、痰俱壅于上，甚或晕厥。外感温热之邪逆传心包、或客犯肝心；或肝肾疾患、消渴致厥，导致脏气衰败，浊毒内蕴蒙蔽心包；或头颅外伤、脑痨、解颅等，瘀阻脑络，脑神受损，均可引起气机逆升、夹胃气上逆。

如外邪、乳食等因素引起的实证呕吐，可致成胃虚，从而转为实中夹虚、虚中夹实，甚或虚证。虚证呕吐，在病程中可夹内生诸邪，如内寒、内湿、食滞、气滞等可致虚中夹实证，致使病情缠绵。临证诊断时，除注重证候间的虚实夹杂、相兼外，尚应辨别有无气液、气血耗伤之证，及有无向疳证、血虚转化之趋向，有无阴竭阳脱之变。

症状识辨

呕吐：应注意呕吐发生的可能诱因、缓解条件，呕吐物的性质、量及吐势。实证呕吐，吐物酸臭，并伴有实象，如呕吐未消化之乳食，嗳腐吞酸，伴脘腹胀满，舌苔白厚，多为伤食吐；呕吐频急，伴有发热、脘闷及外邪性质所决定的症状，为外感呕吐；呕吐频繁、食入即吐，吐物酸臭，伴舌红苔黄，为胃热吐；呕吐呈发作性，呕吐酸水或嗳气频频，伴精神郁闷，为肝气犯胃；呕吐清涎，伴惊惕不安，为惊恐呕吐。虚证呕吐，吐势缓，呕吐量少、无臭，并伴有气虚、阴虚症状，如食久方吐、乳食少化，伴面色少华、神倦、腹不胀或腹满喜按，纳差便溏，舌淡，为胃气虚或虚寒；时有干呕，口干舌红少津，为胃阴亏虚。喷射性呕吐，伴有头痛剧烈，或神昏、烦躁、抽搐，多见于脑痨、春温、暑温、惊风等病证所致之气机逆升，或为头部外伤等所致瘀阻脑络。呕吐物有粪臭，腹部扪及条索状包块，无矢气者，多为肠结、肠痹。

小儿呕吐多由胃本身病变引起，但亦有其他脏腑影响所致，故当辨别病变部位是胃内，还是胃外。外邪、乳食、胃寒、胃热、胃阴亏虚所致者，属胃内因素所致；肝气犯胃、惊恐呕吐，以及邪犯肝心、瘀阻脑络之证，属胃外因素所致。

治法与处方原则

本病在审证求因的基础上，其病因学治疗方法有祛邪（依邪气性质而定）、消导、清热、镇惊、疏肝解郁及补虚（分益气、温阳、养阴），以及治疗原发疾病。呕吐的主要病机系胃失和降、气逆于上，故和胃降逆法为其病机学治疗措施，如系邪犯肝心、瘀阻脑络所致者，当降泻气机、疏通脑络。止吐法主要适用于纯虚证或呕吐一症急重时，且当适可而止。

证治条辨

1. 外邪客犯，胃失和降

症见起病急骤，呕吐频作、吐势较重，发热或轻或重。风寒之邪致发者，可见舌质淡、苔薄白，吐物稀薄，经表而表未解者兼有恶寒、头身不适，表解者可有里实寒证如溲清便溏、手足不温、脘腹胀痛；暑邪引起者，多发于长夏，吐物酸臭，脘闷口渴、苔黄溲黄；湿邪引起者，可有身重神困、泛恶苔腻；秽浊之邪引起者，可见突然呕吐、闷乱。风、寒、湿所致之呕吐，治以疏风散寒化湿，和胃降逆。藿香正气散（《太平惠民和剂局方》）加减：苏叶、白术、茯苓、藿香、厚朴、白芷、陈皮、制半夏、生姜。若表寒已解，以里寒为主者可用正气天香散（《证治准绳》引刘河间方）加减；若湿邪较著者，可加白豆蔻、丁香以芳香化湿。暑邪所致者，治以祛暑清热，和胃降逆。王氏连朴饮（《霍乱论》）加减：黄连、厚朴、金银花、连翘、陈皮、制半夏、代赭石。感受秽浊之邪而呕吐、胸闷、心慌者，治以辟秽解毒，玉枢丹（《百一选方》）：山慈姑、五倍子、红大戟、千金子霜、雄黄、朱砂、麝香。

2. 食滞胃肠，胃失和降

症见呕吐物多为酸臭不化之乳食或乳块，恶心、嗳腐吞酸，口气臭秽，不思乳食，脘腹胀满闷窒，大便秘结或泻下酸臭不消化之物，舌苔白厚或腻，指纹紫滞。治以消食导滞，和中降逆。消乳丸（《证治准绳》）或保和丸（《丹溪心法》）加减：消乳丸适用于伤乳吐，药用神曲、麦芽、香附、制半夏、藿香、陈皮、砂仁；保和丸加减适用于伤食吐，药用神曲、山楂、麦芽、陈皮、莱菔子、枳实、制半夏。舌红苔黄厚、食滞化热者，加胡黄连、竹茹、黄芩；腹胀、大便秽臭或干结者，加大黄；口臭、口渴者，加竹茹、黄连、栀子；面白舌淡者，可加灶心土、丁香。

3. **胃热炽盛，胃失和降**

症见呕吐频作，食入即吐、吐物酸臭，身热烦躁、面赤唇红，大便臭秽或秘结，小便短黄，舌质红、苔黄，脉数。治以清热和胃，降逆止呕。黄连温胆汤（《六因条辨》）加减：黄连、制半夏、黄芩、陈皮、枳实、竹茹、茯苓、麦冬。夹食滞，加山楂、神曲、麦芽；胃热较盛而见身热、汗出、脉洪者，加生大黄；伴舌红少苔等胃阴不足证候者，去茯苓、黄连，加石斛、天花粉。

4. **寒饮停胃，胃失和降**

症见呕吐多为清水痰涎，脘闷腹胀，腹中有振水声，头晕心悸，口干不欲饮或饮水则吐，舌苔白滑，脉沉弦、指纹红滞。治以温胃化饮，和胃降逆。苓桂术甘汤（《金匮要略》）加味：茯苓、桂枝、白术、甘草、清半夏、生姜。若腹胀、腹痛，加枳壳、青皮；脘痞、不欲食，加砂仁、白豆蔻、麸炒苍术；腹中振水声明显，加泽泻、车前子。

5. **湿热蕴脾，胃失和降**

症见恶心呕吐，食少腹胀、厌油腻，口渴不欲饮，便稀色黄，小便短黄，或面目肌肤发黄，色鲜如橘皮，或身重倦怠、嗜睡，或身热不扬，汗出热不解，或口淡不渴，舌质红、苔白腻或黄腻，脉濡数、指纹紫滞。治以燥湿运脾，行气和胃，导滞除胀。平胃散（《太平惠民和剂局方》）加味：苍术、姜厚朴、陈皮、甘草、鸡内金、白术、焦山楂、神曲、麦芽、砂仁、胡黄连。身热不扬、汗出热不解，加佩兰、藿香、芦根；面目肌肤发黄，加茵陈蒿、栀子、大黄。

6. **暑湿内蕴，胃失和降**

症见暑季呕吐或恶心，脘腹痞闷而不甚渴，溲黄便结或泻而不爽，或身热不扬，有汗而热不解，无汗而神烦，舌质红苔白腻，脉缓。治以祛暑化湿，和胃降逆。三石汤（《温病条辨》）加减：生石膏、滑石、寒水石、杏仁、金银花、白豆蔻、清半夏、泽泻、白通草、竹茹、茯苓、豆豉。热势较高，加大豆卷、青蒿；咽喉肿痛，加射干、川贝母；呕吐不食明显，加黄连、苏叶；身重酸痛，加薏苡仁、防己；心烦、高热汗出，加黄连、淡竹叶、栀子。

7. **虫扰胆膈，胃气上逆**

症见肠蛔虫证的一般表现，恶心呕吐，常吐出胆汁或蛔虫，伴有突然腹部绞痛，弯腰屈背，辗转不宁，肢冷汗出，腹部绞痛呈阵发性，甚或畏寒发热，黄疸，舌淡或红、苔白或腻或黄，脉弦或紧或数。治以安蛔定痛，继之驱虫。乌梅丸(《伤寒论》)：乌梅、细辛、椒目、黄连、黄柏、干姜、附子、桂枝、当归、党参。疼痛剧烈，加木香、枳壳、延胡索；便秘、腹胀，加大黄、玄明粉、枳实；湿热壅盛、胆汁外溢出现黄疸，去干姜、附子、桂枝，加茵陈蒿、栀子、黄芩、大黄。

8. 邪热炽盛，热闭心神

症见呕吐呈喷射状，高热烦躁，头颈强痛，神识昏蒙，舌质红绛、少苔，脉弦数、指纹紫滞或直透命关。治以清热解毒，清心开窍。清营汤(《温病条辨》)加减送服安宫牛黄丸(《温病条辨》)：水牛角、生地黄、白芍药、牡丹皮、当归、红花、藕节、桔梗、陈皮、甘草、黄连、连翘、麦冬。若神志昏愦不语、舌謇者，加郁金、竹沥；若痰热夹火上扰心窍而见喊叫，口中有奇异之声者，加郁金、菖蒲、胆南星、远志。

9. 瘀阻脑络，窍络闭塞

症见呕吐如喷，头晕目眩，头痛如裂，痛如锥刺，或昏迷，面唇青紫，或肢麻，舌强言謇，口眼㖞斜，或有头部外伤、解颅史，舌质紫暗，或有瘀点、苔白，脉涩、指纹滞。治以化瘀通脑。通窍活血汤(《医林改错》)加味：赤芍、川芎、桃仁、红花、凌霄花、丹参、益母草、生姜、麝香、葱白。呕吐恶心甚，加清半夏、吴茱萸；神昏，加菖蒲、郁金、胆南星；头痛较剧，加全蝎、蜈蚣、地龙、乳香、没药。

10. 暴受惊骇，气机逆升

多发生于暴受惊恐之后，症见呕吐清涎，哭闹不安，睡卧不宁或睡卧惊惕，面色乍青乍白，舌象无明显改变，指纹青紫。治以安神镇惊，降逆止呕。定吐丸(《医宗金鉴》)加味：茯神、远志、丁香、全蝎、制半夏。若指趾蠕动或屈指如数者，加龙骨、牡蛎、钩藤；若兼有心经有热而见舌红、烦躁者，加黄连、竹叶；若兼心气不足而见气短、舌淡者，加党参、黄芪；若兼心阴虚者，加麦冬、炒枣仁、柏子仁。

11. 肝气犯胃，肝胃不和

症见呕吐酸水，或嗳气频频，胁肋胀满，精神郁闷，易怒易啼，舌质红、苔薄腻，脉弦。或禀赋不足，或所欲不遂，或环境改变，致使肝气郁结，肝气犯胃而见呕吐。因禀赋所致者，其呕吐多呈发作性；因所欲不遂者，多有诱因。治以疏肝理气，降逆止呕。解肝煎(《景岳全书》)加减：白芍、苏叶、厚朴、制半夏、陈皮、郁金、节菖蒲。呕吐频繁，加生姜、砂仁；胁胀、抑郁，加瓜蒌壳；腹胀、便秘，加大黄；脘胁刺痛，加桃仁、丹参；若气逆较甚嗳气频作，加旋覆花、代赭石、柴胡；若气虚神怯，加定志丸；若气郁化火，加左金丸（《丹溪心法》）。

12. 脾胃气虚，通降无力

症见呕吐无力，吐物不臭，恶心食少，神疲肢倦，少气懒言，面色无华，食则脘腹饱胀，舌质淡，脉虚、指纹淡。治以补脾益胃，和胃止呕。香砂六君子汤（《古今名医方论》）加减：砂仁、陈皮、清半夏、党参、白术、甘草、木香、苍术。脘痞、干呕、干噫，加旋覆花、代赭石、生姜；气短、懒言，加黄芪、人参；食少、纳呆，加麦芽、谷芽、山楂。

13. 脾胃虚寒，通降无力

症见起病缓慢，病程较长，食久方吐或朝食暮吐、暮食朝吐，吐物多为清稀涎水或夹消化不彻底的残食，吐物不酸不臭，吐物少，时发时止，伴面色少华，精神倦怠，手足不温，纳少不化，或腹痛绵绵，大便溏薄，小便清长，舌质淡、苔薄白，脉虚无力、指纹淡红。系脾胃虚弱则腐熟、运化失司，胃虚无力通降，加之寒自内生，或乳食陈滞，阻塞胃气下降。治以温中散寒，和胃止呕。丁萸理中汤（《医宗金鉴》）加减：丁香、干姜、吴茱萸、陈皮、制半夏、党参、白术。若脘痞虚胀者，加广木香、青皮；若夹食滞而见脘腹胀满者，加山楂、神曲、鸡内金；若四末不温、呕吐清涎明显者，加肉桂、白豆蔻、砂仁；若便溏者，加山药、茯苓健脾渗湿。

14. 胃阴亏乏，胃失濡润

症见呕吐时作，以干呕为主，有时吐物中有少量食物黏液，反复发作，伴胃脘嘈杂，饥不欲食，口燥咽干，大便干结，舌质红欠润、少苔，脉象细数。本证系胃阴不足则胃失濡润，润降失司，加之阴虚火炎所致。治以滋阴益胃，降逆止呕。益胃汤（《温病条辨》）加减：沙参、麦冬、玉竹、山药、枇杷叶、天花粉、白扁豆。热病胃燥者，可伍用五汁饮；大便干燥者，可加生地、玄参、瓜蒌仁以润燥通便、降逆止呕；气阴两伤而兼见多汗、气短者，加党参、大枣、生姜、制半夏以益气降逆。

第十节 腹痛

腹痛是指胃脘以下，下至耻骨毛际以上，旁至季肋范围内发生疼痛的症状。根据部位的不同，可分为大腹痛、脐腹痛、少腹痛和小腹痛。胃脘以下至脐部以上疼痛为大腹痛，脐周围疼痛为脐腹痛，脐下腹部正中疼痛为小腹痛，小腹两侧或单侧疼痛为少腹痛。

病因病机辨识

小儿脏腑娇嫩、形气未充、经脉未盛、气血未充，易受内、外因素所干扰而发为本症。脏腑、经络以气化畅达为常、为顺，并需经常得到温煦、濡养，如果腹部的脏腑、经络壅塞、失于温养，则可发生腹痛。

气机壅塞，不通则痛：造成腹部的脏腑、经络壅塞的原因很多，常见的有外感诸邪、饮食积滞、内生性病理产物（内寒、内热、内湿、痰饮、气滞、血瘀等）。

感受外邪：外邪中以寒邪为多见，或直中，或经卫表，外邪客犯腹部的脏腑、经络，一则脏腑、经络之气化、运行受到邪气的阻碍，气机壅塞，不通则痛；二则正气与邪气斗争而发生疼痛；三则正气与邪气搏击于脏腑、经络而发生疼痛，即《幼幼集成·腹痛证治》所说的“夫腹痛之证，因邪正交攻，与脏气相击而作也。”邪气暴客、久客，可伤及脏腑、经络而发生虚实相兼，甚或虚证腹痛。

饮食积滞：饮食不节、喂养不当，以致残食陈滞于胃肠，则升降违和、泌别失健、传化失职，气机壅塞，不通则痛。饮食积滞，久或湿蕴，亦或燥结，产生或加重胃肠气机阻塞而致腹痛。残食陈滞日久，可伤及胃、肠、脾，导致虚实相兼或虚寒腹痛。

气滞血瘀：或外感诸邪，或内生湿痰，或情志不舒，或脏气不平，皆可造成气滞，气机壅塞，不通则痛。或虚或实，或寒或热，或气滞，或跌扑损伤，均可导致血瘀、湿停、痰生，湿痰瘀血阻塞气机，气机不畅，不通则痛。瘀血湿痰久留，可伤及脏腑、经络，形成虚实相兼或虚寒痛。

脏腑虚冷，不营则痛：或禀赋不足，或调护失宜，或病邪所伤，或不当治药所伤，致成脏腑虚弱、阳气不足、气血虚弱。

脏腑虚冷：一则因虚冷而气滞、寒湿、瘀血阻塞而发本脏本经疼痛；二则气化失司，气、阳、血少，经络脏腑失于温养而痛。

阳气虚弱：一则脏腑、经络失于温煦而痛；二则阳虚而寒湿内生，阻塞气机，不通则痛。

血气不足：一则脏腑、经络失于濡养而痛；二则因虚而涩，气滞血瘀，阻塞不通而痛。

症状识辨

由于较小患儿不能自述症状，腹痛常以啼哭及姿势表现，年长儿虽能自述其痛苦，但不一定能正确反映，因此，临证诊断时需细心观察，细问父母小儿生活护理情况，症状与病史相结合，才能辨明是否是腹痛。婴幼儿腹痛，常表现为突然或阵发性的反复哭闹、曲腰啼叫、时急时缓，或双手捧腹、起卧颠倒、烦躁不安，或屏气汗出、面色苍白，或精神萎靡、曲腰蜷卧等。由于病因，病变脏腑、经络的不同，及个体的差异性，腹痛在临床的具体表现参差悬殊。在部位上分大腹痛、小腹痛、脐腹痛、少腹痛，起病可急、可缓，病情有轻有重，病程可长可短。其痛发或加剧常与饮食、情志、受凉等因素有关。

腹痛部位：大腹为足阳明胃经循行之处，大腹疼痛多为肝、胃、大肠病证；脐腹为足太阴脾经循行之处，脐腹疼痛多为脾、小肠病证；小腹为足少阴肾经、冲脉、任脉循行之所，小腹痛多属肾、膀胱、胞宫病证；少腹为足厥阴肝经循行之处，少腹痛多为肝、肾，及部分大肠病证，少腹痛偏右侧多为肠痈。

腹痛性质：痛而有形者，常为食滞、瘀血，其痛有定处、痛无休止；痛而无形者，常为寒、热、虚痛，其痛无定处，或有休止。腹痛有寒、热之分，而以寒证居多。寒者，多暴痛而无间歇，得热痛减，四肢不温；热者，多痛在脐腹，痛处亦热，兼有口渴引饮，溲黄便干。腹痛有虚、实之分。虚痛者，其痛绵绵、喜按，或得食则舒，痛多缓起，痛无定处，痛缓而无形；实痛者，痛多急起，其痛暴剧攻撑，痛有定处、拒按，痛剧而有形，或拒食。气滞者多为胀痛，时聚时散，痛无定处，矢气后痛减；血瘀者多为刺痛，痛有定处，按之痛剧；食滞者多有嗳腐不食，持续性胀痛，阵发性加剧，泻后痛减。

内科病引起的腹痛：感冒、肺炎喘嗽等外感热病，除腹痛外，还可伴有发热、咳喘；淋证者，痛在小腹，或牵及少腹、腰，以尿频、尿急、尿痛为主要症状；泄泻者，可痛及全腹，但以便次增多、大便稀薄如水样为特点；痢疾者，其腹痛持续阵发加剧，但以里急后重、痢下脓血黏冻为主症；虫积者，多位于脐周或稍上部，痛无定时，痛而喜按；盘肠气痛，痛在脐腹，阵发性加重，可触及积聚，拒按，伴有呕吐腹胀；痫证腹痛，其特点为突发性、反复性、自缓性，发作具有规律性，多为脐周、上腹部剧烈疼痛，发作前可有情志异常，或伴头晕头痛、意识障碍、恶心呕吐等，抗癫痫药治疗有效；食物过敏性腹痛，其特点为反复出现进食某一种或多种特定食物后，突发腹痛，可伴恶心呕吐、泄泻，吐泻后痛无缓解，甚则出现呕血、便血，病程可长达几年，去除诱因后腹痛缓解；过敏性紫癜者，其皮肤出现瘀斑，瘀点、压之不褪色样皮疹，并伴阵作剧烈腹痛，此是腹型紫癜的典型表现。

外科腹痛：肠痈者，局部有压痛、反跳痛及肌紧张，右下腹疼痛拒按、腹肌拘急、肌肤灼热；疝气有脐疝、腹疝、水疝、小肠疝，其痛为持续阵发加剧，痛在脐、腹、阴囊，伴有明显腹胀、积聚。

虚实转化：腹痛病中，虚实往往可以互相转化、互相兼夹。如虚痛缠绵发作，可以郁而化热，或有内生性病理产物——痰、湿、气滞的产生，甚或夹有食滞；热痛日久不愈，可以转为虚寒，成为寒热错杂证；气滞可以导致血瘀，血瘀可使气机不畅；虫积可兼食滞，食滞有利于虫体的寄生。

治法与处方原则

实痛者其气机壅塞，故治在行气疏通，且实痛以“不通则痛”为常理，腹痛所涉及的脏腑以六腑居多，“六腑以通为用”“通则不痛”，故可在审因论治的基础上结合通法，使病因得除、腑气得通，腹痛自止。虚痛多系“不营则痛”，故当在审因论治的基础上，温中补虚、益气养血，使病变脏腑、经络得以温煦、濡养，其痛自止；又有因虚而滞，甚或继有寒湿、瘀血阻碍者，治应佐以调理气机、疏通经脉的方法。

证治条辨

1. 外感寒邪，寒滞胃肠，不通则痛

症见腹痛拘急，阵阵发作，痛处喜暖，得温则舒，遇寒痛甚，肠鸣辘辘，面色苍白，手足不温，鼻塞，流清涕，小便清长，舌质淡红、苔白，脉浮紧、指纹浮红。治以温中散寒，疏散寒邪，行气止痛。正气天香散(《证治准绳》引刘河间方)加味：高良姜、干姜、紫苏、防风、藿香、桂枝、乌药、香附、陈皮。恶寒、身痛，加苏叶、荆芥；痛甚，加沉香、木香；抽掣阵痛，加小茴香、

延胡索；腹胀，加砂仁、枳壳。

2. 风寒客犯，食滞中焦，不通则痛

症见脘腹胀满，腹痛拒按，发热恶寒，恶食，嗳腐吞酸，呕吐酸腐，啼叫不已，夜卧不安，或肠鸣泄泻，舌质淡、苔白腻，脉象浮紧、指纹浮红。治以理气散寒，消食导滞。藿香正气散（《太平惠民和剂局方》）加减：藿香、紫苏、茯苓、清半夏、陈皮、白术、桔梗、姜厚朴、白芷、大腹皮、焦神曲、焦山楂、焦麦芽。腹痛甚，加木香、枳壳；头身疼痛，加羌活、防风、荆芥；啼叫不已、夜卧不安，加石菖蒲、远志。

3. 寒湿客犯，直入中焦，不通则痛

症见腹痛拘急，阵阵发作，痛处喜暖，得温则舒，遇寒痛甚，肠鸣辘辘，面色苍白，手足不温，甚或唇舌紫暗，大便稀薄，小便清长，舌质淡红、苔白滑，脉沉紧、指纹红。治以温中散寒，行气止痛。厚朴温中汤（《内外伤辨》）加减：姜厚朴、陈皮、茯苓、干姜、草豆蔻、木香、乌药、香附。痛甚，加沉香、高良姜；抽掣阵痛，加小茴香、延胡索；湿盛而见身重肢浮，加大腹皮、泽泻；呕恶，加法半夏、姜竹茹；泄泻，加炮姜、肉豆蔻。

4. 寒滞肝脉，不通则痛

症见少腹冷痛拘急，下绕阴器，遇寒痛甚，手足厥冷，冷汗淋漓，面色苍白，口淡不渴，时有干呕、吐涎，小便清长，舌质淡或紫暗、苔白，脉弦紧、指纹红。治以暖肝散寒，温经通脉，理气止痛。暖肝煎（《景岳全书》）合当归四逆加吴茱萸生姜汤（《伤寒论》）加减：肉桂、沉香、小茴香、乌药、当归、白芍、细辛、通草、吴茱萸、香附、延胡索、生姜、大枣。少腹拘急痛甚，加高良姜；关节痛，加川续断、牛膝、鸡血藤、木瓜；手足厥冷、冷汗淋漓，加制附子、桂枝。

5. 寒实积聚中焦，不通则痛

症见腹部冷痛拘急，遇寒痛甚，手足厥冷，面色苍白，甚或唇舌紫暗，大便不通，小便清长，舌质淡、苔白腻，脉弦紧、指纹红。治以温里散寒，通腑下气，止痛。大黄附子汤（《金匮要略》）：大黄、制附子、细辛。

6. 肠热腑结，气机壅滞，不通则痛

症见腹痛胀满，疼痛拒按，按之有块，大便秘结，小便短赤，烦躁不安，口苦口臭，手足心热，唇舌鲜红、苔黄燥，脉沉实而数、指纹紫滞。治以攻下里实，清热泻火，行气止痛。大承气汤（《伤寒论》）：生大黄、玄明粉、姜厚朴、枳实。胀痛明显，加木香、香附；苔腻、大便黏滞不爽，去玄明粉，加栀子、黄芩、黄柏；口干舌燥、肌肤枯燥，去姜厚朴、枳实，加玄参、麦冬、生地黄。

7. 少阳阳明合病，腑气不通

症见往来寒热，胸胁腹部胀满，呕不止，郁郁微烦，大便不解，或协热下利，舌苔黄，脉弦数有力。治以和解少阳，内泻热结。大柴胡汤（《伤寒论》）：柴胡、黄芩、生大黄、枳实、白芍、清半夏、生姜。黄疸，加茵陈、栀子；胁痛剧烈，加川楝子、延胡索；胆石证，加金钱草、海金沙、郁金、鸡内金。

8. 湿热中阻，气机壅滞，不通则痛

症见腹痛不适，胸闷不舒，身热口苦，肢体困重，纳差恶心，大便秘结或溏滞不爽，小便短赤，舌质红、苔黄腻，脉濡数、指纹滞。治以清热利湿，行气止痛。王氏连朴饮（《霍乱论》）合枳实导滞丸（《内外伤辨》）加减：酒大黄、枳实、茯苓、黄芩、黄连、白术、泽泻、姜厚朴、栀子、陈皮、延胡索。发热无汗、身痛胸闷，加藿香、鲜荷叶、香薷；纳差、恶心，加生姜、制半夏、白豆蔻。

9. 肝郁脾滞，不通则痛

症见胁腹痞闷，少腹胀痛，走窜攻冲，痛引两胁，嗳气频作，嗳气或矢气后则痛减，大便不爽，舌质淡红、苔薄白或黄，脉弦、指纹滞。治以调肝理脾，行气导滞。四逆散（《伤寒论》）加减：柴胡、白芍、枳实、香附、姜厚朴、炙甘草。胀痛明显，加木香、沉香、郁金、槟榔；痛引少腹、睾丸，加橘核、荔枝核；腹痛喜暖，加乌药、炮附子；腹痛喜寒、舌红苔黄，加栀子、牡丹皮；气逆呕吐，加清半夏、陈皮、竹茹、代赭石；腹痛肠鸣、泄泻，可合用痛泻要方（《丹溪心法》）。

10. 脾弱肝郁，气滞不舒，不通则痛

症见脘腹胀痛，走窜攻冲，痛引两胁，嗳气或矢气后则痛减，头痛目眩，口燥咽干，神疲食少，苔白，脉弦细。治以疏肝解郁，健脾理气。逍遥散（《太平惠民和剂局方》）加味：柴胡、当归、夏枯草、白芍、白术、茯苓、甘草、薄荷、陈皮、香附、煨生姜。腹痛明显，重用白芍，加延胡索、川楝子；肝郁化热而见口苦心烦，加牡丹皮、栀子。

11. 肠道气滞，不通则痛

症见腹部胀痛，走窜不定，肠鸣有声，得嗳气或矢气则疼痛减轻，苔薄白，脉弦。治以疏通肠胃，理气止痛。天台乌药散(《圣济总录》)：乌药、木香、小茴香、青皮、高良姜、槟榔、川楝子。胁腹疼痛，加郁金。

12. 食滞肠胃，气机不畅，不通则痛

症见脘腹胀满，疼痛拒按，痛则欲便，便后痛减，不思乳食，嗳腐吞酸，或时有呕吐，呕吐酸腐，夜卧不安，舌苔厚腻，脉象沉滑、指纹沉滞。治以消食导滞，行气止痛。保和丸(《丹溪心法》)加味：焦山楂、焦神曲、清半夏、陈皮、茯苓、连翘、莱菔子、枳壳、木香、延胡索。腹胀明显，加姜厚朴、木香；呕吐明显，加用生姜、姜竹茹；舌苔白腻明显，加苍术、砂仁；舌苔厚腻略黄，加藿香、佩兰。

13. 食滞日久，蕴积化热，不通则痛

症见脘腹胀痛，腹痛拒按，不思饮食，嗳腐吞酸，大便秘结，小便短赤，手足心热，舌质红、苔黄腻，脉数有力、指纹紫滞。治以消积导滞，清利湿热，下气止痛。枳实导滞丸(《内外伤辨》)加味：大黄、枳实、黄连、黄芩、泽泻、茯苓、白术、神曲、莱菔子、连翘。恶心呕吐，加竹茹、陈皮、清半夏；腹胀甚，加木香、槟榔；烦热、手足心热，加栀子、淡豆豉、胡黄连。

14. 脾虚夹滞，气滞中焦

症见脘腹胀痛，不思乳食，嗳腐吞酸，或时有呕吐、呕吐酸腐，夜卧不安，神疲乏力，消瘦倦怠，或伴虚胖，唇舌淡白，脉象沉细、指纹淡红。治以益气健脾，消食导滞。香砂六君子汤(《古今名医方论》)加味：人参、茯苓、白术、陈皮、清半夏、木香、砂仁、谷芽、鸡内金、炙甘草。腹胀痛明显，加香附、沉香；便溏或虚胖，加白扁豆、薏苡仁；神疲乏力、汗多，加黄芪、防风。

15. 中阳不足，中焦气滞

症见脘腹胀满冷痛，大便不通，恶心纳差，神疲乏力，手足不温，形体消瘦，舌质淡、苔白腻，指纹沉滞或淡。治以温阳健脾，行气导滞。良附丸(《良方集腋》)合正气天香散(《证治准绳》引刘河间方)加减：高良姜、香附子、白术、藿香、桂枝、乌药、香附、陈皮、焦山楂、木香、郁李仁、吴茱萸。腹痛甚者，加延胡索；腹痛喜温喜按、舌体胖大、舌淡，加干姜；泻下粪便臭秽、舌苔腐腻，加白豆蔻、佩兰；纳差，加鸡内金；大便数日未解，加火麻仁。

16. 瘀血阻塞，不通则痛

症见腹痛拒按，痛有定处，痛如针刺，痛处固定不移，入夜尤甚，或腹部可扪及癥块，肚腹硬胀，青筋显露，舌质紫暗或有瘀点，脉涩。治以活血化瘀，通络止痛。丹参饮（《时方歌括》）合少腹逐瘀汤（《医林改错》）加减：丹参、檀香、砂仁、小茴香、干姜、延胡索、没药、当归、川芎、赤芍、蒲黄、五灵脂。气滞胀痛，加川楝子、木香；有癥块，加三棱、莪术、鳖甲；灼热痛热象，加大黄；冷痛寒象，加肉桂、炮姜；血蓄下焦而见小腹拘急硬痛、大便秘结不通，加熟大黄、桃仁；兼气虚，加党参、黄芪；兼血虚，加白芍、阿胶。

17. 脾胃阳虚，寒凝气滞

症见腹痛绵绵，时作时止，痛时喜温喜按，手足不温，大便稀溏，神疲乏力，缩身畏寒，唇舌淡白，脉象沉细、指纹淡红。治以温中理脾，缓急止痛。小建中汤（《伤寒论》）合理中丸（《伤寒论》）：桂枝、白芍、生姜、党参、白术、干姜、甘草、大枣、饴糖。神疲乏力、食少汗多，加黄芪、当归；呕吐清涎，加丁香、吴茱萸；气虚较著，加黄芪；血虚，加当归；阳虚而寒湿内生，加制附子、肉桂；兼气滞，加姜厚朴；兼食滞，加山楂、神曲、麦芽；兼血瘀，加丹参、川芎。

18. 虫积肠道，气机壅塞

症见脐腹疼痛，时作时止，有时加剧，按之腹软，或可触及条索状虫块，胃脘嘈杂，时吐清涎，或吐虫，睡卧不安，甚或嗜食异物。治以驱虫杀虫，理气止痛。使君子散（《医宗金鉴》）加减：使君子、槟榔、苦楝根、甘草。体质强壮，腹胀坚实、大便不畅，加生大黄；脾虚胃热、湿热内蕴，合用肥儿丸（《医宗金鉴》）。

19. 肠虚脏寒，蛔厥腹痛

症见突然发作右胁及胃脘部剧烈疼痛，痛引肩背，辗转不安，恶心呕吐，常有蛔虫吐出，痛止则如常人。治以安蛔定痛，继之驱虫。乌梅丸（《伤寒论》）加减：乌梅、川椒、黄连、黄柏、肉桂、制附子、干姜、细辛、人参、当归。疼痛剧烈，加郁金、延胡索、白芍、甘草；大便秘结，加大黄、槟榔；呕吐甚，加清半夏、旋覆花、代赭石。

20. 暑湿内干，痧胀腹痛

症见猝然腹中绞痛，欲吐不得吐、欲泻不得泻，烦躁闷乱，面色青苍，手足厥冷，头汗多，脉沉伏，此即“急痧”，俗称“绞肠痧”，亦名“干霍乱”。治以化浊辟秽，理气开闭。玉枢丹（《百一选方》）：山慈菇、大戟、千金子、五倍子、麝香、雄黄、朱砂。如气机已通畅，痛势减轻，可用藿香正气散（《太平惠民和剂局方》）以善其后：藿香、大腹皮、紫苏、桔梗、陈皮、茯苓、姜厚朴、白术、清半夏、白芷、甘草。

21. 血气同病，热伤血络

症见起病较急，腹痛，时重时轻，紫癜皮疹色泽鲜红，或伴恶心呕吐，口渴，便血，关节肿痛，尿血，舌质红、苔黄，脉数。治以清热凉血，和血止痛。化斑汤（《温病条辨》）加减：生石膏、知母、玄参、水牛角、粳米、紫草。营血热著，合用玉女煎（《景岳全书》）；腹痛甚，加黄连、地榆、延胡索；关节肿痛，加忍冬藤、川牛膝、乳香；尿血，加小蓟、白茅根、藕节炭；兼卫表证，合用银翘散（《温病条辨》）。

22. 外感风热，邪伤血络

症见发病前有上呼吸道感染史，腹痛阵作，时重时轻，紫癜皮疹色泽鲜红，或有瘙痒，或伴肠鸣泄泻，恶心呕吐，或有发热、鼻塞、咽痛等，舌质红、苔薄黄，脉浮数。治以疏风散邪，清热解毒，和血止痛。连翘败毒散（《伤寒全生集》）加减：薄荷、防风、牛蒡子、连翘、栀子、黄芩、升麻、玄参、当归、赤芍、紫草、延胡索、白芍、甘草。腹痛甚，重用白芍、甘草，加路路通；皮肤瘙痒，加浮萍、蝉蜕、地肤子；关节肿痛，加桑枝、三七、苍耳子、牛膝；尿血，加小蓟、白茅根。

23. 血热炽盛，迫血妄行

症见腹痛不甚，皮肤出现瘀点瘀斑、色泽鲜红，或伴鼻衄、齿衄、便血、尿血，血色鲜红或紫红，心烦口渴，小便短赤，大便干，舌红、苔黄，脉数有力。治以清热解毒，凉血止血止痛。犀角地黄汤（《备急千金要方》）加味：水牛角、生地黄、牡丹皮、赤芍、紫草、玄参、黄芩、延胡索、白芍、甘草。腹痛、便血，加生大黄、炒槐花；齿衄、鼻衄，加栀子、白茅根；尿血，加大蓟、小蓟。

24. 阴虚血热，灼伤血络

症见起病缓慢，病程迁延，反复腹部灼痛，紫癜反复出现，鼻衄、齿衄，血色鲜红，低热盗汗，心烦少寐，大便干燥，小便黄赤，舌质红、少苔，脉细数。治以滋阴降火，凉血止血，缓急止痛。大补阴丸（《丹溪心法》）加味：熟地黄、龟甲、黄柏、知母、猪脊髓、延胡索、白芍、甘草。腹痛甚，重用白芍、甘草，加莪术；鼻衄、齿衄，加牡丹皮、白茅根；低热，加银柴胡、青蒿。

25. 心脾气虚，气不摄血

症见起病缓慢，病程迁延，反复腹部绵绵作痛、疼痛不甚，可伴紫癜反复出现，瘀斑瘀点颜色淡紫，鼻衄、齿衄，面色苍黄，神疲乏力，食欲不振，头晕心慌，舌质淡、苔薄，脉虚无力。治以健脾养心，益气摄血，和血止痛。归脾汤（《正体类要》）加味：党参、白术、茯苓、黄芪、当归、远志、酸枣仁、龙眼肉、延胡索、白芍、甘草。腹痛甚，重用白芍、甘草，加香附、木香；出血不止，加蒲黄炭、仙鹤草、阿胶；兼阳虚，加肉桂、炮姜。

26. 风热湿浊，搏于肠道，外发肌表

症见上腹或脐周疼痛，周身皮肤出现红色风团，瘙痒不安，咽赤，发热，恶心呕吐，泄泻，舌质红、苔厚腻，脉弦数。治以外散风热，内化湿浊。银翘散（《温病条辨》）合藿朴夏苓汤（《感证辑要》引《医原》）加减：薄荷、蝉蜕、防风、金银花、连翘、大青叶、黄连、蒲公英、藿香、佩兰、白豆蔻、姜厚朴、白术、茯苓、薏苡仁。腹痛甚，加赤芍、木香；皮疹瘙痒难忍，加浮萍、地肤子、白鲜皮；皮疹暗红，加紫草、牡丹皮、栀子。

27. 邪滞肠络，气滞血瘀

症见阵发性脐周疼痛，反复发作，每因外感、食滞或情绪波动后易发作，或伴呕吐，可自行缓解，舌质淡或暗、苔薄白，指纹沉滞。治以疏肝行气，活血止痛。柴胡疏肝散（《医学统旨》）：柴胡、枳壳、川芎、陈皮、白芍、香附、炙甘草。腹痛加剧，加川楝子、延胡索、木香；手足不温，加肉桂、当归；食滞，加山楂、鸡内金；大便不通，加莱菔子、槟榔；呕吐，加丁香、吴茱萸、生姜。

28. 瘀热内郁，气血瘀滞

症见转移性右下腹痛，疼痛剧烈，呈持续性、进行性加重，右下腹局限性压痛或拒按，恶心纳差，可有轻度发热，苔黄腻，脉弦滑或弦紧。治以行气活血，通腑泄热。大黄牡丹汤（《金匮要略》）合红藤煎剂（《中医外科学讲义》）：大黄、牡丹皮、桃仁、芒硝、冬瓜仁、红藤、紫花地丁、乳香、没药、金银花、连翘、延胡索、甘草。右下腹胀痛明显，加青皮、枳实、姜厚朴；刺痛明显，加丹参、赤芍；恶心呕吐，加姜半夏、竹茹。

29. 正虚邪恋，寒实里结

症见慢性阑尾炎及腹部术后仍感腹痛，有压痛或有反跳痛，腹胀，大便秘结，或恶心呕吐，神疲乏力，四末不温，小便短少，舌质淡、苔白，脉沉弦、指纹淡红。治以温补脾阳，攻下寒积。温脾汤（《备急千金要方》）加味：炮附子、干姜、党参、当归、熟大黄、白芍、炙甘草。胀痛明显，加木香、延胡索；大便难解，加枳实、姜厚朴。

30. 心阳欲脱，心脉瘀阻

症见腹痛心悸，面色苍灰，呕恶，纳差，乏力，自汗，烦躁，肢冷，脉微细欲绝，舌质淡润。治以回阳救逆，益气养阴。参附龙牡救逆汤（验方）加减：人参、制附子、煅龙骨、煅牡蛎、干姜、当归、白芍、炙甘草。若下利、厥逆、无脉、干呕、心烦，改用白通汤（《伤寒论》），加猪胆汁。

第十一节 泄 泻

泄泻是临床上以大便次数增多，粪质稀薄甚如水样为主要表现的肠、胃、脾症状。由于小儿脏腑娇嫩、形气未充、脾胃薄弱，内外诸因皆可致病。由于个体差异性及致病因素不同，其证情悬殊；又由于小儿为稚阴稚阳之体，气液易伤而证情险恶，故此泄泻实为儿科古今大证之一。

西医学之小儿腹泻病可按本节进行论治，如病毒感染性腹泻、食饵性腹泻、症状性腹泻、过敏性腹泻，以及其他腹泻病、肠吸收不良综合征。

病因病机辨识

引起小儿泄泻的原因，以感受外邪、内伤乳食、脾胃虚弱为多见。泄泻的病变是肠功能障碍，以泌别异常为常见；肠为常见客犯部位，脾为间发部位。其主要机理是肠、胃、脾受病，或祛邪外出，或水谷不化、精微不布，或水反为湿、谷反为滞而病泄泻。粪质稀薄有正气祛邪外出作用。病发后极易伤及气阴，甚或变为慢惊风、疳证。

邪食客肠，功能受阻：外邪、不正常之乳食客犯肠、胃及脾，轻则影响肠、胃、脾功能，使其泌别、传导、运化、腐熟功能紊乱；重则可伤及肠、胃、脾，使其泌别、运化等功能失司。由于小儿脾常不足、寒暖不能自调、饮食不知自节，故易为邪食客犯而发泄泻。

肠胃脾虚弱，功能失司：或禀赋不足，或调护失宜，或病证所伤，或不当治药所伤，致成肠、胃、脾虚弱，则其泌别、传导、腐熟、运化功能失司，水谷不分、精微不布、合污而下而成泄泻。脾以阳为运，得肾阳以为暖，一则脾阳不足无以运化，水湿内聚肠道；二则阳虚水不化气，水湿留聚于肠；三则肾为胃关，司二便，日久肾虚则关门失守。由于小儿五脏强弱不均，肝常有余、心常有余、脾常不足，因而肝心之偏强，每致不足之脾病而发泄泻。

气机不利，水谷不分：诸因客蕴，均可导致气机不利、水谷不分、留聚谷道，发为泄泻。在胃，则水谷少化或不化，水与谷混合而下干于肠；在脾，则水谷精微、水液不能输布，水谷精微与水液混而留于肠；在小肠，一则不能进一步消化水谷而水谷少分，二则不能泌别清浊，既不能将其精微归于脾，也不能将其水液渗于膀胱，致使水谷精微、水液、清浊均滞留于小肠而下；在大肠，则传而不聚，水液、水谷精微内留而泻。

正气祛除，津气外泻：外邪、其他病证之邪毒、不正常之乳食客犯肠、胃、脾，正气必与之抗争，势必祛除后而方安，即顺其通降之特点予以祛除。此外，在泄泻病中又“水反为湿、谷反为滞”，正气亦欲祛除“湿”与“滞”外出。正气祛邪外出，在泄泻一症则以排便次数增多、粪质稀薄为主要形式，即气阳鼓动则排便次数增加，聚津于肠则粪质稀薄或水样。

互为因果，恶性循环：邪、食客犯肠、胃、脾后，既有功能受扰而欲祛邪外出，又有伤及肠、胃、脾，使其泌别、运化等功能低下，从而加重泄泻。平素肠、胃、脾虚弱而发泄泻后，既有功能低下、水谷不分、精微不布、祛邪外出而聚津于肠道，又有“水反为湿、谷反为滞”，湿滞客肠，从而加重泄泻。气阴耗伤者，又因正虚而易感外邪、易为食伤，互为因果，使泄泻日趋严重。

耗伤气液，变证丛生：无论暴泻与久泻，无论伤损与祛邪，皆可伤及气液，从而变证丛生。或素体阴虚，或病热（邪）所伤，或泻下无度及水谷少入，均可耗伤津液，而成阴津不足，以致津亏、阴虚火旺、阴虚风动。或素体阳虚，或为寒邪所伤，或暴泻不止，或祛邪耗损，或阴伤阳无以生，均可伤损气阳，以致阳（气）虚欲脱、脾阳衰败、阳虚风动，亦或阴阳两伤，甚或阴竭阳脱。缓变损伤脾胃、水谷精微不足，而成疳证、血虚、鹅口疮，以及复感外邪。

症状识辨

大便：外邪引起者，以湿、暑、风、寒、疠气为常见。除泄泻外，多有发热等外感症状。暑邪致泻，多发在长夏，以起病急，便次多，暴注下迫，发热烦渴，神倦多汗为特点；湿邪致泻，以起病或缓或急，便稀或水样，色白或淡黄，倦怠、苔腻为特点；风邪致泻，以便下泡沫，肠鸣腹痛为特点；寒邪致泻者，以便下清稀、腹痛为特点；疠气致泻，起病多急，其性或为燥火，或为湿热。

调护失宜引起者，多有明显诱因，如着凉受热、饮食不节、情绪影响等。着凉致泻者则见便次增加、肠鸣；受热致泻者，气升阴耗、不能腐熟，发为便次增加。饮食不节者发为泄泻，致发机理一为阻塞，二为伤损，当辨其量多量寡、肥瘠、寒热、生熟、频率、节律等；如饮食量多、饮食性质过于肥厚、过食生冷、难化之物而致，则见酸腐腥臭；饮食量少、饮食性质过于薄瘠、久不进纳，则便频、量少、色绿。

因虚而致泄泻者，首辨虚的病位（肠、胃、脾、肾），次辨气、阳及阴虚弱，再辨有无乘侮，继辨有无他病（如合并疳证、血虚等）。如脾虚致泻者，以便稀、气短多汗为特点；胃虚致泻者，以便下粗糙、脘胀为特点；小肠虚致泻者，以便下溏薄、脐腹胀满为特点；大肠虚致泻者，以水便分离、少腹虚胀为特点；肾虚致泻者，以澄澈清冷、完谷不化，肢凉。

小便："饮入于胃，游溢精气，上输于脾，脾气散精，上归于肺，通调水道，下输膀胱，水精四布，五经并行。"（《素问·经脉别论》）尿液的生成即来源于水谷精微和水液，泄泻者水谷混杂而下，津液丢失，小便则减少；若津液严重亏虚，甚则无尿。故小儿泄泻必须询问小便的量、次，以及最后一次排尿的时间，以此判断津液存亡情况。

邪正消长：感受外邪、调护失宜、情绪波动引起的泄泻，初期多为正气未伤之实证，表现为起病急骤、病程短暂。因虚致泻或实证泄泻邪去正伤者均为虚证，其泄泻较轻、便下无臭。泄泻病程迁延、时发时止者，多属虚中夹实，可兼有黏丝或黏冻、腹胀或腹痛、大便腥臭，舌苔白厚。由于小儿具有变化迅速的发病特点，邪气盛，但正气已耗伤，或因虚夹实，而成虚实错杂之证，此时临证除需辨别虚实错杂（辨虚位、虚性、实性）外，尚需辨别轻重、缓急。

变证：急重者可兼热盛动风、阴虚风动、阳虚风动、脾阳衰败、阴竭阳脱等变证；久泻不止或迁延日久，可酿成土虚木亢之慢惊风；耗伤气血，可在泄泻病中兼有疳证、血虚，或泻止后转为疳证、血虚；以及因虚复感之肺炎喘嗽、淋证等。

治法与处方原则

《医宗必读·泄泻》总结出九种治疗泄泻的方法，其云：“一曰淡渗，使湿从小便而去……一曰升提……一曰清凉……一曰疏利……一曰甘缓……一曰酸收……一曰燥脾……一曰温肾……一曰固涩。”具有较高的临床应用价值。《景岳全书·泄泻》云：“凡泄泻之病，多由水谷不分，故以利水为上策……水谷分则泻自止，故曰，治泻不利小水，非其治也。然小水不利，其因非一，而有可利者，有不可利者，宜详辨之。”梁学孟在《国医宗旨·泄泻》亦云：“若夫新泻便不止涩，邪得补而愈盛，惟当以分利小便，导去湿气为上。又论治泻用药不可太苦太甘，盖太苦则伤脾，太甘则生湿，惟当以淡剂利窍为最。”

祛除病因可依据邪气性质不同分别采用为清暑、治湿（利湿、化湿、燥湿）、疏风、散寒、清热解毒、消食导滞、益气健脾、暖胃温肾、抑肝等治法。泄泻病位在胃、肠、脾，故治当理脾和胃。理脾重在助运，和胃旨在扶助腐熟消化。利法主要作用于小肠，通过强化小肠泌别功能，使谷道内水液归于膀胱（即强化“水液由此而渗于前”的作用），而使留于或渗于肠的水液减少，从而达到调整泌别清浊之病机学治疗作用；又利法通过分利下行使降下顺和，则有利于脾之升清。因此，利法不仅用于治疗水津不布、“水反为湿”、水聚肠道，而且具有调整泌别清浊、升清降浊、利前阴后实阴的重要作用。此外，分利法除用于病因病机学治疗外，也可用以调整肠胃脾功能，用于各证候之泄泻，既治湿因、又治湿象。利多、利少，亦当依据病情而定。

运用酸涩收敛的方法与措施，以固涩谷道、固肠涩便，从而起到涩肠固脱、涩肠止泻、收敛固涩肠道之功。收涩止泻法只用于纯虚证，或泻重危急之时，且当中病即止，以防关门留寇之弊。临证止泻，除选用收涩止泻法外，更主要是运用分利法以强化小肠泌别功能，使留于或渗于肠中水液减少，从而达到“利前阴实后阴”“利小便所以实大便”的目的，使粪质稀薄得以缓解，间接起到止泻的作用。

证治条辨

1. 风寒湿客犯，肠胃脾失司

症见大便次数稍有增加，每日 3~5 次，粪便清稀、便中泡沫，臭气不甚，腹痛肠鸣，食少脘闷，舌苔白腻，脉浮、指纹淡红。外邪经表而表未解者，可有恶风寒、身痛等症状；兼湿（外湿、内湿）者，则脘闷、苔白厚腻；兼中阳不足者，则乳食不化。治以疏风散寒，温中和胃。藿香正气散（《太平惠民和剂局方》）加减：藿香、苏叶、神曲、制半夏、白芷、苍术、厚朴、大腹皮、茯苓、生姜。气滞较重、腹痛明显，加木香、砂仁；寒邪较甚而便清，加草果、木香；中寒而食不化，加干姜、炮姜；兼食滞而便臭、乳食残渣，加山楂、神曲；兼湿，加薏苡仁、车前子。

2. 寒湿困脾，功能失司

症见大便清稀，腹部冷痛，腹胀肠鸣，纳呆，泛恶欲吐，头身困重，口淡不渴，舌淡胖、苔白腻或白滑，脉濡缓。治以温中散寒，化湿止泻。胃苓汤（《丹溪心法》）加减：苍术、姜厚朴、陈皮、茯苓、泽泻、甘草、白术、猪苓、桂枝、生姜。腹部冷痛，加制附子、干姜、木香；恶心呕吐，加法半夏、干姜、紫苏梗；肢体困重、苔腻，加藿香、白豆蔻、薏苡仁、佩兰。

3. 肠道湿热，湿重于热

症见泻下稀薄色黄如水样、量多、次频，小便短黄，脘痞呕恶，身重倦怠，嗜睡，身热不扬，汗出热不解，口淡不渴，舌质红、苔白腻。外邪经表而表未解者，可有咽痛、咽赤、头身不适疼痛，或恶风。治以清化湿热，安肠止泻。猪苓汤（《伤寒论》）：猪苓、茯苓、泽泻、阿胶、滑石。少腹胀满拘急、不矢气，加杏仁、瓜蒌、槟榔；有外感症状，可加香薷、射干；大便夹不消化食物残渣，加神曲、麦芽、砂仁；呕吐清涎，加清半夏、竹茹、瓜蒌皮。

4. 肠道湿热，热重于热

症见大便垢臭，小便赤涩，口臭气粗，壮热面垢，目赤头晕，舌质红、舌苔黄微腻。治以化浊燥湿，下气和中，安肠止泻。王氏连朴饮（《霍乱论》）合黄连解毒汤（《外台秘要》）加减：姜炒黄连、黄芩、石菖蒲、制半夏、制厚朴、焦栀子、香豉、芦根、葛根。呕吐，加姜汁、竹茹、苏叶；热势不衰、壮热无汗，加滑石；苔老黄，加枳实、熟大黄。

5. 肠道湿热，湿热并重

症见泻下稀薄，色深黄而臭或夹少许黏液、泻而不爽，脘腹痞闷而不甚渴，溲黄，身热不扬，有汗而热不解，无汗而神烦，舌质红、苔黄腻，脉濡数。治以清热除湿，调整泌别。甘露消毒丹（《温热经纬》）合蚕矢汤（《重订霍乱论》）加减：滑石、茵陈蒿、黄芩、石菖蒲、藿香、连翘、薄荷、晚蚕沙、薏苡仁、木瓜、姜汁炒黄连、制半夏、通草、焦栀子。夹食滞，可加焦山楂、神曲、鸡内金；湿热疠气，可加板蓝根、金银花，或用王氏连朴饮（《霍乱论》）。

6. 乳食陈滞，客犯肠胃脾

症见大便次数稍有增加，粪质稀烂夹有乳片或消化不彻底的食物残渣，大便酸臭或臭如败卵，便前腹痛、哭闹，便后痛减，脘腹胀满，口臭纳差，或嗳腐呕吐，夜卧不安，舌苔厚腻或微黄。因过食油腻者，其泻润滑；水谷者，其泻下多泡、腹胀、矢气；食物粗劣生硬，则便频、食少；食物贫瘠者，则便频、量少、色绿。治以消食化滞，调整乳食。保和丸（《丹溪心法》）加味：焦山楂、炒麦芽、陈皮、制半夏、枳实炭、茯苓、神曲、莱菔子、生姜。腹痛较重，加木香、大腹皮；食滞化热，加连翘、胡黄连；呕吐，加竹茹、砂仁；大便稀水样，加苍术、车前子；大便不爽，加姜厚朴、枳壳。

7. 乳食陈滞，湿热内蕴

症见大便酸臭或如败卵，腹痛腹胀，排便不爽，发热，不思饮食，舌红、苔黄腻。治以消积导滞，清利湿热。枳实导滞丸（《内外伤辨》）加减：枳实、大黄、黄连、黄芩、六神曲、茯苓、泽泻、苍术、陈皮。

8. 肝郁脾虚，痛泻

症见大便稀溏或如水样，情绪紧张或抑郁恼怒时泄泻加重，泻后痛减，伴有腹痛，或胀坠感，胸胁胀闷，纳呆，嗳气呕恶，舌质淡红、苔薄白，脉弦。治以疏肝理脾。痛泻要方（《景岳全书》引刘草窗方）加味：柴胡、白术、白芍、甘草、陈皮、防风、枳壳。胸胁、脘腹胀痛，加香附、当归；腹泻频频，加苍术；神疲食少，加黄芪、党参、扁豆；久泻不止，加乌梅、诃子。

9. 暴受惊恐，惊泻

症见便下色绿或青如苔、多泡沫，大便次数稍增加，睡中惊惕，性急易怒，面色泛青，舌质红、苔薄白。治以健脾平肝，镇惊止泻。益脾镇惊散（《医宗金鉴》）加减：人参、钩藤、白芍、木瓜、柴胡、炒白术、茯苓、郁金、生龙骨、生甘草。肝胆热盛，加黄芩、黄连、龙胆草、栀子；兼湿热，加车前子、黄连。

10. 脾胃气虚，运化无力

症见便下溏薄、色淡黄，病情时轻时重，或时泻时止，或久泻不愈，吃多便多，多见食后作泻，腹部虚胀，神疲倦怠，面色萎黄，形体不丰或虚胖，纳差，睡卧露睛，舌质淡、苔薄白，指纹淡、脉虚无力。治以健脾益气，轻利止泻，调整调整泌别清浊。异功散(《小儿药证直诀》)加味：生晒参、生甘草、鸡内金、白术、苍术、茯苓、陈皮、泽泻。便下食物残渣、手足不温，加炮姜、砂仁。

11. 脾胃气虚，清阳下陷

症见大便稀溏，多于食后作泻，色淡不臭，反复发作，时轻时重，面色萎黄，脱肛，食欲不振，神疲倦怠，舌质淡、苔白，脉细弱、指纹淡。治以健脾益气，升阳止泻。七味白术散(《小儿药证直诀》)加味：党参、茯苓、白术、苍术、藿香、木香、葛根、山药、甘草。久泻不止、内无积滞，加煨诃子、煨葛根、石榴皮

12. 脾胃虚弱，夹湿滞

症见大便稀溏，反复发作，食后作泻，面色萎黄，神疲纳呆，腹胀，舌苔白滑。治以健脾益气，渗湿止泻。参苓白术散(《太平惠民和剂局方》)：党参、山药、莲子、白术、茯苓、炒扁豆、薏苡仁、甘草、砂仁、桔梗。胃纳呆滞、舌苔腻，加藿香、苍术、陈皮、焦山楂；腹胀不适，加木香、乌药。

13. 脾胃虚弱，夹食滞

症见大便稀溏，泻下酸臭，或夹消化不彻底之食物残渣，反复发作，食后作泻，面黄欠华，纳呆，腹胀腹痛，睡卧不安，舌苔白腻。治以健脾益气，消食导滞。健脾丸(《医方集解》)加味：人参、山药、陈皮、白术、茯苓、麦芽、山楂、枳实、神曲。胃纳呆滞、舌苔腻，加藿香、苍术、炒麦芽；腹胀不适，加木香、乌药；腹冷、舌淡、大便夹不消化物，加干姜。

14. 脾阳虚弱，水湿不化

症见久泻不止，泻下清稀，食入即泻，精神萎靡，面色淡白，睡卧露睛，形寒肢冷，舌质淡、苔薄白而润，脉象细弱。治以温补脾阳，助运止泻。理中丸(《伤寒论》)加减：人参、干姜、白术、苍术、炙甘草、陈皮。腹胀、苔厚，加山楂、神曲、木香。

15. 脾阴不足，运化无力

症见腹泻，腹痛绵绵，倦怠乏力，手足烦热，口干不欲饮，烦渴不思食。治以甘平育阴。沙参麦冬汤(《温病条辨》)加减：沙参、麦冬、玉竹、白芍、天花粉、扁豆、乌梅、佛手、甘草、五味子。

16. 脾肾阳虚，五更泻

症见久泻不愈，大便清稀，澄澈清冷，完谷不化，或伴脱肛，形寒肢冷，

面白无华，精神萎靡，睡时露睛，舌淡苔白，脉沉细、指纹淡。治以健脾温肾，固涩止泻。附子理中丸（《太平惠民和剂局方》）合四神丸（《内科摘要》）加减：制附子、人参、白术、干姜、补骨脂、肉豆蔻、诃子、五味子、甘草。脱肛，加黄芪、升麻；久泻不止，加石榴皮、赤石脂、禹余粮。

17. 命门火衰，关门不利

症见大便清冷，滑脱不禁，五更泄泻，腹凉肢冷，精神萎靡。治以温补命门，固涩止泻。真武汤（《伤寒论》）合四神丸（《内科摘要》）加减：附子、茯苓、芍药、生姜、白术、补骨脂、肉豆蔻、诃子、五味子。

18. 湿热下注，气阴耗伤

症见泻势急迫，量多次频，气味秽臭，发热，神萎不振，眼眶囟门凹陷，口渴尿少，舌质红、苔黄。治以益气养阴，清热化湿。连梅汤（《温病条辨》）加减：黄连、乌梅、麦门冬、生地黄、阿胶、葛根。脉虚大而芤，加人参。

19. 阳气虚弱，水饮留肠

症见形体消瘦，肠鸣辘辘有声，便泻清水，泛吐清涎，腹胀尿少，舌淡苔白滑。治以健脾利湿，前后分消。苓桂术甘汤（《金匮要略》）合己椒苈黄丸（《金匮要略》）加味：桂枝、茯苓、白术、甘草、防己、椒目、葶苈子、大黄、苍术、陈皮。

20. 气虚血滞，瘀阻肠络

症见泄泻日久，泻后有不尽感，腹部刺痛，痛有定处，按之痛甚，面色晦滞，舌暗红或有瘀点，口干不欲多饮。治以化瘀通络，和营止痛。少腹逐瘀汤（《医林改错》）加减：蒲黄、五灵脂、当归、川芎、延胡索、没药、肉桂、小茴香、干姜。气血瘀滞、化为脓血、大便夹有赤白黏冻，合用白头翁汤（《伤寒论》）。

21. 疳证不愈，积热伤脾

症见小儿疳积，积热伤脾，水谷不分，频频作泻。治以清热渗湿。清热和中汤（《医宗金鉴》）：白术、陈皮、厚朴、赤茯苓、黄连、神曲、谷芽、使君子、生甘草、泽泻。

22. 内火炽盛，下注小肠

症见暴注下迫，肚腹疼痛，心烦口渴，泻多黄水，小便赤涩。治以清热利水。先以玉露丸（《小儿药证直诀》）清其热：寒水石、石膏、甘草；再用四苓汤(《丹溪心法》)利其水：茯苓、白术、猪苓、泽泻、灯心草。

23. 内寒炽盛，下注小肠

症见粪色青白，腹痛肠鸣，手足不温，舌质淡白、苔白腻，脉沉、指纹沉红。治以温中散寒。和气饮(《医宗金鉴》)：苍术、紫苏、防风、赤茯苓、豆豉、藿香、陈皮、厚朴、炙甘草。

24. 泄泻不愈，津亏液耗

泄泻病中症见眼眶及前囟稍陷，皮肤稍干，小便短少，唇干舌红。治以酸甘敛阴。益胃汤(《温病条辨》)加减：天花粉、石斛、芦根、玄参、麦门冬、乌梅、白芍、五味子、阿胶、生甘草、西洋参。湿热泻伤阴而余邪未尽，加黄连、白头翁；夹食滞，加鸡内金、焦山楂。

25. 泄泻不愈，阴虚火旺

症见泄泻病中兼见两颧潮红，五心烦热，小便短少，舌尖红少苔或无苔，脉细数无力。治以滋阴降火。知柏地黄丸(《医方考》)加味：知母、黄柏、熟地黄、山萸肉、山药、茯苓、泽泻、牡丹皮、乌梅。湿热泻伤阴而余邪未尽，加黄连、白头翁；夹食滞者，加鸡内金、焦山楂。

26. 泄泻不愈，阴虚风动

症见肢体拘挛或强直，时或抽搐，虚烦疲惫，舌绛少津。治以滋阴息风。大补阴丸(《丹溪心法》)加味：黄柏、知母、熟地黄、龟板、石决明、天麻、钩藤。

27. 泄泻不愈，阴津耗竭

症见泻下无度，色黄混浊、质稀如水，皮肤干燥，甚或枯瘪，目眶及前囟凹陷，啼哭无泪，小便短少或闭，精神萎靡，烦躁不安，口渴引饮，唇红齿干，舌绛无津，或起芒刺，脉微欲绝。遵吴瑭《温病条辨·下焦篇》的论述，“热邪久羁，吸烁真阴，或因误表，或因妄攻，神倦瘛疭，脉气虚弱，舌绛苔少，时时欲脱者，大定风珠主之。”治以滋阴潜阳，息风固脱。大定风珠(《温病条辨》)加味：白芍、阿胶、龟板、干地黄、麻仁、五味子、牡蛎、麦冬、炙甘草、西洋参、鸡子黄、鳖甲。风动，加石决明、天麻、钩藤。

28. 泄泻不愈，阳虚欲脱

症见暴泻不止，便稀如水，面色苍白，神疲气弱，表情淡漠，四肢厥冷，皮肤苍白发花，冷汗自出，爪甲晦暗，舌质淡苔白，脉象沉细虚数。治以温阳益气，扶本固脱。参附龙牡救逆汤(验方)加减：人参、附子、炮姜、龙骨、牡蛎。

29. 泄泻不愈，脾阳衰败

症见腹部胀满，中空如鼓，泻后胀满不减，不矢气，肌肉松弛，呼吸浅表，舌淡苔白，脉沉细结代。治以温补脾阳，助运固脱。温脾汤（《备急千金要方》）加味：大黄、当归、干姜、制附子、人参、甘草、香附；腹胀而夹气闭，合用阿魏丸（《新编中成药》）。

30. 泄泻不愈，阳虚风动

症见手足蠕动或震颤，面白或灰滞，精神萎靡或沉睡昏迷，四肢厥冷，舌淡胖、苔白，脉沉无力。治以温阳固脱，潜阳息风。固真汤（《证治准绳》）加减：人参、白术、山药、茯苓、黄芪、炙甘草、制附子、肉桂、炮姜、丁香。汗多，加煅龙骨、煅牡蛎、五味子。

第十二节　心　　悸

心悸是指因气血阴阳亏虚、痰饮瘀血阻滞，导致心失所养、心脉痹阻，引起患儿心中悸动不安、惊慌不宁，甚则不能自主的一种自觉症状。多发生于能主诉自觉症状的较大儿童，常伴有气短、胸闷，甚则眩晕、喘促，脉象或迟，或数，或结代，或脉律不整，而小婴儿由于不会语言则以脉律异常、虚里搏动异常为突出表现，故又称为“心悸之脉律异常”。

西医学中各种原因引起的心律失常，如心动过速、心动过缓、期前收缩、心房颤动或扑动、房室传导阻滞、病态窦房结综合征、预激综合征，以及病毒性心肌炎、心功能不全，部分心脏神经症等，凡表现以心悸为主要表现者，均可参照本节内容进行辨证论治。

病因病机辨识

严用和在《济生方·惊悸论治》载，“惊悸者，心虚胆怯之所致也。”因惊恐而发作的称为“惊悸”。小儿脏腑娇嫩、形气未充、心虚胆怯，多有心气内虚的内在因素，突遇惊恐，以致忤犯心神，心神动摇，不能自主而心悸。正如《素问·举痛论》所言，“惊则心无所倚，神无所归，虑无所定。”

小儿心悸的发生，除惊恐因素引起心主不安外，多由心之气血阴阳不足、心失所养；或水饮内停，或瘀血内阻，或痰火上逆，或邪气客犯导致心脉痹阻。诚如《证治准绳·惊悸恐》所言，“人之所主者心也，心之所养者血，心血一虚，神气失守，失守则舍空，舍空而痰入客之，此惊悸之所由发也。”其病位在心脉，主要影响心主血脉功能，但亦与心主神明关联，尚与肝、脾、肾等其他脏腑密切相关。虚、实之间可以相互夹杂或转化，实证可伤正，出现实中夹虚之证，多兼有气、血、阴、阳虚弱的表现；而虚证之间既可以相互转化，又可因虚致实，出现虚中夹实之证，兼见实证表现。由于脏腑功能失调，血运不畅或津液不布、水湿不化，则痰浊、痰火、瘀血、水饮内生，或复感外邪，导致心脉痹阻、阻滞脉络，而成痰瘀阻滞、水饮凌心、邪痹心脉的虚实夹杂之证。

症状识辨

心悸之证，是较大儿童诉述的自觉症状，为一过性，或阵发性，或持续性，或一日数次发作，或数日一次发作。较小儿童或不会语言，或表述不清，其主要表现在脉诊与虚里诊法上与正常儿有异，心悸小儿反映在脉象上常有变化，或疾或迟，或缓或数，或乍疏乍数、脉律不整，或出现促、结、代、涩之脉。

脉象：心悸之证在脉象上变化较著，心悸小儿反映在脉象上的变化众多。如果为数脉，数脉属阳，若数而有力，则为邪热鼓动，心火炽盛，痰火痹阻之实热证；若数而无力，则为阴虚内热之证；若数疾、脉律不整，则为阴精衰竭，阳气虚脱之证。如果为迟脉，迟脉属阴，则多是阳虚阴盛，鼓动无力，或寒湿内蕴，凝滞脉道之脉象；若脉迟而无力，甚或深沉而迟，则为阳虚之证；若脉缓无力，则为脾虚或湿盛之证；若脉迟而有力，则为寒湿内盛之证。

林佩琴在《类证治裁·怔忡惊恐》中有“惊悸脉必结代”，黄元御在《四圣心源·脉法解》中亦有“惊悸之家，脉多促结”的论述，故心悸患儿出现结脉、代脉、促脉亦较常见。脉象缓慢而有间歇，间歇不规律，为结脉，属阴属寒，为阴寒偏盛，邪结于里，阳热不足，正气衰弱之象。若脉浮而有力见结者，为寒邪滞于心脉之证；若脉沉而有力见结者，为阴寒内盛，气血郁滞，心脉阻滞之证。代脉为气血亏虚、元阳不足之证。促脉多因三焦郁火、邪热炽盛，灼伤阴液而致心脉运行不畅，或为痰浊火郁阻滞三焦而致心脉痹阻。一般来说，以脉数为主者，多属阴血不足，或邪热客犯，或内热炽盛；以脉迟为主者，多属阳气虚弱，或阳气衰败；结脉、代脉、促脉亦分虚实，实证多为痰火、寒湿郁结、气血瘀滞，虚为阳气虚衰、精血不足，或为本虚标实之证。

心悸动：心悸之辨，主要辨别虚实，即辨心之气血阴阳之虚，与水饮、瘀血、外邪、痰浊之实。心悸不宁，伴善惊易恐，少寐易惊醒，时作惊惕，面色时青时白，则为暴受惊恐，心神不宁之证；心悸心慌，心神不宁，伴心烦急躁，身热痰多，口干苦，溲黄便结，舌红苔黄腻，则为痰热内羁，上扰心包之证；心悸气短，伴头晕目眩，心胸胀满，舌淡苔白腻，则为痰浊阻滞，心脉痹阻之证；心悸胸闷，伴尿少尿闭，呛咳气急，烦躁不能平卧，甚至周身浮肿，口唇青紫，四肢厥冷，则为水阻心肺，扰乱心神，甚或心阳不振之证；心悸不安，伴胸闷心痛，痛如针刺，舌质紫暗，唇甲青紫，则为瘀血阻滞，心脉痹阻之证；心悸胸闷，伴心烦口渴，面红溲黄，舌质红苔黄，则为火热扰心，心神不宁之证；心动悸胸闷，伴烦躁不安，口干苦，或恶心呕吐，全身酸痛，则为外邪犯心，内侵心脉之证。

心悸不安，动则尤甚，静则悸缓，伴面色欠华，神疲自汗，舌淡，则为心气不足之证；心悸怔忡，动则尤甚，伴夜寐不宁，头晕目眩，舌质淡苔薄白，则为心血不足之证；心悸怔忡，伴胸闷气短，自汗或盗汗，睡卧露睛，舌质红苔花剥，则为气阴两虚之证；心悸不安，伴胸闷气短，动则尤甚，形寒肢冷，则为心阳虚弱之证；心悸不宁，伴心烦多梦，啼哭不安，少寐盗汗，颧红唇赤，舌红少苔或花剥苔，则为水不济火，扰动心神之证；心悸怔忡，稍动尤甚，伴面色灰白或灰黄，时有发绀，精神萎靡，面部及下肢浮肿，舌质暗紫，则为正虚邪伏，心脏劳损之证。

虚里：虚里在胸前心尖搏动部位，属胃之大络。虚里是宗气会聚之处，察虚里有助于观察胃气和宗气的盛衰。若按之微弱为不及，是宗气内盛；动而应衣为太过，是宗气外泄；搏动过速，多为胸腹积热，或正气衰而虚阳外脱；起落无序，则为脉律不整、心律不齐之症。

治法与处方原则

心悸分虚实论治，宗“虚者补之”“热者清之”“瘀者活之”“滞者通之”之意。虽心悸的主要病位在心脉，然心的病变可以导致其他脏腑功能失调或亏虚，其他脏腑的病变亦可以直接或间接影响及心脉，导致心悸的发生。因此，临证当根据具体情况，灵活应用各种扶正与祛邪的方法，以调整脏腑功能，促进康复。

心悸由脏腑气血阴阳亏虚，心失所养，心脉失养者，治当补益气血，调理阴阳，以求气血调畅，阴平阳秘，配合应用养心安神之法，以促进脏腑功能的恢复。心悸因实而致，多见痰浊、痰火、水饮、气滞、瘀血、外邪等实邪所致者，当以化痰、涤痰、化饮、理气、活血、祛邪为主，配合应用重镇安神之法，以求邪去正安，心神得宁。至于虚实夹杂之心悸，当根据虚实的主次、缓急，灵活应用益气养血、滋阴温阳、化痰除饮、行气化瘀、祛除外邪、养心安神、重镇安神之法。

证治条辨

1. 暴受惊恐，心神不宁

症见脉动数，虚里搏动明显或起落无序，心悸不宁，善惊易恐，少寐易惊醒，时有惊惕，面色时青时白，大便色青或绿，舌苔薄白或正常。治以镇惊定志，养心安神。平补镇心丹（《太平惠民和剂局方》）加减：人参、茯苓、山药、天冬、生地黄、熟地黄、酸枣仁、远志、茯神、龙齿、琥珀、肉桂。脉弱、脉律不整、心悸不安、动则尤甚、舌质淡，重用人参，加炙甘草、黄芪；脉细数、脉律不整、颧红唇赤、舌质红，重用酸枣仁，加柏子仁、龙眼肉、知母；寐中易惊醒、时作惊惕，加牡蛎、磁石，或合用朱砂安神丸（《内外伤辨》）；心悸烦闷、精神抑郁，加柴胡、郁金、合欢皮、绿萼梅。

2. 心气不足，心失所养

症见脉象虚弱或沉或结代或脉律不整，虚里搏动弱，心悸不安、动则尤甚、静则悸缓，面色欠华，神疲体倦，气短自汗，舌质淡、苔薄白。治以补益心气，安神复脉。安神定志丸（《医学心悟》）合四君子汤（《太平惠民和剂局方》）加减：人参、茯苓、山药、龙齿、生地黄、五味子、炙甘草、黄芪、柏子仁、酸枣仁。脉迟、脉律不整，少加肉桂、制附子以取其少火生气之意；汗出较多，加浮小麦、乌梅、山萸肉；心悸不宁、时有惊惕，重用柏子仁，加磁石、茯神、远志；舌苔微腻、便溏，加白术、芡实、泽泻；舌质淡暗、脉结代，加丹参、郁金、赤芍。

3. 心血不足，心失所养

症见脉象细而无力或结代，虚里搏动微弱，心悸怔忡、动则尤甚，夜寐不宁，头晕目眩，面色无华，神疲乏力，舌质淡、苔薄白。治以补血养心，安神定志。养心汤（《证治准绳》）加减：当归、川芎、茯苓、茯神、柏子仁、酸枣仁、五味子、远志、黄芪、炙甘草、人参。失眠多梦、夜眠不宁，加合欢皮、夜交藤、莲子；面色无华、心悸气短、唇爪苍白，加麦冬、生地黄。

4. 心脾两虚，心失所养

症见脉细弱结代或脉律不整，虚里搏动弱，心悸气短，头晕目眩，面色无华，神疲乏力，纳差腹胀，大便溏泻，少寐多梦，舌质淡、苔白。治以补养气血，健脾养心，宁神复脉。归脾汤（《正体类要》）加减：黄芪、人参、白术、炙甘草、当归、龙眼肉、酸枣仁、茯神、远志、大枣、生姜。乏力、气短、神疲，重用人参、黄芪、白术，少佐肉桂；失眠多梦，加合欢皮、夜交藤、柏子仁、莲子心。

5. 水不济火，扰动心神

症见脉细数或结代或脉律不整，虚里搏动微弱或起落无序，心悸不宁，心烦多梦，啼哭不安，少寐盗汗，颧红唇赤，低热久恋，手足心灼热，舌质红、少苔或花剥苔。治以滋养阴血，宁心安神复脉。天王补心丹（《摄生秘剖》）加减：生地黄、玄参、天冬、麦冬、丹参、当归、人参、酸枣仁、柏子仁、五味子、远志、茯神、知母。口干口苦、咽燥心烦，加黄连、栀子、竹叶、莲子心；盗汗，加山萸肉、乌梅肉；啼哭不安、少寐多梦，加龙齿、磁石、夜交藤。

6. 气阴两虚，心失所养

症见脉细数或结代或脉律不整，虚里搏动或显或弱或起落无序，心悸怔忡，胸闷气短，倦怠乏力，面色无华，自汗或盗汗，睡卧露睛，颊颧暗红，舌质红、苔花剥。治以益气养阴，宁心安神复脉。炙甘草汤（《伤寒论》）合生脉散（《医学启源》）加减：炙甘草、人参、生地黄、桂枝、阿胶、麦冬、火麻仁、五味子、生姜、大枣。脉急促、怔忡，加龙齿、紫石英、珍珠母；心悸、心慌、爪甲淡白、不寐，加当归、酸枣仁、柏子仁；心脉不整，加磁石、鹿衔草、柏子仁。

7. 心阳虚弱，鼓动无力

症见脉象沉或结代或迟或脉律不整，虚里搏动微弱，心悸不安、动则尤甚，胸闷气短，形寒肢冷，面色苍白，舌质淡、苔白。治以温补心阳，宁心安神定悸。桂枝甘草龙骨牡蛎汤（《伤寒论》）合参附汤（《校注妇人良方》）加减：桂枝、炙甘草、龙骨、牡蛎、人参、制附子、黄芪、玉竹、麦冬、枸杞子。形寒肢冷，重用制附子，加肉桂；大汗出，重用人参、黄芪、龙骨、牡蛎，加山萸肉；尿少、浮肿，加葶苈子、车前子、泽泻、五加皮；唇舌暗红、爪甲发青，加丹参、赤芍、桃仁、红花；脉缓或迟，加水炙麻黄、肉桂，或合用麻黄附子细辛汤（《伤寒论》）。

8. 心肾不交，心神不宁

症见脉细数或脉律不整，虚里搏动急速，心悸失眠，五心烦热，眩晕耳鸣，多梦易惊，舌红少津。治以滋阴降火，交通心肾，清心宁神。黄连阿胶汤（《重订通俗伤寒论》）合朱砂安神丸（《内外伤辨》）加减：黄连、阿胶、龟甲、知母、黄柏、牡蛎、磁石、酸枣仁、柏子仁、生地黄。心悸心烦、失眠多梦，加莲子心、萆薢，少佐肉桂；胸闷、胸痛，加丹参、檀香、郁金；寐不安宁、烦躁、哭闹不安，加淡竹叶、莲子心。

9. 痰浊阻滞，心脉痹阻，胸阳不畅

症见脉迟或脉律不整，虚里搏动弱，心悸气短，头晕目眩，恶心呕吐，心胸胀满，舌质淡、苔白腻或滑腻。治以温化痰湿，通阳宣闭，宁心安神。导痰汤（《济生方》）合瓜蒌薤白半夏汤（《金匮要略》）加减：清半夏、陈皮、茯苓、炙甘草、薤白、瓜蒌、制附子、桂枝、青皮、枳壳、胆南星、郁金。心悸重，加远志、石菖蒲、酸枣仁、龙骨；头晕目眩、体丰痰多，加泽泻、山楂、莱菔子；痰微黄、苔微黄，加黄连、竹茹、苦参。

10. 痰热内羁，上扰心包，神不安宁

症见脉滑数或结代或脉律不整，虚里搏动明显，心悸神烦，夜卧不安，胸闷腹胀，泛吐痰涎，口干口苦，舌质红、苔黄腻。治以开降涤痰，宣泄去烦，宁神定悸。栀子豉汤（《伤寒论》）合半夏泻心汤（《伤寒论》）加减：栀子、淡豆豉、黄连、黄芩、清半夏、干姜、莲子心、陈皮、瓜蒌、石决明。胸闷、呕逆，加枳壳、郁金、莱菔子；心烦不寐，加淡竹叶、连翘心。

11. 水阻心肺，扰乱心神

症见脉细数或脉律不整，虚里搏动明显，心悸胸闷，肢体浮肿，尿少尿闭，呛咳气急，烦躁不能平卧，舌质淡、苔腻。治以泻肺逐水，宁心定悸。己椒苈黄丸（《金匮要略》）加减：防己、椒目、葶苈子、大黄、桑白皮、茯苓、桂枝、泽兰。水肿甚、小便短少，加制附子、黄芪、党参；咳喘、胸闷，加杏仁、前胡、桔梗、五加皮；唇舌暗红，加川芎、刘寄奴；口和不渴、恶心呕吐等水饮上逆，可合用小半夏加茯苓汤（《金匮要略》）。

12. 水寒阻伤，心阳不振

症见脉微欲绝或脉律不整，虚里搏动微弱，心悸喘憋，周身浮肿，面色苍白，口唇青紫，四肢厥冷，冷汗淋漓，舌质淡、苔白滑。治以温阳逐水，振奋心阳，宁心定悸。参附汤（《校注妇人良方》）加减：人参、制附子、葶苈子、椒目、桑白皮、桂枝、泽泻、远志、酸枣仁。恶心呕吐，加清半夏、陈皮、生姜；唇舌暗红，加当归、川芎、刘寄奴、泽兰、益母草；尿少、浮肿明显、夜间咳喘或端坐呼吸，可合用真武汤（《伤寒论》）。

13. 瘀血阻滞，心脉痹阻

症见脉涩或结代或脉律不整，虚里搏动明显或起落无序，心悸时发时止，胸闷不舒，心痛阵作、痛如针刺，舌质紫暗，唇甲青紫。治以活血化瘀，疏通心脉，安神止悸。血府逐瘀汤（《医林改错》）合桃仁红花煎（《陈素庵妇科补解》）加减：桃仁、红花、川芎、赤芍、牛膝、枳壳、紫石英、桂枝、延胡索、香附、当归。胸闷不舒、善叹息，加柴胡、瓜蒌；胸满闷痛、苔浊腻，加瓜蒌、薤白、清半夏、陈皮；胸痛甚，加乳香、没药、五灵脂、蒲黄、三七粉。

14. 痰瘀互结，心脉痹阻

症见脉涩或结代或滑或脉律不整，虚里搏动明显，心悸胸闷，烦躁失眠多梦，大便秘结，小便短赤，口干口苦，舌苔腻。治以活血涤痰，理气通络。瓜蒌薤白半夏汤（《金匮要略》）合失笑散（《太平惠民和剂局方》）加减：瓜蒌、薤白、桃仁、红花、蒲黄、五灵脂、清半夏、陈皮。心悸、失眠明显，加珍珠母、磁石；胸痛明显，加乳香、没药、川芎。

15. 火热扰心，心神不宁

症见脉数或滑数或结代，虚里搏动明显，心悸胸闷、善惊，心烦口渴，面赤溲黄，舌质红、苔黄少津。治以清心宁神，泻火止悸。清宫汤（《温病条辨》）合朱砂安神丸（《内外伤辨》）加减：朱砂、琥珀、淡竹叶、连翘心、酸枣仁、当归、莲子心、玄参、生地黄。胸闷明显，加瓜蒌、郁金、枳壳、槟榔；脉结代，加瓜蒌、山楂、川芎；失眠多梦，加磁石、赤芍、夜交藤。

16. 邪热犯心，心脉痹阻

症见脉动疾或结代，虚里搏动明显，心动悸，胸闷，烦躁不安，口干苦，舌尖红、苔薄黄，或兼有肺卫表证。治以清心解毒，宁心通脉。清营汤（《温病条辨》）加减：水牛角、生地黄、玄参、麦冬、莲子心、竹叶卷心、丹参、苦参、大青叶、连翘。胸闷，加瓜蒌、郁金；脉促、结、代，加益母草、延胡索、川芎；形寒肢冷、面色苍白，加桂枝、牡蛎；神疲乏力、动则心悸尤甚，加黄芪、党参、炙甘草；颧红唇红、五心烦热，加五味子、石斛。

17. 湿毒客心，心脉痹阻

症见脉滑数或结代，虚里搏动明显，心动悸，胸闷憋气，寒热起伏，恶心呕吐，纳差便稀，全身酸痛，舌苔厚腻。治以化湿解毒，通脉安神。甘露消毒丹（《温热经纬》）加减：黄芩、连翘、防己、薄荷、藿香、白豆蔻、苦参、石菖蒲、茵陈蒿、滑石。胸闷、憋气，加瓜蒌、郁金、地龙；脉促、结、代，加益母草、延胡索、桃仁；尿少、浮肿、苔白滑，加葶苈子、茯苓、泽泻；形寒肢冷、面色苍白，加桂枝、干姜、牡蛎；肢体酸痛，加独活、羌活；腹痛、泄泻，加木香、白扁豆、车前子。

18. 气虚邪恋，心失所养

症见脉疾或结代，虚里搏动弱，心悸气短，胸闷乏力，面色萎黄无华，纳差便稀，舌质淡、苔白。治以益气祛邪，宁心复脉。黄芪桂枝五物汤（《金匮要略》）加减：黄芪、桂枝、白芍药、远志、炙甘草、地龙、太子参、丹参、石菖蒲、生姜。心悸、脉促，加龙齿、琥珀；胸闷、口唇青紫，加郁金、川芎、桃仁；易反复发热、恶风，加防风、白术。

19. 阴虚邪恋，心失所养

症见脉细软或结代，虚里搏动弱，心悸气短，低热，盗汗，手足心灼热，少寐多梦，舌质红、少苔或无苔。治以养阴祛邪，宁心复脉。青蒿鳖甲汤（《温病条辨》）加减：青蒿、鳖甲、龙骨、珍珠母、钩藤、当归、生地黄、银柴胡、赤芍、干姜、薏苡仁、百合、代赭石。心悸、脉滑、精神困倦、苔腻，加龙胆草、瓜蒌、白豆蔻、酒大黄；身体沉重、关节酸痛、苔白腻，加秦艽、防己、桂枝、珍珠母。

20. 正虚邪伏，心脏劳损

症见脉虚或细数或结代，虚里搏动无力，心悸怔忡、稍动尤甚，面色灰白或灰黄、时有发绀，精神萎靡，疲乏无力，面部及下肢浮肿，腹胀尿少，舌质暗紫。治以补益心气，养阳复脉。养心汤（《证治准绳》）：黄芪、茯苓、茯神、当归、川芎、炙甘草、半夏曲、柏子仁、酸枣仁、远志、五味子、人参、肉桂。手足不温、厥冷明显，加制附子、桂枝；面色泛青、唇舌紫暗，加赤芍、丹参、槟榔、泽兰；心悸头眩、四肢厥冷，可合用真武汤（《伤寒论》）。

第十三节　昏　　迷

昏迷是指以小儿神志不清，意识丧失，窍道闭塞为特征的一种常见而危重的症状，其发病与心、脑有关，多由热、痰、湿、瘀血、疫毒阻闭清窍，扰乱神明或神明失主所致。

根据昏迷的发病特点、证候表现，西医学神经系统疾病如脑炎、脑膜炎、脑出血、颅脑外伤、高血压脑病、颅内占位性病变、癫痫等，急性传染病如流行性乙型脑炎、流行性脑脊髓膜炎、流行性出血热、败血症等，代谢性及内分泌性疾病如糖尿病、尿毒症、肝昏迷等，中毒性疾病如一氧化碳中毒、有机磷中毒等，物理因素如电击伤等，致使患者出现昏迷症状时，可参考本节内容进行辨证论治。

病因病机辨识

昏迷属于心、脑病证。《素问·脉要精微论》所言，“头者，精明之府。”故凡病邪扰及神明，或阻闭窍机，以及阴竭阳脱、心神耗散，神无所依，均可导致昏迷。

实证昏迷：热邪、疫毒、暑热等时邪及秽浊之气为外感昏迷的主要病因。热为阳邪，其性炎上，易生风动血；疫毒致病发病急骤，更易内陷心包；暑邪独见夏令，其性炎热、升散，易伤津耗气；浊邪黏滞，最易闭阻气机。《灵枢·邪客》有“诸邪之在于心者，皆在于心之包络。”若感受温热疫毒之邪，热毒炽盛，传变入里，由气及营，内陷心包；或温热之邪，由肺卫逆传心包；或热结阳明，因“胃络通心”，热扰神明；或酷暑之季，暑热内扰，“暑喜归心”，内陷心包；或感受湿热之邪，湿邪弥漫，蔽郁清窍，化燥入营入血，热闭心包；或猝冒秽浊之气，闭阻气机，清窍失利，均可发生昏迷之证。湿热之邪外袭，弥漫上焦津液，蒸酿为痰，或因正虚痰浊内生，遮蔽神明，蒙蔽心包；或痰浊内蕴，郁而化热，痰热互结，上蒙清窍，神明不用，发为昏迷。邪热炽盛，内陷心营，与痰浊、瘀血交阻，闭阻心窍；或痰瘀互结，蒙蔽心包；或瘀热相合，堵塞心窍；或热蕴下焦，下焦蓄血，均可导致昏迷。

虚证昏迷：心脾两虚而肝阳偏亢，脑神受累，元神失控；或肝肾阴虚，水不涵木；或阴虚阳亢，而致风动，脑神失养，窍络弱闭，均可导致昏迷。

素体羸弱，久病元气耗竭，或感邪太重，邪盛正衰，或邪已去而正将亡，以致阳气欲脱或真阴欲竭，阴阳衰微，神无所依，心神耗散而致昏迷；亦可由热邪闭阻心包，由闭转脱，阴竭阳亡而成的昏迷脱证。

症状识辨

神志异常：一般昏蒙、嗜睡、神志不清时昧者，为昏迷轻证；昏迷、昏愦、不省人事、昏不知人，为昏迷重证。临证需了解昏迷的程度、神志症状出现的久暂，以及伴随症状。温病热陷心营、热闭心包或逆传心包，其昏迷程度较深，多表现为神昏谵语，或昏愦不语，或呼之不应；湿热痰蒙心包，其昏迷程度较浅，多表现为神志昏蒙，表情淡漠，时清时昧，似醒似寐，或半清半昧；热结胃肠、阳明腑实证者，一般表现为神昏谵语，烦躁不已；瘀热交阻者，一般表现为昏迷谵语，或其人如狂。对于昏迷程度极深的心神耗散之脱证，当根据伴有症状、舌象推断其属亡阴证候，还是亡阳证候。神昏轻者，表现为一过性短暂的神识丧失，多为昏厥或晕厥；如突然出现头晕仆倒，面白、大汗淋漓、不省人事，则为晕厥；发于暴怒或哭闹气逆，昏倒时口噤握拳，为气厥。

舌象：舌质红绛，多为温病热入心营、或肝肾阴虚、或亡阴之证；舌苔白腻或黄腻垢浊，为湿闭、痰闭之证；舌苔黄厚干燥、或焦黑起芒刺，为热结肠胃、阳明腑实之证；舌质深绛带紫暗，为瘀热交阻之瘀闭；舌质紫暗、或见瘀点，为瘀闭之瘀阻脑络、热蕴下焦、下焦蓄血证；舌质淡胖、边有齿痕，为痰闭之痰浊蒙蔽清窍、浊闭之浊阴上逆、虚闭之心脾两虚证。

治法及处方原则

昏迷为危急重症，遵“急则治其标”原则，当以开窍等治标之法为主以急救，再根据不同病因、病机进行救治。开窍、固脱是治疗昏迷的两大法则，可针对“扰”“蒙”“闭”的不同病机进行治疗。开窍法通过清心、清营、泻火、涤痰、泄浊、芳香、通闭、行气、活血、温散等具体治法得以实现；针对心神耗散的病机，固脱法可通过救阴敛阳、回阳救逆的治法予以治疗。

本症治疗，在分清外感热病昏迷和内伤杂病昏迷的基础上，应特别重视及早确定昏迷的性质，根据热闭、痰闭、浊闭、湿闭、虚闭、脱证的原因，采取针对性治疗，可采用清热解毒、清营凉血、豁痰化湿、清暑泻火、辟秽解毒等治本之法。如热陷心包证，需重视使心包之热透出气分而解之清营、分利、理气法的应用；热闭逆传心包之证，热邪煎灼心阴，津液亏虚，血受煎熬，涩滞行迟，可形成瘀血，加重气机闭阻，故在清营、养阴、涤痰开窍之中又需加活血化瘀之品，以宣畅气机，导包络之热外透。若伴有抽搐风动症状，又当配合凉肝息风、镇肝息风、泻肝息风、抑肝息风诸法；若属胃热上冲于心、神志被扰，法当攻下。

证治条辨

1. 热闭，热入心营，热闭心包

症见高热昏迷，烦躁不宁，谵妄或昏愦不语，循衣摸床，撮空理线，溲黄便结，齿垢唇焦，舌质红绛，脉数。治以凉营泄热，清心开窍。清宫汤（《温病条辨》）加减送服安宫牛黄丸（《温病条辨》）：水牛角、连翘心、玄参心、黄连心、白茅根、淡竹叶、石菖蒲，以及安宫牛黄丸。正合“邪气久留，舌绛苔少，热搏血分者，加味清宫汤主之；神识不清，热闭内窍者，先与紫雪丹，再与清宫汤”（《温病条辨·中焦篇》）之意。胸腹灼热、大便秘结，加大黄、姜厚朴；筋脉拘急、两目上视、颈项强直，加钩藤、牡丹皮、羚羊角。

2. 热闭，邪热内陷，逆传心包

症见身热灼手，四肢厥冷，昏愦不语，舌謇短缩，舌质红绛、苔黄燥，脉细滑数；可兼有风温、痄腮、水痘、手足口病等原发疾病的症状。治以清心凉营，豁痰开窍。清营汤（《温病条辨》）加味：水牛角、生地黄、玄参心、竹叶心、金银花、连翘心、黄连、丹参、麦冬、胆南星、清半夏。喉中痰鸣、泛吐痰涎，或昏愦不语较著，加竹沥、瓜蒌；昏迷甚，加鲜荷叶、石菖蒲、莲子心。

3. 热闭，急黄并发邪犯心肝

症见黄疸迅速加重，或卒见身黄如金，高热烦渴，胸腹胀满，嗜睡，神昏，抽搐，甚或衄血、便血，或肌肤发斑，舌质红、苔黄腻。治以利湿退黄，清心开窍，凉肝息风。茵陈蒿汤（《伤寒论》）合羚角钩藤汤（《重订通俗伤寒论》）加减送服至宝丹（《太平惠民和剂局方》）：茵陈蒿、大黄、栀子、羚羊角、钩藤、天麻、车前子、僵蚕、水牛角，以及至宝丹。肌衄，加茜草、藕节、桃仁、白茅根；大便黏滞、小便深黄，加虎杖、龙胆草、滑石。

4. 热闭，冒受暑邪，郁闭清窍

症见烈日暴晒后突发头晕，头痛，胸闷身热，面赤气粗，甚或卒然仆倒，昏不知人。治以清心开窍，解暑益气。白虎加人参汤（《伤寒论》）加减送服紫雪（《太平惠民和剂局方》）：生石膏、知母、人参、甘草、金银花、西瓜翠衣、鲜竹叶，以及紫雪。口渴恶心作呕、全身酸痛不适，加藿香、佩兰、青蒿、鲜荷叶；四肢肌肉抽搐、痉挛、转筋，加木瓜、钩藤、蚕沙。

5. 热闭，热结肠胃，扰及神明

症见高热或日晡潮热，面目俱赤，声重气粗，神昏谵语，或扬手掷足，大便秘结或热结旁流或下腐臭，舌质红、苔黄燥或焦黄或起芒刺，脉沉实有力。治以峻下热结，清泻阳明。大承气汤（《伤寒论》）：大黄、芒硝、枳实、姜厚朴。神昏、躁扰明显，加服安宫牛黄丸（《温病条辨》），服后若大便不解，可用调胃承气汤（《伤寒论》）；神昏舌短，内窍不通，饮不解渴，可用白虎承气汤（《通俗伤寒论》）；循衣摸床，舌卷囊缩，舌起粗大红刺，可合用凉膈散（《太平惠民和剂局方》）；出现高热神昏，肢厥等“热深厥深”证候者，可改用桃核承气汤（《伤寒论》）。

6. 热闭，心肝亢盛，肝风内动

症见卒然昏仆，不省人事，牙关紧闭，两手握固，抽搐频繁有力，或见㖞僻不遂，面红目赤，烦躁不宁，舌质红、苔黄燥，脉弦数有力。治以清心凉肝，息风开窍。千金龙胆汤（《备急千金要方》）合羚角钩藤汤（《重订通俗伤寒论》）加减：龙胆草、黄芩、大黄、羚羊角、钩藤、茯苓、郁金、天麻、僵蚕、白芍。抽搐较著，加牛黄、全蝎、蜈蚣；喉中痰鸣，昏迷较著，加黄连、胆南星、天竺黄、石菖蒲；面红目赤，大便秘结，加芒硝、牵牛子；舌质红绛，肌肤发斑，加水牛角、牡丹皮。

7. 热闭，热毒燔盛，疫毒攻心

症见高热不退，昏愦如迷，或谵语妄言，循衣摸床，或郁冒直视，或下利臭秽，或吐衄发斑或遍身青紫，四肢厥冷，舌质红绛或深绛，脉细微数。治以清热解毒，凉血清营，清心开窍。清瘟败毒饮（《疫疹一得》）加减：生石膏、生地黄、水牛角、黄连、栀子、黄芩、赤芍、玄参、牡丹皮、连翘、淡竹叶。

8. 湿闭，湿热蒙蔽清窍

症见神识昏蒙，似清似昧，或时清时昧，时有谵语，语言不利，身热不退，或朝轻暮重，胸脘痞闷，时有呕恶，舌苔垢黄腻，脉滑数或濡数。治以清热化湿，豁痰开窍。菖蒲郁金汤（《温病全书》）加减：石菖蒲、郁金、胆南星、天竺黄、竹沥、姜汁、金银花、连翘、牡丹皮、栀子、菊花、滑石。神识昏蒙，呕恶不食，口干而不欲饮，舌苔白腻，可用茯苓汤(《宣明论》)合安宫牛黄丸(《温病条辨》)，或遵“湿热上焦未清，里虚内陷，神识如蒙，舌滑脉缓，人参泻心汤加白芍主之”(《温病条辨·中焦篇》)之意；神识如蒙，小便不通，少腹硬满，大便不通，舌苔垢腻，加猪苓、茯苓、寒水石、晚蚕沙、皂荚；抽搐，加钩藤、僵蚕、全蝎。

9. 湿闭，湿重于热，湿浊蒙上

症见热蒸头胀，呕逆神迷，小便不通或尿闭，渴不多饮，舌苔白腻。先治以芳香开窍，继而淡渗分利。先予苏合香丸加味(《太平惠民和剂局方》)芳香开窍、通窍启闭苏神，药用：白术、青木香、水牛角、香附子、朱砂、诃梨勒、白檀香、安息香、沉香、麝香、丁香、荜茇、龙脑、苏合香、乳香。继而给予茯苓皮汤(《温病条辨》)淡渗除湿、宣通水道，药用：茯苓皮、薏苡仁、猪苓、大腹皮、白通草、淡竹叶。正合“吸受秽湿，三焦分布，热蒸头胀，身痛呕逆，小便不通，神识昏迷，舌白，渴不多饮，先宜芳香通神利窍，安宫牛黄丸；续用淡渗分消浊湿，茯苓皮汤”(《温病条辨·中焦篇》)之意。痰涎涌盛，气急而喘，烦躁不能平卧者，可用刘河间倒换散(《宣明论》)。

10. 湿闭，湿滞大肠，湿蒙窍阻

症见神识如蒙，大便不通，少腹硬满，舌苔垢腻。治以宣通气机，清化湿浊。宣清导浊汤(《温病条辨》)：猪苓、茯苓、寒水石、晚蚕沙、皂荚子。少腹胀满拘急，不矢气，系肠腑湿郁较甚，加杏仁、瓜蒌、槟榔；神识昏蒙较甚，合用苏合香丸(《太平惠民和剂局方》)。

11. 痰闭，痰浊蒙蔽清窍

初见嗜睡，懒言；继而神识模糊，言语含混，瞪目直视，甚则渐至昏不识人。昏迷后多无发热，可见面色晦滞，静而不烦，喉中痰声辘辘，口角流涎，胸闷呕恶，舌苔白腻或灰腻，脉沉滑或濡缓。治以涤痰开窍。涤痰汤(《奇效良方》)加减送服苏合香丸(《太平惠民和剂局方》)：陈皮、清半夏、茯苓、胆南星、枳实、竹茹、石菖蒲、人参、郁金、远志，以及苏合香丸。抽搐频繁，加蜈蚣、全蝎、钩藤；精神恍惚，加珍珠母、磁石；失神，加琥珀、茯神；纳差便溏，合用四君子汤(《太平惠民和剂局方》)。

12. 痰闭，痰迷清窍，痰火扰神

初见神志错乱，胡言乱语，躁扰如狂，渐至昏迷，或卒然昏仆抽搐，呼吸气粗，声高息粗，喉中痰鸣，或口中有声，溲黄便秘，面红目赤，烦躁不安，舌质红、苔黄腻，脉滑数。治以清泻肝火，化痰宁神，开窍醒神。竹沥达痰丸（《杂病源流犀烛》）合黄连温胆汤（《六因条辨》）加减送服牛黄抱龙丸（《医学入门》）：青礞石、全蝎、大黄、桃仁、天麻、清半夏、胆南星、钩藤、石菖蒲、黄连、竹茹、人工牛黄。喉中痰壅，痰黄黏稠，大便秘结，加瓜蒌、海蛤壳；抽掣频繁，加石决明、白僵蚕；舌强语謇，㖞僻不遂，加石决明、白附子。

13. 浊闭，浊阴上逆

症见面色晦滞，头晕头痛，视力障碍，恶心呕吐，口中气秽，胸闷腹胀，肢冷畏寒，尿少浮肿，大便不爽，意识由嗜睡迷蒙渐转昏迷，舌淡体胖、苔垢腻，脉沉迟，甚或抽搐、衄血。治以温补脾肾，泻浊开窍。温胆汤（《三因极一病证方论》）合温脾汤（《备急千金要方》）加减送服苏合香丸（《太平惠民和剂局方》）：大黄、制附子、干姜、人参、清半夏、竹茹、枳实，以及苏合香丸。腹中冷痛，便溏，苔白腻或白滑者，去大黄，加吴茱萸、肉桂；浮肿，尿少或尿闭，加车前子、泽泻、猪苓、牵牛子。

14. 浊闭，浊毒闭神

症见神识时昏时清，谵语，烦躁不宁，口气秽浊，舌暗、苔灰腻，脉沉弦。治以解毒泻浊，开窍苏神。菖蒲郁金汤（《温病全书》）加减送服玉枢丹（《百一选方》）：牡丹皮、栀子、连翘、郁金、石菖蒲、竹沥、淡竹叶、灯心草，以及玉枢丹。

15. 瘀闭，瘀阻脑络，扰乱神明

症见神志昏迷或如痴呆或错乱，头部刺痛或久痛不愈，瘛疭抽搐，或单以口角、眼角、肢体抽搐，或大便坚如羊矢，形体消瘦，肌肤枯燥色紫，颜面口唇青紫，舌质紫暗，或见瘀点，脉细涩。治以活血化瘀，开窍通闭。通窍活血汤（《医林改错》）加减：桃仁、红花、赤芍、乳香、没药、血竭、当归、老葱、生姜。神昏窍闭，加石菖蒲、郁金；痴呆，加白檀香、安息香、丁香、沉香。

16. 瘀闭，瘀热闭阻清窍，扰乱神明

症见周身灼热，神志不清，或谵妄昏狂，舌质紫绛而润。治以活血化瘀，清热开窍。犀地清络饮（《重订通俗伤寒论》）加味：水牛角、牡丹皮、生地黄、赤芍、连翘、桃仁、生姜汁、竹沥、石菖蒲、灯心草。谵妄昏狂，加琥珀、丹参；兼神情呆滞，昏迷不语等气滞血滞，灵机不运证候者，可合用三甲散（《温热病篇》）。

17. 瘀闭，热蕴下焦，下焦蓄血

症见少腹硬满急痛，神志不清如狂，大便秘结或自利酱粪，舌质深绛，脉沉涩。治以泄热逐瘀，通络开窍。桃核承气汤（《伤寒论》）加味：桃仁、大黄、桂枝、芒硝、甘草、牡丹皮。舌质紫暗，脉涩，颜面口唇青紫，加归尾；少腹硬满急痛较著，加姜厚朴、枳实；昏狂甚，可合用牛黄膏（《通俗伤寒论》）。

18. 虚闭，心脾两虚

症见卒然昏仆，或神识昏愦，抽搐力弱，或仅头部下垂，四肢无力，面色苍黄，纳差腹胀，口噤目闭，舌质淡而胖嫩、苔白，脉弱。治以补益心脾，开窍息风。四君子汤（《太平惠民和剂局方》）合温胆汤（《三因极一病证方论》）加减：党参、白术、茯苓、天麻、全蝎、陈皮、清半夏、僵蚕、柏子仁、木香、胆南星、石莲子、石菖蒲、郁金。形寒肢冷，手足不温，加干姜、制附子；面色晦滞，痞满不舒，加远志、枳实。

19. 虚闭，肝肾阴虚

症见卒然昏仆，瘛疭或强直，抽风无力，或语謇，时有躁动，健忘失眠，面颊潮红，手足心热，舌光红欠润，脉弦数无力。治以滋补肝肾，开窍息风。大定风珠（《温病条辨》）加减：全蝎、天麻、僵蚕、阿胶、络石藤、白芍、熟地黄、龟甲、鳖甲、牡蛎、远志、石菖蒲、龙骨。精神不振，倦怠乏力，动则气短，加党参、黄芪、白术；心烦溲黄，手足心热，舌苔花剥，加知母、黄柏。

20. 脱证，亡阴

症见神志昏迷，汗出，面红身热，唇舌干红，脉虚数。治以救阴固脱。生脉散（《医学启源》）加味：人参、麦冬、五味子、山萸肉、黄精、龙骨。

21. 脱证，亡阳

症见昏愦不语，呼吸微弱，面色苍白，四肢厥冷，额有冷汗，或大汗淋漓，二便失禁，口唇青紫，脉微欲绝。治以回阳救逆。参附汤（《校注妇人良方》）加味：人参、制附子、干姜、甘草。口唇发绀，手足指（趾）甲色青，加肉桂、白术、茯苓、陈皮；呼吸浅促不匀，可加山萸肉、五味子、磁石。

第十四节　小儿夜啼

小儿夜啼是以婴儿入夜啼哭不移，白天如常为特征的一种症状，多见于新生儿及 6 个月以内的小婴儿。病程长者，不仅使小儿自己长久不得安宁，影响身心健康，也使患儿父母不得安宁，影响工作和学习。本节主要讨论婴儿夜间不明原因的反复啼哭，由于伤乳、发热或其他疾病引起的啼哭，应当审因论治，不属于本节论述范围。

病因病机辨识

人的寤寐由心神控制，而自然界、人体阴阳的正常运作是心神调节寤寐的基础，阳入于阴是寐的条件。如《灵枢·营卫生会篇》云："阴阳相贯，如环无端……荣卫之行，不失其常，故昼精而夜瞑。"清代林佩琴《类证治裁·不寐》云："阳气自动而之静，则寐；阴气自静而之动，则寤。"总之，凡影响阳入于阴和神之安宅的因素都会成为小儿夜啼的病因。《灵枢·大惑论》云："卫气不得入于阴，常留于阳……不得入于阴则阴气虚，故目不瞑矣。"《诸病源候论·小儿杂病诸候·夜啼候》云："夜阴气盛，与冷相搏则冷动，冷动与脏气相并，或烦或痛，故令小儿夜啼也。"

1. **脾寒气滞**　脾寒气滞是导致夜啼的常见病因。由于孕母素体虚寒、恣食生冷，胎禀不足，脾寒内生；或因护理不当，腹部中寒，或用冷乳哺食。小儿为稚阴稚阳之体，五脏属阴，脾为至阴，喜温而恶寒，夜属阴；脾经虚寒，或中寒邪，入夜则脾之阴寒甚，寒凝阳郁，阳不能入于阴而致夜啼；日属阳，故脾之阴寒得阳则缓。

2. **心经积热**　若孕母脾气急躁，或平素恣食香燥炙煿之物，或过服温热药物，蕴蓄之热遗于胎儿；出生后将养过温，受火热之气熏灼，均令小儿体内积热。胎禀火伏热郁，心火旺盛，心主火属阳，日属阳，夜属阴，至夜阴气盛而阳气衰，阳衰则无力与伏热、灯火相搏，而内扰心神，则心神不安，故入夜不寐烦躁而啼哭不宁；日属阳，阳衰得阳则缓，加之彻夜啼哭之后，阳气耗损而日间精神不振，故白天入寐。夜间心火复亢，故入夜又啼，周而复始，循环不已。

3. **惊恐伤神**　小儿神志发育未臻完善，心藏神而主惊，小儿神气怯弱，智慧未充，虚神得阳（昼）则安，若卒见异常之物，或闻特异声响，常致心神被扰，甚至暴受惊恐。惊则伤神，恐则伤志，入夜更致虚神不安，神志不宁，寐中暴惊而啼。

症状识辨

正常啼哭：啼哭是婴儿的一种本能反应，新生儿及婴儿常以啼哭表达自己的要求和痛苦。另外，啼哭也是婴儿时期一种良好的呼吸运动，适量啼哭有利于婴儿的生长发育。小儿夜间啼哭，有的属生理现象，有的因某种不适，有的亦是各种病态的表现。正常健康小儿哭声清亮而长，并有泪液，无其他症状表现，属于生理现象。

生理性啼哭：又称之为拗哭，当婴幼儿有各种不适时，可引起啼哭不止。小儿夜间若哺食不足或过食，尿布潮湿未及时更换，环境及衣被过冷或过热，襁褓中夹有硬件异物等，均可引起婴儿不适而啼哭，采取相应措施后则婴儿啼哭即止。有些小婴儿因不良习惯而致夜间啼哭，如夜间开灯而寐之拗哭，摇篮中摇摆方寐、怀抱方寐、边走边拍方寐的习惯等。《幼幼集成·夜啼证治》云："凡夜啼见灯即止者，此为点灯习惯，乃为拗哭，实非病也。"注意纠正不良习惯，小儿啼哭可以停止，这类啼哭均为生理性哭闹，哭时声调一致，余无其他症状。

病理性啼哭：啼哭亦是某些疾病的表现形式之一，由各种疾病引起，一般日夜均可啼哭，并有相应的临床表现，同时重症夜啼可能是某些严重病证的早期反应，需密切观察其变化。如《幼科释谜·啼哭》云："务观其势，各究其情，勿云常事，任彼涕淋。"中枢神经系统疾病，如新生儿中枢神经系统感染或颅内出血，常有音调高、哭声急的"脑性尖叫"声；消化系统疾病，如各种肠道感染或消化不良时，可由肠痉挛引发腹部阵痛，哭声呈阵发性，时发时止，昼夜无明显差异；急腹症时可引起小儿突然嚎叫不安，伴面色苍白、出汗等症状；佝偻病及手足搐搦症患儿常好哭、烦闹不安；营养不良小儿常好哭，但哭声无力；其他常见病如感冒鼻塞、重舌、疝气、口腔炎、疱疹性咽峡炎、中耳炎、皮肤感染、蛲虫感染等，亦可伴有夜间哭闹。

小儿夜啼：临证在排除生理性啼哭和疾病引起的啼哭外，才可以诊断为夜啼。根据哭声的强弱、持续时间、兼症的属性来辨别寒热虚实。哭声响亮而长为实，哭声低弱而短为虚；哭声绵长，时缓时急为寒，哭声响亮，延续不休为热，哭声惊怖，骤然发作为惊。婴儿夜啼以实证为多，虚证较少。

治法与处方原则

本症治疗应按病机之寒、热、虚、实，分别施以温、清、补、泻。脾脏虚寒者，治以温脾散寒；心经积热者，治以清心导赤；惊恐伤神者，治以镇惊安神。

夜啼治疗应按照其病机调整脏腑虚、实、寒、热，使脏气安和、血脉调匀。气血循行有度，昼夜阴阳交替有序，势必安然入睡。临证治疗以祛除病因，调理脏腑功能为主，一般不必多用镇惊安神之品，自然达到不安神而神自宁之目的。

证治条辨

1. 脾脏虚寒，寒凝阳郁，阳不入阴

症见啼哭时哭声低弱，时哭时止，四肢欠温，吮乳无力，胃纳欠佳，大便溏薄，小便色清，面色青白，唇色淡红，舌质淡、苔薄白，指纹淡红。治以温脾散寒，安神。乌药散(《小儿药证直诀》)合孔圣枕中丹(《备急千金要方》)加减：乌药、高良姜、炮姜、龙骨、石菖蒲、砂仁、陈皮、木香、香附、白芍、甘草、桔梗。大便溏薄，加党参、白术、茯苓、益智仁；时有惊惕，加蝉蜕、钩藤、龙骨。

2. 肾脏虚寒，寒凝阳郁，阳不入阴

症见胎禀怯弱，形体羸瘦，啼哭时哭声低弱，时哭时止，四肢不温，吮乳无力，舌质淡、苔薄白，指纹淡红。治以温壮元阳，散寒安神。附子理中汤(《三因极一病证方论》)加减：大附子(炮，去皮、脐)、人参、干姜(炮)、炙甘草、白术。

3. 心经积热，热扰心神

症见啼哭时哭声较响，见灯尤甚，寤寐烦扰，哭时面赤唇红，烦躁不宁，身暖多汗，大便秘结，小便短赤，舌尖红，苔薄黄，指纹多紫。治以清心导赤，泻火安神。导赤散(《小儿药证直诀》)加减：生地黄、淡竹叶、通草、甘草梢、灯心草。大便秘结而烦躁不安，加生大黄；腹部胀满而乳食不

化，加麦芽、莱菔子、神曲；热盛烦闹，加黄连、栀子。

4. 惊恐伤神，心神不安

症见夜间突然啼哭，似见异物状，神情不安，时作惊惕，紧偎母怀，面色乍青乍白，哭声时高时低，时急时缓，舌象正常，脉数，指纹色紫。治以定惊安神，补气养心。远志丸（《严氏济生方》）：远志、石菖蒲、茯神、龙齿、人参、茯苓。睡中时时惊惕，加钩藤、菊花；喉有痰鸣，加僵蚕、郁金，也可用琥珀抱龙丸（《活幼心书》）。

第十五节　解　颅

解颅是以髓脑络脉窄闭，瘀血与水湿痰浊互阻脑窍为主要病机，临床以小儿头颅增大，颅缝解开，叩如破壶，目珠下垂如落日状，甚或智慧不聪，神情呆滞，呕吐，惊厥，可兼有五迟、五软为主要表现的一类脑病症状。多有病程较长、病情复杂、表现多端、一般疗法难于奏效之特点。

根据发病特点、临床表现，以及脑脊液循行的特点，脑积水属于中医学“解颅”范畴。

病因病机辨识

解颅的发病原因，不外乎先天因素和后天因素两大类。颅脑脉络不通，瘀血与水湿痰浊互阻脑窍为主要病机，本症与颅脑气血津液输布失常有关。病位在髓脑，而累及于肾、脾。

髓脑脉络窄闭：或因髓脑发育不良，痰浊、瘀血阻塞脑络，髓脑脉络窄闭不通；或邪热入里炼液，上攻于脑，日久瘀阻，痰热、瘀血阻塞脉络，髓脑脉络窄闭不通，均可见头缝裂开，头皮光亮胀急，叩之音浊。

水潴留积：各种原因引起髓脑脉络窄闭，脑络气血津液运行不畅、不至或不能，则津液潴留，脑络水阻，从而脑体膨胀。髓脑脉络窄闭，水潴留积，颅脑水瘀，脑体膨胀，压迫脑髓，脑窍闭塞，脑神失养失用，神机不运，故除见解颅症状外，亦可见神明失主、肢体失用、七窍失司。

积甚生风：水潴留积，气机运行不畅，郁而升亢，甚则生风、动风，可见抽搐、筋惕肉瞤、瘛疭等症。

发育障碍：脑为元神之府、诸阳之汇。病久反复，脑络水潴留积，脉络窄闭，气血运行不畅或不至，则“髓脑不足”，脑神失养，故而神智发育障碍；脑神不足则诸脏失养、失主，肾脾虚弱，可致全身发育障碍，甚或出现窍络闭阻或窍络弱闭之症。

症状识辨

头囟：如发病较早，头颅增大，囟门逾期不合，伴神识呆顿，发育落后，身体羸瘦，多为先天肾气亏损，髓脑不充；如热病之后，颅缝合而复开，头皮光急，紫筋怒张，口干面赤，气粗唇红，尿黄便干，属热毒蕴结；伴面色萎黄，神疲乏力，头发稀黄或枯，便溏，纳差，流涎，舌质淡，脉沉，为脾虚水泛；伴啼哭不安，视物模糊，盗汗，手足心热，舌质红绛，为肾虚髓热；伴前囟凸起，呕吐，头痛，眩晕，舌苔白腻，脉滑，属痰湿阻滞、气机逆乱；伴前囟凸起，头痛，呕吐，惊厥，抽搐，为气机逆乱，引发内风；头大，落日目，青筋暴露，肌肤甲错，面白或黧黑，肢体麻木，舌边瘀斑，苔薄白，脉涩或弦涩，指纹淡青或青紫者，属瘀血阻滞。

抽搐：头痛，抽搐，伴有呕吐急迫，甚或呕吐如喷，为水潴留积，积甚生风，或由肝亢风动，气机逆乱所致。四肢抽搐，角弓反张，口噤项强，伴头痛，发热，口干面赤，气粗唇红，尿黄便干，属邪热客蔽；四肢抽搐，伴头痛，呕吐，啼哭不安，视物模糊，盗汗，手足心热，舌质红绛，为肾虚髓热；抽搐缓慢无力，时发时止，伴呕吐清水痰涎，面色淡黄，倦怠懒言，或睡时露睛，大便色青，不思饮食，属脾虚肝亢；四肢抽搐，项背强直，形瘦神疲，头身刺痛，舌隐青或有瘀斑，脉沉涩，属瘀血阻窍；四肢抽搐，手足颤动，头昏目眩，汗出神疲，乏力气短，舌淡脉弱，属气血两虚，虚风内动。

治法与处方原则

解颅为难治之症，严重影响小儿智力和生长发育，故需内治、外治、护理等多方面加以调治，历代医家多从补肾入手。本病系髓脑脉络窄闭，阻塞不通，故治疗当以祛除颅脑水瘀、疏通髓脑脉络为主，可灵活选用活血化瘀、涤痰化浊、行气通下、通络散结、软坚散结诸法。若系邪热入里炼液，上攻于脑者，可选用泄热祛邪法以治因，并注意祛邪途径。水湿、痰浊与瘀血互阻脑窍为本病的主要病机，故治疗当祛除颅脑水瘀，可采用活血利水、分利降浊、化浊利水、消痰利水、行气利水、降气泻浊、泻肺利水诸法以利水积。对于喷吐、抽搐、筋惕肉瞤等风象症状明显者，除用利水息风法外，常加息风止痉之品以治其标，其治本之法仍为祛除水瘀；出现脑窍闭阻者，可选涤痰开窍、醒脑开窍诸法。

证治条辨

1. 痰浊蒙蔽，脑窍闭塞

症见生后头颅逐渐增大，囟门不但不逐渐缩小反而逐渐开大，颅缝解开，头皮光亮，眼楞紧小，目珠下垂，白多黑少，伴有呕吐，甚或抽搐，舌质淡红、苔白腻，脉滑、指纹滞。治以涤痰化浊，利水活络通窍。导痰汤(《济生方》)加减：制半夏、陈皮、泽泻、枳实、胆南星、天竺黄、茯苓、地龙、益母草、莪术、桂枝、葶苈子、延胡索、麝香、老葱。喷吐，抽搐，加钩藤、全蝎、白僵蚕；兼脑窍闭阻，加郁金、麻黄、菖蒲。

2. 瘀血阻塞，脑窍闭塞

症见生后头颅逐渐增大，囟门逐渐开大，颅缝逐渐开解，头皮光亮，青筋暴露，眼楞紧小，目珠下垂，伴有皮肤粗糙，舌质暗红、瘀点，脉涩、指纹紫滞。治以活血化瘀，利水通络，醒神通窍。调营饮(《证治准绳》)合通窍活血汤(《医林改错》)加减：赤芍、莪术、红花、大黄、大腹皮、川芎、桃仁、延胡索、陈皮、葶苈子、赤茯苓、当归、瞿麦、槟榔、桑白皮、益母草、琥珀、麝香、老葱。瘀象较著，可用三七粉冲服，加丹参、路路通、牛膝；抽搐，加钩藤、僵蚕。

3. 邪热客蔽，痰瘀阻滞

症见其他疾病过程中头颅迅速增大，囟门加大或闭而复开，颅缝加大或闭而复开，头皮光亮，视力障碍，甚或目珠下垂，伴有发热气促，面赤唇红，溲黄便结，舌质红、苔厚而黄，脉象滑数、指纹紫滞。治以泄热下痰，疏通脑络。凉膈散(《太平惠民和剂局方》)合当归龙荟丸(《丹溪心法》)加减：大黄、芦荟、朴硝、栀子、薄荷、黄芩、连翘、当归、龙胆草、青黛、黄连、黄柏、木香、麝香、地龙。大便秘结不通、腹胀明显，可加枳实、牵牛子；烦躁不安，抽搐，加羚羊角、钩藤。

4. 肾虚髓热，水瘀互结

症见头颅增大，囟门不合，目珠下垂，心烦不宁，手足心热，夜寐不安，盗汗，舌红、少苔或无苔，脉细数。治以滋阴降火，通窍利水。知柏地黄丸

(《医宗金鉴》)加味：熟地黄、山萸肉、山药、茯苓、牡丹皮、泽泻、知母、黄柏、龟甲、狗脊髓、川芎。烦躁不宁，加竹叶、珍珠母；咽干口燥，加玄参、石斛；五心烦热，加白薇、地骨皮、鳖甲；步态不稳，加川牛膝。

5. 肾虚肝亢，水瘀互结

症见头颅增大，囟门不合，骨复分开，白睛显露，目无神采，烦躁易哭，手足心热，筋惕肉瞤，甚则抽搐，舌红、苔少，脉细数。治以滋肾平肝，通窍利水。杞菊地黄丸(《医级》)合三甲复脉汤(《温病条辨》)加减：知母、枸杞子、菊花、生地黄、黄柏、鳖甲、牡蛎、龟甲、钩藤、生白芍、炒麦芽、泽泻、川芎。烦躁不安，加竹叶、栀子；惊惕不宁，瘛疭，加石决明、钩藤；大便秘结，加全瓜蒌、枳实；寐差，加酸枣仁、合欢皮；步态不稳，加怀牛膝。

6. 脾虚水泛，水瘀互结

症见颅缝开裂，面色萎黄，流涎，筋骨软弱，大便次数多，粪质稀薄，唇色淡白，形体消瘦，苔白腻或厚腻，指纹淡红。治以健脾益气，通窍利水。五苓散(《伤寒论》)加味：桂枝、猪苓、泽泻、白术、茯苓、川芎、吴茱萸、狗脊髓、炙甘草。头痛而眩晕，加天麻、钩藤；头痛经久不愈，痛如锥刺，加桃仁、红花、菖蒲、丹参；泄泻，完谷不化，加砂仁、山药；痰多，加清半夏、陈皮；神疲乏力，加黄芪。

7. 肾虚水泛，水湿互结

症见神情呆滞，颅缝开裂，囟门宽大凹陷，头皮发亮，面色萎黄，神疲倦怠，食少便溏，甚则完谷不化，腰膝酸软，四肢厥冷，舌淡胖有齿痕、苔白腻，脉沉细无力。治以温阳利水，分消走泄。真武汤(《伤寒论》)合己椒苈黄丸(《金匮要略》)加减：制附子、桂枝、茯苓、猪苓、炒白术、党参、防己、椒目、葶苈子、大黄。头痛且空，加熟地黄、山药；头围增大明显，加车前子、茺蔚子。

8. 脾虚肝亢，水湿互结

症见头颅扩大，双目下垂，夜啼易惊，或有四肢抽搐，口开流涎，头昏目眩，神疲乏力，气短懒言，舌淡，脉弦细。治以抑木扶土，通窍利水。缓肝理脾汤(《医宗金鉴》)加减：党参、白术、茯苓、白芍、钩藤、僵蚕、蝉蜕、川芎、泽兰、猪脊髓、炙甘草。腹胀、纳呆，加焦山楂、神曲、枳实；便溏，加山药、煨豆蔻。

9. **气血虚弱，脑失所养**

症见头颅增大，双目下垂，手足颤动，头昏目眩，汗出，神疲乏力，失眠多梦，气短懒言，舌淡，脉弱。治以益气养血，利水通窍。扶元散（《医宗金鉴》）加减：熟地黄、当归、白芍、川芎、党参、白术、茯苓、阿胶、川牛膝、泽兰、石菖蒲、猪脊髓、炙甘草。夜啼、易惊，加钩藤、蝉蜕。

10. **肾脾虚弱，发育不足**

症见头颅增大畸形，颅缝解开，囟门不闭，颅骨不坚，或头软项软，或头大颈细，头发稀疏不泽，面白，神情呆滞，智力不聪，或兼见鸡胸龟背，发育迟缓或不良，五迟五软，或纳差便溏，舌质淡红，脉细无力、指纹淡隐。治以补肾益脾，充髓壮骨，兼以通络利水。补肾地黄丸（《医宗金鉴》）合参苓白术散（《太平惠民和剂局方》）加减：熟地黄、泽泻、丹皮、山萸肉、牛膝、莲子肉、莪术、菖蒲、当归、山药、茯苓、薏苡仁、地龙、白芍、鹿茸、人参、白术、桔梗、白扁豆、砂仁。痰证明显者，加胆星、制半夏、天竺黄，或合用涤痰汤（《奇效良方》）；兼阻闭者，加川芎、郁金。

第十六节 尿 床

尿床，是指5岁以上的小儿较长时间于睡中小便自遗，醒后方觉的一种症状。本病多发幼时，亦有的儿童时期发生者，或持续数月、数年，但大多数尿床者到青年时自行消失，只有一少部分到成人时仍不向愈。

西医学之原发性遗尿症，可按尿床进行辨证论治。

病因病机辨识

《素问·经脉别论》云：“饮入于胃，游溢精气，上输于脾，脾气散精，上归于肺，通调水道，下输膀胱，水精四布，五经并行。”若脏腑功能失调，致肺、脾、肾气化失司，三焦不利，膀胱失约则发生遗溺。尿床虽与肾、膀胱功能失调有关，但阳入于阴则睡卧，作为睡中小便自遗、醒后方觉的病证，其与心主神明有密切关系，病机为心神不足或心神痹阻。

《素问·灵兰秘典论》云：“心者，君主之官，神明出焉。”或禀赋不足，或因调护不当，或因病损药伤，致成肾、心、肺、脾虚弱而尿床。阳入阴则睡卧，心肾“阳气衰伏”，入夜则不能振奋，不能制于阴，致使阴气独发，水不下禁，则睡中排尿。肺弱则治节不行，脾弱则气虚下降，入夜心神不振而尿床。或因痰湿内蕴，或因瘀血内停，则蒙阻三焦，痹阻心神，入夜不能振奋，神失其用，致传送失度而控摄失司。或肝经郁热，下迫膀胱，溺孔郁结，心神蒙蔽而尿床。

症状识辨

尿床：尿床量多，次频，小便清长，甚至一夜可达一二次或更多，常兼形寒肢冷，面白神疲，智力迟钝者，为肾气不足，下元虚寒，心肾不固，肾虚心实；尿床量少，次频，兼乏力自汗，纳差便溏，多责之于肺脾气虚，制水无权；量少灼热，尿黄短涩，舌红苔少，脉细数，属虚热；尿床量少，灼热，尿黄臊臭，舌红苔黄，脉数，属脏腑实热；一般尿床次数少，尿量少，尿黄而腥臊，为实证。

睡眠：睡中小便自遗、醒后方觉的尿床症与心主神明有密切关系，其病机为心神不足或心神痹阻，临床表现为寐则懒动，呼之不应，或虽醒仍神志模糊等不同程度的夜间睡眠唤醒障碍。神疲嗜卧，寐则懒动，呼之不应，或虽醒仍神志模糊，不知排尿，此系阳入阴睡卧，心肾不固，入夜心神不能振奋所致；伴形寒肢冷，小便清长者，属肾气不足，神气怯弱，脑窍闭塞；伴喉间痰鸣，困寐不醒者，属脾虚痰迷心窍，心神不用。困寐不醒、酣睡不醒、不易唤醒，此缘痰湿内蕴，痹阻心神，入夜不能振奋，常伴尿床、小便清长，舌质淡、苔白微腻，为肾虚心实之证。梦中尿床多属心肾不交，心肾阳虚者常心神恍惚，神疲健忘，畏寒肢冷，舌淡脉弱；心肾阴虚者伴心烦多梦，潮热盗汗，舌红少苔。夜间睡眠不宁，梦呓磨牙，夜卧易惊者，多属于脏腑实热、饮食积滞或虚热内生；夜卧不宁、夜惊，或见困睡呼之不醒，多属下焦湿热证；平素性情急躁、夜间梦语，多属肝经郁热证。

治法与处方原则

本症的病机系心气不足，或痰湿、郁热痹阻，入夜心神不能振奋，故治疗当重视开心窍、益心神以醒神，恢复心主神明之职。其治疗，不外温补、固摄、清泻之法，临证处方，应温肾、填精、滋阴、健脾、益肺、固摄、泄热等法灵活配合使用，方能收到良好疗效。睡中小便自遗、醒后方觉，病证与心主神明密切相关。本病辨治时要紧紧抓住心神不足或心神痹阻这一基本病机，补养心气、宁心安神与开窍醒神、利窍并用，意在恢复心主神明之职，因此开窍醒神与益心安神法贯穿整个治疗中。

证治条辨

1. 心肾阳虚，心神不固

症见睡中经常尿床，尿量多，次数频，多则一夜数次，寐则懒动，醒后方觉，或虽醒仍神志模糊，神疲乏力，面色苍白，肢凉怕冷，小便清长，舌质淡、苔薄白，脉沉无力。治以益心开窍，益肾固摄。桑螵蛸散（《本草衍义》）加减：益智仁、菟丝子、龙骨、巴戟天、远志、补骨脂、炙黄芪、茯神、桑螵蛸、党参、节菖蒲、莲子、炙麻黄。肾阳虚较著，可加制附子、淫羊藿；兼肾阴不足，加山萸肉、女贞子、龟甲；尿床次数频繁，加牡蛎、乌药；尿次多而尿量少，加黄芪、升麻、柴胡；兼面色苍黄，少气懒言，纳差便溏等肺脾气虚证候者，重用党参，加白术、山药、炮姜。

2. 脾肾阳虚，心神不固

症见睡中尿床，尿频而清长，神倦面白，形寒肢冷，平时易患伤风感冒，纳差便溏，舌淡胖、苔白滑，脉沉迟无力。治以温补脾肾，佐以醒神开窍。五子衍宗丸（《摄生众妙方》）合苓桂术甘汤（《金匮要略》）加减：菟丝子、枸杞子、覆盆子、五味子、桂枝、白术、茯苓、炙甘草、远志、石菖蒲。尿频清长明显，加桑螵蛸、金樱子、芡实；畏寒肢冷明显，加制附子、肉桂；痰涎壅盛，食少痰多，加清半夏、陈皮；长期便溏，甚至完谷不化，加肉豆蔻、补骨脂；睡中难以唤醒，加炙麻黄、郁金。

3. 脾虚痰蕴，困蒙心窍

症见睡中或梦中尿床，困蒙难以唤醒，体倦乏力，纳差便溏，喉间痰鸣或吐痰，舌淡胖、苔白滑，脉滑。治以健脾豁痰，醒脑开窍。温胆汤（《三因极一病证方论》）加减：党参、远志、炒酸枣仁、熟地黄、陈皮、清半夏、茯苓、炒枳实、竹茹、甘草。睡中困蒙，难以唤醒，加蜜麻黄、郁金、石菖蒲；纳差便溏，加炮姜、炒白术；喉间痰鸣，加莱菔子、紫苏子。

4. 肾阳虚弱，痰浊蒙心

症见睡中尿床，一夜数次，困寐不醒，或酣睡不醒，甚至不易唤醒，小便清长，生长发育如常。舌质淡、苔白微腻，脉沉。治以补肾止遗，开窍醒脑。清心缩泉散（验方）加减：益智仁、龙骨、芡实、山药、萆薢、竹叶卷心、节菖蒲、黄郁金、炙麻黄。肾虚著，加覆盆子、五味子、肉苁蓉、桑螵蛸；夹痰湿著，加制半夏、胆南星。

5. **心肾阴虚，心肾不交**

症见睡中或梦中尿床，寐不安宁，烦躁叫扰，白天多动少静难以自抑，小便短黄，心烦多动，注意力不集中，舌质红、苔薄少津，脉细数，或有五心烦热，形体较瘦。治以清心滋肾，安神固脬。黄连清心饮（《古今医鉴》）加减：黄连、肉桂、远志、生地黄、淡竹叶、茯神、节菖蒲、莲子肉、当归、通草。唤醒后神识朦胧，重用菖蒲、远志，加生牡蛎；夜卧不宁，多梦，加夜交藤、蝉蜕；心肾失交而偏于阴虚火旺，可改用黄连阿胶汤（《伤寒论》）。

6. **肝经郁热，扰及心神**

症见睡中尿床，尿黄量少，性情急躁，或易激惹易哭，手足心热，舌质红、苔薄黄，脉弦。治以清肝泄热，固涩止遗。沈氏闷泉丸（《杂病源流犀烛》）加减：白芍、栀子、白术、白蔹、益智仁、郁金、夏枯草、防风。梦多睡卧不宁，加酸枣仁、莲子心；平素性急易怒，夜间呓语，加莲子心、石菖蒲。

7. **肝经湿热，疏泄失常**

症见睡中尿床，尿黄量少，尿味臊臭，急躁易怒，或梦语龂齿，舌质红、苔黄腻，脉弦数。治以清热利湿，缓急止遗，开窍醒神。龙胆泻肝汤（《医方集解》引《太平惠民和剂局方》）：龙胆草、黄芩、山栀子、泽泻、木通、车前子、当归、生地黄、柴胡、生甘草。夜寐不宁，加黄连、竹叶、连翘；烦躁，加牡丹皮；尿味臊臭重，加黄柏、滑石；前阴红赤，或有分泌物，加黄柏、土茯苓；困寐不醒，加石菖蒲、郁金。

8. **脾胃积热，扰及心神**

症见睡中尿床，夜卧不宁，烦渴易饥，口臭便秘，小便黄少，舌质红、苔黄燥，脉滑数。治以清热泻脾，宁心开窍。泻黄散（《小儿药证直诀》）加减：生石膏、栀子、防风、藿香、郁金、石菖蒲、胡黄连、炙麻黄。口臭、便秘，加牡丹皮、酒大黄；尿黄，加滑石、车前草；夜寐不宁，加夜交藤、连翘心。

9. **膀胱湿热，扰及心神**

症见睡中尿床，尿黄少次频，气味腥臊，纳呆，大便干结，舌质红、苔黄白腻，脉滑。治以清热利湿，开窍醒神。黄芩滑石汤（《温病条辨》）加味：黄芩、滑石、猪苓、茯苓、通草、白豆蔻、大腹皮、郁金、石菖蒲、萆薢、远志。尿黄而浑浊，加薏苡仁、黄柏；梦语或尖叫，加钩藤、蝉蜕。

10. 肺热郁结，肺失治节

症见夜间尿床，多有腥臊气味，咳嗽不爽，痰少黏稠，口干喜饮，面红目赤，大便干结，小便短黄，舌质红、苔薄黄，脉数。治以宣肺清热，开窍苏神。麻黄杏仁甘草石膏汤（《伤寒论》）加味：炙麻黄、杏仁、石膏、黄芩、瓜蒌皮、石菖蒲、前胡、甘草、射干、旋覆花、枇杷叶。咳嗽甚，痰咯不利，加海浮石、葶苈子；大便干结，加生大黄。

第十七节　尿　　频

尿频，又称“小便频数”，是指以小便次数明显增多，甚则一日数十次为主要特征的一类症状。多发于学龄前儿童，尤其以婴幼儿时期发病率最高，女孩发病率高于男孩。

现代医学之神经性尿频、泌尿系感染、膀胱结核、膀胱结石等可参照本节内容进行辨证论治。

病因病机辨识

脏腑虚弱与湿热扰动均可导致肾与膀胱的闭藏和制约失常，产生尿频，故其病变关键脏腑在肾与膀胱，但与心、肺、肝、脾亦相关。

脾肾气虚，膀胱失约：素体虚弱，或病后失调，导致脾肾气虚。肾主闭藏而司二便，肾气虚则下元不固，气化不利，开合失司；脾为中土，主运化而制水，脾气虚则中气下陷，运化失健，水失制约，排尿功能失去控制，而见尿频。

湿热蕴结，下注膀胱：因外感湿热，或坐地潮湿，感染湿热邪毒，或因饮食积滞化为湿热。湿热之邪客于肾与膀胱，气化不利，开合失司，而致小便频数。

肺经郁热，通调不利：肺经郁热，肺气不能宣降，气化不及州都，致膀胱气化失常。

肝气郁结，失于疏利：因七情所伤以致肝气郁结，水道通调受阻，膀胱失约而致尿频。

心肾不交，膀胱失固：惊恐、焦虑太过，致使心火上炎，不能下济肾水，而致心肾失交，水火不济，膀胱失于固摄而出现尿频尿急。

症状识辨

尿频：急性起病，尿频数而混浊，尿道口红，小腹坠胀不适，大便秘结，口渴，心烦易怒，夜眠不安，舌红苔黄，脉滑数，多属实证；起病较缓，尿频量少，尿液清亮，面色萎黄，形神疲惫，多汗，纳少，大便不干，舌淡苔白，脉细弱，多系虚证。若小便频数，排尿困难，小便量少，甚至点滴俱无，小便总量减少则属于癃闭范畴。若小便频数，淋漓涩痛，小腹拘急，则属于热淋范畴。

治法与处方原则

尿频的治疗，以助膀胱气化为基本法则。此外，还当审因论治。尿频虚证者，多属于脾肾气虚，以益气补肾、升提固摄为治。阳虚明显者，温阳固摄奏效以后，可以血肉有情之品以滋补肾精。若为阴虚内热，治宜滋阴清热。尿频实证者，多属于脏腑积热或湿热内蕴，宜清热利湿，通利膀胱。小儿脏腑娇嫩，苦寒滑利之品易伤正气，中病即止，不可久用。

临床上助膀胱气化的方法与措施主要有以下两个方面，一为分利，通过运用淡渗分利之利法，以其分利下行、通调水道、疏通气机之作用助膀胱气化；二为温阳化气，通过运用温阳散寒之温法，以其温阳化气之作用助膀胱气化。

若日久不愈或反复发作，伤及正气（气、阴），湿热留恋而成虚实夹杂证候，当分清虚实孰多孰少，灵活运用补虚（益气温阳、滋阴）、清利诸法。

证治条辨

1. 膀胱湿热下注，湿重于热，气化失司

症见起病较急，小便频数短赤，尿痛不著，尿液淋沥混浊，口渴不欲饮，恶心呕吐，舌质略红、苔白腻，脉濡数有力。治以清热利湿，利水通淋，通利膀胱。四苓散（《丹溪心法》）加减：黄柏、茯苓、车前子、猪苓、泽泻、滑石、薏苡仁。小便短赤，加白茅根、大小蓟；心经火盛，心热移于小肠，可用导赤散（《小儿药证直诀》）。

2. 膀胱湿热下注，湿热同重，气化失司

症见起病较急，小便频数，短少混浊，大便秘结，小腹坠胀，烦躁口渴，

舌质红、苔黄腻，脉数有力。治以清热燥湿，通利膀胱。甘露消毒丹（《温热经纬》）加减：滑石、通草、茵陈蒿、蚕沙、黄柏、黄芩、藿香、白蔻仁、栀子。小便热涩，加金钱草、海金沙、白茅根；烦躁呕恶，加郁金、法半夏。

3. 膀胱湿热下注，热重于湿，气化失司

症见起病较急，小便频数短赤，尿道灼热疼痛，尿液淋沥混浊，恶寒发热，头痛身痛，烦躁口渴，恶心呕吐，舌质红、苔黄腻或黄燥，脉滑数有力。治以清热燥湿，利水通淋，通利膀胱。黄连解毒汤（《外台秘要》）加味：黄连、黄柏、黄芩、栀子、滑石、水牛角、肉桂。

4. 心火偏亢，下移小肠，膀胱气化失司

症见小便频数，茎中痛，口干喜饮，心烦躁扰，夜眠不安，舌尖红、苔黄，脉滑或数。治以清心泻火，通利膀胱。泻心导赤散（《医宗金鉴》）加减：黄连、生地黄、淡竹叶、通草、连翘、莲子心、灯心草、甘草梢。心烦、哭闹，加栀子、郁金；夜眠不安，加石菖蒲、远志。

5. 肝胆湿热，疏泄不畅，气化失司

症见起病较急，小便频数短赤，尿道灼热疼痛，尿液淋沥混浊，恶寒发热，口苦烦躁，性急易怒，舌质红、苔黄腻，脉弦数有力。治以泻火解毒，清利肝胆，通利膀胱。龙胆泻肝汤（《医方集解》引《太平惠民和剂局方》）加味：龙胆草、黄芩、山栀子、泽泻、木通、车前子、当归、生地黄、柴胡、生甘草、滑石、夏枯草。

6. 肝气郁滞，水道不畅

症见小腹胀满，小便频数不畅，烦躁易怒，尿频多随情志而变化，舌质红、苔白或黄，脉弦。治以疏肝解郁，疏利小便。柴胡疏肝散（《景岳全书》）加减：柴胡、炒白术、当归、川楝子、延胡索、白芍、茯苓、覆盆子、香附。尿道口红，加蒲公英、鱼腥草；烦躁易怒，加牡丹皮、栀子。

7. 肺遏热郁，开阖失常

症见尿频短少，小便黄而混浊，咳嗽不爽，大便干，舌质红、苔黄，脉浮数。治以清泻肺热，宣畅肺气，固摄膀胱。麻黄杏仁甘草石膏汤（《伤寒论》）加减：炙麻黄、杏仁、生石膏、桑螵蛸、益智仁、鸡内金、桔梗、白茅根、桑白皮。咳嗽，加紫菀、冬花；大便干，加槟榔、枳实。

8. 心脾积热，下注膀胱

症见小便频数，尿液混浊，口干喜饮，心烦不安，口臭纳呆，大便秘结，甚则口舌生疮，舌质红、苔黄，脉滑数。治以清心泻脾，利湿清热。清热泻脾散(《医宗金鉴》)加减：黄连、栀子、黄芩、生石膏、生地黄、竹叶、灯心草、茯苓、甘草。尿液混浊，加石韦、通草；口舌生疮，加连翘心、儿茶；大便秘结，加生大黄、知母。

9. 心肾不交，膀胱失固

症见小便频数，甚至淋沥不断，每次尿量不多，多动易惊，夜梦纷纭，甚则遗溺，舌质红、苔黄，脉细数。治以交通心肾，固肾缩尿。清心莲子饮(《太平惠民和剂局方》)加减：太子参、麦冬、黄芩、地骨皮、车前子、茯苓、石莲子、甘草。夜眠不安，加酸枣仁、远志；口舌生疮，加黄连、肉桂。

10. 脾肾气虚，湿热未尽

症见疾病日久，小便频数，余沥不净，尿液混浊，尤以夜尿更频，饮水后更甚，小腹坠胀，精神倦怠，面色苍黄，纳呆腹胀，手足不温，面足轻度浮肿，舌质淡边有齿痕、苔薄白，脉沉细或细弱。治以健脾补肾，利水通淋。缩泉丸(《校注妇人良方》)加减：山药、益智仁、茯苓、车前子、泽泻、乌药、肉桂。以脾虚为主者，合用参苓白术散(《太平惠民和剂局方》)；以肾阳虚为主者，合用真武汤(《伤寒论》)。

11. 阴虚内热，湿热留恋

症见热淋反复发作，或迁延不愈，尿频不畅，尿赤，尿液浑浊，午后低热，咽干口燥，手足心热，舌质红、苔薄，脉细数。治以滋阴清热，利水通淋。知柏地黄丸(《医宗金鉴》)加减：生地黄、女贞子、龟甲、山萸肉、青蒿、知母、泽泻、茯苓、黄柏、桑螵蛸。尿急、尿痛，加黄连、淡竹叶、萹蓄、瞿麦。

12. 脾气虚弱，健运失司

症见小便频数，尿量亦多，尿液混浊，面色萎黄，饮食不振，大便稀薄，舌质淡白、苔白，脉缓或弱。正如《灵枢·口问》言："中气不足，溲便为之变。"治以健脾益气，和中渗湿。参苓白术散(《太平惠民和剂局方》)：党参、茯苓、白术、陈皮、白扁豆、山药、莲子、薏苡仁、桔梗、甘草、大枣。纳呆，加生谷芽、生麦芽；尿液混浊，加萆薢、石菖蒲；便溏，加车前子、泽泻。

13. 肾气虚弱，开阖无能

症见小便频数，尿液清白，或夜尿较多，面白无华，畏寒怕冷，手足不温，舌质淡、苔白，脉沉弱。治以温阳化气，固肾缩尿。济生肾气丸(《严氏济生方》)：熟地黄、山药、山萸肉、茯苓、泽泻、牡丹皮、车前子、肉桂、附子、川牛膝。小便短少，加乌药、益智仁；畏寒怕冷，加补骨脂、淫羊藿。

14. 燥热约脾，津液下趋

症见尿频，色黄量多，纳差，口渴喜饮，大便干结，心烦腹满，舌红苔黄，脉数。治以润肠通便，佐以摄尿。麻子仁丸(《伤寒论》)加减：火麻仁、白芍、杏仁、大黄、枳壳、厚朴、黄芩、桑螵蛸、龙骨。腹部胀满，加川木香、槟榔；小便频多，加乌药、香附；纳差，加鸡内金、鸡矢藤。

第三章 儿科常见证候辨识

第一节 马 脾 风

马脾风为婴幼儿时期急性发作伴发热的暴喘危重证候。暴喘之病名，始见于《中藏经》，而马脾风较早见于元代《济生拔粹·田氏保婴集》。马脾风的临床表现为突发呼吸急促或窘迫，鼻翼扇动，甚则张口抬肩、摇身撷肚，口唇、爪甲青紫。其发病来势急暴，变化迅速，证情凶险，变证丛生，是一种恶候。

本证相当于中医学“哮证”“肺炎喘嗽”的重证。西医学之急性喘息性支气管炎、支气管哮喘、急性细支气管炎、喘憋性肺炎等，均可参照本证进行辨证论治。

病因病机辨识

马脾风的病机有虚、实两类，叶天士有“在肺为实，在肾为虚”(《临证指南医案·喘》)之说，简明扼要地概括了肺、肾两脏病机的重点。马脾风，其内因系小儿肺脏娇嫩，形气未充，卫外不固，邪气乘虚而入。其发病机理是邪(热)客于湿重、肺虚较著之小儿，邪入于肺，邪热与内蕴痰湿胶结，肺气郁闭，不得宣通，升降失常，气道不利，引起肺风动发，气道挛急，故发作期的症状表现为风象。

肺风动发：古代医家认为本病是由肺风所致，如《备急千金要方》之“其喘似痫”；《诸病源候论·上气鸣息候》云：“肺主于气，邪乘于肺则肺胀，胀则肺管不利，不利则气道涩，故气上喘逆，鸣息不通。”致发气道挛急的原因有三：一为肺风发作，气道拘挛；二为邪气客阻；三为痰瘀阻塞。风之发动，则起病暴急，来无影，去时迅捷。

痰壅于肺：或素蕴痰湿，或久病气(脾)虚，湿停化痰，或气闭津留，或寒凝津聚，或热灼津液为痰，皆致痰浊阻塞；或邪客痰阻，或气闭，或为正虚而滞，皆可致血瘀。痰浊、瘀血阻滞气道，疾病既作，则痰随气升，气因痰阻，相互搏结，致使气道不利和狭窄更甚。久病皆可伤及肺脾之气阳或阴血，而成本虚标实之虚实夹杂之证。

肺虚湿重体质辨识：五脏强弱不均衡性是小儿脏象的基本特点之一，表现为肺常不足，肝常有余，即肺虚肝旺。小儿肝常有余，心常有余，肺常不足，脾常不足，肾常虚，由于“三不足、二有余”，而使肺虚肝旺加重，则内酿肝风传入于肺，肺风蠢蠢欲动，使维持在接近失衡状态的肺肝关系极易破坏。肺虚肝旺湿重体质是肺风动发的基础。

实喘病机辨识：因风寒外束，外则郁闭皮毛，肺卫为邪所伤，内则壅遏肺气，肺气不得宣畅，出现喘咳气急，胸闷，痰多稀白，兼有恶寒头痛，或伴有发热，口不渴，无汗，舌苔薄白而滑，脉浮紧，或指纹青红，显于气关。因风热犯肺，肺失肃降，甚者热灼津液为痰，阻于气道，肺气上逆而喘，常伴有咳喘胸闷，有黏痰难咯，发热头痛，纳呆烦躁，大便秘结或黏烂臭秽，便后肛门有灼热感，舌质红，舌苔微黄，脉浮数；表寒未解，入里化热，或肺热素盛，又外束寒邪，热不得解，热为寒闭，肺气逆而喘，常见喘逆上气，胸胀痛，息粗鼻煽，咳而不爽，痰稠难咯，伴有形寒身热，烦闷，身痛，有汗或无汗，口渴舌质红，苔薄黄，脉浮数，或指纹青紫显于气关。《景岳全书·喘促》中“实喘之证，以邪实在肺也，肺之实邪，非风寒则火邪耳”正是此意。

虚喘病机辨识：久病肺弱，咳喘伤肺，肺之气阴不足，以致气失所主，而见短气喘促，咳声无力，多汗，面色苍黄，舌质较胖淡红，舌苔白，脉沉弱。若久病迁延不愈，由肺及肾，或先天禀赋不足，精气内夺，肺之气阴亏耗，不能下荫于肾，根本不固，则气失摄纳，上出于肺，出多入少，气逆上奔而喘，症见虚烦气喘，乏力尿频，形体瘦弱，面色萎黄，毛发稀黄欠泽，舌质淡，舌苔白，脉细弱。此即《医贯·喘》所说：“真元损耗，喘出于肾气之上奔……及气不归原也。”肾阳衰弱，水无所主，凌心射肺，肺气上逆，心阳不振而致喘者，则属虚中夹实之候，常见有大汗淋漓，肌肤湿冷，四末不温，烦躁多啼，气喘无力。此外，中气虚弱，肺气失于充养，亦可导致肺气虚而为喘，常伴气虚乏力，纳呆，便溏或干，动辄多汗，舌质淡，舌苔白腻，脉滑重按无力，或指纹淡滞显于气关。

症状识辨

喉间哮鸣：喉中鮯鮈如水鸡声，或如拽锯，此系肺风动发，气道挛急所致；风之发动，则其发暴骤，其去迅捷，来无影，去无踪。

喘促：呼吸喘促不畅为本证的主症，常表现为气粗息高，带鼾音，或出现窘迫，或鼻翼扇动，甚则张口抬肩，摇身撷肚，点头呼吸，口唇、爪甲青紫。若喘咳有力，喘息不甚，神情不激，寐纳尚可，病程较短，多为实喘；而喘咳低微乏力，神情易激，病程较长，卧寐不宁者为虚喘；喘伴有稀白痰为寒，有黄黏痰为热；但临证常见寒热虚实夹杂之证，当细细识辨。

咳嗽：外感风邪，咳而有力，咽干痒，晨夜咳甚者，为风寒；伴有稀白痰者为痰湿；咽痛不适，鼻干，伴发热者，为风热；若痰黄黏难咯者，多为夹热，或为邪已入里化热之证；本证后期多表现为咳喘不甚、神疲乏力、多汗出等虚证之状。

喉中痰鸣：喘证之喘息，多因痰阻气道。痰稀白者为寒，黄黏稠者为热；痰多稀白带泡沫者多为本虚标实之寒痰之象；痰多黏稠难咯者多为本虚标实，寒热夹杂之象；咳痰有力而爽者为实，无力疲倦者为虚；表证明显者为外感，无表证者为内伤，即他脏先病，后伤及于肺。尚可见鼻窦痰浊下流于咽部致咳喘之象，此征亦多为本虚标实之象；还可见咽部痰声辘辘或胸部痰鸣日久，但咳喘不甚者，多为肺脾气虚，甚至肾气虚之象。

发绀：发绀每与喘息的严重程度成正比，喘息重即发绀也明显。多见于鼻唇周围，若唇红干，气池青紫多为风热；唇淡，气池青红者为风寒，或为气虚之证；若唇干，山根青筋显露，情绪不稳常为土不涵木之证；喘证反复，多致血瘀，亦常见发绀之象。

发热：喘证也常伴有发热，实喘者，发热多较高，婴幼儿多见；虚喘者多无发热，或仅有低热，婴幼儿虚胖者，或年长儿病久、素禀赋不足者多发；除实喘外，尚可为虚实夹杂、寒热夹杂之证，但有寒热虚实之偏重，当细细辨证。

治法与处方原则

马脾风多因邪实壅肺，肺风动发，治疗以泻之、攻之为基本原则。正如《景岳全书·喘促》指出，“须辨阴阳，阴虚者补其阴，阳虚者补其阳。攻邪气者，须分微甚，或散其风，或温其寒，或清其痰火。然发久者气无不虚，故于消散中宜酌加温补，或于温补中宜量加消散，此等证候，当拳拳以元气为念。必致元气渐充，庶可望其渐愈，若攻之太过，未有不致日甚而危者。”故临证当以平喘、息风缓哮为必要的对症治疗方法，并合理应用宣肺理气、降逆肺气等恢复肺主气之功能的各种治疗措施。

喘促是本证的突出症状之一，喘促虽在肺，但与肾、肝等脏腑皆有关联。据喘之虚实、病变脏腑及兼夹因素的不同，临床上有以下平喘的方法：一为宣肺平喘，二为肃肺平喘，三为泻下平喘，四为下气平喘，五为泻肺平喘，六为疏肝平喘，七为活血平喘，八为息风平喘，九为益肾纳气平喘，十为益气平喘，十一为散寒平喘，十二为祛痰平喘。

证治条辨

1. 风寒袭肺，气道不利

症见喘息咳逆，呼吸急促，胸部胀闷，痰多稀薄而带泡沫，色白质黏，常有头痛，恶寒，或有发热，口不渴，无汗，苔薄白而滑，脉浮紧、指纹青红显于风关或气关。治以宣肺散寒。苓甘五味姜辛汤（《金匮要略》）加味：茯苓、干姜、甘草、细辛、五味子、炙麻黄、清半夏、橘红、杏仁、紫苏子、紫菀、白前。寒热无汗、头身疼痛，加桂枝；寒痰较重，痰白清稀量多起沫，咽痒，加桂枝、生姜；咳喘重，胸满气逆，加射干、前胡、厚朴、紫菀。

2. 内饮外寒，气道不利

症见喘咳反复难愈，咳逆喘满不得卧，痰见白沫量多，受寒饮冷加重，加重时多有寒热，腰背疼痛，目泣自出，身体振振扭动，舌淡红、苔白腻，脉滑。治以温肺化痰定喘。射干麻黄汤（《金匮要略》）加味：射干、蜜麻黄、杏仁、细辛、五味子、紫菀、款冬花、清半夏、大枣、生姜。形寒身痛，加桂枝、防风；咳喘甚，可合用三子养亲汤（《韩氏医通》）。

3. 痰湿闭肺，气道不利

症见不发热，阵发性喘憋，喉间哮鸣，泛吐痰涎，烦躁，口唇紫暗，舌质淡、苔腻，脉弦紧、指纹青。治以涤痰泄浊，息风定喘。三子养亲汤（《韩氏医通》）加味：苏子、莱菔子、白芥子、水炙麻黄、葶苈子、地龙、清半夏、赤芍。痰涌甚，可合用苓桂术甘汤（《金匮要略》）。

4. 火热闭肺，气道不利

症见喘逆上气，胸胀或痛，息粗鼻煽，咳而不爽，喉间哮鸣，阵发喘憋，吐痰稠黏，形寒身热，烦闷身痛，有汗或无汗，口渴，舌红、苔黄燥，脉弦数、指纹青紫。治以泄热涤痰，息风定喘。麻黄杏仁甘草石膏汤（《伤寒论》）合三黄石膏汤（《伤寒六书》）加减：炙麻黄、黄芩、黄连、黄柏、石膏、地龙、钩藤、杏仁、清半夏、葶苈子、大黄。痰黄黏稠，量多难咯，加全瓜蒌、浙贝母、胆南星；痰鸣息涌，加射干、前胡。

5. 痰热闭肺，气道不利

症见喘咳气涌，胸部胀痛，痰多质黏色黄，阵发性喘憋，胸中烦闷，身热有汗，口渴而喜冷饮，面赤咽干，小便赤短，大便干或黏烂，量少，舌质红、苔薄黄或腻，脉滑数、指纹紫滞。治以清热化痰，息风平喘。王氏连朴饮（《霍乱论》）加减：黄连、姜厚朴、桑白皮、黄芩、浙贝母、射干、瓜蒌皮、前胡、地龙。身热重，加石膏、鱼腥草；喘甚痰多，黏稠色黄，加葶苈子、海蛤壳、芦根、冬瓜仁、薏苡仁；痰涌便秘，加瓜蒌仁、大黄、桃仁。

6. 痰瘀壅肺，气道不利

症见咳喘胸闷，喘息不能平卧，胸部膨满，憋闷如窒，舌质暗红，边有瘀斑，舌底络脉青紫或粗胀，脉弦、指纹青紫。治以涤痰祛瘀，泻肺平喘。温胆汤（《三因极一病证方论》）合血府逐瘀汤（《医林改错》）加减：生姜、法半夏、橘皮、竹茹、枳实、炙甘草、当归、生地黄、桃仁、赤芍、柴胡、桔梗、川芎、牛膝。痰浊化热而见痰稠难咯，咽干身热，加浙贝母、金荞麦；胸中憋闷明显，加瓜蒌皮、薤白、石菖蒲。

7. 心肾阳衰，阴寒内盛

症见气短喘促，恶寒蜷卧，神疲欲寐，面色苍白，腹痛下利，呕吐不渴，舌苔白滑，脉细弱。治以回阳救逆。四逆汤（《伤寒论》）：甘草、熟附子、干姜。下利呕止，但气短，四肢厥逆，冷汗淋漓，脉微欲绝，合用四逆加人参汤（《伤寒论》）。

8. 正虚喘脱，阴阳离决

症见喘逆剧甚，张口抬肩，鼻煽气促，端坐不能平卧，稍动则咳喘欲绝，或有痰鸣，心慌动悸，烦躁不安，面青唇紫，汗出如珠，肢冷，脉浮大无根，或见歇止，或模糊不清。治以扶阳固脱，镇摄肾气。参附汤（《校注妇人良方》）加味送服黑锡丹（《太平惠民和剂局方》）：人参、熟附子、黄芪、炙甘草、山萸肉、冬虫夏草、五味子、蛤蚧、龙骨、牡蛎，以及黑锡丹。

第二节　顿　　咳

顿咳是由时邪引起的，临床以阵发性痉挛性咳嗽，咳后伴有特殊的鸡鸣样吸气性吼声为主要特征的急性肺系证候。“顿咳”一名首见于《许氏幼科七种·治验顿嗽》。“顿”的含义，有两种解释。一是指咳嗽姿势，即叩、磕之意。本病发生咳嗽时又猛又急，常呈头倾胸曲，似叩首状的特殊姿势。二是指咳嗽次数。本病发生咳嗽时，不咳则已，一咳连续十余声甚或数十声，咳嗽方止。

中医“顿咳”包括现代医学之百日咳、百日咳综合征等。

病因病机辨识

顿咳的病因为外感时邪，其具有以下特点：①其性黏滞重浊，感人发病缓慢，黏着不易速去，多从热化。②盛于冬春，具有传染性，可造成流行。③发病首中气道。外感时邪经鼻而入，经肺卫客犯肺系气道而发病。顿咳病变脏腑以肺系气道为主，变证可内陷心肝。

病变以肺系气道为主：小儿肺常不足，易感时邪，年龄愈小，肺娇尤著，愈易感外邪。病之初起，外感时邪从鼻而入，侵袭肺卫，肺卫失宣，肺气上逆，故以肺失清肃的卫表症状为主。继而时邪化火，痰火胶结，气道阻塞。

邪盛期以气道壅塞为主要病理机制：外感时邪，其性黏滞重浊，经鼻而入，邪侵入肺系，首客肺卫，继而黏着、固伏气道。一方面，气道被邪阻、袭伤，以致气机不利，聚津、湿凝成痰或化热灼津成痰，浊邪及痰湿逐渐阻于气道，导致气道壅塞、肺失清肃；另一方面，正邪交争于肺系气道，正气（肺气）亦欲竭尽全力祛邪由气道经咽喉而出，为达此目的，则气机逆升，但浊邪及其所生之痰涎黏滞，非经数次阵发的气机逆升，痰涎及邪不得大出，冲升之势直至将壅积之浊痰咳出，气道暂时得以通畅，咳嗽方能暂时缓解，这就形成了一串紧似一串的阵发性，或痉挛性咳嗽。

由于时邪与痰火胶结日久，不仅引起肺气上逆，还常影响其他脏腑气机，引起气机逆升。如气势冲升，使血、水、津液皆随之而升，故见目胞肿；剧咳损伤血络，引起眼目两眶紫黑、鼻衄；气机逆升，夹胃气上逆而见呕吐；气机逆升而下关失束，则见二便失禁。剧咳时出现目胞肿、鼻衄、呕吐等症，皆由邪壅气道，影响气机所致。

注重邪正消长盛衰在病机中的地位：邪盛初期，邪初客气道，邪在卫气；邪盛极期，邪客气道，邪痰壅盛，气道阻塞；病之后期，邪减正复，由于病程日久，邪气渐退，但正气虚弱，痰热未尽。

重视传变：年幼、体弱小儿若罹患此病，由于不耐时邪痰热，在病之极期可发生变证。变证往往发生在极期，年龄越小病情越重。若正邪相争，顿咳时邪鸱张炽盛，窜犯于肺，肺气郁闭，致成肺炎喘嗽；时邪鸱张，充斥肝心，窜入厥阴，可致邪热内陷肝心之急惊风。另外，在疾病后期，由于正虚，久咳伤气、伤肺，可致成肺痿；若肺病及肾，伤正严重者，可发为肾不纳气；气伤、呕吐而水谷精微不足，可导致疳证；气伤严重者可发为脱肛、疝气。

症状识辨

咳嗽：本病邪盛初期症状类似感冒咳嗽，可伴有微热、鼻塞、喷嚏、流涕，往往鼻塞、流涕等表证渐除而咳嗽不减，但咳声连连，呛咳不已，咳嗽逐日增剧，昼轻夜重。阵发性痉挛性咳嗽是邪盛极期的特征，每次咳嗽十数声或数十声不止，咳嗽末有深长鸡鸣样吸气性回声，常以咳出黏稠痰液或将胃内容物吐出方才暂缓。痉咳时，患儿表情痛苦，可见两眼圆睁，面赤，弯腰屈背，牵引两胁，颈引舌伸，屈肘握拳，涕泪交流，甚至青紫。若痉咳、阵咳持续时间较长，可有颜面眼胞浮肿，目睛出血，或痰中带血，舌下系带因舌体外伸反复摩擦而发生溃疡。痉咳日轻夜重，并随病程的进展而逐日加重，常因进食、气味刺激、尘埃烟雾刺激、情绪波动、气温骤变及啼哭、检查咽部等因素而诱发痉咳。新生儿及小婴儿由于声门狭小，声带痉挛可致声门关闭，加上痰涎堵塞，常发生呛咳憋气、唇面青紫、二便失禁，甚则惊厥抽搐，但可不出现典型痉咳症状。自痉咳缓解至咳嗽消失，咳嗽次数减少、咳嗽程度减轻，逐渐痊愈，最后咳嗽消失。有些病例在恢复期或病愈后，因烟熏、冷空气等刺激或感冒时，又可引起痉咳。

治法与处方原则

顿咳主要病机为外感时邪黏着，固伏肺系气道，气道被阻、袭伤，气道壅塞，肺气上逆，故其治法重在祛邪，疏通气道壅塞，泻肺降逆。主症虽为呛咳不已，但不可妄用酸敛止咳之药，以防留邪为患。痉咳期痰火证居多，不可早用滋阴润肺之品，以防痰火不清，病程迁延难愈。

引起本病的病因为时行浊邪，故当以祛除湿浊黏腻之邪为其病因学治疗，当用化浊燥湿解毒之法，常选黄连、黄芩、厚朴、炙百部、车前子、薏苡仁、清半夏等燥湿解毒、化浊分利之品。病机学治疗为降泻气机、泻肺降逆，除选用肃肺、下气、泻肺之法外，还可通过利、下的方法达到降泻气机的目的，可选用前胡、厚朴、桑白皮、淡竹叶、车前子、大黄等。对症治疗主要针对顽咳、痉咳，常用镇惊止咳、解痉镇咳、化痰止咳诸法。止咳法可使邪去正安，痰去咳止，主要是去其致咳之因以达到止咳目的，断不可妄用酸涩收敛之品。解痉镇咳法主要针对顽固性咳嗽而设，除选祛邪肃肺法外，尚有息风、镇痉、通络、下气诸法；临床上化痰除去其生痰之因外，对已形成之痰可用温化、清化、分利、通下诸法。

证治条辨

1. 初咳期，邪犯肺卫，肺失清肃

症见咳嗽，喷嚏，鼻塞流涕，或有发热，两三天后咳嗽日渐加剧，日轻夜重，痰稀白、量不多，或痰稠不易咯出，咳声不畅，但尚未出现典型痉咳，舌苔薄白或薄黄，脉浮。治以祛邪化湿解毒，宣肺止咳。三仁汤（《温病条辨》）加减：姜厚朴、炙百部、炙麻黄、杏仁、桔梗、前胡、干重楼、金银花、连翘、薏苡仁、白蔻仁、苏叶、防风、羌活。痰多色白，加瓜蒌、陈皮、制半夏；痰稠色黄，加葶苈子、竹沥。

2. 痉咳期，痰火阻肺，气道壅塞

症见阵发性痉挛性咳嗽，持续难止，反复发作，入夜尤甚，咳剧时咳后伴有深吸气性鸡鸣样吼声，吐出痰涎及食物后痉咳暂时缓解，轻则昼夜痉咳4~6次，重则多达40~50次，每因进食、用力活动、情绪激动等引起痉咳发作，目睛红赤，眼角青紫，胁痛，舌系带溃疡，舌质红、苔黄或黄腻，脉数有力、指纹紫滞。治以清热泻肺，涤痰镇咳，下气解痉。王氏连朴饮（《霍乱论》）合小陷胸加枳实汤（《温病条辨》）加减：黄连、黄芩、桑白皮、瓜蒌仁、枳实、葶苈子、苏子、前胡、蜜百部、胆南星、干地龙、僵蚕。邪热甚，加龙胆草、青黛、生大黄、芒硝；痰多黏稠，加贝母、天竺黄；痉咳频重，加白僵蚕、蜈蚣、全蝎、郁金、莪术、赤芍、龙骨；咳而呕吐，影响进食，加清半

夏、代赭石、紫石英、旋覆花；两胁疼痛，加柴胡、郁金、桃仁；痰中带血、衄血，加白茅根、三七、侧柏叶。

3. 痉咳期，痰浊阻肺、气道壅塞

症见阵发性痉挛性咳嗽，持续难止，反复发作，入夜尤甚，咳剧时咳后伴有深吸气性鸡鸣样吼声，吐出痰涎及食物后痉咳暂时缓解，轻则昼夜痉咳4~6次，重则多达40~50次，每因进食、用力活动、情绪激动等引起痉咳发作，咳嗽痰壅，嗽痰量多色白；舌质淡、苔白腻，脉弦。治以化浊涤痰，息风镇咳。三子养亲汤（《韩氏医通》）合葶苈大枣泻肺汤（《金匮要略》）加减：干姜、苏子、莱菔子、白芥子、炙麻黄、干地龙、钩藤、僵蚕、姜厚朴、葶苈子。肺寒甚，兼寒饮，可合用苓桂术甘汤（《金匮要略》）；痉咳频作，加百部、僵蚕、蜈蚣；呕吐频频，影响进食，加代赭石、枇杷叶、紫石英；咳痰清稀，加清半夏、陈皮。

4. 恢复期，气虚邪恋

症见痉咳缓解后，咳嗽次数减少，程度减轻，痉咳缓解，咳声低弱，痰白稀薄，纳差便溏，神疲乏力，气短懒言，自汗出，舌淡苔薄白，脉弱无力。治以益气健脾，化痰止咳。人参五味子汤（《幼幼集成》）加减：太子参、白术、甘草、茯苓、五味子、蜜百部、白前。痰多，加清半夏、陈皮、款冬花、紫菀；自汗，加黄芪、牡蛎；纳差，加砂仁、鸡内金；便溏，加山药、薏苡仁。

5. 恢复期，阴虚邪恋

症见痉咳缓解后，咳嗽次数减少，痉咳缓解，咳嗽逐渐减轻，但咳时呈呛状，干咳无痰，或痰少而稠，或声音嘶哑，伴低热，午后颧红，烦躁，夜寐不宁，盗汗，口干舌燥，舌苔薄净或光剥无苔、舌质红，脉细数。治以滋阴润肺，化痰止咳。沙参麦冬汤（《温病条辨》）加味：沙参、麦冬、玉竹、天花粉、桑叶、炙款冬花、川贝母、甘草、白扁豆。呛咳较剧，加杏仁、炙百部、马兜铃；干咳无痰，加百合、阿胶、生地；声音嘶哑，加木蝴蝶、胖大海、凤凰衣、桔梗；痰黏，便干，加全瓜蒌、麻仁；盗汗，加地骨皮、浮小麦、牡蛎。

6. 变证，顿咳并发肺炎喘嗽，热痰闭肺

除顿咳的症状外，又见咳嗽痰壅，泛吐痰涎，喉间痰鸣声如拽据，喘促鼻煽，甚或两胁煽动，舌质红、苔黄腻而干。治以清热泻肺，涤痰开肺。麻黄杏仁甘草石膏汤（《伤寒论》）合小陷胸加枳实汤（《温病条辨》）加减：黄连、黄芩、瓜蒌仁、枳实、葶苈子、干地龙、僵蚕、炙麻绒、制半夏、莪术。邪热甚，加栀子、连翘；喘甚痰涌，便秘，腹膨，苔垢腻黄糙，加生大黄、芒硝。

7. 变证，顿咳并发肺炎喘嗽，痰热闭肺

除顿咳的症状外，又见咳嗽痰壅喉间，痰稠难咯，气急鼻煽，舌质红、苔黄厚，脉数。治以清热化痰，开肺定喘。清气化痰丸（《医方考》）加减：胆南星、黄芩、瓜蒌仁、枳实、葶苈子、莱菔子、白前、桔梗、橘红、制半夏。痰盛，加贝母、天竺黄、款冬花；面色灰白，口唇、肢端发绀明显，加郁金、赤芍、红花；哮呷，加天麻、白僵蚕。

8. 变证，顿咳并发肺炎喘嗽，痰湿闭肺证

除顿咳的症状外，又见咳嗽痰壅，喉间哮鸣声如拽锯，喘憋，呼吸困难，甚或张口抬肩，摇身撷肚，舌淡苔白腻。治以化浊开肺，息风定喘。三子养亲汤（《韩氏医通》）加味：苏子、莱菔子、葶苈子、干姜、炙麻黄、干地龙、钩藤、僵蚕、姜厚朴、葶苈子、杏仁、前胡。肺寒甚而兼寒饮，合用苓桂术甘汤（《金匮要略》）；口唇、指端发绀明显，加莪术、赤芍。

9. 变证，顿咳并发急惊风，邪入肝心

除顿咳的症状外，又见发热当降而不降，甚或发热更甚或壮热稽留，心烦谵语，不同程度的神识不清，头痛剧烈，或如刀劈，胀痛如裹，囟门钝痛，呕吐如喷，目窜，口噤，颈项强硬，甚或角弓反张，四肢抽搐，舌质红绛，脉象弦数、指纹紫滞可达命关。治以泻火化毒，息风开窍。羚角钩藤汤（《重订通俗伤寒论》）合黄连解毒汤（《外台秘要》）加减：黄芩、黄连、生大黄、栀子、天麻、钩藤、羚羊角、龙胆草、郁金、牛黄。牙关紧闭，双目直视，颈项强直，四肢抽搐剧烈，送服神犀丹（《温热经纬》）；苔厚，呕吐频繁，便秘，加芒硝；苔腻，呕吐频繁，加玉枢丹（《百一选方》）；神志昏愦不语，舌蹇，加菖蒲、胆南星、竹沥。

第三节　哮　　证

哮证是因诱因致使维持在接近失衡状态的肺、肝关系破坏，肺风动发，气道挛急引起的，临床以反复发作性哮鸣气促、呼气延长为特征的顽固性、难治性的肺系气道证候。哮以声响言，喘以气息言。哮鸣是哮证的本症、首发症及主症，是因哮鸣一症而有哮证名称，哮鸣亦是划分发作期与缓解期的主要标志。

本病一年四季均可发作，然而有明显的季节性，以春、秋及不定期跨季节发作为主，常反复发作，其初发年龄多在3岁以内，多因气候骤变而诱发，亦有不明诱因而发作者，以夜间和清晨发作较多和较重。病程愈长则病情愈重，对小儿健康影响愈大。随着小儿生长发育的渐臻完善以及确切的治护，可逐渐缓解，甚或痊愈；若长期反复发作不愈，可成终生痼疾。

病因病机辨识

哮证夙根：顽证哮证为古今诸多学者、专家所关注，从诱因到内因多有建树，自朱丹溪明确提出哮专主于痰，一直指导着临床实践。哮证之痰鸣，不是哮证的本症、首发症、主症，是后来继发的标症。若伏痰为有形之痰，其因多系肾、脾、肺三脏失调，水液代谢失常而生痰，若肺管有痰填充，肺管狭窄，为什么“痰阻气道”“痰随气升”，却不见其痰呢？古代明贤为解释此观点，又提出痰伏胸膈、肺俞、胃（络）、膜原、肺胃曲折之处之说，此说虽可解释不见其痰，但又如何使“肺管狭窄、通畅不利”呢？若为无形之痰在肺管外，压迫管径，气流通过狭窄之肺管可出现喉间哮鸣。既为胶固有形之痰伏于气道外，怎么能其发暴骤、其去迅捷、来无影、去无踪呢？若为无形之痰伏于肺系气道，虽可牵强解释不见其痰、哮鸣及发作性。但无形之痰怎么会阻塞气道呢？既为无形，何谈其阻。再者肾脾肺三脏失调，导致有形之湿而生有形之痰，但有形之痰如何变为无形之痰？无形之痰之由来，古今皆未揭示。

酿成哮证的内因：五脏强弱不均衡性是小儿脏象的基本特点之一，表现为肺常不足，肝常有余，即肺虚肝旺。小儿肝常有余，心常有余，肺常不足，脾常不足，肾常虚，由于小儿本身就存在“三不足、二有余”，诸多原因使肺虚肝旺加重，则内酿肝风传入于肺，肺风蠢蠢欲动，使维持在接近失衡状态的肺肝关系极易破坏。哮证之内因、夙根，对于肺脾肾虚弱者，实为肺虚肝旺，肺风蠢蠢欲动之势，即肺虚肝旺是肺风动发的基础，也就是说哮证患儿的体质是肺虚肝旺体质。

致成肺虚肝旺体质状态的途径有三：一为先天因素。其一系上代遗传给子代。万全《幼科发挥·胎疾》云：“有因父母禀受所生者……肺气不足。”《幼科发挥·肺脏兼证》云：“如久咳嗽变风疾不治，如钱氏所谓三泻肝而肝病不退，三补肺而肺证尤虚，是也。”其二系胎儿发育过程中形成，包括肺脏发育较晚、速度较慢、程度较低，以及孕母之起居、饮食、情志、劳累、疾病诸因素导致胎儿肺发育较低。二为后天因素。其一系生后小儿肺脏生长发育不足，其二系病、邪伤害，其三系饮食调摄不当，其四系不当治药伤害。三为肾、脾、心诸脏状态。如肾脾虚弱、心亢，均可导致肺虚、肝旺。

由于禀赋、四时的影响，五脏强弱不均衡性并非所有小儿都存在，或都明显，程度都相同，因此只有肺虚肝旺较著之小儿才可发病。小儿及某些成人，随着生长发育及调治，肺虚肝旺状态得以缓解而恢复正常，则哮病向愈不发；某些人肺虚肝旺状态难以调治，不仅反复发作，变生痰喘，或致成肺、脾、肾亏损，终生不愈，并可传及子代。

诱发哮证的原因：诱因又分为外来、内生二大类，外来者有外邪、异气等，内生有饮食、湿痰、积热、情志、劳累、四时等。不论外来、内生之诱因，皆可引起肺气不和而诱发，又可引起肺肝关系的突变而诱发哮证。

哮证病机：哮证的发作是外来因素作用于内在因素的结果。多种诱因、多种途径，致成肺气不和、肝气欲纵，而引起肺风动发。造成肺气不和者，一为肺气窒塞诸因，二为肺虚诸因。肺为清虚之脏，小儿肺气娇嫩尤甚，凡外来、内生诸因，皆可令其窒塞，引动肺风而发本病。肺虚之因有过劳、久卧、病证伤、治药伤、四时、饮食(尤以酸涩辛温升发为甚)，以及肝、心之火，脾、肾虚弱。肺虚，则肝风传入，肺风动发，是肝乘肺之虚也。致成肝气纵弛者有三，一为气郁诸因；二为助阳诸因；三为阴伤诸因。肝气纵弛者，以肝旺乘于肺也。肝郁之因有情志不舒、饮食过于酸涩等；肝阳之因有饮食辛温外散、诸热邪、辛热升散之药物、心热等；阴虚之因有肾阴虚、饮食少精微柔润之品、治药(辛热升散、汗)等。

古代医家认为，哮证发作是肺风所致。如《备急千金要方》之“其喘似痫”;《活幼口议·病证疑难·风痰隐久》云:“风者，肝主之，肝稍不和，则风所由纵……痰之与风……流行于经络之由，传变它疾。所有风痰相袭，久而不化……其风痰致病，或作齁船，或作喘息……临于肺则咳嗽”“有食毒热，冒触三焦，肝肺气逆而喘”;《诸病源候论·上气鸣息候》:“肺主于气，邪乘于肺则肺胀，胀则肺管不利，不利则气道涩，故气上喘逆，鸣息不通”;《仁斋直指方》之“肺风喘促”“风痰”;《问斋医案》之“肺风”等。致发气道挛急的原因有三，一为肺风发作，气道拘挛；二为邪气客阻；三为痰瘀阻塞。风之发动，则起病暴急，来无影，去时迅捷。或素蕴痰湿，或久病气（脾）虚，湿停化痰，或气闭津留，或寒凝津聚，或热灼津液为痰，皆致痰浊阻塞；或邪客痰阻，或气闭，或为正虚而滞，皆可致血滞瘀泣。痰浊、瘀血阻滞气道，疾病既作，则痰随气升，气因痰阻，相互搏结，气道不利和狭窄更甚。久病皆可伤及肺脾之气阳或阴血，而成本虚标实之虚实夹杂之证。

总之，诱因致发，使维持在接近失衡状态的肺、肝关系破坏（或肺气窒塞，或肺肝关系突变，或渐积而盛），进而导致肺风动发，气道狭窄，通畅不利。

症状识辨

哮鸣：哮证临床上一般分为发作期、缓解期、平稳期。哮鸣是划分发作期与缓解期的主要标志，即发作期属肺风动发，气道挛急，以哮、喘、咳为主症。哮病发作期治疗之后，多进入缓解期，但有的患儿发作甚急，症状消失甚速，而直接进入平稳期。缓解期哮鸣、喘促症状消失，但仍遗有痰蕴、气道壅塞之症，如咳嗽、咳痰等。平稳期证属脏气不平，肺虚肝旺，常表现为虚胖、便稀、喉中痰鸣（或睡中鼾鸣）等肺虚及脾胃虚弱表现，以及易怒、面青、脉弦等肝旺表现。

发作期症状识辨：发作期当辨寒热虚实。哮证发作期是肺肝关系的破坏，从而出现肺风动发，气道挛急，进而形成哮病急发的“哮鸣”本症、主症。本病证发时，诱因未客留者，其发作期证候决于五脏寒热、虚实；诱因留客者，随诱因、体质、兼蕴而定。哮证始发，只有哮病本症，不寒不热，虚实不著，形成肺风哮证；诱因为热性之邪，或阳盛之体而化热，或积热、脏热、痰热致发者，形成肺风热哮证，除哮病本证外，尚有声高息涌，渴喜冷饮，小便短黄，舌红苔黄；诱因为寒性之邪，或内有肺寒伏饮等致发者，形成肺风寒哮证。

缓解期症状识辨：缓解期当辨虚实，哮证缓解期气道挛急得以舒缓，证属痰蕴、气道壅塞。当辨别痰之性质，是否有脏腑虚弱表现，是否夹有气道壅塞。痰热阻肺者，症见咳嗽痰稠，喉中痰鸣，心烦口渴，溲黄便干；痰湿阻肺者，症见喉中痰鸣，泛吐痰涎，溲清便溏，舌淡苔腻。

平稳期症状识辨：平稳期当辨脏气不平之轻重，哮证患儿的体质是脏气不平，肺虚肝旺。此期当辨别肺虚与肝旺的比例、轻重。肺虚为主者，症见面色皖白，气短懒言，倦怠乏力，自汗怕冷、四肢不温，舌质淡、苔薄白，脉无力；兼脾虚者，可见食少脘痞，大便不实。肝旺为主者，症见面色青白或灰滞，躁动、睡卧不安。

治法与处方原则

发作期治疗：多种原因、多种途径致成肺气不和，肝气欲纵，使处于边缘状态的肺肝相对平衡状态失衡，内酿肝风传入于肺，肺风动发，气道挛急而突发喘憋气促、喉间哮鸣，严重者持续不解可致肺气衰竭、心衰之变，故缓解肺风，舒缓气道，止哮平喘以治其标为当务之急。哮证发作时突出的主症是哮、喘、咳，其症状表现为风，其主要病理机制为肺风动发，气道挛急。痰瘀阻塞与气道挛急互为因果，可进一步加重气道狭窄。因此，治疗以治标为主。缓解气道挛急以平肝息风法为主，辅以泻肝之法，息风缓哮常选干地龙、钩藤、僵蚕、全蝎、蜈蚣、天麻、细辛等，泻肝法常用皂角、龙胆草、青黛、栀子等。常可选用调气、理肺、治痰、活血诸法以疏通气道壅塞。调气法系针对肺机失宣而定，常用肃肺下气（如苏子、前胡、沉香、葶苈子、桑白皮、厚朴等）及宣通肺气（如麻黄、杏仁、桔梗等）；理肺法除选用调气诸法外，若兼肺虚可用太子参、党参、黄芪等，并可用培土生金、扶土抑木诸法；治痰可灵活选用清化（如天竺黄、胆星、桑白皮等）、温化（如制半夏、陈皮、冬花等）、下气（如厚朴）及分利诸法；活血法除选用活血化瘀法（如桃仁、红花、川芎、赤芍、莪术等）外，尚有通络法（如干地龙、郁金等）。总之，发作期除采用息风缓哮、疏通气道壅塞诸对症治疗方法外，还应针对不同病因病机进行针对性治疗。

缓解期的治疗：哮证缓解期的主要病理环节是痰蕴、气道壅塞，此期气道挛急得以舒缓，肺风得息，治疗当着重辨别痰之性质、轻重，是否有脏气虚弱，是否夹有气道瘀滞。临床上化痰即是从滋生痰涎的因素考虑调整脏腑功能，去其致痰之因；对已形成之痰，需辨别其性质，采取“因势利导，顺其生机”“制源畅流”的治法，亦可通过分利、通下、下气诸法从前后分消；疏通气道之壅塞可通过活血化瘀、通络散结、化痰、疏通气机的方法达到疏散之目的。

平稳期的治疗：哮证患儿的体质是脏气不平，肺虚肝旺。患儿进入平稳期，常表现为鼻流清涕、虚胖、便稀、喉中痰鸣（睡中鼾鸣）等肺虚及脾胃虚弱，以及易怒、面青、脉弦等肝旺表现。临证时宜倍加关照、调治肺虚肝旺状态，调治痰蕴状态。治疗时需辨别肺虚、肝旺程度轻重、比例。当以肺虚为主时，七分益肺，三分抑肝；当以肝旺为主时，七分抑肝，三分益肺。益肺通过健脾、扶土来实现；抑肝常采用扶土抑木、柔肝、疏肝、平肝等方法；另佐用涤痰、通络之品以疏通气道之壅塞、瘀滞，解除肺之脉络瘀滞。平稳期的治疗至关重要，是使哮证轻发、少发、向愈的重要环节。此时重在理肺、抑肝，次则强脾，其目的在于改善五脏强弱不均衡的承亢关系，是属治本之法。

证治条辨

1. 发作期，肺风动发，气道挛急

症见哮证始发，哮鸣气促，呼气延长，舌质正红、苔薄白，脉弦。仅有哮证本症，不寒不热，虚实不著。治以息风缓哮。息风缓哮雾化吸入液（儿科哮病基础与实验研究课题组）：地龙、僵蚕各 3 份，莪术 2 份，细辛 1 份制成雾化吸入液。按 0.2~0.3ml/（kg·d）（最大量不超过 6ml），分 2 次加入 0.9% 生理盐水中吸入。

2. 发作期，风热致发，气道挛急

除喉间哮鸣，呼气延长的哮病本症外，以声高息涌，渴喜冷饮，小便短黄，舌质红、苔黄为主；兼见鼻塞流浊涕，咽赤，唇红，舌苔薄白或薄黄。治以疏风清热，息风缓哮。息风缓哮雾化吸入液合解热口服液（儿科哮病基础与实验研究课题组）：连翘 6 份，干重楼、生石膏、蝉蜕各 5 份，竹叶、薄荷、防风各 2 份。

3. 发作期，肺热致发，气道挛急

除喉间哮鸣，呼气延长的哮病本症外，以声高息涌，渴喜冷饮，小便短黄，舌质红、苔黄为主；兼见面赤口渴，烦躁，咳嗽，痰黄难咯。治以清肺化痰，息风缓哮。息风缓哮雾化吸入液合清肺口服液（儿科哮病基础与实验研究课题组）：黄芩、桑白皮、葶苈子、厚朴各 4 份，车前子、制半夏、浙贝母、桔梗各 3 份。

4. 发作期，痰火致发，气道挛急

除喉间哮鸣，呼气延长的哮病本症外，以声高息涌，渴喜冷饮，小便短黄，舌质红、苔黄为主；兼见喉间痰壅，便秘，苔黄而干。治以清肺化痰，息风缓哮。息风缓哮雾化吸入液合牛黄千金散（验方）：牛黄、黄连、钩藤、薄荷、全蝎、朱砂、麝香、冰片、天竺黄、胆星、甘草、天麻。

5. 发作期，风寒致发，气道挛急

除喉间哮鸣，呼气延长的哮病本症外，以舌质淡红，手足不温，面晦口和，咳痰清稀为主；肺寒致发者，兼见形寒无汗，口和不渴，鼻流清涕，咽淡，舌苔白而润。治以温肺散寒解表，息风缓哮。息风缓哮雾化吸入液合温肺口服液（儿科哮病基础与实验研究课题组）：麻黄、干姜各 2 份，桂枝、荜茇各 1 份半。

6. 发作期，寒饮内蕴，气道挛急

除喉间哮鸣，呼气延长的哮病本症外，以舌质淡红，手足不温，面晦口和，咳痰清稀为主；兼寒饮内蕴者，可见咳嗽痰壅，咳痰清稀泡沫，苔白腻。治以温肺散寒，息风缓哮。息风缓哮雾化吸入液合温饮止哮散（儿科哮病基础与实验研究课题组）：干姜、桂枝各 2 份，制半夏、陈皮、桔梗、款冬花各 4 份，钩藤、前胡各 3 份。

7. 发作期，肺风动发，兼有虚候

久病或反复发作，除有肺风动发的症状外，兼有肺、脾之气阳或阴血亏虚证候，亦可兼瘀候。可在息风缓哮雾化吸入液治疗的同时加减治疗，痰热未尽、兼阴津不足者可合用麦门冬汤（《金匮要略》）；上盛下虚者可合用都气丸（《症因脉治》）、苏子降气汤（《太平惠民和剂局方》）；兼瘀血者可合用血府逐瘀汤（《医林改错》）。

8. 缓解期，肺热痰蕴

症见哮证发后，喘平哮止，但遗有咳嗽痰稠，喉中痰鸣，不易嗽出，心烦口渴，面赤唇红，溲黄，舌质红、苔黄微腻，脉滑数。治以清肺化痰，疏通气道。清肺涤痰散（儿科哮病基础与实验研究课题组）：桑白皮、栀子、车前子各 2 份，瓜蒌、青礞石、地龙、川贝母各 3 份，葶苈子、橘红、款冬花各 1 份。肺热重，可加黄芩、连翘，甚者加酒大黄。

9. 缓解期，肺寒痰蕴

症见哮证发后，喘平哮止，遗有咳嗽，喉中痰鸣，泛吐痰涎，口和不渴，手足不温，溲清，舌质淡、苔白腻，脉滑。治以温肺化饮，疏通气道。温肺涤痰散（儿科哮病基础与实验研究课题组）：苏子、莱菔子各 2 份，地龙、制半夏、陈皮、桔梗各 3 份，干姜、莪术各 1 份。兼脾虚而见痰滞日久不尽、动则痰声辘辘，面黄欠华、纳差便溏，可合用四君子汤(《太平惠民和剂局方》)。

10. 平稳期，肝旺肺虚

哮证进入平稳期，症见面色青白或灰滞，躁动，睡卧不安，平素性急易怒，或伴有乏力等肺气虚证，舌质正红、苔薄，脉弦。治以缓肝强肺。芍术冲剂(儿科哮病基础与实验研究课题组)：白芍、黄芪、茯苓各6份，当归、白术各4份，柴胡、莪术各3份，薄荷、地龙各2份。

11. 平稳期，肺虚肝旺

哮证发后进入平稳期，症见面色皖白，气短懒言，倦怠乏力，四肢不温，舌质淡、苔白，脉无力，或兼咳嗽痰鸣。治以健脾益肺，理气抑肝。益肺化痰冲剂(儿科哮病基础与实验研究课题组)：黄芪、白芍各6份，党参4份，制半夏、桑白皮、贝母、薄荷、赤芍各3份。

第四节　肺炎喘嗽

肺炎喘嗽之"炎"是"炽""焰""焚"的含义，是言热甚之意。肺炎喘嗽一名系清代医家谢玉琼在《麻科活人全书·气促发喘鼻煽胸高》中提出的，原意是指麻疹病程中出现"喘而无涕，兼之鼻煽者难治矣"，"多缘肺热不清"，称为肺炎喘嗽证候。肺炎喘嗽是由多种病因引起的，以肺气郁闭为主要病机，临床上以发热、咳嗽、气急、鼻煽、痰涎上壅，甚则涕泪闭塞、张口抬肩、摇身撷肚为主症的肺系证候。

据肺炎喘嗽的临床特征，西医学所称之支气管肺炎、间质性肺炎等均属肺炎喘嗽范畴；而西医学的小儿肺炎则应根据其不同的临床类型和表现而分属于中医肺炎喘嗽、风温肺热病、顿嗽、肺痈、马脾风等病证。

病因病机辨识

肺炎喘嗽为多因性疾病。本病外因责之于感受外邪及其他病证之邪毒；内因责之于小儿肺脏娇嫩、形气未充、卫外功能不固，或先天禀赋不足、后天失养、疳证等所致的正气虚弱。内因为外邪乘虚而入之前提、先决条件，也是肺炎喘嗽易发、多发的原因。肺炎喘嗽的病位在肺，其侵犯途径，一为鼻 - 气道 - 肺；二为皮毛 - 肺卫 - 肺，三为直中于肺，四为其他病证之邪毒传变而来。由于邪正交争于肺，邪痹肺络，肺气郁闭，肺失清肃升降之机，正如《素问·痹论》所言，“淫气喘息，痹聚在肺。”痹者，闭也，其病理之与小儿感冒、咳嗽诸病有所不同，其一是病变部位不同，其二是邪痹肺络，郁痹不宣。

邪盛期病机：①肺气郁闭，宣肃不利。邪正交争于肺，痰浊痹阻，气滞血瘀，以及因虚而滞，皆可导致肺气郁闭、宣肃不利。肺气郁闭又与邪（客）、热（灼）、痰（阻）、血（滞）、正虚痹阻肺气互为因果，故可形成诸多病理变化。②痰阻于肺。或气闭（肺气郁闭）津留，或寒凝津液，或热灼津液，或素蕴痰湿，痰浊内生，皆可导致痰阻于肺，造成肺气郁闭更甚，宣肃不利。③气滞血涩。或因邪客痰阻，或正虚而滞，或肺气郁闭，皆可导致气滞，气滞则血滞，则肺气郁闭更甚，不仅导致肺失宣肃，还可导致诸脏失养。④肺热炎迫。或为热性之邪，或郁久化热，或从阳盛之体而热化，肺中热盛，既阻郁肺气，又耗灼津液，形成肺热炽盛。

邪减正复期病机：外邪犯肺，肺气郁闭，经治外邪将去，肺闭得开，痰浊未尽，肺气功能未复，而见喘促、鼻煽等肺闭症状消失，咳嗽痰鸣，因痰动嗽。

正虚邪恋期病机：肺炎喘嗽病中，或素体虚弱，或邪热伤害，或正气与邪气抗争而耗伤，均可导致正虚（阴、气虚），正虚则不能迅速祛除外邪而致邪恋。此期肺气郁闭得开，正虚邪恋，痰浊未尽，肺气未复。

症状识辨

本病临床以发热、咳嗽、气急、鼻煽等为主要特征，直接感受外邪者，多为急性起病，多先有肺卫症状；由其他疾病传变而来者，多有其他病证相应的证候。

发热：可高可低，程度不定，多随邪气性质、数量、是否阴伤及阴伤程度而定，或不规则发热，或潮热起伏，或壮热稽留；热程可长可短，风邪致病则热程较短，湿邪、疠气所致者，则热程多长。新生儿及重度疳证、五迟五软等患儿可不发热，甚或身肢不温。

咳嗽：起病即有咳，较频，早期除感受湿邪及素蕴痰湿者外一般为刺激性呛咳，邪盛极期咳嗽反不明显，邪减期咳嗽有痰，直至邪去正复而消失。

痰涎壅盛：在频作呛咳之后出现，先为稠厚、不易咯出（或嗽出），再后逐渐变稀，频频嗽出，可见喉间痰鸣。

气急鼻煽：气急多发生在发热、咳嗽出现之后，呼吸加快。轻则鼻翼扇动；重则呼吸有呻吟之声，出现张口抬肩、摇身撷肚，于吸气时可见肋间、天突、剑突下等凹陷。摇身撷肚是指喘促时，身子摇动、肚子吸裹得很紧的意思，此乃肺气痹阻严重之证。

治法与处方原则

肺炎喘嗽系肺本身因邪客所致的疾病，病因始终存在整个病程中，故其治首当祛除病因，应依邪气性质、客犯部位及病期而确定治疗原则，运用疏风散寒、温肺散寒、疏风清热、清肺解毒等治法。肺气郁闭为肺炎喘嗽的主要病理机制，故应以开其肺闭（开肺）为主，针对引起肺气郁闭的机理，可采取的开肺方法有宣肺法、肃肺法、直清法、利法、下法、行气法、化瘀法、祛邪法、治痰法等。邪盛期当以开肺法为主；邪盛正衰期祛邪、开肺与扶正同用，但正气虚脱时可先固脱后祛邪；邪减正复及邪恋正虚期，肺闭已开，当清解余邪与理肺同用。对症治疗主要采取解热、止咳、化痰、平喘诸法。解热当采用汗、清、利、下四法，通过发汗、直清、利小便、通大便的方法，使邪、热、毒分消；止咳除选用宣肺止咳、肃肺下气止咳法外，尚可应用解痉止咳、镇肝止咳、疏肝止咳、通络止咳等方法；化痰当从滋生痰涎的因素考虑，去其生痰之因，而对已形成之痰则需辨其性质，采取清化、温化、消痰、下气、分利、通络诸法。

根据其发生、发展规律，肺炎喘嗽的病机具有纵横交错的关系，纵者是指邪正消长盛衰情况，而分邪盛期（初期、极期、邪盛正衰期）、正虚邪恋期；横者是指每一阶段显示的各种不同证候。临证辨证时需密切观察邪正消长盛衰的动态变化，注重分期、分阶段治疗，领会祛邪法、宣肺法、肃肺法、化痰法、分利法、通下法、活血法、通络法、息风法、镇肝法在肺炎喘嗽治疗中的综合运用，理解并准确处理寒热夹杂、虚实夹杂时的辨证论治规律。病因学治疗当根据邪气性质、客犯部位的不同而拟定不同的治疗方法及措施。如邪盛期风寒闭肺证，初起属表里同病，当采用温肺散寒法、疏风散寒法；邪盛中期以里寒为主，当采用温肺散寒法。病机学治疗主要是开肺一法，可灵活选用祛邪（温肺、清肺）、宣肺、肃肺、行气、分利、通下、活血化瘀诸法。

证治条辨

1. 邪盛初期，风寒郁肺

症见发热或不发热，呛咳，气急鼻煽，有痰则为清稀色白，口和不渴，手足不温，小溲清长；兼有恶寒，无汗，身体酸痛，舌质淡、苔薄白，脉象紧或浮、指纹青红多在风关。治以疏风散寒，温肺开肺，化痰平喘。苓甘五味姜辛汤（《金匮要略》）加减：茯苓、干姜、麻黄、甘草、细辛、五味子。风寒之邪经表而表未解者，可合用葱豉汤（《肘后备急方》）或三拗汤（《太平惠民和剂局方》）；表寒不重或小婴儿，易麻黄，加防风；肺中寒邪较甚而咳嗽不爽，加炙百部；肺气郁闭明显，加姜厚朴。

2. 邪盛极期，风寒闭肺

症见发热或不发热，呛咳，气急鼻煽，痰稀色白，或嗽痰清稀泡沫，口和不渴，面色青灰，手足不温，小便清长，大便稀溏，舌质淡、苔白腻，脉紧，指纹青红多在风关。治以温肺开肺，化痰平喘。小青龙汤（《伤寒论》）加减：炙麻黄、茯苓、杏仁、陈皮、制半夏、干姜、桂枝、甘草。寒痰蕴阻而喘憋严重，加白芥子、葶苈子、地龙；寒痰壅盛，合用苓桂术甘汤（《金匮要略》），加炙百部；表寒已解，寒痰内盛兼肺弱，可加人参、白术、五味子、白芍。

3. 邪盛极期，风寒闭肺，兼肺弱

症见呛咳，气急喘促，痰稀色白，或嗽痰清稀泡沫，口和不渴，手足不温，气短懒言乏力，小便清长，大便稀溏，舌质淡、苔薄白，脉紧，指纹淡红多在风关。治以温肺开肺，化痰平喘，兼以益肺。杏子汤（《易简方》）：人参、制半夏、茯苓、白芍、细辛、干姜、甘草、官桂、五味子。

4. 邪减正复期，表寒已解，寒痰未尽

症见咳嗽较久，早晚及活动后痰鸣，量多而黏色白，舌质淡白、苔薄白，脉尚有力。治以理肺化痰。止嗽散（《医学心悟》）加减：炙百部、桔梗、紫菀、白前、陈皮、制半夏、莱菔子。

5. 邪盛初期，风热郁肺

邪气轻微，初起，体质强实者形成风热闭肺轻证，其特点是感邪轻，肺闭不著，肺热轻，无内热伤津证候。症见咳频，咳嗽不爽，气急鼻煽，有痰则痰稠黏不易嗽出，鼻塞，流清涕或浊涕，咽赤咽痛，心烦口渴，舌质红、苔薄白或薄黄，脉浮数。治以疏风清热，开肺定喘。麻黄杏仁甘草石膏汤

(《伤寒论》)加减：水炙麻黄、薄荷、黄芩、杏仁、干重楼、连翘、生石膏。咳嗽重，加前胡、枇杷叶；痰多，加贝母、桑白皮；咽喉红肿，加射干、牛蒡子、桔梗。

6. 邪盛极期，风热闭肺

症见咳嗽不爽，气急鼻煽，痰稠黏不易嗽出，心烦口渴，溲黄便干，舌质红、苔黄或黄腻而干，脉数。治以清肺解毒，开肺定喘。清金化痰汤(《杂病广要》引《统旨方》)加减：黄芩、黄连、栀子、知母、桑白皮、瓜蒌仁、贝母、橘红、制半夏、桔梗。里热重，重用黄连，加生石膏、金银花；痰盛，加葶苈子、胆南星、姜厚朴。

7. 邪盛极期，风热闭肺，肺热伤津

邪气势众性峻，极期，体质虚弱者形成风热闭肺重证，其特点是感邪重，肺闭著，肺热重，内热伤津明显。症见壮热稽留，或起伏如潮，咳嗽频重，喉间痰声辘辘，痰稠难咯，喘促鼻煽，涕泪干少，小便黄少，大便干结，烦躁不安，舌质红而干、苔黄，脉数大，指纹青紫多在气关。治以清热解毒，开肺定喘。清气化毒饮(《医宗金鉴》)：黄芩、连翘、玄参、桔梗、杏仁、桑白皮、前胡、芦根、瓜蒌仁、麦冬、黄连、甘草。肺热伤津明显，加天花粉，重用麦冬；胃热便结，重用黄连，加熟大黄；入营分而见舌质红绛，重用玄参，加生地黄、牡丹皮。

8. 邪盛极期，毒热闭肺，肺热化腐

症见高热炽盛，咳嗽剧烈，咯吐腥臭脓血痰，气急喘憋，鼻翼扇动，张口抬肩，涕泪俱无，鼻孔烟煤，面红目赤，口唇发绀，小便黄少，大便秘结，舌红而干或红绛、苔黄燥，脉洪数、指纹青滞。治以清热泻火，泻肺开闭。三黄石膏汤(《伤寒六书》)加减：黄芩、生石膏、黄柏、炙麻黄、黄连、栀子。毒热较重，加金荞麦根、虎杖、蒲公英、败酱草；腹胀、便秘，加生大黄、芒硝“以泻代清”；咳吐腥臭痰明显，合用犀黄丸(《太平惠民和剂局方》)。

9. 邪减正复期，表热已解，痰热未尽

症见咳嗽较久，早晚及活动后痰鸣，量少而黏色黄，舌质偏红、苔薄，脉尚有力。治以理肺化痰，清肺止咳。千金苇茎汤(《备急千金要方》)加减：芦根、连翘、地龙、款冬花、贝母、桑白皮、前胡、薏苡仁。

10. 邪盛极期，痰热闭肺，气道挛急

症见壮热炽盛，咳嗽痰壅，泛吐痰涎，喉间痰鸣声如拽锯，喘促鼻煽，甚或两胁扇动，心烦口渴，溲黄便干，甚或口唇青紫，舌质红、苔黄腻而干，脉滑数。治以清热泻肺，涤痰开肺。小陷胸加枳实汤（《温病条辨》）加味：黄连、枳实、制半夏、瓜蒌仁、葶苈子、地龙、僵蚕、莪术、炙麻黄、黄芩。邪热甚，加栀子、连翘；喘甚痰涌，便秘，腹膨，苔垢腻黄糙，加生大黄、芒硝，或合用牛黄夺命散（《幼幼集成》）；痰盛，加贝母、天竺黄、款冬花；面色灰白，口唇、肢端发绀明显，加郁金、赤芍、红花；有哮呷，加天麻、钩藤。

11. 邪盛极期，痰湿闭肺，气道挛急

症见咳嗽痰壅，嗽痰量多色白，咳剧时泛吐痰涎，喉间哮鸣声如拽锯，喘憋，呼吸困难，甚或张口抬肩，摇身撷肚，舌质淡、苔白腻，脉弦。治以化浊开肺，息风定喘。三子养亲汤（《韩氏医通》）加味：苏子、莱菔子、干姜、炙麻黄、钩藤、葶苈子、地龙、厚朴、白芥子。痰多，加陈皮、款冬花、茯苓；肺寒甚，兼寒饮，可合用苓桂术甘汤（《金匮要略》）；兼寒痰，改用小青龙汤（《伤寒论》）。

12. 邪盛正衰期，心阳虚衰

肺炎喘嗽病中，症见突然躁扰不安；突然呼吸困难明显加重，呼吸浅促；突然面色苍白而青，四肢厥冷，额汗不温；突然出现口唇青紫，或口唇青紫突然加重，舌质紫暗，右胁下出现痞块，并迅速加大；脉象微弱疾促。治以温补心阳，救逆固脱，活血开闭。参附龙牡救逆汤（验方）、生脉散（《医学启源》）合丹参饮（《时方歌括》）加减：人参、桂枝、炙甘草、制附子、丹参、五味子、麦冬、杏仁、前胡。

13. 邪盛正衰期，邪入肝心

症见肺炎喘嗽极期，除肺炎喘嗽症状外，又增发热当降而不降，甚或发热更甚或壮热稽留；心烦谵语，不同程度的神识不清；头痛剧烈，或如刀劈，胀痛如裹，囟门钝痛，呕吐如喷，目窜，口噤，颈项强硬，甚或角弓反张，四肢抽搐。舌质红绛，脉象弦数、指纹紫滞可达命关。危重者，可内闭而急脱。治以清热解毒泻火，清心泻肝，息风开窍。黄连解毒汤（《外台秘要》）合紫雪丹（《太平惠民和剂局方》）加减：黄芩、栀子、钩藤、郁金、黄连、黄柏、生大黄、竹叶、天麻、全蝎、生石膏。

14. 邪盛正衰期，脾阳虚衰

肺炎喘嗽邪盛极期，除肺炎喘嗽症状外，又增腹部胀满，叩之如鼓，泻后胀满不减，不矢气，肌肉松弛。治以温补脾阳。理中丸（《伤寒论》）加减：人参、干姜、木香、砂仁、炙甘草、茴香。

15. 正虚邪恋期，阴虚邪恋

肺炎喘嗽后期仍有发热潮至，干咳无痰或咳嗽痰少而黏，或喉中轻微嘶鸣，面色潮红，或两颧嫩红多发于右，口唇樱赤，舌质红绛而干、舌苔花剥，脉象细数。治以养阴清肺，化痰止咳。沙参麦冬汤（《温病条辨》）：沙参、麦冬、玉竹、桑叶、白扁豆、天花粉、生甘草。余热未清，加芦根、金银花，或改用养阴清肺汤（《重楼玉钥》）；阴虚热盛，加玄参、生地黄、知母；潮热盗汗颧红，加炙鳖甲、青蒿。

16. 正虚邪恋期，气虚邪恋

肺炎喘嗽后期低热而不规则，起伏不定，咳嗽无力，喉中痰鸣，气喘不甚，精神不振，面色㿠白无华，气短，汗出尤以活动后明显，或兼有纳差，大便溏薄，舌质淡、苔薄白或滑，脉虚无力、指纹色淡。治以益气祛邪，益肺化痰。六君子汤（《医方考》）加味：人参、陈皮、五味子、甘草、白术、茯苓、制半夏、前胡。咳甚，加杏仁、贝母、枇杷叶；兼阳虚而手足不温，加桂枝；兼寒饮而痰稀泡沫，加干姜。

第五节　惊　　风

惊风是小儿时期常见的一种以反复抽搐风动伴惊惕神昏为特征的证候，又称“惊厥”，俗称“抽风”，其临床表现以抽搐为主，神昏为伴发症状。惊风是发生于多种疾病过程中的一种临床证候，病情比较复杂，范围比较广泛，往往涉及外感高热、小儿暑温、疫毒痢、肺炎喘嗽变证等有关病证。

本证相当于西医学之小儿惊厥，其中伴有发热者，多为感染性疾病所致，颅内感染性疾病常见有脑膜炎、脑炎、脑脓肿等；颅外感染性疾病常见为高热惊厥及各种严重感染如中毒性菌痢、中毒性肺炎、败血症等。不伴发热者，多为非感染性疾病，如电解质紊乱、低血糖、颅脑发育不全、药物中毒、食物中毒等。

病因病机辨识

（一）急惊风

急惊风以外感时邪（六淫、疠气）、内蕴痰热积滞、暴受惊恐为主要致病因素。其发病机理有四个方面。

病发肝心："诸风掉眩，皆属于肝""心主神明"。《幼科发挥·急慢惊风》云："肝主风，木也，飘骤急疾，莫甚于风。心主惊，火也，暴烈飞扬，莫甚于火。木火阳也，故病在于心肝者，谓之急而属阳。"又说，"急惊风者，肝风甚而心火从之，木生火。"故急惊风证，主要在肝心，肝风心火，二阳交逮，风乘火势，火借风威，交相煽动而成。

气升上盛：外、内之风、热、暑，某些疠气及食、痰，五志之化火，其性皆有上炎之特点，故其为患，病则上炎，甚则使气机升多降少，或只升不降。肝属少阳春木，为将军之官，其特性为升，其病则升；心为火脏，体阴而用阳，心之常火下济肾水，病火则上炎。肝心即病，风乘火势，火借风威，风火相煽，气机升亢过盛。惊吓跌仆，一则"惊则气乱"，逆升向上，神无所依；二则"五志化火"，心火上炎，致使气机逆升。或因其邪气性质炎上，或因肝心病升，或因惊吓气乱，皆可形成气机升多降少，或只升不降，从而血、津液、痰、邪生之毒，皆随气升而上壅，形成气升上盛之势。

邪热痰惊：引起外感急惊风之邪气有外感六淫的风、暑、湿、火及疠气，或经表而客犯肝心，或直犯肝心。依其邪气性质及转化而成各种证候。或温热之邪，或其他邪气入里化热，湿浊、痰湿郁久可化热，惊亦化火。心肝之火热，是急惊风的病机实质之一。或因食生痰，或因热灼津液成痰，或因湿浊酿痰，或素体蕴痰，痰湿久之化火，蒙阻心窍。惊可由痰生，或因热生；惊可生风。总之，邪、热、痰、惊四者，互相影响，构成了急惊风发病机制的环节。

危变重多：肝心火热，势可伤阴入血，甚可阴竭而阳脱；气机升多降少，或只升不降，"血之与气，并走于上，则生大厥"，则可形成气闭、湿闭；升散亢极，正气耗伤，瞬间又可阳脱。邪气客伤肝心，气阴耗损，则窍络闭阻、窍络弱闭；邪气久客，正气虚弱，亦可转成慢惊风。惊风频发，内风与痰浊相搏，进而阻塞心窍，扰乱神明，亦可继发痫证，《证治准绳·幼科》有"惊风三发便为痫"之论。

（二）慢惊风

慢惊风多由其他大病久病，调护失宜，以及禀赋不足，致使正气虚损；或由急惊风等其他病证传变，致成肝旺神愦而发。其发病机理有五个方面。

正虚邪恋：外感急惊风，病久邪仍深伏心肝，正气大伤而发。

脾虚肝旺：或因禀赋，或因急惊风伤损，或其他病证伤损，或调护不当，或治药不当，致成脾虚肝旺，肝亢生风。

阳虚风动：或因禀赋脾肾之阳素亏，或其他病证，或不当治药，损伤脾肾阳气，致成脾肾阳衰，一则气阳虚衰无力统摄而风动，二则阳虚阴寒内盛、阻碍阳气之温煦和统摄而风动，此即所谓之“慢脾风”。

阴虚风动：或禀赋不足，或急惊风、温热等其他病证伤损，或治药不当伤损，使阴液不足，一则肾阴亏虚、水不涵木而动风；二则肝阴亏虚、肝阳上亢而动风；三则肝血亏虚、筋脉失养而动风。

痰瘀阻滞：或因禀赋，或因他病伤损脾肾阳气，寒湿内停，聚成痰浊；或因禀赋，或气虚（滞），或因跌仆，而致瘀，甚或浊痰与瘀血互结，阻塞气阳输布、温煦、统摄而动风。

症状识辨

四证：急惊风的主要病理机制是热盛生风、风盛生痰、痰盛生惊，可见惊风四证（痰、热、惊、风），热、痰、风是互为因果，相互转化的。急惊风以热证、痰证、风证为主。惊风后遗症的症状也可用热、痰、风来概括。由于痰浊内蒙心包或痰火内扰心肝，故以意识障碍为主，意识障碍属痰证；肢体瘫痪或痿软不用等，亦属风证。

八候：八候为搐、搦、颤、掣、反、引、窜、视八种临床表现。

急惊风八候表现急速、强劲、有力，其抽搐频繁，如四肢抽搐、角弓反张、囟填颈强、呕吐如喷、头痛尖叫等，其抽搐频繁有力而幅度较大。邪气经表而表未解，常见邪气为风邪，可见发热、恶风；湿邪可见身重、泛恶、苔腻等卫表证候。暑、火、时疫之邪无表证。暑邪客犯，季节性明显，其症以汗出、烦渴与神倦、壮热同见为特点，兼湿者有表证；火邪为患，以壮热、面赤、舌苔黄燥为特点；时疫之邪以其时行传染为特点。痰食者先见伤食证，如纳呆、呕吐、腹痛、痰多，继而神情呆滞。神怯惊风者多有暴受惊骇史及时作惊惕史。

慢惊风其八候表现缓慢、无力，或手足蠕动，或抽搐时休时止，其病位在肝、脾、肾，病性以虚为主，但多夹实。从正虚性质来看，正虚有阴阳之别，阴伤有阴虚、阴虚火旺、血虚之分，阳虚有气虚、阳虚之别。凡肢体拘挛、强直，伴形体消瘦，舌少津为阴虚，若兼面色潮红，手足心热，潮热盗汗，舌绛少苔为阴虚火旺；凡肢体震颤，手足搐搦，伴头晕目眩，唇爪甲黏膜淡白为血虚；凡抽动无力，伴面黄欠华，睡卧露睛，纳差便溏，舌淡为气虚；凡手足震颤，额出冷汗，四肢厥冷为阳虚。

变证及后遗症：舌干、抽搐力小者为伤阴；瞳仁缩小或不等，脉动疾者为浊闭；突然面色灰而发花，四肢厥冷，脉无力者为阳脱；如气阴两伤，精神亏损，可出现窍络闭阻之痴呆、失语、失明、失聪、瘫痪等后遗症。

治法与处方原则

急惊风治疗：遵循“急则治其标，缓则治其本”之原则，惊风发作之时当采取各种有效措施予以急救处理。清热（疏、清、利、下）、息风、开窍、涤痰法是不可缺少的对症治疗，辅以病因学、病机学治疗。病因学治疗为祛除病因，特别是对外感急惊风，祛除病因是治疗的基本原则，如疏风、祛暑、燥湿、清热解毒等治法。病机学治疗为降泻气机，可通过利、下的方法，达到降泻气机，降泻其升多降少之趋势。清心泻肝法亦是本证的病机学治法之一。

慢惊风治疗：慢惊风一般多属虚证，故重在治本，以补虚为主，根据正伤性质及程度选择不同治疗方法及措施，如温中健脾、温阳、养阴等。慢惊风是因虚而动风，正虚为本，风动为标，病变过程中产生的病理性产物（如痰浊、内湿、瘀血等）、外邪留恋、肝旺等皆为标证。本着“急则治其标”的原则，可采用平肝息风、抑肝、柔肝、镇惊、开窍、化痰、祛浊、活血、祛邪等法，此均属对症治疗范畴。

证治条辨

1. 急惊风，感受风邪，邪入肝心

症见头痛（胀、裹）尖叫，呕吐如喷，囟填，颈项强直，烦躁啼叫；壮热口渴，溲赤，舌质红、苔白厚或黄。风邪经表而表未解者可兼有卫表症状，如风热表证可见恶风，有汗，肢体烦痛，鼻塞，咽赤；风寒表证可见恶寒，无汗，口不渴；表湿者，可见泛恶，身重，苔腻。治以疏风清热，降泻息风开窍。千金龙胆汤（《备急千金要方》）合银翘散（《温病条辨》）加减：龙胆草、黄芩、大黄、茯苓、淡竹叶、金银花、薄荷、钩藤、僵蚕、柴胡、白芍、桔

梗。恶寒无汗，加防风、荆芥、豆豉；身重泛恶，苔腻，加姜厚朴、香薷。

2. **急惊风，感受暑邪，邪入肝心**

症见头痛（劈、裹）尖叫，颈项强直，囟填，恶心呕吐，烦躁嗜睡，四肢抽搐，壮热多汗，倦怠，或有溲赤便稀，舌质红、苔黄腻。治以清泻肝心，祛暑利湿息风。甘露消毒丹（《温热经纬》）合犀羚白虎汤（《广瘟疫论》）加减：生石膏、知母、黄芩、滑石、淡竹叶、姜厚朴、羚羊角、钩藤、菊花、水牛角。泛恶，身重，苔腻等湿未尽，加香薷、藿香、佩兰；身热夜甚，舌质红绛等暑邪入营，可用犀羚镇痉汤（《冷庐医话》）。

3. **急惊风，感受疠气，火热充斥**

症见头痛如劈，呕吐如喷，囟门高突，颈项强直，角弓反张，四肢抽搐，谵妄神昏，壮热不已，烦躁口渴，斑疹隐现，大便干燥，面赤唇红，舌质深红或红绛、苔黄燥或起芒刺，脉象数而有力。治以清热解毒，降泻息风开窍。清瘟败毒饮（《疫疹一得》）加减送服紫雪（《太平惠民和剂局方》）：龙胆草、黄连、生石膏、滑石、淡竹叶、大黄、金银花、大青叶、羚羊角、僵蚕、水牛角、赤芍、牡丹皮，以及紫雪丹。苔厚，呕吐频繁，便秘，加芒硝；昏愦不语，舌謇，加石菖蒲、郁金、竹沥。

4. **急惊风，感受疠气，湿热蒙蔽**

症见烦躁嗜睡或沉睡谵妄，反复抽搐，壮热，呕吐腹痛，大便腥臭或夹脓血，面色灰白，手足不温，舌质红、苔黄腻，脉滑数、指纹紫滞。治以清热解毒，化湿降浊，开窍息风。黄连解毒汤（《外台秘要》）加减送服玉枢丹（《百一选方》）：金银花、黄连、栀子、白茅根、车前子、钩藤、全蝎，以及玉枢丹。便下脓血较著，加白头翁、姜厚朴、薏苡仁、葛根；腹胀，不得矢气，可合用大承气汤（《伤寒论》）。

5. **急惊风，感受疠气，浊蔽肝心**

初起症见少言，神呆或易怒烦躁，好哭闹；继而头痛严重，喷吐频频，昏睡，醒则烦躁不安，精神恍惚，上肢抽搐，颈项强直，目斜呆视，可有发热，舌质红、苔厚白，脉弦数。治以化浊杀虫，降泻气机，息风开窍。百部丸（《小儿药证直诀》）合千金龙胆汤（《备急千金要方》）加减：百部、夏枯草、龙胆草、茯苓、大黄、竹叶、钩藤、全蝎、车前子、黄芩。若见易怒烦躁，好哭闹等脾虚肝旺证候，可合用逍遥散（《太平惠民和剂局方》）；神昏较著，加猴枣、青礞石；抽搐较著，加蜈蚣、僵蚕。

6. **急惊风，痰食惊风**

症见先有抑郁或烦躁，头痛呕吐，颈项强直，久则神呆，抽搐，昏迷，发热面白，消瘦纳呆，腹痛便秘、腹胀，或咳嗽喉中痰鸣，舌尖红、苔黄厚而腻，脉弦滑或数、指纹沉滞或淡红。治以化浊下气，涤痰导滞，开窍息风。小承气汤（《伤寒论》）加味送服玉枢丹（《百一选方》）：枳实、姜厚朴、夏枯草、大黄、天竺黄、炙百部、钩藤、菊花、节菖蒲、郁金，以及玉枢丹。腹痛、便秘、腹胀较著，加山楂、神曲、莱菔子、木香；喉中痰鸣，昏迷较著，加胆南星、清半夏；便秘，加芦荟、风化硝；呕吐，加藿香、竹茹；发热，加黄连、黄芩。

7. **急惊风，惊恐惊风**

症见平素食少，神疲乏力，多汗，夜寐不安；突然面色时青时赤，频作惊惕，筋惕肉瞤，甚或痉厥，大便色青，脉象数疾动乱、指纹青。治以镇惊安神。朱砂安神丸（《内外伤辨》）加减：朱砂、黄连、当归、钩藤、生牡蛎、龙骨。待惊惕减轻后可改用益气养血，健脾柔肝之品。呕吐，加竹茹、姜半夏；寐中肢体颤动，惊啼不安，加用磁朱丸（《备急千金要方》）；神疲乏力，多汗，加黄芪、白术、炒枣仁。

8. **慢惊风，脾虚肝旺**

症见时发缓缓抽搐，抽动无力，形神疲惫，面色萎黄，睡卧露睛，大便溏薄色青，手足不温，足跗及面部轻度浮肿，舌质淡、苔白润，脉象沉弱、指纹淡红。治以益气温阳，扶土抑木。缓肝理脾汤（《医宗金鉴》）加减：党参、白术、山药、茯苓、桂枝、干姜、肉豆蔻、白芍、钩藤。抽搐较频，加天麻、僵蚕、菊花；四肢不温，大便稀溏等内寒明显，加制附子、肉桂；夜寐不安，加生牡蛎、生龙骨；泄泻日久，将干姜改为煨姜，加山楂炭、葛根。

9. **慢惊风，胃虚肝亢**

症见皮肤干燥，甚或枯瘪，目眶及前囟凹陷，啼哭无泪，口渴烦躁，手足蠕动，小便短少，唇红齿干，或泻下无度，质稀如水，舌绛无津，脉细数。治以酸甘化阴，柔肝息风。连梅汤（《温病条辨》）合玉液汤（《医学衷中参西录》）加减：黄连、天花粉、沙参、山药、生地黄、麦冬、玄参、阿胶、五味子、乌梅、白芍、钩藤、天麻、黄芪。泻下无度，加白头翁；大便夹奶瓣或不消化食物残渣，加鸡内金、神曲、莱菔子。

10. **慢惊风，阳虚风动（慢脾风）**

症见蠕蠕震颤，神情萎顿，面色灰滞，形体极度消瘦或浮肿如泥，口鼻气凉，额出冷汗，四肢厥冷，大便澄澈清冷，舌质淡、苔薄白滑润，脉沉细而弱。治以温补脾肾，回阳救逆。固真汤（《证治准绳》）加减：人参、白术、茯苓、黄芪、炙甘草、附子、肉桂、炮姜、当归、鸡血藤、天麻。四肢浮肿如泥，加泽兰、椒目、泽泻；痰涎壅盛，加清半夏、白芥子；神昏不醒，加郁金、石菖蒲、桂枝；汗多，加煅龙骨、煅牡蛎、五味子；恶心呕吐，加吴茱萸、胡椒；阳气回复后可改用可保立苏汤（《医林改错》）以阳中求阴。

11. 慢惊风，阴虚风动

症见时有抽搐，肢体拘挛或强直，虚烦疲惫，面色潮红，手足心热，形体消瘦，大便干结，舌绛少津、苔光剥，脉细弦数。治以育阴潜阳，滋水涵木。大定风珠（《温病条辨》）加减：鸡子黄、阿胶、白芍、生地黄、麦冬、龟甲、鳖甲、西洋参、五味子、牡蛎、当归、络石藤。见面色潮红，手足心热，舌红无苔等阴虚火旺，邪热未清者，可加用黄连阿胶汤（《重订通俗伤寒论》）；夹痰热而见泛吐痰涎，胸闷气粗，舌苔黄腻，可加用清心涤痰汤（《医宗金鉴》），或加胆南星、石菖蒲、郁金、黄连、竹茹；强直性瘫痪，加地龙、僵蚕、乌梢蛇。

12. 慢惊风，气血两虚

症见手足搐搦或阵发性颤动，肢体困惫，精神软弱，身热起伏，语声低怯，面黄多汗，舌质淡嫩、苔少，脉沉细。治以养血益气。可保立苏汤（《医林改错》）加减：人参、黄芪、白术、当归、白芍、枸杞子、山萸肉、补骨脂、酸枣仁。泻下不止，加山药、白扁豆、炮姜；抽搐不止，加龙骨、牡蛎、天麻、钩藤、磁石。

13. 慢惊风，肾精亏虚

有解颅、五迟、五软等原发病，症见肢体抽搐，斜视凝视，一时性失语失聪，或局部颤动，抽搐过后恢复常态，舌淡嫩，脉沉弱。治以固本培元，益阴潜阳。地黄饮子（《医方集解》）加减：熟地黄、山萸肉、巴戟天、炮附子、五味子、麦冬、石斛、石菖蒲、远志。抽搐频繁，去炮附子，加全蝎、地龙、天麻、龙齿、钩藤；强直性瘫痪，加当归、红花、鸡血藤。

14. 慢惊风，半阴半阳

症见精神萎靡，身热起伏不定，口渴心烦，胸闷气粗，泛吐痰涎，甚则口角流涎，两目斜视，反引掣颤，强直痉挛，抽搐乍紧乍缓，舌质红、苔黄腻，脉弦数有力。治以扶正祛邪，清心涤痰。清心涤痰汤（《医宗金鉴》）加味：人参、茯苓、甘草、陈皮、清半夏、枳实、竹茹、麦冬、酸枣仁、胆南星、石菖蒲、黄连、生姜。抽搐较著，加全蝎、钩藤、地龙；痰涎壅盛，大便秘结，加大黄、姜厚朴。

15. 惊风变证，气升浊闭

症见惊风病中突然出现头痛加重，瞳仁缩小，呼吸短促，神志不清，肢体瘫痪或松软弛缓，舌质红、苔黄燥，脉洪大。治以下气降浊开闭。牛黄夺命散（《幼幼集成》）加减：牵牛子、大黄、枳实、姜厚朴、芒硝。头痛较著，加栀子、车前子、川芎；神识不清，加石菖蒲、胆南星；四肢不温，舌苔白腻，加炮附子、干姜。

16. 惊风变证，阳衰欲脱

症见惊风病中，严重抽搐，昏迷，面色灰滞，呼吸急促，气短不足以息，肢厥身凉，冷汗淋漓，唇甲青紫，皮肤湿冷灰滞发花，舌质色淡、苔白滑，脉象沉微或伏、指纹色淡或紫滞。治以温阳固脱。参附龙牡救逆汤（验方）加减：人参、制附子、龙骨、牡蛎、川芎。手足蠕动或震颤，加全蝎、天麻；手足厥冷较著，可合用四逆汤（《伤寒论》）；呼吸浅促，早期加至宝丹（《太平惠民和剂局方》），晚期加五味子、山萸肉、磁石。

17. 惊风变证，阴虚欲脱

症见惊风病中，手足时时蠕动，或肢体强硬，精神淡漠或烦躁，囟陷、眼眶下陷，皮肤干瘪皱褶松弛，舌质光红干燥起刺，脉象细弱、指纹淡隐。治以滋阴固脱。大定风珠（《温病条辨》）合生脉散（《医学启源》）加减：人参、熟地黄、鸡子黄、麻仁、白芍、鳖甲、牡蛎、五味子。抽搐明显，加石决明、天麻、钩藤；口唇、指趾端紫暗，加桃仁、红花；筋脉拘急，加黄芪、党参、鸡血藤。

18. 惊风后遗症，痰浊内盛，窍络闭阻

惊风后期，症见神昏痰盛，口眼㖞斜，痴呆，解颅，失语，失聪，失明，肢体瘫痪，二便失禁，舌质红、苔灰滞，脉涩。治以涤痰活血，醒窍通络。涤痰汤（《奇效良方》）合桃红四物汤（《医宗金鉴》）加减：清半夏、胆南星、橘红、枳实、茯苓、人参、石菖蒲、郁金、竹茹、桃仁、红花。解颅，囟门渐大或闭而开，加天竺黄、延胡索、川芎、莪术；口眼㖞斜，加白附子、僵蚕、全蝎、天麻。

19. 惊风后遗症，心窍弱闭

惊风后期，症见失语，神疲乏力，面色灰滞，舌质淡、苔白，脉虚、指纹淡。治以滋心开窍。地黄饮子(《医方集解》)合三才汤(《温病条辨》)加减：人参、天门冬、熟地黄、山萸肉、肉苁蓉、当归、白芍、石菖蒲、远志。失语明显，加茯神、麝香、郁金；失听，加龟甲、巴戟天、菟丝子、鹿角胶；失明，加白蒺藜、青葙子、石斛。

20. 惊风后遗症，肝窍弱闭

惊风后期，症见失明，神疲乏力，面色灰滞，舌质淡、苔白，脉虚、指纹淡。治以养肝开窍。地黄饮子(《医方集解》)加减：人参、天门冬、熟地黄、山萸肉、当归、白芍。失明明显，加白蒺藜、青葙子；失语，加茯神、郁金；失听，加龟甲、巴戟天。

21. 惊风后遗症，肾窍弱闭

惊风后期，症见失听，神疲乏力，面色灰滞，舌质淡、苔白，脉虚、指纹淡。治以益肾开窍。地黄饮子(《医方集解》)加减：人参、天门冬、熟地黄、山萸肉、肉苁蓉、当归、白芍、石菖蒲。失听明显，加龟甲、巴戟天、鹿角胶；失语，加茯神、郁金；失明，加白蒺藜、青葙子。

22. 惊风后遗症，神识痴呆

惊风后期，症见智力减退，神识呆滞，记忆力差，神疲乏力，四末不温，舌质淡、苔白，脉虚、指纹淡。治以填补精髓益智。补肾地黄丸(《医宗金鉴》)合孔圣枕中丹(《备急千金要方》)加减：熟地黄、山萸肉、山药、补骨脂、杜仲、益智仁、远志、石菖蒲、龙骨。手足不温、肢冷、苔白滑，加制附子、干姜。

23. 惊风后遗症，经络弱闭

惊风后期，症见肢体瘫痪，或手足，或肢体，或一侧，或两侧瘫痪；或痿软不用，或强直不用。偏于肾虚则目无精光，神呆；偏于气虚血滞则自汗，舌质暗。治以滋补肝肾，养血强筋。左归丸(《景岳全书》)加减：熟地黄、山萸肉、菟丝子、龟甲、当归、牛膝。上肢瘫痪，加桂枝、桑枝；下肢瘫痪，加独活、桑寄生；肢体强直不用，加蜈蚣、全蝎、僵蚕、巴戟天；肢体痿软不用，面色萎黄，舌淡紫，加黄芪、赤芍、桃仁、红花。

24. 惊风后遗症，风痰入络

惊风后期，症见头痛昏蒙，神识呆滞，四肢抽搐，手足麻木，胸脘满闷，舌苔白腻，脉滑或弦滑。治以祛风化痰，通络止搐。真方白丸子(《瑞竹堂方》)加味：清半夏、白附子、天南星、天麻、全蝎、木香、枳壳、茯苓、鸡血藤、蜈蚣、姜汁。言语不利，加白芥子、远志；胸闷甚，加丹参、郁金。

25. 惊风后遗症，风痰阻滞，阻塞心窍

惊风后期，症见肢体抽搐明显，一般先强直，后阵挛、抽搐，伴神志不清，口吐白沫，口唇色青，苔白，脉弦滑。治以息风涤痰止痉。定痫丸（《医学心悟》）加减：羚羊角、天麻、钩藤、全蝎、胆南星、清半夏、石菖蒲、远志、茯苓、川芎。抽搐频繁，加青礞石、生铁落；神昏，加郁金、麝香。

26. 惊风后遗症，脾虚痰聚

惊风后期，症见癫痫反复发作，神疲乏力，面色苍黄，时有眩晕，纳差腹胀，大便溏泄，舌质淡胖、苔白，脉弱。治以补益心脾，开窍息风。六君子汤（《医方考》）合温胆汤（《三因极一病证方论》）加减：人参、白术、茯苓、天麻、全蝎、陈皮、清半夏、柏子仁、木香、胆南星、郁金、石菖蒲。抽搐明显、发作频繁，加僵蚕、蜈蚣。

第六节　痫　　证

痫证系多种原因导致脏气不平，风气隐伏欲动；或气机郁阻，孔窍闭塞引起的，阵发性、暂时性心肝失调的脑神证候。临床以突然仆倒，昏不知人，口吐涎沫，两目直视，四肢抽搐，惊掣啼叫，发过即苏，醒后一如常人，过时又发，多有间断为特点。痫证是成人常见，小儿时期多发的证候，多见于4岁以上的小儿。痫证本身很少直接死亡，因发无定时，常死于跌仆、溺水、车祸等意外。

西医学之癫痫，可按本证候进行辨证论治。

病因病机辨识

引起痫证的原因有很多，包括先天因素、后天因素，致成脏气不平，风气隐伏，痰血阻窍，气机梗塞，或渐积而盛，或感触而发，或诱因致发，以致脏腑受伤，神机受累，元神失控而发。

脏气不平，心肝闭塞：胎中受惊，或娩时伤损，或调护失宜，或他病伤损，使强弱不均衡之小儿五脏更加强弱不均，即肾脾肺虚，肝心亢用，从而风气隐伏欲动，一经触动（惊恐、饮食、情志不遂、劳累等），或渐积而盛，阻塞脑窍，心肝闭塞，元神失控发为痫证。常为脏气不平，肝心用强愈甚，发则愈重。

痰血阻窍，气机梗塞：湿蕴浊留，或肾脾虚弱而生痰，或肝郁化火灼津炼液为痰；或滞产、手术、跌仆损伤、颅脑损伤，或其他病证伤损，气虚而滞，致成血涩滞瘀；或虫积脑瘤，寄居脑络。痰浊瘀血内停，虫积脑瘤，或渐积而盛，或一遇感触，阻塞气机升降，脑窍闭塞，元神失控发为痫证。痰浊瘀血愈甚，发则愈重。

总之，痫证病位在脑窍，涉及心、肝、脾、肾。酿成癫痫的基础是脏气不平，痰瘀阻塞，诱因致发，阻塞脑窍，内乱神明，元神失控，内风扰动。因其各种致病因素相互影响、变化多端，痰有聚有散、风有动有静、气有顺逆，故时发时止。如反复发作，正气渐衰，脏气不平更甚，痰血壅盛，痫证则缠绵难愈，甚或气厥不返而死亡。

症状识辨

轻重：发作时间有长有短，症状有轻有重，发作间歇久暂不一，因此辨别病情轻重有助于治疗及判断预后。轻者持续时间短，抽搐轻微，或仅有眨眼、点头、咀嚼小动作，而无叫声，但意识丧失为必要症状，发作间隙长，甚至数月、数年；重者意识丧失时间长，抽搐明显，频繁发作。

证候：发作期当辨脏气不平，痰瘀阻塞。发作时抽搐有力、频繁，舌红苔厚，脉弦者为心肝亢盛证；卒然昏仆，抽搐力弱，伴面黄，舌淡胖者为心脾两虚；卒然昏仆，瘛疭或强直，时有躁动，面颊潮红，舌光红欠润者为肝肾阴虚；局限性抽搐，手足蠕动，舌淡少苔者为血虚风动；发作时痰涎壅盛，口角流涎，神志模糊，舌苔白腻者为痰浊蒙蔽；发作时口中有声，口吐白沫，痰鸣气粗，舌红苔黄腻，脉滑数者为痰火扰神；神昏窍闭，面色青紫，舌暗，脉涩者为瘀血阻络。

休止期昏抽消失，心烦躁动，眩晕，脉弦者为肝心亢盛；平素面色萎黄，倦怠便溏者为脾虚气弱；纳差脘痞，身重倦怠，舌淡胖、苔白腻者为痰浊壅盛；心烦失眠，便秘溲黄，舌红苔黄腻者为痰火内蕴；肌肤甲错，唇舌紫暗者为瘀血内阻；两颧嫩红，五心烦热，舌红无苔者为肝肾阴虚；发病年久、屡发不止，神呆、智力迟钝者为心肾亏损。

治法与处方原则

发作期治疗：痫证其发为风，急则治其标，当以息风开窍为首、为急、为主，灵活选用病因病机学治疗方法及措施，如抑肝、涤痰、活血化瘀，疏通脑络等法。

休止期治疗：待痰散、气平、风息则发作停止，进入休止期。缓则治其本，休止期的治疗至关重要，不仅防其复发，又是彻底治疗的关键，其治自然重在病因、病机。

证治条辨

1. 发作期，脏气不平，心肝亢盛，心肝闭塞

症见轻则神志清楚，风动不著；重则卒然昏倒，抽搐重著，发作频繁，以其抽搐有力，牙关紧闭，两目上窜或斜视，面色红赤，舌质正红或红，苔厚，脉弦数有力。治以清心泻肝，息风开窍。千金龙胆汤（《备急千金要方》）或合羚角钩藤汤（《重订通俗伤寒论》）加减：千金龙胆汤加减适用于轻证，药用龙胆草、大黄、茯苓、黄芩、钩藤、柴胡、天麻、羚羊角、白芍、郁金。千金龙胆汤合羚角钩藤汤加减适用于重证，药用龙胆草、大黄、茯苓、牛黄、冰片、麝香、黄连、天竺黄、全蝎、羚羊角片、钩藤、僵蚕、胆星、天麻、菊花、淡竹茹、郁金、牵牛子。心火偏亢，加淡竹叶、栀子。

2. 发作期，脏气不平，心脾两虚，心肝闭塞

症见卒然昏仆，或神识昏愦，抽搐力弱，或仅头部下垂，四肢无力，面色苍黄，纳呆腹胀，口噤目闭，二便自遗，舌质淡而胖嫩或有齿痕、苔白，脉弱。治以补益心脾，开窍息风。四君子汤（《太平惠民和剂局方》）合温胆汤（《三因极一病证方论》）加减：党参、白术、茯苓、天麻、全蝎、陈皮、制半夏、僵蚕、柏子仁、木香、胆星、石莲子、节菖蒲、郁金。

3. 发作期，脏气不平，肝肾阴虚，心肝闭塞

症见发则卒然昏仆，瘛疭或强直，抽风无力，或失神发作，或语謇，时有躁动；健忘失眠，面颊潮红，手足心热，盗汗，舌光红欠润，脉弦细数无力。治以滋补肝肾，开窍息风。大定风珠（《温病条辨》）合止痉散（验方）加减：全蝎、天麻、僵蚕、阿胶、络石藤、生白芍、地黄、生龟甲、生鳖甲、牡蛎、当归、远志、节菖蒲、龙骨。阴虚火旺著，可合用知柏地黄丸（《医宗金鉴》)。

4. **发作期，脏气不平，血虚风动，心肝闭塞**

症见或卒然昏仆，或面部烘热，或两目瞪视，或四肢抽搐无力，手足蠕动，二便自遗，舌质淡、少苔，脉细弱。治以养血柔筋，息风开窍。大补阴丸(《丹溪心法》)加减：生地黄、当归、白芍、酸枣仁、川芎、木瓜、益智仁、远志、全蝎、钩藤。

5. **发作期，痰血瘀阻，痰浊蒙蔽，心肝闭塞**

症见发作时突然昏仆，神志模糊犹如痴呆，瞪目直视，痰涎壅盛，口角流涎，或见失神，四肢抽搐不甚，面色黄而无华，胸闷呕恶，舌质淡、苔白腻，脉滑。治以豁痰定痫，宁心开窍。涤痰汤(《奇效良方》)加减：陈皮、制半夏、胆南星、僵蚕、天麻、枳实、地龙、炒白芍、炒当归、郁金、石菖蒲、远志。抽搐频繁，加蜈蚣、钩藤；失神，加琥珀、朱茯神；精神恍惚，加珍珠、灵磁石；兼食滞，加神曲、莱菔子；脾虚明显，加四君子汤(《太平惠民和剂局方》)。

6. **发作期，痰血瘀阻，痰火扰神，心肝闭塞**

症见发作时卒然昏仆抽搐，口吐白沫，面红目赤，口中有声，烦躁不安，声高息粗，口苦便干，舌质红、苔黄腻，脉弦滑数。治以清泻肝火，化痰宁神。竹沥达痰丸(《杂病源流犀烛》)加减：青礞石、全蝎、牵牛子、生大黄、桃仁、沉香、白矾、天麻、制半夏、胆南星、钩藤、地龙、石菖蒲、人工牛黄、鲜竹沥水。痰壅气逆，大便秘结，合用礞石滚痰丸(《泰定养生主论》)；抽掣频繁，加石决明、白僵蚕。

7. **发作期，痰血瘀阻，瘀阻脑络，心肝闭塞**

症见有外伤或产伤史，发则卒然昏仆，神昏窍闭，瘛疭抽搐，或单以口角、眼角、肢体抽搐，或大便坚硬，形体消瘦，肌肤枯燥色紫，颜面口唇青紫，舌质紫暗或见瘀点，脉细涩。治以活血化瘀，通络散结，开窍息风。通窍活血汤(《医林改错》)加减：桃仁、红花、赤芍、乳香、没药、血竭、当归、老葱、麝香。抽搐明显，加全蝎、地龙、钩藤。

8. **休止期，肝心亢盛**

症见心烦躁动，少寐，眩晕胀痛，面红目赤，溲黄便干，舌质红、苔黄，脉弦数。治以清心泻肝。泻青丸(《小儿药证直诀》)加减：龙胆草、栀子、当归、郁金、羌活、川芎、防风、大黄、莲子心。

9. **休止期，脾虚气弱**

症见精神不振，倦怠乏力，面黄少华，动则气短、汗出，腹胀纳差，便溏，舌质淡、苔薄白，脉缓无力。治以健脾益气。四君子汤（《太平惠民和剂局方》）加味：黄芪、党参、白术、茯苓、白芍、薄荷、甘草。脾阳不振，可改用缓肝理脾汤（《医宗金鉴》）；兼血虚，可用集成定痫丸（《幼幼集成》）；兼内湿，可合用二陈汤（《太平惠民和剂局方》）。

10. **休止期，脾虚肝旺**

症见面色青白或灰滞，躁动不安，性急易怒，睡卧不安，纳差，倦怠乏力，便溏，舌质正红、苔白，脉弦无力。治以抑肝理脾。逍遥散（《太平惠民和剂局方》）加减：白芍、黄芪、茯苓、当归、白术、柴胡、莪术、薄荷、地龙。

11. **休止期，痰浊内蕴**

症见面色晦滞，痞满不舒，嗳气，恶心呕吐，身重倦怠，舌质淡胖、苔白腻，脉滑。治以化痰祛浊。温胆汤（《三因极一病证方论》）加减：制半夏、陈皮、枳实、远志、菖蒲。兼脾虚，可合用四君子汤（《太平惠民和剂局方》）。

12. **休止期，痰火内蕴**

症见急躁易怒，心烦失眠，口苦咽干，便秘溲黄，目赤，舌质红、苔黄腻，脉弦滑而数。治以清化痰热。礞石滚痰丸（《泰定养生主论》）加减：礞石、大黄、黄芩、沉香、朴硝。痰火较著，可合用涤痰汤（《奇效良方》）。

13. **休止期，瘀血内阻**

症见头痛、头晕经久不愈，痛处固定，肌肤甲错、枯燥、色紫暗，眼目肉轮紫暗，唇舌紫暗，或见瘀点、瘀斑，脉细涩。治以活血化瘀。通窍活血汤（《医林改错》）加减：桃仁、红花、赤芍、川芎、丹参、青阳参。

14. **休止期，肝肾阴虚**

症见头晕目眩，面色憔悴，两颧嫩红，耳轮焦枯不泽，腰膝酸软，咽喉干燥，潮热盗汗，五心烦热，舌红无苔欠润，脉细。治以滋补肝肾。左归丸（《景岳全书》）加减：熟地黄、山萸肉、山药、川牛膝、龟甲、鹿角胶、陈皮。兼元气不足，合用大补元煎（《景岳全书》）；兼阳虚，改用河车八味丸（《幼幼集成》）。

15. **休止期，心肾亏损**

症见发病年久，屡发不止，症见神呆，智力迟钝，记忆力差，腰膝酸软，神疲乏力，四末不温，大便稀溏，舌质淡红、苔白，脉沉细无力。治以补益心肾。补肾地黄丸（《医宗金鉴》）合孔圣枕中丹（《备急千金要方》）加减：熟地黄、山萸肉、山药、补骨脂、杜仲、益智仁、远志、节菖蒲、龙骨。

第七节 鹅口疮

鹅口疮，又称雪口，是指以口内、舌上布有白屑假膜，状若鹅口为主要特征的证候。多见于初生儿、乳婴儿。预后一般尚好，极个别者传里，甚或危及生命。

病因病机辨识

鹅口疮是口腔黏膜疾病中最常见的症状与体征，可继发于其他疾病过程中，其病因有内、外二因。外因为秽浊之邪，其性湿着黏腻，客人发病多从热化，毒力不烈；内因为正气不和、正虚。秽浊之邪随乳具、乳头、手，进入口内破损处，在正气不和（积热内蕴或其他疾病）、正虚的情况下发病。一般客犯颊、舌等口舌部位，重者可袭及咽喉、鼻、肠道。

外邪客于胎热、脾胃蕴热、心经积热、余热未清、抚养过厚小儿之脾胃，邪热与内蕴之热相搏，循经上熏口舌。外邪客于早产儿，或脾胃薄弱、久病体弱之小儿，邪热与虚火相搏，循经上熏口舌，由于小儿正气虚弱，秽浊之邪可逐步渗入咽喉、鼻、食道、肺管，甚会入肺、肠，以及全身。

症状识辨

口腔白屑：初起先在舌上或两颊内出现白屑，可渐次蔓延于齿龈、口唇、腭等处，白屑初起附着口内，状若凝固之乳块，随拭随去，不易清除，强拭后其下黏膜粗糙，可相互融合成大片。轻者，除口内布有白屑外，少有不适；重者，白屑成片，满布口内，状若鹅口，伴有流涎，烦躁，神困倦怠乏力。秽浊之邪蔓延于咽喉、鼻、肺，可有呼吸困难，蔓延于食管、肠，可有肠胃症状。实则心脾积热，口内白屑，假膜厚，累及部位广泛，舌红苔黄厚，溲黄便干；虚则口内白屑薄、散在，伴神倦消瘦或颧红舌干，或舌淡多汗。

治法与处方原则

实证当以祛浊，清心泻脾；虚证当以扶正以祛邪，或养阴，或益气养阴，佐以燥湿。轻则可单用外治法，重则内外合治尤佳。

证治条辨

1. 心脾积热，外感秽浊，灼蚀肌膜

症见口内、舌上布有白屑，甚或布满假膜，状若鹅口，面赤唇红，烦躁不宁，口干而渴，小便短黄，大便干结，舌质红、苔白厚或黄，脉滑数、指纹紫滞。治以祛除秽浊，清泻心脾。清热泻脾散（《医宗金鉴》）加减：黄连、黄芩、栀子、生石膏、灯心草、防风、佩兰、淡竹叶。兼见烦躁，溲赤等心经有热证候者，加生地黄、牡丹皮、赤芍；大便黏稠者，加大黄、姜厚朴。

2. 阳明腑实，外感秽浊，灼蚀肌膜

症见口内、舌上布有白屑，甚或布满假膜，状若鹅口，大便秘结，或热结旁流，脘腹痞满，手足濈然汗出，舌质红、苔黄燥起刺，脉沉实。治以峻下热结，祛除秽浊。调胃承气汤（《伤寒论》）加味：大黄、芒硝、甘草、蜜百部、牡丹皮、玄参、黄芩、栀子、防风。

3. 脾肾阳虚，外感秽浊，上蒸肌膜

症见口内、舌上白屑散在，周围淡红不著，时发时好，迁延不愈，身疲消瘦，纳差，多汗，大便不实，手足不温，甚或肢冷，舌质淡、苔白腻，脉虚、指纹淡。治以补益脾肾，化浊辟秽。附子理中丸（《太平惠民和剂局方》）合参苓白术散（《太平惠民和剂局方》）加减：制附子、人参、白术、干姜、炙甘草、茯苓、白扁豆、苍术、薏苡仁、佩兰、通草。脾气虚明显，加黄芪、黄精。

4. 阴虚火浮，外感秽浊，腐灼肌膜

症见口内、舌上白屑散在，周围淡红不著，时发时好，迁延不愈，形体怯弱，面白颧红，口干少饮，五心烦热，舌质红欠润、少苔，脉细数。治以滋阴潜阳，引火归原，祛除秽浊。六味地黄丸（《小儿药证直诀》）加减：熟地黄、山萸肉、山药、泽泻、牡丹皮、茯苓、苍术、黄柏、姜厚朴。阴虚火旺较著，合用知柏地黄丸（《医方考》）。

5. **秽浊炽盛，湿浊闭肺**

症见口内、舌上布有白屑，状若鹅口，咳嗽痰壅，嗽痰量多色白，咳剧时泛吐痰涎，喉间哮鸣声如拽锯，喘憋，呼吸困难，舌质淡、苔白腻。治以化浊开肺，息风定喘。三子养亲汤（《韩氏医通》）加味：苏子、莱菔子、干姜、炙麻黄、钩藤、葶苈子、地龙、厚朴、白芥子。痰多，加陈皮、款冬花、茯苓；肺寒甚，寒饮甚者，可合用苓桂术甘汤（《金匮要略》）。

6. **秽浊炽盛，下客肠道**

症见口内、舌上布有白屑，状若鹅口，泻下稀薄色黄如水样、量多、次频，小便短黄，脘痞呕恶，身重倦怠，口淡不渴，舌质红、苔白腻。治以清化湿热，安肠止泻。猪苓汤（《伤寒论》）：猪苓、茯苓、泽泻、阿胶、滑石。大便夹不消化食物残渣，加神曲、麦芽、砂仁；呕吐清涎，加清半夏、竹茹、瓜蒌皮。

第八节 盘 肠 气 痛

盘肠气痛是以突然发作的阵发性、有间歇期的腹痛为主要表现，常缺乏特异性体征的一种证候，多见于新生儿期或婴儿期。密切观察患儿对治疗的反应，若大便通畅则病渐向愈。若腹痛拒按不解，呕吐之物有粪臭气味，甚则有粪块者，则应注意肠结、肠瘕等急腹症的发生，以免误诊。

病因病机辨识

其因系护理不当，脐腹部为寒邪所侵；或乳食不节，喂养不当，频乳等以致乳食壅滞肠中；或胎热炽盛，热蕴大肠。

因调护失宜，脐腹为寒邪所侵，寒邪搏结肠间，寒主收引，肠道挛急，腑气壅滞，不通则痛；或喂养不当，乳食壅滞肠中，气机受阻，郁而不通，不通则痛；胎热炽盛，热蕴大肠，腑气不通而痛。

症状识辨

啼哭：由于盘肠气痛患儿以阵发哭闹、曲腰啼叫为主要形式表现，临证时主要在于分辨病因，辨别证候。腹部中寒者，伴面色青白、肢冷汗出，舌淡；乳食壅滞者，伴面色苍黄，不思乳食，大便不通，呕吐，舌苔白腻；热蕴大肠者，伴面红目赤，烦闹不安，大便秘结，舌质红，苔黄。

治法与处方原则

辨治时应紧紧抓住寒、滞、热而致气机壅滞，不通则痛这一基本病机，拟定疏通气机壅滞这一基本治则。病因学治疗，针对引起本病的病因，可采取温中散寒、消食导滞、通腑泻便等治法。盘肠气痛的发病机理系小肠气机壅滞，不通则痛，故此病机学治疗为调理气机，通络散结。本病以腹痛为主症，故止痛为对症治疗，临证可灵活应用缓急止痛、活血止痛之法。

证治条辨

1. 腹部中寒，肠道挛急

症见腹部阵发性绞痛，肠鸣如蛙声，腹部可见气块，曲腰啼叫（欲借腰腹活动以减其痛），面色青白，肢冷汗出，舌质淡、苔白，指纹青滞。治以温中散寒，行气止痛。盘肠散（验方）：茴香、乳香、木香、砂仁。里寒甚，加制附子；痛甚，加川楝子、延胡索。

2. 乳食壅滞，气机壅滞

症见腹部突发绞痛，曲腰啼叫，腹部胀实，面色苍黄暗滞，不思乳食，呕吐，大便不通，舌苔白腻，指纹滞。治以消食导滞，行气止痛。白豆蔻散（《奇效良方》）加减：白豆蔻、莪术、香附、青皮、陈皮、炙甘草。腹胀明显者，加莱菔子；舌苔黄腻、溲黄，可合用三黄丸（《脾胃论》）。

3. 热蕴大肠，腑气不通

症见腹部绞痛，曲腰啼叫，腹部胀实，面红目赤，烦躁不安，大便秘结不通、或便少量黄色黏液，舌质红、苔黄，指纹紫滞。治以清热通腑，破气止痛。一捻金（《医宗金鉴》）：生大黄、槟榔、牵牛子、人参。

第九节　食　　滞

食滞是由乳食不节，残食陈滞于胃肠，气滞不行引起的慢性脾系胃肠证候，由于食滞不化，聚湿生热，可出现湿热痰食互结的一系列症状，不仅是儿科临床上的常见、多发证候之一，而且是饮食所伤的多种严重病证的始发证候，因此防治本证是儿科历代医家重要课题之一。

病因病机辨识

乳食之节度有明显的差异性，取决于每个小儿脾胃之强弱，如《备急千金要方》云："视儿饥饱节度，知一日中几乳而足，以为常。"同一乳食（失节）是否病滞，则取决于小儿脾胃强弱，如《诸病源候论·小儿杂病诸候》云："小儿宿食不消者，脾胃冷故也。"《小儿药证直诀·食不消》亦云："脾胃冷，故不能消化。"可知由于禀赋不足、调护不当、病药所伤，可致小儿脾胃虚寒，进而导致"胃之所纳，脾气不足以胜之"(《证治准绳·幼科·宿食》)因此，脾胃虚寒是引起本证候的内因。

频乳暴食，嗜食肥甘、粗劣、生冷、黏硬等难化之物，使脾胃肠负荷过重，则不能彻底腐熟、磨消、运化、传导，导致残食陈滞，发为食滞、气滞，正如朱丹溪在《丹溪手镜·宿食留饮》引李论言，"饮食自倍，肠胃乃伤，复加之，则胃化迟难。"

或虽乳食不多，亦易于消化，但由于脾胃虚弱（禀赋、调护、病药伤），其腐熟、磨消、运化、传导功能已弱，若乳食稍有不当，则更难以腐熟运化，以致残食陈滞于胃肠而发病。

然小儿之食有乳、谷之不同，乳者饮之类，无形之气；谷有糟粕，有形之气也。乳形变而多水，谷有糟粕而形著，故乳滞多兼湿患，食滞多有形结。《幼幼集成·伤食证治》指出，"东垣云，饮者，无形之气也；食者，有形之血也。由此推之，乳为血液，饮之类也；谷有糟粕，食之类也。"

总之，食滞的病位在胃肠内，是残食（宿食）陈泣于胃肠，非为"停聚中脘"，中脘者，大则胃脘，小则一穴，与食滞之"腹胀满痛"不一致。食滞的病机为残食陈滞于胃肠，非为"停聚中脘，积而不行"；饮食入胃肠，除非为"锁肛"等，绝非"停聚""积而不行"，只是腐不熟彻、化弱、运迟而已，是知"停聚""积而不化"不符合客观实际。残食为有形之邪，陈滞于胃肠，气机郁阻，故有脘腹胀满闷痛；残食陈滞，宿食不消，故不思乳食；气机郁滞，升降失调，则发为呕吐、大便不畅或泄泻；残食未能腐熟彻底，陈滞腐败，则发为嗳腐，大便酸臭，舌苔白厚而腐；残食不能腐熟、消化，故其便下粗糙、松散；残食积滞，化生湿热，故有唇色暗红、头额热、手足心热、肚热、心烦等症。

症状识辨

《万氏家藏育婴秘诀·伤食证治》云："小儿之病，伤食最多，故乳食停留中焦不化而成病者，必发热恶食，或噫气作酸，或恶闻食臭，或欲吐不吐，或吐出酸气，或气短痞闷，或腹痛啼哭，此皆伤食之候也。"

不思乳食：哭啼不食，食入即吐，吐物酸腐，肚热腹胀，舌红苔厚腻，为实。神疲乏力，不思乳食，吐物酸馊，大便溏薄或完谷不化，为脾虚夹滞。

腹胀腹痛：《证治准绳·幼科·腹痛》云："按之痛者为积滞，不痛者为里虚。"肚腹胀痛，拒按，按之疼痛，便后胀痛得减，为实滞；腹痛阵发，得温则减，面色青白者，为腹部中寒，中阳不展，乃寒滞；腹胀痛或不痛，喜按，面白或萎黄，为虚中夹滞；腹部胀痛，时聚时散，气聚则痛而见形，气散则平而无迹，为气滞。

大便不调：乳食陈滞者，大便酸臭稀烂或秘结，腹胀痛拒按；虚中夹滞者，大便溏薄酸腐或完谷不化；大便秘结臭秽，舌红苔黄腻者，为热滞；大便清稀不化，欲去不去者，脾气下陷也。

呕吐：食入即吐，吐物酸馊腐败，为热滞，如《医宗金鉴·幼科杂病心法要诀·吐证门》言："热吐之证，或因小儿过食煎煿之物，或因乳母过食厚味，以致热积胃中，遂令食入即吐。"朝食暮吐，暮食朝吐，吐物清冷淡白，伴不消化食物残渣，为寒滞。吐乳色黄，是伤热乳；吐乳色青，是伤冷乳。

嗳气酸腐：嗳气一证，总由胃气上逆而成，是胃中之浊气上逆，经食道由口排出。乳食陈滞，脾胃受伤，纳化失和，清浊升降失常，气逆于上而嗳气频作，气味酸腐而臭。若嗳气时作，嗳后仍胸胁不舒，腹胀不思饮食，脉弦，乃肝胃不和，气滞于内。嗳气时作时止，不思乳食，神疲乏力，泛吐清水，为脾胃虚寒，中阳受遏，食滞内生。

舌象：舌苔乃胃气上蒸于舌面而成，薄苔提示胃有生发之气，厚苔多由胃气夹湿浊邪气熏蒸所致，如《辨舌指南》云："苔垢薄者，形气不足；苔垢厚者，病气有余。"乳食陈滞，脾胃失健，气机阻滞，舌苔腻而不板滞；苔腻而滑，为食滞内阻，阳气被遏；苔厚腻如积粉者，为食滞夹湿，从里而发；苔厚而黏腻者，是脾胃食滞浊邪上泛所致；舌苔厚腻色黄，为食滞热化；腻苔变松，厚苔化薄，新苔逐渐生长，提示食滞已渐消，正气在恢复。

治法与处方原则

在辨治时要密切观察残食陈滞、脾虚之轻重，并观察各个证候之间是否转化，及时调整治疗方法。针对脾虚这一病机，临证需辨别是脏虚，还是中阳不足，继而分别采取补脾、温中之法，补脾时多将健脾益气与运脾开胃合用，旨在恢复或加强脾胃肠固有的运化、腐熟、泌别、传导功能。但用药不宜过于温燥或滋腻，以免碍纳滞运。补脾或温中的同时，当佐（辅）以消食，攻补有多有少之殊，及攻补兼施、先攻后补之异。

无论脾胃虚寒，抑或残食陈滞，皆可致成气机郁滞，气机郁滞又加重脾虚食滞。残食陈滞，气机郁滞，不导滞行气不足以去其陈滞，不足以伸其脾气，故无论实证、实中夹虚，还是虚中夹实证，行气法势在必行。

证治条辨

1. 乳食陈滞，食滞气壅

症见食滞本证明显，即有食臭，恶食拒乳，嗳腐呕吐，脘腹胀满闷痛，便下粗糙臭秽，舌苔白厚腻，脉象滑实、指纹滞。治以消乳消食，行气导滞。枳实导滞丸（《内外伤辨》）加减：大黄、枳实、神曲、白术、茯苓、泽泻、厚朴、槟榔片、山楂、神曲、麦芽。手足不温，或伤于冷饮寒食，加高良姜、香附，或合用温脾汤（《备急千金要方》）加减：党参、白芍、制附子、干姜、当归、乌梅、山楂、神曲、麦芽、大黄、木香。

2. 乳食陈滞，食滞化热

症见不思乳食，口干，脘腹胀满，腹部灼热，心烦头热，入夜腹热，手足心热，夜寐不安，小便短黄，大便臭秽或秘结，唇红而干，舌质红、苔黄腻，脉滑数、指纹紫。治以清热导滞，消积和中。枳实导滞丸（《内外伤辨》）加味：大黄、枳实、黄芩、黄连、神曲、白术、茯苓、泽泻、姜厚朴、槟榔片。大便不通，肚腹胀满，口舌干燥等实象明显者，可选用一捻金（《医宗金鉴》）、牛黄夺命散（《幼幼集成》）。

3. 脾胃不和，残食陈滞

症见纳差食少，脘腹痞满，睡卧不宁，手足心热，唇色暗红，舌苔白腻，脉象缓滑、指纹滞。治以消乳消食，化滞和胃。乳滞者，选用消乳丸（《证治准绳》)加减：麦芽、神曲、香附、陈皮、砂仁、甘草。食滞者，选用保和丸(《丹溪心法》)：焦山楂、神曲、制半夏、茯苓、连翘、陈皮、莱菔子。腹胀，矢气频转，可合用平胃散(《简要济众方》)。

4. 脾胃虚弱，残食陈滞

症见神倦乏力，面黄不华，不思乳食，食则胀闷，便下粗糙，睡卧不安，舌质淡、苔根部白腻，脉沉细弱、指纹淡滞。治以健脾化食。健脾丸(《医方集解》)加味：人参、白术、苍术、陈皮、炒麦芽、山楂、枳实、神曲。中寒气滞湿留，选用益黄散(《小儿药证直诀》)；脾虚寒滞，选用木香顺气丸(《沈氏尊生书》)；脾虚而寒热错杂，选用肥儿丸(《医宗金鉴》)。

5. 乳食陈滞，客阻肠胃

症见大便次数稍有增加，粪质稀烂夹有乳片或消化不彻底的食物残渣，大便酸臭或臭如败卵，便前腹痛、哭闹，或嗳腐呕吐，夜卧不安，舌苔厚腻或微黄。治以消食化滞，调整乳食。保和丸(《丹溪心法》)加减：焦山楂、炒麦芽、陈皮、制半夏、枳实炭、茯苓、神曲、莱菔子、生姜。腹痛较重，加木香、大腹皮；食滞化热，加连翘、胡黄连。

6. 乳食陈滞，胃失和降

症见呕吐物多为酸臭不化之乳食或乳块，恶心，嗳腐吞酸，口气臭秽，不思乳食，脘腹胀满闷窒，大便秘结或泻下酸臭不消化之乳食，舌苔白厚或腻，指纹紫滞。治以消食导滞，和中降逆。消乳丸(《证治准绳》)或保和丸(《丹溪心法》)。消乳丸适用于伤乳吐：神曲、麦芽、香附、制半夏、藿香、陈皮、砂仁。保和丸适用于伤食吐：神曲、山楂、麦芽、陈皮、莱菔子、枳实、制半夏。舌红苔黄厚，食滞化热，加胡黄连、竹茹、黄芩；大便秽臭或干结，加大黄；面白舌淡，可加灶心土、丁香。

7. 乳食陈滞，气机壅滞

症见脘腹胀满，持续性胀痛，呈阵发性加剧，疼痛拒按，痛则欲泻，泻后痛减，不思乳食，或有呕吐，吐物酸馊，嗳腐，口气酸臭，时转矢气，粪便粗糙秽臭，夜卧不安，时时啼哭，舌苔白厚而腻，脉象沉滑、指纹沉滞。食滞化热者可见手足心热，唇舌正红。治以消食导滞，行气止痛。香砂平胃散(《医宗金鉴》)加减：香附、枳壳、砂仁、苍术、陈皮、姜厚朴、山楂、神曲、麦芽。大便不通，或排便不畅，加莱菔子、槟榔；食滞化热而见舌红苔黄燥，大便秘结，去苍术、砂仁，加大黄、玄明粉。

8. 食滞化火，上乘于肺，气道壅塞

症见咳嗽痰多，五更咳甚，不思乳食，口出臭气，夜卧不安，手足心热，大便秘结或完谷不化，唇舌正红、苔白厚。治以消食导滞，下气祛痰镇咳。曲麦二陈汤（《医宗金鉴》）：陈皮、制半夏、茯苓、瓜蒌仁、山楂、神曲、麦芽、枳实、黄连、甘草。大便秘结，加龙胆草、莱菔子；大便完谷不化，加苍术、泽泻、厚朴；低热，加青蒿、胡黄连。

第十节　疳　　证

疳证是由于喂养不当或多种疾病、不当治药影响脾胃的纳运功能，以致化生无源、无力，或直接耗伤气液，使化生的气血津液不能满足小儿机体正常生长发育需要，从而影响其他脏腑所产生的证候，临床以全身虚弱羸瘦，面黄发枯，头大颈细，肤色不华，精神异常为主症，并伴有生长发育迟缓。其起病缓慢，病程迁延，病情顽固复杂，易出现兼证，甚或导致阴竭阳脱而危及生命，被古人视为“恶候”，列为儿科四大要证之一。

西医学婴幼儿营养不良症之Ⅰ、Ⅱ、Ⅲ度营养不良有诸多相似之处，多属中医“疳证”范畴。

病因病机辨识

致成疳证的病因有四个方面：其一，饮食不节，喂养不当，残食陈滞形成食滞，既可损伤脾胃，又可生火而伤阴液；或由于饮食量少、质次，或小儿偏嗜，致使营养失调，气液不足。其二，禀赋不足，形成脾胃虚损，气液不足。其三，多种病证影响，如呕吐、泄泻、痢疾、肠虫症等，既可直接耗伤阴液，又可损伤脾胃。其四，不当的治疗方法和使用药物，如过汗、过下，或用药苦寒峻烈、辛燥升散等，既可损伤气液，又可损伤脾胃。

脾胃虚弱：脾胃主腐熟、运化，为后天之本。由于多种原因，如食滞、禀赋、其他病证、治药伤害，引起脾胃虚损，化生乏力，则水谷精微不足，从而气液虚弱。

营养失调：由于饮食不节，喂养不当，或饮食量少、质次、偏全，而致水谷少入，水谷精微不足，化生乏源，从而气液不足。

阴气耗伤：由于食滞内热、其他病证、不当治药等耗伤气阴，或有禀赋气血不足，则气液不足，继而脾胃及其他脏失养。

综上所述，多种原因影响脾胃的纳运功能，以致化生无源、无力，或直接耗伤气液，致成五脏六腑、四肢百骸、肌肤毛发失其濡养而致形体羸瘦、肤色无华、毛发枯焦及多个脏腑功能紊乱，从而继发证、变证丛生，甚或危及生命。

症状识辨

形体消瘦：形体消瘦为本病主症，乃脾胃受损，脾胃生化乏力、乏源而成。消瘦的程度与脾胃虚损的程度一致，临证从全身消瘦的程度来辨别气津虚弱的程度。初起形体不丰或略瘦，中期形体明显消瘦，后期形体极度消瘦而表现为大肉已脱、皮包骨头。

饮食异常：疳证系由气液亏乏，脾胃虚损所致，其脾胃运化功能出现不同程度的不足，多数表现为食欲不振，不思乳食，食后饱胀，多食后易作呕、嗳腐。胃热者可见食欲亢进、嗜食，或能食善饥；虫积者可有嗜食异物，如嗜食生米、泥土等。

治法与处方原则

疳证的发病机理以脾胃虚损和/或津液气血亏乏为主。引起气液亏乏的原因有生成不足（饮食、脾胃）、耗伤过甚（他病、治药、内热），以及禀赋不足。因此，调补脾胃是治疗疳证的基础和中心环节。或患病以前就存在脾胃不足（由于禀赋、病证、治药、食少所伤），或气液不足而脾胃失养，都可有脾胃虚损，是其一也；脾胃主腐熟运化，为生化之源，水谷之精微是由脾胃依水谷之气以化生。所以欲治脾胃虚损和/或气液亏乏之疳证，调补脾胃，以期水谷精微化生充足，实为治疳证之基础，是其二也。对于夹实者，首先应明确实证的性质，分清是食滞、虫积、气滞，还是肝旺、积热、胃热，并根据患儿体质和病情缓急，或攻补兼施，或多补少攻，或少补多攻，适当应用活血消痞、理气散结、消食导滞、清胃热、清心泻肝诸法。

疳证兼证常因累及脏腑不同，而症状有别。脾病及心者，发为口疳，症见口舌生疮，五心烦热，甚或吐舌、弄舌，治当清心泻火，滋阴生津；脾病及肝者，发为眼疳，症见目赤多泪，隐涩难睁，夜盲目翳，治当养血柔肝，明目退翳；脾病及肺者，发为肺疳，症见潮热咳嗽，气喘痰鸣，治当润肺止咳，养阴清热；脾病及肾者，齿迟囟陷，龟背膝软，治当补肾益气，填精强骨。

证治条辨

1. 脾胃失和，纳化失健

症见形体略瘦，体重不增，面色少华或微黄，毛发稀疏，食欲不振，或多食多便，精神正常或欠佳，易发脾气，大便干稀不调，舌质略淡、苔薄微腻，脉细有力。治以去积消疳，调脾和中。资生丸（《先醒斋医学广笔记》）加减：党参、白术、山药、白茯苓、薏苡仁、藿香叶、砂仁、扁豆、麦芽、神曲、山楂、陈皮、黄连、白豆蔻、莲子肉、泽泻、芡实、桔梗。食欲不振，腹胀，舌苔厚腻，去党参、白术，加苍术、鸡内金、厚朴；性情急躁，夜卧不宁，加钩藤、胡黄连；大便稀溏，加炮姜、肉豆蔻；大便秘结，加火麻仁、决明子；多汗，易感冒，加黄芪、防风、煅牡蛎。

2. 脾虚肝旺，纳化失健

症见体重不增，形体消瘦，面色萎黄，毛发稀疏，形神疲惫，食欲不振，大便溏薄，睡卧露睛，舌质淡、苔白润，可兼见精神欠佳，易发脾气，或兼见手足不温，足跗及头面轻度浮肿，或兼见面色潮红，五心烦热，舌光欠润。治以缓肝理脾，健脾助运。七味白术散（《小儿药证直诀》）合逍遥散（《太平惠民和剂局方》）加减：白芍、当归、地龙、薄荷、砂仁、柴胡、黄芪、党参、苍术、白术、茯苓、山药。兼见手足不温，肌肤浮肿等脾阳虚证候者，加干姜、肉豆蔻；兼脾阴虚者，加沙参、麦冬、石斛；兼肝热者，加夏枯草、龙胆草、胡黄连、地骨皮。

3. 脾胃虚损，积滞伤脾

症见形体明显消瘦，肚腹膨胀，甚则青筋暴露，面色萎黄无华，毛发稀疏如结穗，精神欠佳，时有烦躁激动，睡眠不宁，或伴动作异常如揉眉挖鼻、吮指磨牙，食欲减退或善食易饥，或嗜食生米、泥土等异物，或大便下虫，小便黄浊或如米泔，大便溏薄或干结，或手足心热，舌质红、苔垢腻，脉濡细而滑。治以消积理脾。肥儿丸（《医宗金鉴》）加减：人参、黄连、芦荟、白术、茯苓、胡黄连、神曲、麦芽、山楂。腹胀疼痛，加木香、陈皮、槟榔片；兼多渴喜饮，去黄连，加石斛、天花粉；大便稀溏，加山药、白扁豆；飧泄清谷，加炮姜、肉豆蔻；腹部膨硬，形体尚实，灵活使用消法，如加槟榔、三棱、莪术、莱菔子之类。

4. 脾胃虚损、气阴两亏

症见全身极度消瘦，皮肤干瘪起皱，大肉已脱，皮包骨头，呈老人貌，精神萎靡，啼哭无力、无泪，懒言少动，表情呆滞，杳不思纳或见肢体浮肿，或见紫癜、鼻衄、齿衄等，舌淡嫩或光红少津，脉弱，甚或手足逆冷，面色苍白，汗出黏冷，气息微弱。治以健脾和胃，补益气阴。异功散（《小儿药证直诀》）合八珍汤（《正体类要》）加减：党参、白术、熟地黄、茯苓、当归、川芎、白芍、陈皮、苍术、炮姜、山药。面白、舌淡，去白芍，加附子片、炮姜；舌干红，苔光，加乌梅、石斛、天花粉；烦躁不安，夜寐不安，加磁石、龙齿；皮下紫癜，重用党参、当归，并加用灶心土、三七。

第十一节　血　　虚

血虚是由多种原因引起，气血生化乏源、乏力而致的气血虚弱证候，临床以皮肤、唇舌、爪甲苍白或萎黄无华，脉细，头发稀枯，神疲乏力，眩晕心悸为主症。由于小儿脏腑娇嫩，形气未充，易感外邪，或调护失宜，或生长发育迅速等，易患血虚，故此为小儿常见病证之一。血虚不仅可影响小儿的生长发育，而且是小儿易感外邪的内因之一，因此，必须引起充分的注意。

病因病机辨识

血虚系喂养不当、先天禀赋不足、调护失宜或其他病证伤损、不当治药伤损，导致生血不足，化生乏力、乏源。

生血不足：生血不足在于化生无力和化生乏源两个方面。其一，禀赋不足，或调护失宜，或其他病证伤损，或不当治药伤害，均可导致脏腑虚弱，化生乏力、无力，血之生成不足，而致血虚。脾胃虚弱，“中焦受气取汁，变化而赤”（《灵枢·决气》）的功能下降，血生不旺。肾藏精，主骨生髓，精化为髓，髓充于骨，化以为血。肾虚，一为肾阳虚，不能温煦脾胃，使其“受气取汁，变化而赤”的功能下降，二为肾精不足，精血同源互生，精虚则血少。气血相互依存、互生，血之生成赖于气，气虚则生血不旺。其二，喂养失调，化生无源，或乳少质次，或长期哺乳，或未能及时、正确添加辅食，或偏嗜，均可导致小儿营养失调，以致化生血液的水谷不足，此即“取汁”

不足，故而不能“变化而赤”，形成血虚。

耗损过多：虽生血正常，但血耗过多，则亦引起血虚。无论是外感病证，还是内伤病证；无论是其他病证已愈，还是其他病证未愈，皆可直接耗伤气血，如外感诸热病、泄痢、虫症、水肿等。小儿为“纯阳”之体，某些禀赋不足或积热不散可致阳盛重著，则内热炽盛，阳热耗散，而暗耗伤害营血，甚则化火而成血败。不恰当的治疗方法及药物，如汗、下、辛热、苦燥、攻伐太过，均会耗阴损血。

储运分配失调：心主血脉、肝藏血、脾统血，如心、肝、脾功能失健，则血液运行、储藏、统摄、分配、调节失司，从而引起全身或局部的血虚。

需要量相对增加：小儿生长发育迅速，血液量的增加与生长发育不平行，形成相对血虚，其主要发生在变蒸期和生长迅速的时期。

症状识辨

病因：引起血虚的原因有生血不足（营养失调和造血脏腑虚损）、耗伤过甚，以及储运分配失司，临床上常多种原因互相掺杂、相互转化，故当首先辨别其主要致病原因。

血虚轻重：根据病史、病程、临床表现、累及病位来辨别病情轻度。轻证者，病位主要在脾，除面色苍白，唇、口腔黏膜、指甲苍白外，突出的表现为纳差、倦怠、气短等；重证者，病位主要在肾，除面色苍白如蜡外，可见体重不增、生长发育迟缓。

治法与处方原则

饮食营养失调者，当调节饮食，补充其水谷精微；造血脏腑失健、虚弱、劳损者，当健脾补肾；耗伤而虚者，必须去其耗伤之因；储运分配失调者，当滋肝益心以改善血液调节脏腑功能。引起血虚的原因有生成不足、耗伤过甚、储运分配失调，但脾胃主腐熟运化，为气血生化之源，肾藏精生髓，因此调补脾肾是治疗血虚的基础和中心环节。血虚一证，补血是其常法、通法；然气与血，一是血之生必依赖于气，二是血不能速生而气可以速至，故补血必以补气。

血虚的病变部位在肾、脾两脏，只不过血虚临床多表现在心、肝两脏的症状上，即血虚以脾肾虚弱为本，以心肝血虚为标。

证治条辨

1. 血虚气弱，气血不足

症见面色淡白或萎黄，唇、爪甲、口腔黏膜轻度淡白，少气懒言，神倦乏力，头晕目眩，舌淡嫩，脉软。治以益气养血。当归补血汤（《内外伤辨》）合八珍汤（《正体类要》）加减：黄芪、党参、当归、白芍、熟地、川芎、陈皮。

2. 脾胃虚弱，气血不足

症见面黄无华，口唇、黏膜、指甲苍白，食欲不振，精神倦怠，毛发稀疏而脆，或恶心、食后腹胀，大便稀溏，自汗气短，头晕目眩，唇舌色淡、苔薄，脉弱。治以健运脾胃，益气养血。异功散（《小儿药证直诀》）加味：党参、白术、茯苓、砂仁、薏苡仁、当归、陈皮、木香、甘草。食欲不振，加神曲、山楂、麦芽；血虚著，可合用人参养荣汤（《太平惠民和剂局方》）。

3. 肾精虚弱，髓枯血少

症见形体虚弱，腰膝酸软，头目眩晕，面色苍白，黏膜、指甲苍白，肌肤不泽，毛发枯燥，甚或潮热盗汗，两颧嫩红，虚烦不寐，舌质红、少苔，脉象细数。治以益肾填精养血。左归丸（《景岳全书》）加减：熟地黄、山萸肉、山药、枸杞子、龟板、阿胶、补骨脂、女贞子。惊惕、震颤等肝阴不足，加白芍、当归、钩藤；阴虚内热，加用大补阴丸（《丹溪心法》）。

4. 脾肾阳虚，气血不足

症见面色白或苍白如蜡，口唇、黏膜淡白，精神萎靡，少气懒言，自汗，畏寒肢冷，食少便溏，消瘦或浮肿，舌质淡胖，脉沉细。治以健脾温肾养血。右归丸（《景岳全书》）：熟地黄、山药、山萸肉、当归、枸杞子、菟丝子、杜仲、肉桂、制附子、鹿角胶。

5. 心脾两虚，气血不足

症见面色萎黄或淡白，发焦易脱，倦怠乏力，食少纳呆，心悸气短，心烦少寐，口唇、黏膜苍白，爪甲色淡，舌淡或嫩红、苔薄，脉虚细弱。治以益气生血，补脾养心。归脾汤（《正体类要》）加减：党参、白术、远志、龙眼肉、黄芪、当归、酸枣仁、阿胶、茯苓。

6. 肝虚不藏证，气血不足

症见两目昏花，筋肉拘挛，屈伸不利、麻木，面色无华，耳鸣如蝉，舌淡，脉细弱，或头面烘热，午后颧红，口燥咽干，少寐多梦，或衄血。治以滋肝养血。四物汤（《太平惠民和剂局方》）加味：熟地黄、当归、白芍、川芎、枸杞子、郁金、柴胡、鸡血藤。

7. 髓枯热毒，髓不生血

症见起病急骤，持续高热，汗出热不退，口渴烦躁，口腔溃疡，齿衄鼻衄，皮下瘀斑，可见尿血、便血等内脏出血，骨骼疼痛，心悸气短，面色苍白，神疲乏力，舌质红而干、苔灰黄腻，脉数无力。治以清热解毒，凉营养阴。三才封髓丹（《卫生宝鉴》）合犀角地黄汤（《备急千金要方》）加减：羚羊角、牡丹皮、赤芍、生地黄、熟地黄、茜草、黄芩、黄柏、虎杖、旱莲草。若毒炽盛，可合用黄连解毒汤（《外台秘要》）；湿热壅盛，可合用茵陈蒿汤（《伤寒论》）；血瘀较著，加桃仁、红花、莪术；低热，加白薇、银柴胡、地骨皮；出血重，加仙鹤草、白茅根；阴虚重，加何首乌、阿胶；阳虚重，加菟丝子、桂枝、鹿角胶；气虚重，加太子参、黄精、白术。

第十二节　嗜　食　证

嗜食证是指以小儿食多，食不知饱，腹大形体不丰或腹泻为主症的证候。《诸病源候论·小儿杂病诸候·食不知饱候》有“小儿有嗜食，食已仍不知饱足，又不生肌肉。其但腹大，其大便数而多泄，亦呼为豁泄，此肠胃不守故也”之记载。

病因病机辨识

脾虚肠弱：脾胃肠虚弱，其泌别、传导、升清功能失职，水谷不运，枢机不利，泌别失司，清浊不分，胃肠不守，水谷化生精微无力。

脾虚肝热：脾虚运化水谷精微之力弱，不能将水谷化为精微，泌别异常不能分清泌浊，致使肢体、脏腑失于濡养；脾虚则肝木相对旺盛，肝旺化火，伏火蕴郁。

脾弱胃强：脾虚，化生气血津液乏力，泌别异常，可兼夹胃热杀谷。

症状识辨

嗜食：多食易饥，食后即便，便下溏薄，伴面色无华，形体不丰，此为脾虚运化失健，胃肠不守所致；多食易饥，伴嗜食异物，面色萎黄，神疲，烦躁易怒，啼哭不宁，易发脾气，此为脾虚肝热所致；食欲亢进，嗜食，伴唇红而干，形体消瘦，稀便，神疲，此为胃强脾弱所致。

治法与处方原则

脾虚肠虚弱，治疗关键在于水谷不运，枢机不利，泌别失司，清浊不分之问题。病因学治疗方法为健脾益气，常用四君子汤或山药、白术等方药。病机学治疗方法为助运、轻利调整泌别、升清降浊。助运可选用运脾（如苍术、节菖蒲、砂仁等）、行气消导以减轻肠胃负担（如焦山楂、内金、陈皮、木香、槲片、青皮等）；轻利调整泌别即强化小肠泌别功能使肠中水液归于膀胱，使肠内糟粕传于大肠，使水谷得运，常使用既轻利，又健脾之品，如茯苓、白扁豆、薏苡仁等；升清降浊在于通过将分利、通下行气与鼓舞清阳之品合用，使水谷精微由脾输布到全身，糟粕从二便而排出，分利常用茯苓、白扁豆、薏苡仁、车前子等，通下行气常用枳实、厚朴、焦山楂、神曲、麦芽、鸡内金、陈皮等，升清常用葛根、升麻、柴胡、防风等。对症治疗方法为止泻，常选既健脾，又止泻之品，如山药、芡实等。

脾虚肝热的病机关键在于水谷不运，泌别异常，肝旺化火，伏火蕴郁。病因学治疗方法为健脾益气，常选白术、党参、茯苓之类。病机学治疗为调整小肠泌别清浊、升清降浊，清肝抑木；调整小肠泌别清浊即强化小肠功能，常使用既轻利、又健脾之白术、茯苓等；抑木常用泻肝之龙胆草、青黛、胡黄连等，疏肝之夏枯草、郁金等，扶土抑木之白术、党参等，和肝之姜黄等。

脾弱胃强，治疗关键在于化生气血津液无力、泌别异常，兼夹胃热杀谷之问题。病因学治疗为健脾益气，常用党参、白术、茯苓、扁豆、薏苡仁、芡实、山药等，以达益气健脾、扶脾、理脾之功。病机学治疗方法为调整脾、肠功能，去胃热；调整脾、肠功能主要采用健脾益气、鼓舞清阳、轻利调整泌别、分利缓下减轻脾胃负担等具体方法；去胃热除采用直清（如胡黄连、连翘、生石膏等）的方法外，亦可灵活运用分利、行气、导滞之法导胃热从二便而出。对症治疗方法为收涩止泻，常选用既健脾，又固涩的山药、芡实之类。

证治条辨

1. 脾胃虚弱，肠胃不守

症见多食易饥，食后即便，便下溏薄，形体不丰或消瘦，面色萎黄，身疲乏力，舌质淡、苔薄白，脉虚无力、指纹淡。遵赵献可“凡脾胃不足，喜甘而恶苦，喜补而恶攻，喜温而恶寒，喜通而恶滞，喜升而恶降，喜燥而恶湿，此方得之矣”（《医宗金鉴·删补名医方论》）之旨。治以健脾益气，升清固肠。嗜食Ⅰ号方（验方）：白术、茯苓、人参、炙甘草、葛根、枳实、焦山楂、神曲、麦芽、砂仁、节菖蒲、薏苡仁、芡实、金樱子。

2. 脾胃虚弱，食滞湿蕴，肠胃不守

症见多食易饥，食后易泻，便下粗糙，多食后脘腹胀闷，或有腹痛欲泻，泻后痛减，或有嗳气，形体不丰或消瘦，面色萎黄，身疲乏力，舌质淡、苔白腻，脉虚无力、指纹淡。治以健脾助运，导滞下气，升清固肠。升阳除湿汤（《兰室秘藏》）加味：苍术、陈皮、神曲、泽泻、猪苓、麦芽、防风、炙甘草、升麻、柴胡、羌活、芡实。其配伍升麻、柴胡的意义，正如柯韵伯在评述补中益气汤时云：“胃中清气下陷，用升麻、柴胡，气之轻而味之薄者，引胃气以上腾，复其本位，便能升浮，以行生长之令矣。补中之剂，得发表之品而中自安；益气之剂，赖清气之品而气益培，此用药有相须之妙。”（《医宗金鉴·删补名医方论》）

3. 脾胃虚弱，肝热蕴郁

症见多食易饥，或嗜食异物，面色萎黄，神疲乏力，形体不丰，烦躁易怒，啼哭不宁，易发脾气，舌质尖红、苔薄白，脉虚、指纹淡。治以健脾助运，清肝解郁，降浊固肠。嗜食Ⅱ号方（验方）：党参、白术、茯苓、山药、砂仁、夏枯草、灯心草、青黛、胡黄连。

4. 脾胃虚弱，肝热气滞

症见多食易饥，或嗜食异物，多食腹胀，面色萎黄，神疲乏力，形体不丰，烦躁易怒，啼哭不宁，易发脾气，舌质尖红、苔薄白，脉虚、指纹淡。治以健脾助运，清肝解郁，理气固肠。嗜食Ⅲ号方（验方）：苍术、党参、广郁金、片姜黄、炒神曲、焦山楂、陈皮、生甘草、胡黄连、龙胆草、牛黄、茯苓。

5. 脾胃虚弱，胃强杀谷

症见多食易饥，食欲亢进，手足心热，唇红口臭，形体消瘦，时有稀便，

多呈糊状，神疲乏力，舌质红、苔白腻，脉虚数。治以理脾助运，清泄胃热，固肠止泻。嗜食Ⅳ号方（验方）：白术、山药、薏苡仁、葛根、连翘、茯苓、枳实、炒麦芽、鸡内金。便下粗糙，加芡实、川厚朴。

第十三节　汗　　证

小儿汗证是指以小儿汗出异常为主要表现的一种证候，多见于婴幼儿及学龄前儿童。发于体质虚弱儿童的汗证，称为“虚汗”；睡时汗出，醒时汗止者，称为“盗汗”；不分寤寐，无故汗出者，称为“自汗”；时时冷汗微出，发根如贯珠，面额上濈濈然者，称为“惊汗”；大汗不止，或汗出如油，肢冷息微者，称为“脱汗”；热病中，全身寒战，继之周身汗出，而后热退身凉，称为“战汗”。根据汗出部位又可分为全身汗、头汗、手足汗、半身汗等。

根据汗证的临床表现，现代医学的佝偻病、甲状腺功能亢进、自主神经功能紊乱、风湿热等疾病，可参考本证进行辨证论治。

病因病机辨识

虚汗：虚者，机体虚弱，失于闭藏，津液外泄，包括表气虚、脏腑阴阳气血亏虚、营卫失和及阴虚火旺。表气虚，腠理不固，汗液漏泄；汗为心液，心之气阴不足，则汗失所主；气虚不能敛阴，血虚心失所养，心液失藏，汗自外泄；卫弱营强，阴不内守，阳失固密，阴必乘之，津液外泄而为自汗；卫强营弱，阳气郁蒸于肌表，内迫营阴，津液外越而为盗汗；心阴不足，虚火内生，热迫津液外泄。

实汗：实者，实邪淤阻，内热煎迫，包括邪郁肌表营卫失调、心脾积热、食滞内阻郁而化热、里热蕴蒸，以及瘀血阻滞、痰浊内阻、气血失调等。食滞不化，则郁而生热，积热蒸腾，迫津外泄则汗出。因血瘀脉络，影响气血运行和津液输布，亦可形成汗出。痰性黏滞，裹夹津液渗泄，或夹热迫津外出而作汗。

小儿汗证有虚、实之分，临床常虚实夹杂。汗发于阴而出于阳，其根本则由阴中之营气，而启闭则由阳中之卫气，所以汗证之因，总由阴阳偏胜所致。小儿气血未充，腠理未固，更易患此证。

症状识辨

汗出时间：自汗多属阳虚或气虚。活动时机体阳气敷张，津随阳敷外泄，故汗出更为明显。兼见气短懒言，舌淡苔白，脉虚无力者，是气虚；兼见面白、形寒肢冷，舌淡胖嫩，脉虚沉迟者，为阳虚。

盗汗亦称“寝汗”，兼见心悸，心烦多梦，手足心热，舌红少津，脉细数者，为心阴虚；兼见咳嗽气短，痰少而黏，五心烦热，舌红少苔，脉细数者，为肺阴虚；兼见腰膝酸软，腰痛，五心烦热，舌红少苔，脉细数者，为肾阴虚。

汗出性质：微汗，即少量汗出，兼见发热恶风，脉浮缓者，为外感风邪所致的太阳中风证；兼见平素易患伤风感冒，舌淡苔白者，为表虚不固证。

大汗，即汗出量多。壮热，汗出不已，兼见面赤，口渴饮冷，脉洪大者，系阳明经热之实热证；冷汗淋漓，兼见面色苍白，四肢厥冷，脉微欲绝者，属亡阳之证。

热汗，指所出之汗有热感的症状。《医宗必读·汗》云：“因热气乘阴虚而发者，所出之汗必热。”兼见汗出黏腻，面赤烘热，烦躁，小便色黄，舌苔薄黄，脉滑者，多由湿热郁滞所致；兼见两颧红赤，潮热，五心烦热，口燥咽干，舌红少苔，脉细数等，多由阴虚内热，虚阳上亢，津液不固所致；若汗量较多，频频不断，兼见烦渴，胸膈痞闷，舌红，苔黄粗糙，脉洪大无力，发于夏暑之季者，是暑温所致之暑汗。

冷汗，指所出之汗有冷感的症状。《医宗必读·汗》云：“因寒气乘阳虚而发者，所出之汗必冷。”兼见精神不振，面色苍白，大便稀溏，小便清长，为阳虚之证；一身冷汗，动则喘甚，兼见心悸，乏力气短，畏寒肢冷，面白，舌淡，脉虚弱者，属杂病的心气虚与心阳虚；大汗淋漓，兼有面色苍白，四肢厥冷，头晕目眩，心悸气短，脉微欲绝者，是心阳欲脱，或亡阳危证。

汗出部位：头汗，指仅头面部汗出，或者头颈部出汗较多，而身体无汗。其可因上焦热盛，迫津外泄；或中焦湿热热蒸，迫津上越；或虚阳上越，津随阳泄，或因进食辛辣、热汤等使阳气旺盛，热蒸于头所致。兼见面赤，心烦，口渴，舌尖红，苔薄黄，脉数者，是因上焦邪热循阳经，上蒸于头面所致；兼见头身困重，身热不扬，脘闷，苔黄腻者，是因中焦湿热循经，上蒸于头面所致，见于湿温；重危病患儿额部汗出如油，兼见四肢厥冷、气喘，脉微者，是阴阳离决，虚阳上越，津随阳泄的表现。但头汗出，无其他不适，乃清阳发越之生理现象，俗称“蒸笼头”。

手足汗，指手足部经常潮湿多汗，而其他部位无汗。一般手足心微微汗出，多为生理现象；若手足心汗出量多，则为病理性汗出，其病位多责之于脾。兼见胸闷，便溏，肢倦乏力，尿短赤，苔黄腻，脉濡数者，是因脾胃湿热或心脾积热，津液郁蒸，旁达外泄所致；兼见四肢凉冷，肢倦乏力，纳少便溏，舌淡嫩，脉虚弱者，是因脾气虚衰，运化失职，津液旁达外泄所致；兼见手足心热，口燥咽干，舌红少苔，脉细数者，是因阴虚阳盛，阴经虚热，蒸津外泄所致。

心胸汗，系心胸部位出汗，而其他部位无汗，多为心气虚或心血不足所致。兼见心悸气短，面白畏寒，倦怠乏力，舌淡脉弱者，多因心气虚而汗出；兼见心悸，心烦少寐，手足心热，舌红少苔，脉细数者，多因心阴虚不能敛阳，心液随之外泄；伴心悸，失眠，腹胀，便溏者，多为心脾两虚，心血不足，营液受蒸外流为汗。

半身汗，指人体周身汗液施布不均，表现在半身有汗，或左或右，或上或下，而另一侧则无汗之证。多因痰、瘀、湿等阻滞经络，营卫不能周流，气血失和所致；或因阳气虚弱，或因阴虚火旺等所致。兼见面白，气短心悸，四肢与唇舌等处发麻，舌淡脉弱者，是因气血两亏，津液不能周流行于全身所致；上半身出汗，下半身无汗，兼见面色苍白，畏寒，气短，神疲乏力，舌淡苔白，脉虚大无力，是因阳气大虚，汗液随虚阳外泄于上所致；下半身有汗，兼见腰痛，腰膝酸软，口燥咽干，五心烦热者，是因肾阴亏虚，虚火内扰，津液被迫外泄于下而形成；兼有刺痛，或半身不遂，舌有瘀斑或瘀点，脉沉涩者，为瘀血阻滞经络所致。

腋汗，指仅两腋下乃至胁下局部多汗潮湿的表现，多因肝经湿热或心阳虚弱所致。兼见胸闷纳呆，口苦黏腻，咽干，渴不欲饮，身重体倦，苔黄腻，脉弦滑者，多因湿热内蕴于肝胆，失于疏泄条达所致；兼见心悸怔忡，失眠健忘，舌淡苔白，脉细无力者，多因心阳心气不足所致。

阴汗，指外生殖器及其周围局部多汗潮湿的表现，多由下焦湿热郁蒸或肾阳不足所致。兼见胁肋胀痛，口苦目赤，小便黄赤，大便不爽等，多为肝郁化热、脾经湿热、心脾积热所致；兼见阴部湿冷，畏寒肢冷，腰膝酸软，小便清长，舌淡胖，脉沉迟者，为肾阳虚证。

汗的颜色：黄汗指汗出色黄如柏汁的表现，常染衣呈黄色。多因汗出入水，水热互郁于肌表；或脾胃湿热，郁伏熏蒸肌肤所致。《金匮要略·水气病脉证并治》云："黄汗之为病，身体肿，发热汗出而渴，状如风水，汗沾衣，色正黄如柏汁。"兼见身重，腰以上汗出，舌质淡，苔白滑腻，脉沉者，多因水湿之邪郁滞，化热蕴蒸而出黄汗；兼见发热，汗出而渴，舌苔黄腻，脉滑数者，为湿热郁蒸之黄汗。红汗指汗出淡红如血，故又称血汗、汗血。《诸病源候论·汗血候》云："肝藏血，心之液为汗。言肝心俱伤于邪，故血从肤腠而出也。"

治法与处方原则

小儿汗证从虚实论治，先明察其营卫之盛衰、阴阳之违和，审因论治，虚则补之，实则泻之。补法用于虚证，应视表里、气血、阴阳之虚而补之；实证当予疏利。汗与小便同源异流，在治疗时还应根据小便情况结合利法。若汗出过多、大汗淋漓，则无论虚实均应以敛汗为主，以治其标。

小儿汗证表虚不固者，治宜益气固表；肺气虚者，治宜补气固表；气阴两虚者，治宜益气养阴；气血亏虚者，治宜益气养血；阳气衰微者，治宜回阳益气救脱；营卫不和者，治宜调和营卫；阴虚火旺者，治宜滋阴降火。在补益的同时，结合收敛止汗。李中梓在《医宗必读·汗》云："肺虚者，固其皮毛……脾虚者，壮其中气……心虚者，益其血脉……肝虚者，禁其疏泄……肾虚者，助其封藏……五脏之内，更有宜温、宜清、宜润、宜燥，岂容胶一定之法，以应无穷之变乎？"虚证补其虚，然温、清、润、燥亦不可废。脏腑积热者，治宜清热导滞，疏利脏腑；湿热郁滞者，宜清利湿热；血瘀者，当活血化瘀；痰阻者，宜祛痰化痰。总之，使邪去正安，注意不可过早收敛或一味收敛，以免邪滞留恋。

证治条辨

1. 表气虚弱，肺卫不固

症见自汗为主，时时汗出，或遍身微汗，或以上半身汗出较多，动则益甚，平时易患伤风感冒，面色少华，舌淡红，苔薄，脉浮无力、指纹淡。治以益气固表止汗。玉屏风散（《医方类聚》）合牡蛎散（《太平惠民和剂局方》）加减：黄芪、白术、防风、煅牡蛎、浮小麦、麻黄根、五味子。

2. **风湿伤表，卫气不固**

症见自汗断续，汗量不多，头重恶风，身重酸楚，小便短少，舌苔薄白，脉象浮缓或濡滑。治以祛风胜湿，益气固表。防己黄芪汤(《金匮要略》)：防己、黄芪、白术、甘草。兼腹痛，加白芍；喘者，加麻黄；水湿偏盛，腰膝肿者，加茯苓、泽泻；冲气上逆者，加桂枝；身重体痛者，加羌活、防风。

3. **营卫不和，津液外泄**

症见自汗为主，或兼盗汗，遍身汗出、微微汗出、持续性汗出，或半身出汗，或局部汗出，伴怕风，舌淡红，苔薄白，脉浮，指纹淡滞。治以调和营卫。桂枝汤(《伤寒论》)或黄芪桂枝五物汤(《金匮要略》)。桂枝汤适用于卫强营弱或卫弱营强：桂枝、白芍、生姜、甘草。黄芪桂枝五物汤适用于气血不足，鼓动无力致营卫失调之汗证：黄芪、桂枝、白芍、生姜、大枣。汗出较多加龙骨、牡蛎；局部出汗，可根据所患部位选加药物，比如上肢汗出者，加姜黄、桑枝；下肢汗出者，加牛膝、木瓜；有气滞血瘀证候者，加当归、川芎、乳香、没药。

4. **肺气虚弱，表虚不固**

症见自汗为主，汗出较多，甚则汗出不止，运动后加剧，汗出面白，久咳虚喘，气弱声低，舌质淡白、舌苔薄白，脉虚、指纹淡红。治以益气补肺，固表敛汗。黄芪固真汤(《片玉心书》)：黄芪、人参、白术、炙甘草、当归、麦冬。汗出甚，加浮小麦、麻黄根、牡蛎；气弱声低等气虚证候明显者，加黄精。

5. **脾气虚弱，表虚不固**

症见自汗频作，动则尤甚，饮食减少，倦怠乏力，面色萎黄，大便溏薄，舌淡苔白，脉虚弱、指纹淡。治以益气升阳，调补脾胃，补肺固表。补中益气汤(《内外伤辨》)：黄芪、甘草、人参、当归、橘皮、升麻、柴胡、白术。

6. **脾阳不足，阳气浮越**

症见自汗频作，自汗后而遍身冷，遇泻则无汗，不泻则有汗，倦怠乏力，少气赖言，面色萎黄或苍白，大便溏薄，舌质淡、苔白，脉虚弱。治以温阳补脾。理中丸(《伤寒论》)：人参、白术、炙甘草、干姜。待泻止，继用黄芪固真汤(《幼幼集成》)：黄芪、当归、人参、白术、炙甘草、桂圆肉。呕吐明显，去白术，加生姜；心悸，加茯苓。

7. **暑伤气阴，热迫津液**

症见多见于夏季气候炎热之时自汗频繁、汗量较多，烦渴引饮，胸满痞闷，舌质红、苔黄糙，脉洪大无力。治以清暑泄热，益气生津。王氏清暑益气汤（《温热经纬》）：西洋参、石斛、麦冬、黄连、竹叶、荷梗、知母、粳米、西瓜翠衣、甘草。暑热较甚，加生石膏；不思饮食，舌苔白腻，去麦冬、知母，加藿香、六一散、草豆蔻。

8. **气血亏虚，津液外泄**

症见自汗，少气懒言，神疲乏力，面色淡白无华或萎黄，口唇、爪甲颜色淡白，舌质淡白，脉虚无力。治以益气养血，收涩汗液。十全大补汤（《太平惠民和剂局方》）：黄芪、肉桂、人参、白术、茯苓、当归、川芎、白芍、熟地、甘草。神疲乏力，少气懒言等气虚证候明显者，夏月用六君子汤（《校注妇人良方》）加山药、山茱萸，冬月用六味地黄丸（《小儿药证直诀》）加五味子、肉桂；面色淡白，眼睑、口唇、舌质、爪甲颜色淡白等血虚证候明显者，用四物汤（《太平惠民和剂局方》）加人参。

9. **气阴两虚，热迫津液**

症见自汗盗汗，汗出较多，遍布周身，动则尤甚，神倦，口干，唇红，手足心热，或伴潮热，低热，气弱声低，形体消瘦，舌淡，苔少或剥，指纹淡。治以益气养阴。生脉散（《医学启源》）加味：人参、麦冬、五味子、炙甘草、煅龙骨、煅牡蛎、糯稻根、麻黄根。阴虚潮热，手足心热，睡卧不宁，舌质红绛者，可合用秦艽鳖甲散（《卫生宝鉴》）；气血虚亏，心失所养而见面色不华，唇爪甲淡，心悸怔忡，夜惊不宁，动则汗出更甚者，可合用归脾汤（《济生方》）加远志、浮小麦。

10. **心血不足，虚火内扰**

症见盗汗，醒后汗止，形体消瘦，时作心悸惊惕，虚烦不寐，口燥咽干，舌尖红，苔少，脉虚数、指纹淡。治以补血养心安神。人参养荣汤（《三因极一病证方论》）加减：黄芪、当归、白芍、桂心、炙甘草、远志、人参、熟地黄、茯苓、五味子。睡眠时惊醒，心悸梦多者，加龙齿；心烦较甚者，加黄连、栀子。

11. **肺阴不足，虚火内扰**

症见盗汗，咳呛痰少，或咯吐稠黄黏痰，或痰中带血，心烦失眠，舌质红绛、少苔，脉细数。治以滋阴清火，润肺益阴。百合固金汤（《慎斋遗书》)：百合、熟地黄、生地、当归、白芍、甘草、桔梗、玄参、贝母、麦冬。痰稠难咯，加瓜蒌仁、桑白皮、天花粉；咳血甚者，加侧柏叶、仙鹤草、白茅根。

12. 肝血不足，虚火内扰

症见盗汗频作，急躁易怒，头晕眩晕，心烦不宁，舌质干红，脉弦细数。治以滋阴潜阳，养肝敛营。四物汤(《太平惠民和剂局方》)加味：当归、川芎、熟地黄、白芍、麦冬、枣仁、木瓜、青蒿、鳖甲。心烦易怒，骨蒸潮热，加天门冬、麦冬、地骨皮；大便秘结，加瓜蒌仁；烦热而渴，加知母、石膏。

13. 阴虚火旺，热迫津液

症见盗汗为主，头身汗多，甚则汗出淋漓，形体消瘦，口渴颧红，烦躁易怒，夜寐不宁，唇燥口干，便秘溲黄，舌尖红起刺、苔光或剥，脉数、指纹紫。治以滋阴降火，收涩汗液。当归六黄汤(《兰室秘藏》)加味：当归、黄芪、生地黄、熟地黄、黄芩、黄连、黄柏、浮小麦、煅牡蛎。心烦不寐，心悸咽干，加栀子、连翘、麦冬、莲子心、灯心草；自汗，加白术、防风。

14. 阳气衰损，阳气浮越

症见自汗淋漓，汗液黏稠，汗凉肤冷，面色苍白，四肢厥冷，头晕眼花，心悸气短，脉微细欲绝。治以回阳益气救脱。参附汤(《校注妇人良方》)加味：人参、附子、龙骨、牡蛎、白芍、炙甘草、黄芪、当归。

15. 脾经积热，热迫津液

症见自汗，或伴有盗汗，头额心胸四肢多汗，口臭纳呆，腹胀腹痛，或肚腹胀大，大便或秘或泻，或夹有不消化食物残渣，小便或黄或如米泔，睡卧不宁，舌质红、苔黄腻，脉滑、指纹紫滞。治以清热导滞，理脾消积。清热泻脾散(《医宗金鉴》)加味：栀子、生石膏、黄连、生地黄、黄芩、茯苓、灯心草。大便秘结，加大黄；自汗、盗汗较甚，加知母、浮小麦、糯稻根。

16. 心经积热，热迫津液

症见自汗或盗汗，以头部或四肢为多，汗出肤热，汗液黏稠或色黄染衣，口臭或口舌生疮，口渴不欲饮，面赤唇红，小便色黄，舌质红、苔黄或腻，脉数、指纹紫滞。治以清心泻火，导赤止汗。导赤散(《小儿药证直诀》)加减：栀子、生石膏、甘草、防风、通草、生地黄、麻黄根、淡竹叶。口臭，舌苔黄腻，加槟榔、枳实、胡黄连；小便短赤，加滑石、车前草；汗渍色黄酸臭，加茵陈蒿、佩兰、龙胆草，或合用龙胆泻肝汤(《医方集解》引《太平惠民和剂局方》；烦躁少寐，加首乌藤、酸枣仁；自汗、盗汗较甚，加知母、地骨皮、浮小麦、糯稻根。

17. 胃热炽盛，热迫津液

症见自汗频出，汗量较多，汗温肤热，高热面赤，烦渴引饮，舌质红、苔黄燥，脉洪大有力、指纹紫。治以清热生津，除烦止汗。白虎汤（《伤寒论》）：石膏、知母、粳米、炙甘草。便秘，加大黄。

18. 湿热蕴结，阻滞经络

症见汗出不透，或但头汗出，齐颈而还，或局部出汗，汗出时作时止，身热不扬，神情困倦，面黄身重，肢体懒动，小便不利，舌苔黄厚。治以清热利湿，宣络止汗。中焦宣痹汤（《温病条辨》）加味：防己、杏仁、滑石、连翘、栀子、薏苡仁、醋炒半夏、蚕沙、赤小豆、糯稻根。身重困重，加大豆黄卷、白豆蔻。

19. 瘀血阻滞，脉络不畅

症见汗出，面色常呈紫暗，或有肌肤甲错，局部疼痛，固定不移，舌质紫暗。治以活血化瘀，通络敛汗。血府逐瘀汤（《医林改错》）加减：赤芍、川芎、桃仁、红花、甘草、枳壳、牛膝、桔梗、当归、麻黄根。胁下有痞块，固定刺痛，可加郁金、丹参。

20. 痰浊阻滞，脉络不畅

症见自汗，胸脘痞闷，呕恶，纳呆，或头目眩晕，或形体肥胖，舌苔腻，脉滑。治以燥湿祛痰，通络止汗。二陈汤（《太平惠民和剂局方》）加减：清半夏、陈皮、茯苓、竹茹、浮小麦、薏苡仁、枳实、川芎、甘草。湿痰，加苍术、厚朴；热痰，加胆南星、瓜蒌；寒痰，加干姜、细辛；风痰，加天麻、僵蚕；食痰，加莱菔子、麦芽；郁痰，加香附、青皮、郁金；痰流经络之瘰疬、痰核，加海藻、昆布、牡蛎。

第十四节 胎 黄

胎黄是指小儿出生后，皮肤、面目、尿液皆黄的征象。胎黄与胎禀因素有关，是新生儿时期常见现象，包括生理性胎黄与病理性胎黄两大类。

西医学之新生儿黄疸，可按本证候进行辨证论治，包括生理性黄疸、病理性黄疸，可涉及肝细胞性黄疸、阻塞性黄疸、溶血性黄疸。病理性黄疸可见于新生儿溶血症、新生儿肝炎综合征、新生儿败血症、先天性胆道梗阻等疾病。

病因病机辨识

黄疸发病机理主要是湿滞蕴阻，影响肝胆疏泄，以致胆汁不循常道，渗入血液，溢于周身而发。胎黄的形成因素虽有很多，但与湿邪、气滞有关。由于湿邪不得泄越，则其成为发黄的重要因素，湿邪既可从外感受，亦可自内而生。如孕母感邪传于胎儿，《诸病源候论·小儿杂病诸候·胎疸候》云："小儿在胎，其母脏气有热，熏蒸于胎，至生下小儿体皆黄，谓之胎疸也。"或生时、生后感受外邪，或其他外感热病传变，为湿从外受；肝胆及其他脏腑（形、气）发育不足，形态结构畸形，疏泄不能、不足、不至，或病后瘀阻湿滞、气滞湿留，属湿自内生。或受外来之邪毒伤损，或受血气衰败（肝主藏血）之累伤，或为肝胆畸形闭塞胆汁潴留所伤，或为其他病证之邪毒所伤，导致肝胆为邪客阻和/或损伤，从而胆汁疏泄失健、失司、不足、不能，胆液不循常道，外溢肌肤，下注膀胱，而发黄疸。

胎黄的病位主要在肝、胆、脾、胃，或外来之六淫、疠气客犯，或其他病证之邪窜入，但以湿邪为主，导致邪毒客蕴肝胆，或从热化，或从寒化，形成湿热蕴蓄（或热重于湿，或湿重于热）、寒湿困阻、急黄诸证。或肝胆损伤，或血气败坏所伤，或邪毒客阻，均导致肝气郁结，气滞则血瘀；或肝胆闭锁，胆汁疏泄不能而瘀阻。

若热毒炽盛，黄疸可迅速加深，湿热化火，热毒炽盛，热极生风，可出现神昏、抽搐之胎黄动风之证。若患儿禀赋虚弱，湿热炽盛，正气不支，正不胜邪，气阳虚衰，则可出现胎黄虚脱之证。若邪毒鸱张可陷营血，迫血妄行可见紫斑，邪陷肝心则昏迷抽搐。

病久不愈，湿热内羁，可耗伤阴津、气阳，可伤及肝胆、脾胃，形成正虚邪恋之证，甚或出现正虚之证，以致病情迁延、反复不愈、缠绵不解。

症状识辨

目黄：一般来说凡面目、皮肤黄色鲜明，黄如橘皮，属于湿热之邪客犯脾胃、肝胆之阳黄，属于实证。阳黄还需辨别湿、热之偏盛，若黄疸颜色鲜明，为热重于湿之证；若黄疸颜色不甚鲜明，为湿重于热之证。急黄为阳黄之重症，由于湿热之邪化火化毒迅速，热毒炽盛，营血耗伤，故病情急骤，黄疸颜色迅速加深呈红金色，疸色如金。病程较长、病势缓，其色虽黄，但色泽晦暗无华，属于脾阳虚弱，寒湿内阻，肝脾瘀滞之阴黄；其颜色淡而晦暗如烟熏，或长久持续不退者，多为寒湿阻滞之证；颜色较深而晦暗无华，或日益加重，多为肝脾瘀滞，瘀积发黄之证。疾病较久，致使正气耗伤，湿邪留恋不去，脾失健运，气血阴阳亏虚，肝胆疏泄失健，湿滞残留，而出现面目及肌肤淡黄，此多为正虚邪恋之脾虚湿滞、脾虚肝郁、阴虚湿滞、气滞血瘀、阳虚寒湿不化之证。

大便：便下急迫，或如黄糜，或粪质黄褐而臭，多为湿热客犯脾胃、肝胆之证；大便秘结，多为热重于湿或热毒炽盛之证；大便清稀，腹痛肠鸣，多为寒湿阻滞脾胃、肝胆之证；腹痛泄泻，或腹中雷鸣，多为肝郁脾虚之证；大便时溏时泻，便次不定，多为脾弱气虚之证；大便秘结，多为肝胆气滞之证；大便难下，粪质燥如羊屎，多为阴虚之证。

痞块：胁下痞块多发生于胎黄的中、末期，中期正气未衰，痞块多不坚硬，伴有实证，多为湿热或寒湿阻滞，肝脾瘀积，或瘀血所致。正虚邪恋期，正气渐衰、湿邪缠绵，痞块增大、坚硬，多为气虚血瘀或痰瘀阻滞之证。

治法与处方原则

病理性胎黄的治疗大法，主要是化湿邪、利小便、疏利肝胆。历代医家均强调利法的重要价值与治疗意义，正如《金匮要略》中的“诸病黄家，但利其小便”，《景岳全书》中的“清火邪，利小水，火清则溺自清，溺清则黄自退”，《证治准绳》中的“大法利小便”，《脉因证治》中的“治法以疏湿利小便，清热或汗之”，以及明代徐春甫所述的“治黄疸必利小水为捷径”。若为阳黄，治疗当以清热化湿，通利小便为主，但还需结合湿、热之偏胜，邪客犯部位之不同而用药。若热重于湿者，以清法为主，兼用利湿之法，必要时还应通利腑气，以使湿热下泻；若湿重于热者，以利湿为主，清热次之。通利二便仍是祛除体内湿邪的主要途径，有利于黄疸的消退，但需中病即止，以防损伤肝脾。至于热毒炽盛，邪入心营之急黄，又当以清热解毒，凉营凉血治疗为主。若为阴黄，治疗则以温化寒湿，活血化瘀，补虚疏利，利湿退黄为主。胎黄中、末期的治疗应重在调整肝胆脾胃的功能为主，如健脾、疏肝、柔肝、补益、滋养等。对于疾病过程中各种兼夹之证的治疗，应细察病情，灵活运用。

总之，胎黄的病因学治疗为祛除病因，包括祛邪、调整脏腑功能。病机学治疗为疏利肝胆、健脾益肝；疏利肝胆除采用疏肝解郁、行气解郁、活血通络的方法外，尚应重视分利疏利、化浊疏利、消食疏利、通下疏利；健脾益肝可灵活应用健脾益气、健脾助运、益肝柔肝、滋水涵木等具体方法。

证治条辨

1. 阳黄，湿热蕴结，兼表证

症见黄疸初起，恶寒发热，皮肤瘙痒，咽喉红肿，恶心呕吐，不思乳食，舌质红、苔薄腻，指纹浮滞。治以清热化湿，利胆解表。甘露消毒丹（《温热经纬》）合麻黄连翘赤小豆汤（《伤寒论》）加减：茵陈蒿、栀子、薏苡仁、石菖蒲、赤芍、郁金、白蔻仁、连翘、杏仁、藿香叶、茯苓。恶寒发热等表证明显者，加生姜、防风、防己；皮肤生疮，加蒲公英、土茯苓。

2. 阳黄，湿热蕴结，热重于湿

症见面目、皮肤发黄，颜色光泽鲜明如橘皮，小便色黄，甚或如垢如油，烦躁不安，呕吐，腹胀，大便秘结，舌质红、苔黄，指纹紫滞。治以清热燥湿，利胆退黄。龙胆泻肝汤（《兰室秘藏》）合五味消毒饮（《医宗金鉴》）加减：龙胆草、茵陈蒿、栀子、黄芩、黄连、青皮、赤芍、车前子、柴胡、菊花、黄柏、制大黄。腹胀者，加川厚朴、陈皮；大便秘结，或大便溏滞、腹胀，加枳实。

3. 阳黄，湿热蕴结，湿重于热

症见面目、皮肤发黄，颜色光泽鲜明如橘皮，小便色黄，甚或如垢如油，精神疲倦，不欲吮乳，大便溏滞，舌质红、苔黄滑腻或黄白腻滑，指纹紫滞。治以清热泻火，芳香化湿，利胆退黄。茵陈蒿汤（《伤寒论》）合甘露消毒丹（《温热经纬》）加减：茵陈蒿、栀子、黄芩、薏苡仁、石菖蒲、赤芍、郁金、白蔻仁、藿香叶、清半夏、茯苓。脘腹痞满，加姜厚朴、苍术、砂仁；发热，口唇干燥，加葛根、芦根。

4. 急黄，邪毒炽盛，肝胆壅滞，伤及营血

症见目、身深黄，黄色鲜明，其色如金，急起并迅速加深，高热烦躁，呕吐频作，腹部膨胀，大便秘结，小便短少黄赤，舌质红绛、苔黄而燥或焦黄起刺，指纹紫滞。治以清热解毒，泻肝凉血。清瘟败毒饮（《疫疹一得》）

合茵陈蒿汤(《伤寒论》)加减：黄芩、赤芍药、水牛角、生地黄、生石膏、茵陈蒿、知母、栀子、连翘、牡丹皮、甘草、生大黄。黄疸深重，加虎杖、半边莲、白花蛇舌草、土茯苓；恶心呕吐重，加竹茹、芦根、清半夏；脘腹胀满重，加枳实、焦槟榔、姜厚朴。

5. 阴黄，寒湿阻滞脾胃

症见面目、皮肤发黄，颜色淡而晦暗，或长久持续不退，精神疲倦，不思吮乳，或恶心易吐，四肢不温，或腹胀，大便溏薄甚或灰白，小便色黄而长，舌质淡、苔白腻，指纹色红滞。治以散寒化湿，健脾利肝，利胆退黄。茵陈理中汤(《张氏医通》)加减：干姜、茵陈蒿、木香、青皮、党参、白术、茯苓。腹胀、舌苔厚腻等湿重，加姜厚朴、苍术；寒重，加制附子；大便稀溏，加吴茱萸、肉豆蔻。

6. 阴黄，肝脾瘀滞，瘀积发黄

症见面目、皮肤色黄，颜色较深而晦暗无华，或日益加重，小便黄少，腹部膨胀，腹壁青筋，精神差，食少或食后易吐，大便灰白如陶土，或见皮肤出血、鼻衄，唇舌暗红，舌见瘀点、苔白或黄，指纹滞。治以行气化瘀消积，疏肝利湿。逍遥散(《太平惠民和剂局方》)合血府逐瘀汤(《医林改错》)加减：柴胡、茯苓、白术、生地黄、当归、川芎、牛膝、甘草、薄荷、枳壳、赤芍。痞块大而硬，加鳖甲、瓜蒌、郁金；皮肤出血、鼻衄，加三七、仙鹤草；兼苔腻、大便稀溏、溲黄等湿热阻滞证候者，可合用茵陈蒿汤(《伤寒论》)。

7. 热毒内陷，胎黄动风

黄疸多在出生后较晚出现，或有其他疾病病史，症见黄疸迅速加重，发热起伏，或吐或泻，或皮肤瘀斑瘀点，甚或神昏、抽搐，舌质红绛、苔黄，指纹直射三关。治以清营解毒，息风止痉，疏利退黄。羚角钩藤汤(《重订通俗伤寒论》)合清营汤(《温病条辨》)加减：羚羊角粉、钩藤、僵蚕、栀子、茵陈蒿、车前子、牡丹皮、赤芍、生地黄、连翘、玄参。发热、抽搐，重用羚羊角粉；黄疸深重，加半边莲、虎杖；皮下斑疹紫黑，加紫草、大青叶；出血严重，加炒槐花、地榆炭、茜草、侧柏叶。

8. 正虚邪陷，胎黄虚脱

症见黄疸迅速加重，面色苍黄，浮肿，气促，神昏，四肢厥冷，胸腹欠温，舌质淡、苔白，指纹淡。治以大补元气，温阳固脱。参附汤(《校注妇人良方》)合生脉散(《医学启源》)加味：人参、茵陈蒿、金钱草、制附子、干姜、五味子、麦冬。精神萎靡、哭声无力，是气虚较重之象，应急进西洋参、红参；肢冷、四末不温明显者，加大制附子、干姜、人参的药量。

9. 正虚邪恋，脾虚湿滞

症见面目及肌肤淡黄，精神不振，大便溏薄，舌质淡、苔薄，指纹淡。治以健脾助运，渗湿退黄。参苓白术散（《太平惠民和剂局方》）加减：黄芪、白术、茯苓、党参、茵陈蒿、薏苡仁、白芍、甘草、当归、陈皮、白扁豆。大便溏薄、精神不振等气虚证候明显者，加西洋参、山药；面目黄、溲黄等湿邪留恋较著，加泽泻、玉米须。

10. 正虚邪恋，脾虚肝郁

症见黄疸明显消退后，或有轻度面目发黄，面白纳少，右胁下痞块，舌苔白，指纹淡。治以调和肝脾，疏利肝胆。逍遥散（《太平惠民和剂局方》）加减：白术、茯苓、陈皮、茵陈蒿、郁金、白芍药、甘草、薄荷、防风。不乳，加党参、薏苡仁、香橼皮；黄疸较重，加玉米须、虎杖；痞块明显、舌质暗红，加丹参、泽兰。

11. 正虚邪恋，阴虚湿阻

症见黄疸明显消退后，面目及肌肤淡黄，纳差腹胀，大便干结或稀溏，舌质红或有裂纹、苔白或花剥，指纹淡。治以滋养肝肾，利湿退黄。知柏地黄丸（《医宗金鉴》）合二冬苓车汤（《辨证录》）加减：生地黄、山茱萸、天门冬、茵陈蒿、茯苓、车前子、牡丹皮、赤芍、郁金。黄疸重，加玉米须、虎杖；手足心热、颧红明显，加枸杞子、知母；大便干结，加火麻仁、郁李仁。

12. 正虚邪恋，气滞血瘀

症见黄疸明显消退后，右胁下结块，面颈部可见赤丝红纹，舌质紫暗或有瘀点，指纹滞。治以疏肝理气，活血化瘀。柴胡疏肝散（《景岳全书》）加减：白术、茯苓、柴胡、当归、白芍、赤芍、郁金、夏枯草、薄荷、甘草、鳖甲、益母草、莪术。肝脾肿大，质地坚硬者，加龟甲、瓜蒌；肚腹膨胀者，加砂仁、白豆蔻、青皮。

13. 正虚邪恋，脾肾两虚，寒湿不化

症见黄疸明显消退后，精神疲倦，面色青灰或面色晦暗，乳食不佳，腹胀便溏，四肢不温，舌质淡白、苔白腻，指纹淡。治以健脾益肾，温化寒湿。茵陈术附汤（《医学心悟》）加减：茵陈蒿、茯苓、党参、白术、干姜、甘草、制附子。腹胀甚者，加姜厚朴、陈皮；苔腻，腹胀重者，加姜厚朴、白豆蔻。

14. 正虚，气虚脾弱

症见黄疸消退后，神疲乏力，面白消瘦，乳食不化，腹部胀满，大便不调，舌质淡白、苔薄白，指纹淡。治以补脾益气，和肝消导。芍药参苓汤(验方)加减：党参、茯苓、白术、白芍、山药、神曲、鸡内金。乳食不化，腹部胀满，便下粗糙，加苍术、陈皮、麦芽；精神不振，易汗出者，加黄芪。

15. 正虚，肝脾两虚

症见黄疸明显后，脘腹胀满，呕吐清涎，精神不振，四肢不温，舌质淡白、苔白而润，指纹淡红。治以温脾散寒，调肝利胆。理中丸(《伤寒论》)加减：党参、白术、茯苓、白芍、砂仁、陈皮、干姜、肉桂、木香、柴胡、清半夏。四肢不温，四肢厥冷，加制附子；腹胀，便溏，加姜厚朴、白豆蔻、炮姜。

16. 正虚，肝肾两虚

症见黄疸消退后，面色潮红，手足心热，时有盗汗，舌质红、苔少或花剥苔，指纹淡紫。治以滋补肝肾，调和肝胆。一贯煎(《柳州医话》)加味：沙参、麦冬、当归、白芍、白术、生地黄、枸杞子、陈皮、川楝子、柴胡。面色潮红、手足心热等阴虚证候明显者，加桑椹；潮热盗汗明显者，加秦艽、鳖甲、地骨皮；大便干结，加火麻仁、郁李仁。

第十五节　小儿热淋

小儿热淋是因染受湿热之邪，致肾、膀胱气化不利，以新起小便频急、解时滴沥涩痛为主要表现的外感肾系证候，多发于学龄前儿童，除初生儿期以男婴为主外，其他年龄组中，女孩的发病率高于男孩。

西医泌尿系感染、结核等疾病可以参考本证进行辨证论治。

病因病机辨识

小儿热淋的病因为感受湿热之邪。《三因极一病证方论·淋证治》指出：“如寒、如湿、如风、如暑，以至暴淋等。”其病位在肾与膀胱，但与肺、心、小肠、脾、肝亦有密切相关。

由于小儿形气未充，肾与膀胱娇嫩，故易受外邪侵袭，且受邪易病，祛邪不利可致病情迁延或反复。湿热之邪蕴结肾、膀胱，致使膀胱气化功能失常、肾之开合失司，而致排尿异常，正如《诸病源候论·小儿杂病诸候》所云，“肾与膀胱为表里，俱主水，肾气下通于阴，此二经既受客热，则水行涩，故小便不快而起数也。”湿热之邪蕴结，或日久伤肾，或禀赋不足，而成虚实夹杂之证，致使本病缠绵或反复。湿热蕴结，若肾与膀胱脉络受伤，则可致成血淋；若湿热煎熬尿液，结为砂石，则成石淋；疾病日久，可损及脾肾之阳，阳不化水，则成水肿。

症状识辨

尿频：临床以小便次数增多，轻者一昼夜十余次，重者可达数十次，小便频数以白天为主，伴尿急、尿痛。以白天为主，点滴难出，少腹窘迫，里急下重者，多属实证；尿频以晚上为主，尿急频数易出，少腹舒畅喜按者，多属虚证。

尿痛：尿痛如刀割，痛引膀胱少腹，或尿痛艰涩，解尿痛苦异常，多属实证；尿痛而不重，遇劳即发，或尿痛如痒，尿后腹部反舒者，多属虚证。

尿色：尿色鲜红如血，或紫暗夹血块，或黄赤而混浊不清，多属实证；尿色淡红不浊，或尿色淡黄清长，或尿如米泔水，上浮有脂膜，或清白如水，多属虚证。

年异证殊：小儿热淋的临床表现亦具有显著的多样性。新生儿可有发热、呕吐、泄泻、烦闹不安或精神不振，且以全身症状为主，尿频、尿急、尿痛等症状不明显；婴幼儿则以全身症状为主，而局部症状轻，如有发热寒战、烦躁不安、排尿中断，或有尿痛（排尿时哭闹），或突然出现尿床，或原有尿床加重，或可见顽固性尿布疹、会阴红斑；年长儿则与成人表现近似，可见发热、寒战、尿频、尿急、尿道灼热感、小便余沥不尽、血尿。

伴见症：小便热赤涩痛频数，尿中夹血或纯为鲜红色尿，伴发热腰痛，少腹胀满，属于下焦湿热；伴心烦，口渴，男童茎中刺痛明显，属于心火下移小肠；伴咽痛，咳嗽，属于肺经郁热；伴脘腹满闷胀痛，烦躁易怒，属于肝胆火郁。病程迁延，小便淋漓不爽，尿黄混浊，口干盗汗，属于阴虚内热；少腹坠胀，尿液混浊或如膏脂，余沥不尽而无痛感，属于脾肾气虚；小腹刺痛，尿中夹有血块，夜间谵语发狂，属于热瘀互阻。

治法与处方原则

实则清利，虚则补益是治疗小儿淋证的基本原则。引起小儿热淋的病因为外感湿热之邪，故病因学治疗为祛邪，并重视因势利导给邪以出路。临证时应首先分辨湿、热的程度及比例，灵活选用燥湿、分利法，以黄柏、薏苡仁为主，根据湿热比例调整用量，并灵活运用燥湿解毒，如黄连、厚朴等就地歼灭；分利，如四苓散、车前子、滑石、竹叶、栀子等以导邪从小便而出。小儿热淋系因外邪客犯引起肾、膀胱气化失司所致，故病机学治疗为助膀胱气化，除用祛邪法外，尚需灵活应用清心导赤、分利、温化、理气、补肾诸法。若日久不愈或反复发作，损伤正气（气、阴），湿热留恋而成虚实夹杂证候，当分清虚实孰多孰少，灵活运用补虚（益气温阳、滋阴）、清利诸法。对症治疗方法为止淋、收涩。

在辨治时需紧紧抓住因邪而致膀胱气化失司，或失职这一基本病机，以恢复膀胱气化功能为基本治则。

证治条辨

1. 肺热壅遏，热迫膀胱

症见小便频数，赤涩而痛，咽喉肿痛，咳嗽痰黄，咳剧而遗，或发热恶风，鼻塞流浊涕，舌质红、苔薄黄，脉浮数、指纹紫滞。治以解表清肺，利尿通淋。麻黄杏仁甘草石膏汤（《伤寒论》）加味：黄芩、蜜麻黄、杏仁、车前子、川木通、瞿麦、灯心草、冬葵子、防风、薄荷、生石膏、甘草。小便赤涩，加白茅根、蒲黄；咳嗽痰黄，加贝母、瓜蒌皮、前胡；发热、咽痛，加金银花、连翘、栀子。

2. 膀胱湿热，湿重于热

症见起病较急，小便频数，尿液淋沥混浊，恶寒发热，头身困重，恶心呕吐，舌质偏红、苔白腻，脉滑数有力、指纹紫滞。治以清热化湿，通利膀胱，利水通淋。四苓散（《丹溪心法》）加减：黄柏、薏苡仁、茯苓、车前子、猪苓、泽泻、滑石。若小便短赤者，加白茅根、大小蓟。

3. 膀胱湿热，湿热同重

症见起病较急，小便频数短赤，尿痛，尿液淋沥混浊，烦躁口渴，恶心呕吐，舌质红、苔腻微黄或黄腻，脉滑数有力。治以清热燥湿，通利膀胱，利水通淋。甘露消毒丹（《温热经纬》）加减：滑石、通草、茵陈蒿、蚕沙、薏苡仁、车前子、黄柏、黄芩、藿香、白蔻仁、栀子。尿刺痛，加瞿麦；尿如米泔，加萆薢、石菖蒲、郁金。

4. 膀胱湿热，热重于湿

症见起病较急，小便频数短赤，尿道灼热疼痛，烦躁口渴，大便秘结，舌质红、苔黄腻而干，脉数有力、指纹紫滞。治以清热燥湿，通利膀胱。黄连解毒汤(《外台秘要》)加味：黄连、黄柏、黄芩、栀子、滑石、水牛角、萆薢、肉桂。尿刺痛，加琥珀、瞿麦。

5. 心经郁热，移于小肠

症见小便赤涩刺痛，尿频急数，心烦不寐，面红目赤，口舌生疮，舌尖红、苔黄，脉数、指纹紫滞。治以清心泻火，通利小肠。泻心导赤散(《医宗金鉴》)加减：黄连、生地黄、淡竹叶、通草、甘草梢、灯心草、冬葵子、防风、滑石。尿刺痛，加琥珀、瞿麦、萹蓄；口舌生疮，加儿茶、薄荷；大便秘结，加生大黄、栀子。

6. 肝经湿热，膀胱不利

症见小便淋漓，尿痛引胁，阴肿阴痒，烦躁易怒，头面烘热，目赤灼痛，口苦咽干，舌质红、苔黄腻，脉弦数、指纹紫滞。治以泻火解毒，清利肝胆，解郁通淋。龙胆泻肝汤(《兰室秘藏》)加减：龙胆草、栀子、车前子、泽泻、柴胡、黄芩、生地黄、当归、茯苓、萆薢。心烦易怒，加牡丹皮、淡竹叶、黄连；阴肿阴痒，加石韦、琥珀；尿痛，加川楝子、荔枝核、琥珀。

7. 肝经郁热，膀胱不利

症见小便滞涩，淋沥不畅，少腹胀痛，胸胁胀满，心烦易怒，口苦咽干，大便秘结，舌质红、苔薄黄，脉弦滑。治以疏肝理气，利水通淋。柴胡疏肝散(《医学统旨》)加减：柴胡、陈皮、川芎、香附、蒲黄、赤芍、石韦、冬葵子、瞿麦、滑石、车前子。小便滞涩，加郁金、青皮；少腹胀满，加小茴香、乌药、川楝子、夏枯草；烦躁易怒，加牡丹皮、栀子。

8. 气虚邪恋，气化不利

症见热淋日久，小便频数，余沥不净，尿液混浊；小腹坠胀，精神倦怠，面色苍黄，纳呆腹胀，手足不温，或面足轻度浮肿，舌质淡边有齿痕、苔薄白，脉沉细或细弱、指纹淡。治以健脾补肾，利水通淋。缩泉丸(《校注妇人良方》)加减：山药、益智仁、茯苓、车前子、白术、乌药、肉桂。以脾虚为主，可合用参苓白术散(《太平惠民和剂局方》)；以肾阳虚为主，当合用真武汤(《伤寒论》)。

9. 阴虚邪恋，气化不利

症见热淋反复发作，或迁延不愈，尿频不畅，尿赤，午后低热，咽干口燥，手足心热，舌质红、苔薄，脉细数。治以滋阴清热，利水通淋。知柏地黄丸(《医宗金鉴》)加减：生地黄、女贞子、龟板、山萸肉、青蒿、知母、泽泻、茯苓、黄柏。尿急、尿痛明显，加黄连、淡竹叶、萆薢、瞿麦。

第十六节　风　　温

风温是感受风温时邪所引起的急性新感证候。一年四季均可发生，尤以冬春季节为多。患儿感邪即病，首犯肺卫，初起以发热、微恶风寒、咳嗽、口微渴、苔薄白、脉浮数等为主要症状，继而出现邪热壅肺等气分证候，后期多表现为肺胃阴伤，严重病例可逆传心包或邪窜于肝，导致《温病条辨·解儿难》所说的“风温痉”。

根据风温发病季节和临床特征，现代医学中的上呼吸道感染、流行性感冒、急性支气管炎、病毒性肺炎、大叶性肺炎或节段性肺炎等多种呼吸道感染性疾病，多属风温。

病因病机辨识

风温时邪是风温的致病原因，其具有以下特点。①盛行于冬春季节。②风温时邪具有风性和热性之双重特点，即叶天士所言“春月受风，其气已温。”吴鞠通所言“风温者，初春阳气始升，厥阴行令，风夹温也。”因其风性轻扬升散、善行多变而易侵袭上焦肺卫、头面、咽喉，且在病变中传变迅速；又因其热性易灼津液，故疾病后期更易出现肺胃阴伤之证。③致病后首客肺卫，《温病条辨·上焦篇》有“凡病温者，始于上焦，在手太阴”之论，肺卫之邪内传，即可顺传气分，壅阻肺气，郁于胸膈，或传入阳明，亦可直接逆传心包、内陷心营，即叶天士所言“温邪上受，首先犯肺，逆传心包。”

风温时邪属阳邪，其性升散、疏泄，多从鼻口而入。肺位居高，首当其冲，所以初起以邪犯肺卫，病在上焦手太阴肺经者多见。由于肺主气、司呼吸、外合皮毛，卫气敷布于皮毛，风热外袭，肺卫失宣。风温初起邪在肺卫，如感邪不甚，正气较强，或经及时治疗，则风温时邪由表而解，获得早期治愈。如感邪较重，在肺卫之邪不解，则由表入里，其发展趋势大致有两种情况：一是顺传于肺胃，二是逆传心包。风温时邪由肺卫而传入胃腑，此为顺传；风温时邪由肺卫而直入心营，则为逆传，其病情多属凶险。风温时邪由卫入气，顺传于胃，多呈阳明邪热炽盛之证，在病程中常因邪热壅肺而出现痰热喘急，或热入血络而外发红疹。病至后期，则多呈肺胃阴伤之象。

小儿风温的特点是，往往表证未解，而传入气分，出现表里同病或卫气同病之象，或热结于里，出现腑实证。

症状识辨

发热：一般风温初起病变部位多在上焦肺经，若见发热恶风，伴有少汗或汗出不畅，舌尖红、苔薄白欠润，为风温初起，邪袭肺卫之证。继而邪入气分，邪入气分后则病变部位差异较大，邪在上焦气分，病变部位有邪热在肺、邪在胸膈之不同，但其发热特点均为但热不寒，如发热，伴咽痛而不肿，头面五官红疼，为邪郁上焦，肺气失宣之证；身热烦渴，或壮热持续不退，伴有咳嗽喘促，痰稠或痰黄，为邪热壅肺之证；发热恶热，高热持续，伴痰稠或红或黄，胸闷苔腻，为痰热阻肺之证；若壮热起伏如潮，伴便秘，痰涎壅盛，喘促不宁，苔黄腻，系肺热腑实之证；若身热面赤，胸脘痞满，按之疼痛，便秘，苔黄滑，为痰热结胸之证。若邪热传于中焦气分，其病变部位亦有在胃、在肠之分，如身热汗出，面赤，为邪入阳明气分或因胃热阴伤所致；若壮热，日晡热甚，腹满便秘，系热结肠腑，阳明热结，阳明腑实之证。若热势朝轻暮重，胸腹灼热，舌质红绛，系热入营分，痰热壅盛之证；若身体灼热，四肢厥冷，伴神昏谵语，舌质鲜绛，为邪热炽盛，热陷心包之证；若发热汗出，伴四肢厥冷，咳喘多痰，嗜睡，苔白或黑，为阴阳两虚，虚阳上浮之证；若身热汗出，伴欲寐，或心烦不能成寐，为热灼真阴，邪犯少阴之证；若发热骤降，汗出不止，伴面色苍白，四肢厥冷，多为正气暴脱，气阳虚衰之证。病情进入后期，其热多为虚热，低热或稽留，或起伏不定，或日轻暮重，或夜热早凉，手足心热，系因阴虚里热或余邪未净所致。

咳嗽：咳嗽为风温必有的症状之一。一般初起咳嗽不甚，伴见发热恶风，为风温初起，邪袭肺卫，肺失宣降所致。咳嗽剧烈，痰多痰黏或痰黄，伴身热喘促，为邪热壅肺之证；若咳嗽痰壅，痰稠色黄或痰红，伴发热，舌红苔黄腻，为痰热阻肺之证；若咳嗽痰稠，伴发热汗出，渴喜冷饮，苔黄而燥，脉洪，为邪入气分，热炽阳明之证；咳嗽痰稠，喘促，伴发热汗出，便秘，时有谵语，苔黄腻，为热结阳明，阳明腑实之证；咳嗽痰稠或痰红，伴发热夜甚，舌红绛，为热入营分，痰热壅盛之证；咳嗽不爽，伴项强，抽搐，发热，为邪入营分，肺肝热盛所致；咳嗽痰鸣，伴神昏谵语，身热夜甚，肢厥，为邪入营血，热陷心包所致；咳喘痰多，伴发热汗出，嗜睡，四肢厥冷，苔白或黑，为阴阳两虚，虚阳上浮之证。疾病后期，咳嗽减轻，痰亦不多而黏稠，伴低热或夜热早凉，多为邪恋正虚，余邪未净之证；若咳嗽，干咳无痰或痰少而黏，伴潮热盗汗，五心烦热，舌质红、少苔或无苔，为邪恋正虚，阴气耗伤之证。

治法与处方原则

风温的治疗大法是清泻肺热，兼清胃肠邪热，治疗时应重视透邪外达和通腑分利两大法则的应用，这是基于风温的病因病机特点来考虑的。针对其风温时邪风热之性而用清法、汗法，针对其病位而用降泻肺胃（主要通过下法、利法、下气法来达到此目的），针对其病邪的深入而透邪外达，这一基本原则贯穿于风温治疗的始终。

邪在肺卫者，治以辛凉解表为主；热邪入里致胃热、气分者，治以辛寒、苦寒之清法为主；腑实者，治以通腑泄热为主，此即釜底抽薪之意；内陷心包者，治以清心开窍为主，辅以涤痰开窍、芳香开窍。若出现窍闭、动风、动血等严重之证，当随证变法。防传杜变亦是风温治疗中应注意的问题，把住气分关，正确辨治卫表证，可减少或减轻传变。

病邪的外泄，其途径不一，一为汗泄，既包括针对邪在卫表的辛凉透表，“在卫汗之可也”是出路之一，又包括针对气分的辛寒宣泄达邪于外，以及针对邪入心营之透营转气和透邪开闭，使里热从表散；二为利、下之法，用通腑攻下之法使邪实热结随泻而出，用淡渗分利之法使里热从小便而出，这也是邪热外出的重要出路之一，符合邪在气分下行为顺传的治疗要点。

证治条辨

1. 风热犯表，邪在肺卫

症见发热微恶风寒，头痛咳嗽，口微渴，舌尖边红、苔薄白欠润或薄黄，脉浮数、指纹浮紫。治以辛凉解表，疏风泄热。银翘散（《温病条辨》）加味：金银花、连翘、桔梗、竹叶、生甘草、荆芥穗、淡豆豉、牛蒡子、鲜芦根、薄荷。胸膈闷者，加藿香、郁金；渴甚者，加天花粉；项肿咽痛者，加马勃、玄参；咳者，加杏仁。

2. 邪袭肺卫，肺气失宣

症见发热恶风，微汗出，头痛，咳嗽不爽，痰稠或黄，不易嗽出，舌质红、苔薄黄，脉浮数、指纹浮紫。治以疏风清热，肃肺化痰。治宗吴瑭《温病条辨·上焦篇》"太阴风温，但咳，身不甚热，微渴者，辛凉轻剂，桑菊饮主之"之意。桑菊饮（《温病条辨》）加减：桑叶、杏仁、桔梗、薄荷、菊花、连翘、芦根。肺热甚，加黄芩；渴者，加天花粉；痰稠不易嗽出，加黄芩、鱼腥草。

3. 邪郁上焦，肺气失宣

症见发热恶风，咳嗽，口渴，头痛，咽痛，头胀，舌质红、苔白或腻，脉数大、指纹紫。治以宣畅肺气，驱除上焦风热。治宗吴瑭《温病条辨·上焦篇》"燥气化火，清窍不利者，翘荷汤主之"之意。翘荷汤（《温病条辨》）加减：连翘、薄荷叶、杏仁、桔梗、川贝母、牛蒡子、生甘草。目赤，加桑叶、菊花；咳痰、嗽痰甚，加橘红、瓜蒌、枇杷叶；舌苔腻，加通草、白豆蔻；痰中带血等热伤肺络，加白茅根、侧柏叶、栀子。

4. 邪入气分，邪热壅肺

症见身热汗出，烦渴咳喘，或胸闷胸痛，痰稠不易嗽出，大便干或不爽，舌质红、苔黄，脉数、指纹紫滞。治以清肃肺胃，宣肺平喘。麻黄杏仁甘草石膏汤（《伤寒论》）加味：生石膏、炙麻黄、杏仁、川贝母、生甘草、连翘、黄芩、芦根、桔梗、前胡、瓜蒌仁。痰多咳甚，胸闷胸痛，加郁金、橘红、赤芍、莪术；咳嗽，胸痛，咯腥臭脓痰，加薏苡仁、冬瓜仁、桃仁，或合用千金苇茎汤（《备急千金要方》）；胸闷，加清半夏、郁金。

5. 邪入气分，痰热结胸

症见身热面赤，咳嗽有痰，渴欲冷饮，饮不解渴，得水则吐，胸脘痞满，按之疼痛，便秘，舌苔黄滑，脉洪滑。虽有身热面赤、渴欲冷饮、脉洪等类似阳明经证，但苔黄滑而非黄燥，且有胸脘满痛之感，则知非阳明气分证；虽大便秘结有似阳明腑实，但无腹部硬满疼痛，且苔不燥，脉不沉实，故非阳明腑实。治以清热化痰开结。小陷胸加枳实汤（《温病条辨》）：黄连、瓜蒌、枳实、清半夏。呕恶较著，加少许姜汁、竹茹；咳嗽痰多，加陈皮、胆南星；胸闷、胸满，加大瓜蒌用量，再加葶苈子、姜厚朴。

6. 邪入气分，痰热壅肺

症见发热烦渴，咳嗽气粗，或痰黏色黄，或痰中带血，或痰呈铁锈色，胸闷胸痛，舌质红、苔黄，脉滑数。治以清热解毒，宣肺化痰。三黄石膏汤（《伤寒六书》）合千金苇茎汤（《备急千金要方》）加减：黄连、黄芩、黄柏、栀子、瓜蒌仁、桔梗、杏仁、薏苡仁、芦根、冬瓜仁、清半夏、陈皮。兼见身热不退、咳喘气粗等热毒炽盛证候者，加金荞麦、虎杖、败酱草；胸闷胸痛较著，加郁金、延胡索；痰中带血，或痰呈铁锈色，加茜草炭、白茅根、侧柏炭、桑叶。

7. 邪入气分，肺热腑实

症见潮热便秘，咳嗽痰壅，喘促不宁，舌苔黄腻或黄滑，脉右寸实大。治以宣肺化痰，泄热攻下。治宗吴瑭《温病条辨·中焦篇》：“喘促不宁，痰涎壅滞，右寸实大，肺气不降者，宣白承气汤主之”之意。宣白承气汤（《温病条辨》）：生石膏、生大黄、杏仁、瓜蒌皮。此乃肺肠合治之方，正如吴瑭所言，“以杏仁、石膏宣肺气之痹，以大黄逐肠胃之结，此脏腑合治法也。”咳嗽较著，痰稠不易嗽出，加胆南星、陈皮、清半夏、桔梗；大便秘结较著，加姜厚朴、葶苈子。

8. 邪入气分，肺热移肠

症见身热口渴，咳嗽不爽，下利色黄热臭，肛门灼热，腹不硬痛，苔黄，脉数。虽见下利热臭，肛门灼热，与热结旁流之腑实证颇似，但下利多为黄色稀便而不是稀水，腹无硬痛，故与热结旁流之腑实证不同。治以苦寒清热止利。葛根黄芩黄连汤（《伤寒论》）：葛根、黄芩、黄连、炙甘草。腹痛，加白芍、白头翁；呕吐恶心，加藿香、姜竹茹；下利赤白相兼，合用白头翁汤（《伤寒论》）。

9. 邪入气分，肺热发疹

症见身热咳嗽，胸闷，肌肤发疹，疹点红润，舌质红、苔薄黄，脉数。此证为肺经气分邪热波及营络。陆子贤在《六因条辨》有“疹为太阴风热”之论，此红疹粒小而稀疏，多见于胸部，按之可暂退。治以宣肺泄热，凉营透疹。银翘散去豆豉加细生地丹皮大青叶倍玄参方（《温病条辨》）：金银花、连翘、桔梗、薄荷、竹叶、生甘草、荆芥穗、牛蒡子、生地黄、大青叶、牡丹皮、玄参。肌肤红疹较多，重用生地黄、玄参，加浮萍；皮疹瘙痒明显，重用牡丹皮，加蝉蜕、钩藤；颈部臖核肿大，加夏枯草、僵蚕。

10. 邪入气分，热炽阳明

症见壮热恶热，汗大出，渴喜冷饮，舌质红、苔黄而燥，脉洪数。治以清气泄热，清热保津。白虎汤（《伤寒论》）加味：生石膏、知母、川贝母、杏仁、生甘草、芦根、连翘、黄芩、茯苓、白粳米。咳嗽、胸痛等肺热证候仍盛，加瓜蒌、桑白皮、鱼腥草、大青叶、金银花；咳声不扬，痰黏稠，加桔梗、瓜蒌、胆南星；见背微恶寒，脉洪大而芤等热盛而津气耗伤证候者，加人参。

11. 气分热结，阳明腑实

症见日晡潮热，咳嗽喘促，汗出口渴，腹胀满硬痛，大便秘结或热结旁流，或谵语，舌质红或起粗大红刺、苔黄厚燥裂，脉象数有力或沉数。治以软坚攻下泄热，清肺化痰。调胃承气汤（《伤寒论》）加味：生大黄、芒硝、甘草、瓜蒌仁、杏仁、黄芩、栀子、芦根。腹部胀满较著，加姜厚朴、枳实；咳喘，喉中痰鸣，加葶苈子、莱菔子、郁金；苔灰黑而燥，口渴明显，加玄参、生地黄。

12. 胃热阴伤，上扰心神

症见身热自汗，面赤，神迷，身重难以转侧，多寐，鼻鼾，言语难出，舌苔黄而燥，脉数。治以泄热救津。竹叶石膏汤（《伤寒论》）：生石膏、麦冬、清半夏、竹叶、甘草、粳米、人参。口渴、倦怠等气阴耗伤较重，可用西洋参代替人参；神迷，多寐，言语难出，加鲜竹沥、郁金、胆南星。

13. 热入营分，痰热壅盛

症见发热夜甚，咳嗽痰稠，心烦不寐，时有间断谵语，口不渴，舌质红绛而干，脉细数。治以清营泄热护津。清营汤（《温病条辨》）加减：生地黄、水牛角、连翘、金银花、栀子、瓜蒌仁、川贝母、玄参、麦冬、甘草、白茅根。热势仍高，加生石膏、酒大黄；痰黏稠，加芦根、鲜竹沥。

14. 邪热炽盛，热闭心包

症见身灼热，咳嗽气促，喉中痰鸣，肢厥，烦躁不安，口渴不欲饮，神昏谵语，或昏愦不语，或舌謇，舌色鲜绛、苔黄，脉弦数或滑数。治以清心凉营，泄热开窍。菖蒲郁金汤（《温病全书》）合清营汤（《温病条辨》）加减：羚羊角、水牛角、生地黄、连翘心、石菖蒲、郁金、栀子、竹沥、玄参心、莲子心、竹叶卷心。咳嗽痰壅，咳痰黏稠，加瓜蒌、胆南星；渐欲神昏，加金银花、荷叶；舌绛较著，加牡丹皮、赤芍；神昏较著，昏愦不语，加用安宫牛黄丸（《温病条辨》）。

15. 邪热内盛，阳气外脱

症见病中身热骤然下降，呼吸短促，神识昏愦不语，面色苍白，大汗淋漓，甚至汗出如油，四肢厥冷，虚烦躁扰，脉微细欲绝。治以清心开窍，益气救阴，回阳固脱。安宫牛黄丸（《温病条辨》）合参附汤（《校注妇人良方》）加味：人参、制附子、五味子、麦冬、生龙骨、生牡蛎，安宫牛黄丸。四肢厥冷、脉微细欲绝，加炙甘草、干姜、炮姜。

16. 邪入营分，热入心包，阳明腑实

症见身热，神昏，舌謇，肢厥，便秘，腹部按之硬痛，舌质红绛、苔黄燥，脉数沉实。本证上有痰热蒙蔽心包，下有大肠燥结，上下同病。治以清心开窍，攻下腑实。牛黄承气汤（《温病条辨》）：安宫牛黄丸、生大黄。即用安宫牛黄丸 1 丸，以水化开，调生大黄末 4.5g，先服一半，效果不显著者再服。舌謇，舌质红绛较著，加牡丹皮、水牛角、赤芍；抽搐，加地龙、钩藤、僵蚕。

17. 邪入营分，肺肝热盛

症见发热，咳嗽，口渴，项强抽搐，心烦，舌质红、苔黄腻，脉弦数。治以清肺凉肝，降泻息风。羚角钩藤汤（《重订通俗伤寒论》）合千金龙胆汤（《备急千金要方》）加减：生地黄、龙胆草、生大黄、淡竹叶、羚羊角、钩藤、地龙、全蝎、牡丹皮、竹茹、桑叶、菊花、茯苓。抽搐频繁，加僵蚕、蜈蚣；肢体拘急，加白芍、甘草。

18. 邪痰壅盛，正气虚衰

症见身热，咳嗽气喘，咳痰，背寒，心悸无力，舌边齿痕、苔白，脉细数无力。治以渗湿化痰，健脾益气。参苓白术散（《太平惠民和剂局方》）加减：人参、杏仁、川贝母、陈皮、清半夏、薏苡仁、白扁豆、莲子肉、泽泻、神曲、麦芽。

19. 邪恋正虚，余邪未净

症见低热或夜热早凉，咳嗽痰稠或痰多，苔薄黄，脉数。治以清透余邪。青蒿鳖甲汤（《温病条辨》）加减：青蒿、鳖甲、杏仁、川贝母、甘草、桑叶、金银花、连翘、桔梗、芦根、前胡、枇杷叶。纳差，加谷芽、炒麦芽；胸痛有痰，加冬瓜仁、薏苡仁。

20. 邪恋正虚，气阴两虚

症见身热不甚，或不发热，或自觉发热，干咳不已，或痰少而黏，不易嗽出，气短神疲，口舌干燥而渴，舌干红而裂、少苔，脉细数。治以益气养阴，润肺宣肺。沙参麦冬汤（《温病条辨》）合增液汤（《温病条辨》）加减：沙参、麦冬、生地黄、甘草、石斛、天花粉、玄参、白芍药、杏仁、阿胶、太子参。热久不退，加地骨皮、青蒿、知母；咳嗽，加川贝母、枇杷叶。

第十七节　春　　温

春温是由温热时邪内伏而发，以起病即见里热证候为特征的急性外感证候。春温一名见于宋代郭雍《仲景伤寒补亡论》。初起多以身热烦渴、口苦苔黄等里热盛于气分，或身热夜甚、时有谵语、斑疹舌绛等里热盛于营分的表现。疾病发展过程中病情变化迅速，易深入营血而见斑疹、痉厥、昏谵、出血等证，至后期则易侵入下焦，耗伤肝肾之阴。春温发于春季或冬春之交、春夏之交，多发于立春后夏至前。任何年龄均可发病，尤以小儿更易患病。

根据春温的发病季节和证候特点，凡发生于春季的流行性脑脊髓膜炎、病毒性脑炎、重型流行性感冒、败血症等发病即见里热较重的病证，均可参照本证进行辨证论治。

病因病机辨识

春温是由温热时邪内伏而发，其具有以下特点。①盛行于立春后夏至前，即《素问·热论》云："先夏至日为病温。"②春温之温热时邪属于伏邪范围，如叶天士有"寒邪深伏，已经化热"，及"热邪自内外达"之论，其温热性质较著，致病后热势重而伤阴甚，病情较急、较重，变化较多，甚则可以直接内迫营血、闭窍动风。

初发于气分的"热郁胆腑证"，或发于营分的"热灼营阴证"。发病之初即见高热烦渴，甚则出现神昏痉厥、斑疹、衄血等症。若由新感触发可兼见微恶风寒等卫表证，系卫气同病，或卫营同病，但表证为时甚短。初起发于气分者，其病轻，治疗后病情好转，其邪可转出气分，向外透达；若病重，或治不得法，则邪既可溃入阳明，亦可向营分、血分深入。初起发于营分者，由于热灼营阴，病情较重，若治疗得当，邪气可转出气分，否则病情进一步发展可深入血分，致成热盛动血热与血结、热盛动风、热盛闭窍，甚或出现内闭外脱之证。热入下焦，伤及肝肾阴液，是春温后期不同于其他温病证候演变的特征。小儿阴常不足，阳常有余，一方面邪热易于化火，另一方面阴液更易耗伤。春温后期热邪深入少阴，可见身热、心烦不得眠等阴虚火炽之症；热邪久羁，深入下焦，劫灼肝肾之阴，可致低热久留、舌绛而干、神倦等肾阴耗损之症；邪热灼伤肝肾之阴，虚风内动，可见手足蠕动、瘛疭之症；余邪留伏营阴，可见夜热早凉、热退无汗之邪留阴分之症。若邪气留伏，正气伤损，痰阻心包，风痰郁滞经络，则可出现终身不愈之后遗症，如痴呆、失明、失语、瘫痪、肢体强直等。

症状识辨

发热：春温发病有初发气分和初发营分之异。身热烦渴，但热不寒，心烦口苦，系初发在气分；兼有头痛恶寒，系兼表证，或因外邪引动伏邪所致；身热夜甚，即昼轻夜重，或有谵语、斑疹，系初发在营分。壮热，但热不寒，大汗，大渴，大烦，系因里热炽盛，阳明热盛所致；壮热，日晡热甚，腹满便秘，系属热结肠腑，阳明腑实之证；壮热稽留不退，躁扰不安，系因气营两燔所致；热势朝轻暮重，胸腹灼热，伴出血，系属邪入血分，热盛动血之证；午后热甚，口干，但欲漱水不欲咽，下腹部硬痛，系因热与血结，下焦瘀热蓄积所致；发热昼轻夜重，舌有瘀斑或青紫，系热入血分，瘀积发热，即吴又可所言“至夜发热，热留血分”，“至夜独甚，血未行也”。吴瑭亦言，“少腹坚满，小便自利，夜热昼凉，大便秘，脉沉实者，蓄血也。”病情进入后期，其热多为虚热，表现为低热，或稽留，或起伏不定，或日轻暮重，手足心热，此因阴虚里热所致；夜热早凉，热退无汗，系因余邪留于阴分所致。

抽搐：春温中期，抽搐多与发热并存，于热势高时发作，系因热盛动风所致，邪入气营可见壮热，神志昏迷或烦躁不安，颈项强直，四肢抽搐；邪入营血可见手足拘急，项强口噤，反复抽搐。春温后期的目睛直视或呆视，系阴虚阳亢；肢体经脉不利或一侧肢体瘫痪，系风痰阻络；肢体痿废不用，僵硬强直，或半身不遂，系气虚血瘀，筋脉失养。

神志异常：心烦躁扰，时有谵语，伴身热夜甚，咽燥口干反不甚渴，舌绛，系春温发于营分，或疾病中期热灼营阴；心烦躁扰，时有谵语，伴斑疹隐现，身热夜甚，系邪入营分，热炽心营，或邪入血分，热盛动血；神志如狂，或清或乱，伴少腹坚满，便结或便黑，舌绛色暗或有瘀斑，系邪陷血分，热与血结，血蓄下焦；神昏谵语，或昏愦不语，伴身灼热，肢厥，系伏热内闭，热入心包；神昏谵语，或不语如尸厥，伴肢冷汗出，身热骤降，系邪热内盛，内闭外脱。春温后期，意识障碍和精神异常，为风痰阻络；深度昏迷，或神识不清，系痰浊蒙蔽清窍；躁扰神昏，或狂躁不安，系痰火内扰心窍。

治法与处方原则

春温系伏邪为病，以里热炽盛，易耗阴劫液、动血、动风、闭窍为特点，治疗当以清泄里热为主，注意保存阴液、透邪外出。病初发于气分者，以苦寒直清里热，祛邪达表为主；病初发于营分者，治宜以清营解毒，透热转气为主。叶天士云："以黄芩汤加减，苦寒直清里热。"何廉臣曰："邪伏既久，血气必伤，故治法与伤寒伤暑正法大异，且其气血亦钝而不灵，故灵其气机，清其血热，为治伏邪第一要义。"祛邪治疗有着重要意义，并且应贯穿疾病的始终，如徐大椿所言，"凡有邪者当引邪外出，治病应以祛邪为先。"透邪有三个出路，一为汗泄，不仅使邪从肌表而解，而且使在里之邪亦有外达之机，如柳宝诒在评述治疗伏气温病时提出"黄芩汤加豆豉、元参为至当不易之法"；二为清气透邪，邪入营分当透热转气，叶天士有"在卫，汗之可也，到气方可清气，入营犹可透热转气"之说，即使邪热入阴分，营阴受伤，仍可将邪从阴分透出；三为通导二便，灵活运用导邪从后阴而出之下法、消导法、下气法，以及导邪从前阴而出之利法，给病邪以出路。

证治条辨

1. 发于气分，热郁胆腑

症见身热，口苦而渴，心烦喜呕，小便短赤，舌质红、苔黄，脉弦数。治以苦寒清热，宣郁透邪。黄芩汤加豆豉元参方(《温热逢源》)：黄芩、芍药、生甘草、大枣、淡豆豉、玄参。呕吐明显，加黄连、代赭石、竹茹；兼见恶寒无汗、头痛等表证者，加葛根、蝉蜕、薄荷；寒热往来系邪入少阳之经，加柴胡、栀子。

2. 发于气分，卫气同病

症见发热恶寒，无汗或少汗，头痛，口干口渴，心烦溲黄，舌尖红、苔黄，脉数。治以解表清里。葱豉桔梗汤（《通俗伤寒论》）加味：葱白、淡豆豉、薄荷、桔梗、连翘、栀子、生甘草、淡竹叶、黄芩、玄参。

3. 发于营分，热灼营阴

症见身热夜甚，心烦躁扰，时有谵语，咽燥口干反不甚渴，舌质红绛、苔薄或无苔，脉细数。治以清营泻热，透邪外出。黑膏方（《肘后备急方》）加味：生地黄、淡豆豉、黄芩、水牛角、玄参、连翘、淡竹叶。身热、舌深绛无苔，重用生地黄、玄参，加麦冬、赤芍、牡丹皮；恶寒头痛，无汗或少汗，酌加薄荷、牛蒡子。

4. 发于营分，卫营同病

症见发热微恶风寒，咽痛，咳嗽，口渴，肌肤斑疹隐现，心烦躁扰，甚或时有谵语，舌质红绛、苔黄白相兼，脉浮弦数。治以泻卫透营。银翘散去豆豉加细生地丹皮大青叶倍元参方（《温病条辨》）加减：金银花、连翘、荆芥穗、炒牛蒡子、生地黄、玄参、牡丹皮、大青叶、薄荷、生甘草、桔梗、竹叶、鲜芦根。咽痛明显，加射干、干重楼；恶风寒明显，加防风、羌活；肌肤斑疹明显，加赤芍、防风。

5. 邪在气分，热扰胸膈

症见身热，心烦懊侬，坐卧不安，欲呕不得呕，舌苔微黄不燥，脉数。治以清泄郁热，宣畅气机。栀子豉汤（《伤寒论》）：栀子、淡豆豉。热盛烦渴、苔黄，加黄芩、生石膏、淡竹叶；咽痛、微恶风寒，加牛蒡子、薄荷、蝉蜕；呕吐，加清半夏、竹茹。

6. 邪在气分，热灼胸膈

症见身热不已，烦躁不安，胸膈灼热如焚，唇焦咽燥，口渴便秘，舌质红、苔黄或黄白欠润，脉象滑数。治以清泄胸膈邪热。凉膈散（《太平惠民和剂局方》）：大黄、芒硝、甘草、栀子、薄荷、连翘、黄芩。

7. 阳明热炽，热灼津伤

症见壮热，面赤，汗多，心烦，渴喜凉饮，舌质红、苔黄而燥，脉洪大。治以清热保津。白虎汤（《伤寒论》）加味：生石膏、知母、甘草、玄参、麦冬、石斛、芦根、粳米。谵语，加竹叶卷心、连翘心、水牛角；背微恶寒、脉洪大而芤，加人参；汗泄过多，加西洋参。

8. 热结阳明，阳明腑实

症见身热，腹满便秘，口干唇裂，舌苔黄燥，脉数。治以滋阴增液，攻下腑实。增液承气汤（《温病条辨》）加味：玄参、麦冬、生地黄、生大黄、芒硝、玉竹、山药、天花粉。腑实去，阴液未复而见唇红、口干、心烦，甚或低热、脉细数、舌质红、苔微黄而干，可用增液汤（《温病条辨》）加知母、金银花、天花粉、石斛以增水行舟。

9. 热结阳明，阳明腑实，气液两虚

症见身热，腹满便秘，口干咽燥，倦怠少力，苔黄或焦黑，脉沉弱。治以攻下腑实，补益气液，攻补兼施。新加黄龙汤（《温病条辨》）：生大黄、芒硝、麦冬、生地黄、玄参、当归、海参、生姜汁、人参、生甘草。治宗吴瑭《温病条辨·中焦篇》所言，“应下失下，正虚不能运药，不运药者死，新加黄龙汤主之”，以及“以人参补正，以大黄逐邪，以冬、地增液。邪退正存一线，即可以大队补阴而生，此邪正合治法也。”

10. 热结阳明，阳明腑实，小肠热盛

症见身热，大便不通，小便涓滴不畅，溺时疼痛，尿色红赤，时烦渴甚，舌质红、苔黄燥，脉沉细。治以攻下热结，清泻小肠，攻下热结以通大便之秘，清泻小肠以导小便之热。导赤承气汤（《温病条辨》）：生大黄、芒硝、黄连、黄柏、生地黄、赤芍。治宗吴瑭《温病条辨·中焦篇》所言，“左尺牢坚，小便赤痛，时烦渴甚，导赤承气汤主之”，以及“其因火腑不通，左尺必现牢坚之脉，小肠热盛，下注膀胱，小便必涓滴赤且痛也，则以导赤去淡通之阳药，加连、柏之苦通火腑，大黄、芒硝承胃气而通大肠，此二肠合治法也。”心烦不寐较甚，加琥珀、淡竹叶；小便涩痛甚，加甘草梢、白茅根。

11. 热结阳明，胃热上迫于肺

症见身热，咳嗽频作，痰浊如脓，胸胁刺痛，纳差，唇红口干，舌质红、苔黄，脉数或细数。治以清泻肺胃，宣泄郁热，止咳平喘。麻黄杏仁甘草石膏汤（《伤寒论》）合清燥救肺汤（《医门法律》）加减：炙麻黄、杏仁、甘草、生石膏、桑叶、胡麻仁、阿胶、麦冬、枇杷叶。腹满，便秘，喘促，加生大黄、姜厚朴；胸部刺痛，加赤芍、桃仁、郁金、瓜蒌；痰浊壅盛如脓，加胆南星、陈皮、清半夏、远志。

12. 阳明热炽，热盛动风

症见高热烦躁，手足躁扰，甚则狂乱，神昏痉厥，舌质红、苔燥，脉弦数。治以清热解毒，凉肝息风。羚角钩藤汤（《重订通俗伤寒论》）加味：羚羊角片、桑叶、川贝母、生地黄、钩藤、菊花、白芍、淡竹叶、竹茹、茯神。见便秘，腹胀等热结肠腑证候者，加大黄、芒硝；喉间痰壅，躁扰明显，加生姜汁、竹沥。

13. 邪入气营，气营两燔

症见壮热，口渴，剧烈头痛，烦躁不宁，颈项强直，四肢抽搐，肌肤发斑，舌质红绛、苔黄，脉数。治以辛寒清气，凉营解毒。玉女煎去牛膝熟地加细生地玄参方（《温病条辨》）：生石膏、知母、玄参、生地黄、麦冬。肌肤发斑、吐血、衄血，加水牛角、牡丹皮、大青叶、赤芍；昏迷，加石菖蒲、郁金；抽搐，加羚羊角、钩藤；斑疹紫黑，重用生地黄，加赤芍、紫草、丹参、红花；大便秘结，腹胀满，舌焦起刺，加大黄、芒硝。

14. 邪入营分，热炽心营

症见身热夜甚，心烦躁扰，甚或时有谵语，斑疹隐现，咽燥口干反不甚渴，舌质红绛、苔少，脉细数。治以清营泄热，透邪外出。清营汤（《温病条辨》）：水牛角、生地黄、玄参、淡竹叶、麦冬、丹参、黄连、金银花、连翘。见神昏，狂躁不安等热闭心包证候者，重用淡竹叶、黄连，加胆南星、郁金；抽搐，加羚羊角、钩藤、全蝎。

15. 邪入血分，热盛动血

症见身体灼热，躁扰不安，甚或昏狂谵妄，斑疹密布、色深红或紫黑，或吐衄便血，舌质深绛，脉细数。治以清热解毒，凉血散血。犀角地黄汤（《备急千金要方》）加味：水牛角、生地黄、牡丹皮、赤芍、玄参。斑色紫暗，加大青叶、紫草、茜草；衄血，加白茅根、侧柏叶、牛膝；便血，加炒槐花、地榆炭、白头翁；尿血，加大蓟、小蓟、白茅根。

16. 邪陷血分，热与血结，血蓄下焦

症见少腹坚满，按之疼痛，便结或大便色黑，小便自利，神志如狂，或清或乱，口干而漱水不欲咽，舌绛色暗，或有瘀斑，脉沉实。治以泄热通结，活血逐瘀。桃仁承气汤（《温病条辨》）：生大黄、芒硝、桃仁、当归、赤芍、牡丹皮。宗吴瑭《温病条辨·下焦篇》所言，“少腹坚满，小便自利，夜热昼凉，大便闭，脉沉实者，蓄血也，桃仁承气汤主之，甚则抵当汤。”

17. 伏邪内闭，热入心包

症见身灼热，神昏谵语，舌謇肢厥，或昏愦不语，或痰壅气粗，舌鲜绛，脉弦数或滑数。治以清心开窍。清宫汤（《温病条辨》）送服安宫牛黄丸（《温病条辨》）：玄参心、莲子心、竹叶卷心、连翘心、水牛角、黄连、麦冬，以及安宫牛黄丸。痰壅气粗，昏愦，加鲜竹沥、胆南星；便秘，加大黄、姜厚朴；身灼热，烦躁不安，加龙胆草、大青叶、生石膏。

18. 邪毒内陷，阳气外脱

症见体温骤降，大汗淋漓，面色苍白，四肢厥冷，唇指发绀，呼吸不匀；或初起神志尚清，旋即神昏而烦扰躁动无力；舌质淡暗、苔灰黑而滑，脉散乱无根，或微弱欲绝。此系伏热久留，阴损及阳，邪毒内陷，阳气暴脱。治以回阳固脱。参附龙骨牡蛎汤（验方）合至宝丹（《太平惠民和剂局方》）加减：人参、制附子、生龙骨、生牡蛎、肉桂、干姜、丹参、桃仁、红花、赤芍，以及至宝丹。

19. 毒热内陷，气液欲脱

症见起病急骤，即刻全身斑疹密布，融合成片，面色苍白，指端青紫，皮肤可见花纹，四肢不温，呼吸微弱，身出冷汗，舌暗微紫，脉象微细。治以清营凉血，化瘀解毒，益气回阳固脱。清瘟败毒饮（《疫疹一得》）合生脉散（《医学启源》）加减：水牛角、赤芍、金银花、连翘、栀子、黄芩、黄连、人参、麦冬、五味子、玄参、生地黄。

20. 正气不支，阳气暴脱

症见突然热势下降，四肢冰冷，面色青灰，冷汗，皮肤见花纹，斑疹成片、色紫暗，肢端青紫，呼吸弱，脉微细欲绝。治以回阳救逆。回阳救急汤（《伤寒六书》）加减：熟附子、干姜、肉桂、人参、茯苓、炙甘草、生龙骨、生牡蛎、麝香、白术、陈皮、生姜。

21. 邪恋正虚，阴虚火炽

症见身热，心烦不得卧，舌质红、苔黄，脉细数。治以育阴清热。黄连阿胶汤（《重订通俗伤寒论》）加减：黄连、黄芩、阿胶、生白芍、鸡子黄。

22. 热灼真阴，肾阴耗损，阴虚阳亢

症见身热不甚，日久不退，午后面部潮红颧赤，手足心热甚于手足背，咽干口燥，或神倦，或耳聋，舌质干绛、甚则紫晦而干，脉虚软或结代。治以滋补肝肾，润燥养阴。加减复脉汤（《温病条辨》）：炙甘草、生地黄、白芍、麦冬、阿胶、火麻仁。遵吴瑭《温病条辨·下焦篇》中“热邪深入，或在少阴，或在厥阴，均宜复脉”之论。因误汗劫阴而见汗出心悸，心无所主，阵阵悸动，去火麻仁，加生龙骨、生牡蛎；若下之不当而阴液下泄，兼见大便溏，去火麻仁，加生牡蛎；脉虚大欲散，加人参；汗出欲脱，加五味子、山萸肉。

23. 真阴耗伤，虚风内动

症见手指蠕动，甚或瘛疭、口角颤动，筋惕肉瞤，时时欲脱，形瘦神倦，齿黑唇裂，舌干绛、少苔或无苔，脉虚。治以滋阴养血，潜阳息风。三甲复脉汤（《温病条辨》）：炙甘草、生地黄、生白芍、麦冬、阿胶、火麻仁、生牡蛎、生鳖甲、生龟板。时时欲脱，可加五味子、鸡子黄；喘息气微，肺气将绝，加人参；汗出不止，加龙骨、人参、浮小麦、山萸肉。

24. 正虚邪恋，邪留阴分

症见夜热早凉，热退无汗，能食形瘦，体倦神怠，舌质红、苔少，脉沉细略数。治以滋阴清热，搜邪透热。青蒿鳖甲汤（《温病条辨》）：青蒿、鳖甲、生地黄、知母、牡丹皮。干咳少痰，加沙参、川贝母；五心烦热，潮热盗汗，加地骨皮、银柴胡、白薇。

25. 邪伏正伤，气虚血瘀

症见肢体瘫痪不用，僵硬强直，或肌肉痿软无力，或震颤抖动，面色萎黄，神疲倦怠，容易汗出，舌质淡紫、苔薄，脉细无力。治以益气活血通络。补阳还五汤（《医林改错》）加减：黄芪、党参、当归尾、赤芍、川芎、桃仁、红花、地龙、桑枝、白芍。

26. 邪伏正伤，风痰阻络

症见肢体经脉不利，或一侧肢体强直瘫痪，或震颤拘挛，或有神识不清，或失语，喉间痰鸣，舌苔厚腻，脉细弦。治以搜风通络，涤痰舒筋，息风止痉。导痰汤（《济生方》）合止痉散（验方）加减：清半夏、陈皮、枳实、赤茯苓、甘草、胆南星、全蝎、蜈蚣、僵蚕、天麻。

第十八节　湿　　温

湿温病名始见于《难经》。湿温是由感受湿热时邪引起的，发于夏秋雨湿较盛季节的一种湿热性证候。湿温证，始恶寒，继而持续发热，身热不扬，或但热不寒，一般有头重身痛，胸脘痞闷，腹胀作痛，便溏或便秘，小便短黄，舌苔白腻或黄腻，脉濡或缓。湿温起病缓慢，病势缠绵，病程较长，多稽留于气分，以脾胃为病变中心。

根据湿温的发病季节和证候特点，凡夏秋流行性感冒、伤寒、副伤寒、沙门氏菌属感染、钩端螺旋体病、急性血吸虫病、病毒性肝炎、支气管肺炎、大叶性肺炎，以及某些肠道病毒感染等疾病，出现湿温证候者，均可参照本证进行辨证论治。

病因病机辨识

湿温是由感受湿热时邪所致，其具有以下特点：①盛行于夏秋之交雨湿较盛季节。吴坤安在《伤寒指掌》云："因长夏每多阴雨，得日气煦照，则潮湿上蒸。"②湿为阴邪，其性黏滞重浊，感人发病缓慢，黏着不易速去，病情缠绵难劫，变证丛生，如《医原·湿气论》云："温病，湿与热直合为一，湿中有热，热中有湿，浊热黏腻。"《温病条辨·上焦篇》所云，"湿为阴邪，阴邪自旺于阴分，故与阴虚同一午后身热也。湿为阴邪，自长夏而来，其来有渐，且其性氤氲粘腻，非若寒邪之一汗而解，温热之一凉则退，故难速已。"

湿温与其他温病一样，亦有卫、气、营、血浅深层次之分。湿性黏腻重浊，感人发病缓慢，黏着不易速去，病情缠绵难劫。《医原·湿气论》云："湿之化气，为阴中之阳，氤氲浊腻，故兼证最多，变迁最幻，愈期最缓。"由于湿邪性质及湿温的发病特点，故湿温初起，往往表现为邪遏卫阳，或卫气同病，或邪阻膜原，湿邪偏盛；待表解而邪气完全进入气分，此时湿与热蕴结蒸腾，胶合难解，以致时邪久久稽留于气分，病变以脾胃为中心，致使湿温的气分阶段最长，证候亦复杂多样。当湿热之邪化燥，病邪亦可侵入营血，营血阶段的变化与其他温病基本相同，亦可见营热蒸腾、热闭心包、动血、迫血等变化，出现神昏、谵语、出血、斑疹、舌绛等症。湿温后期，或余湿未尽，或胃气不舒，或脾气不运，或伤阳，或伤阴，而出现余邪未尽、湿盛阳微、湿热伤阳、湿热伤阴等。正如吴瑭所言，"伤脾胃之阳者，十常八九，伤脾胃之阴者，十居一二。"

症状识辨

发热：湿温常先有恶寒发热，或寒热往来，随即但热不寒，热势起伏不定，或逐渐加重。一般发热恶寒，伴头痛身重，关节酸痛，苔白厚，为湿温初起或复感外邪，湿遏卫阳。寒热往来，连绵不断，多呈恶寒重而热象相对不显著，伴头痛身重，脘痞，为湿热之邪触自鼻口，邪阻膜原。邪入气分，邪正剧争，里热蒸迫，可见但热不寒，一般身热不扬，下午热势较盛，汗出热不解，伴渴不欲饮，胸闷脘痞，身重，苔腻，为湿温湿重于热，热为湿遏，湿蕴热蒸，湿热客犯气分；日晡潮热，伴便秘或热结旁流，苔焦黄，为湿热化火，邪入阳明腑实之证；壮热，热势较高，不为汗衰，伴烦躁不安，头痛身重，苔黄腻或黄浊，为湿渐化热，或热重于湿，邪炽气分。病邪深入，发热起伏，入夜更甚，舌质红绛，为湿温化燥，邪入营血。湿温后期，夜热早凉，热退无汗，为余邪留于阴分；热势低微，持续难退，兼有手足心热，颧红盗汗，舌红少苔或花剥苔为阴伤虚热，兼有面白，神疲，舌淡苔白为气虚。

汗出异常：湿温的临床表现之一是汗出异常，湿温初起，少汗、微汗系汗出不透，伴恶寒发热，头痛身重，为湿遏卫阳。时有汗出，汗随热势起伏而时出，汗出热减，继而复热，为热盛蒸湿，湿热郁蒸之气分证，如吴瑭在《温病条辨·中焦篇》中云："今继而复热者，乃湿热相蒸之汗，湿属阴邪，其气留连，不能因汗而退，故继而复热。"病情进一步发展，湿邪化燥入血，亦可见无汗、微汗，并伴有身热夜甚，舌绛，此为邪在营血，劫灼营阴，津液不足，无作汗之源。邪盛正衰，可见冷汗淋漓不止，伴面色苍白，肢冷，舌淡少津，此为气脱亡阳所致，病情危重，如吴瑭所言，"汗涌、鼻煽、脉散，皆化源绝之征兆也。"湿温后期，潮热盗汗，伴舌红少苔或无苔为伤阴；若汗泄，或动则汗出，汗出不温，多为湿胜阳微、伤阳。

头身疼痛：胸满、胸痛，伴有咳嗽、咳痰，为湿温、太阴湿蒸为痰，上射于肺；头重如裹，昏胀不舒，伴恶寒发热，多为湿温初起，湿邪蒙蔽清阳；胸闷脘痞，伴身热不扬，口不渴，苔腻，为湿热阻遏气机，湿蒙清阳；脘腹胀满，伴见呕恶，苔厚腻，为湿热中阻；肢体沉着重痛，酸软无力，甚则难以转侧，多为湿热阻滞经脉、邪注经络，如吴瑭所言之"湿聚热蒸，蕴于经络"，以及"湿郁经脉，身热身痛"。腹痛阵作，伴便下不爽，或便秘，苔黄腻或黄浊，为肠腑气机阻滞，或阳明腑实。

白痦：又名白疹、晶痦。由于湿热之邪郁阻气分，蕴蒸于卫表，不能透泄乃发白痦。初起于颈项，渐及胸腹，亦可见于四肢，随身热、汗出而外透，白痦透发之后，示病邪有外达之机。

治法与处方原则

湿温一病乃湿邪化热所酿而成，其治疗以化湿清热为基本原则，以分解湿、热，使湿去热孤为总则，叶天士在《温热论》云："或透风于热外，或渗湿于热下，不与热相搏，势必孤矣。"薛生白在《湿热病篇》云："湿热两分，其病轻而缓。"吴瑭有"徒清热则湿不退，徒祛湿则热愈炽"之论，雷少逸有"湿热之病，清利乃解"之论。临证用透泄宣肺之法或分消走泄之法，使湿从下泄，将湿热合邪分开，湿热分离，则热邪孤立，易于清解。祛湿时，应重视给湿以出路、因势利导的方法，古有成法可循。一为宣泄，上焦之湿应治肺，《医原·湿气论》云："湿热治肺，千古定论。"既可化湿，又可导湿从毛窍而出。二为利小便，湿邪有重浊黏腻趋下之势，淡渗分利、利小便是祛除湿邪最有效、便捷、安全的途径之一，《三因极一病证方论》有"治湿之病，不利小便，非其治也"之论，利法既可化湿，又可导湿从前阴而出。三为通下，湿热积滞阻于下焦，用下气、导滞、通腑之法，导湿从后窍而出，因湿邪黏滞，往往不能一下而解，需多次通下，宜采用叶天士之"轻法频下"，不宜峻剂猛攻。通过畅肺气而宣湿于上，利小水而渗湿于下，行气畅中而分消于中，通腑下气而开湿浊下行之道，达到分消走泄之治疗目的。因此，临证应树立分邪和因势利导的思想，既要祛湿，又要清热，尽去其湿，不使病情缠绵，达到少伤或不伤正气之目的。

临证分解湿热的方法与措施，随湿热之偏盛、病变部位而异。针对湿邪而化湿，湿郁上焦宣肺化湿，湿阻中焦开泄化湿，湿留下焦淡渗利湿。同时，针对热邪治以清热，热在上焦，轻清气热；热在中焦，苦泄热邪；热在下焦，苦寒通导。此外，还应针对湿热在卫、在气、在营、在血拟定相应的治法。湿遏卫表，则以宣化透邪；湿热在气，则以清化湿热；化燥入营，则以清营凉血。病证后期，余邪未净，气机欠畅，治疗时应酌情清泻余邪，宣畅气机；病邪已解，胃气未醒，脾气未健，则以醒胃健脾以善后。出现湿热伤阴，湿邪未化，治以化湿而不伤阴，滋阴而不碍湿；出现"湿胜阳微"，治以温阳祛湿，还需注意阳气、阴津耗伤之程度，合理应用扶正祛邪的方法，使邪去而正安。

证治条辨

1. 湿重于热，湿遏卫阳

症见恶寒发热，头痛身重，胸痞不饥，或咳嗽胸满，不思食，汗不透，大小便变化不大，口不渴，舌苔白腻，脉濡缓。治以辛宣理气，芳香化浊。藿朴夏苓汤（《医原》）合神术散（《医学心悟》）加减：鲜藿香、鲜佩兰、杏仁、白蔻仁、苍术、姜厚朴、桔梗、枳壳、滑石、猪苓、泽泻、淡豆豉。恶寒发热，身重关节疼痛，不为汗解系湿邪伤表，加大豆卷、通草、茯苓皮、鲜荷叶；身体酸楚作痛系湿滞经络，加防己、秦艽。

2. 湿重于热，湿遏卫气

症见但热不寒，或兼恶寒无汗，身热有汗不解，胸痞身重，渴不欲饮，舌苔白腻或黄滑，脉濡数。治以芳香辛散，宣气化湿。三仁汤（《温病条辨》）：杏仁、白蔻仁、薏苡仁、滑石、白通草、淡竹叶、姜厚朴、清半夏。即吴瑭在《温病条辨·上焦篇》所云，“惟以三仁汤轻开上焦肺气，盖肺主一身之气，气化则湿亦化也。湿气弥漫，本无形质，以重浊滋味之药治之，愈治愈坏。”神烦口渴，小便短少热痛，重用淡竹叶、滑石，加连翘、栀子、芦根；面目发黄，加茵陈蒿、栀子；心烦，呃逆，呕恶，可合用橘皮竹茹汤（《金匮要略》）。

3. 肺气不化，火刑肺金

症见湿温喉阻咽痛。吴瑭在《温病条辨·上焦篇》中言，“肺主气，湿温者，肺气不化，郁极而一阴一阳（谓心与胆也）之火俱结也。盖金病不能平木，木反挟心火来刑金。喉即肺系，其闭在气分者即阻，闭在血分者即痛也，故以轻药开之。”治以辛凉微苦法。银翘马勃散（《温病条辨》）：连翘、牛蒡子、金银花、射干、马勃。吴瑭亦言，“服如银翘散法。不痛但阻甚者，加滑石六钱、桔梗五钱、苇根五钱。”

4. 湿热并重，上射于肺

症见气急咳喘，烦热，痰声辘辘，胸腹胀满，舌苔白腻微黄，脉滑而缓。治以宣肺涤痰，清热利湿。吴瑭在《温病条辨·上焦篇》中言，“太阴湿温喘促者，千金苇茎汤加杏仁、滑石主之。《金匮》谓喘在上焦，其息促，太阴湿蒸为痰，喘息不宁，故以苇茎汤轻宣肺气，加杏仁、滑石利窍而逐热饮。”千金苇茎汤（《备急千金要方》）加减：黄连、黄芩、干姜、清半夏、郁金、桃仁、芦根、滑石、瓜蒌、薏苡仁、杏仁、冬瓜仁。发热甚，加生石膏；鼻塞流涕，加紫苏、荆芥；喉间哮鸣，加地龙、钩藤。

5. 湿重于热，蕴伏膜原

症见寒热往来如疟状，寒甚热微，头痛身重，脘闷，神倦气短，呕逆胀满，大便泄泻，舌苔厚腻浊，脉缓。治以开达膜原，除秽化浊。雷氏宣透膜原法（《时病论》）加减：姜制厚朴、酒炒黄芩、藿香叶、槟榔、姜半夏、草果仁、甘草、生姜。头项痛，或鼻干、胁痛，加羌活、葛根；头痛、身重如裹系偏表兼痰，可加柴胡、陈皮。

6. 湿重于热，邪阻膜原，兼里热

症见寒热往来如疟状，寒甚热微，头痛身重，脘闷，神倦气短，呕逆胀满，舌苔厚腻如积粉，脉沉。治以开达膜原，除秽化浊，疏利湿热。达原饮（《温疫论》）：槟榔、姜厚朴、知母、芍药、黄芩、草果仁、甘草。舌苔从根部变黄，渐及中央，且有腹满便秘、烦躁，加生大黄。

7. 湿热阻遏膜原，热象较著

症见先憎寒而后发热，头痛身重，脘闷，神倦气短，呕逆胀满，大便秘结，舌苔厚腻浊，脉沉。治以开达膜原，除秽化浊，疏利湿热。薛生白治湿热阻遏膜原方（《湿热病篇》）：柴胡、姜厚朴、槟榔、草果仁、藿香、苍术、清半夏、石菖蒲、六一散。

8. 湿蕴上焦，机窍不灵

症见关节不灵动，九窍不灵通，不饥不食。吴瑭在《温病条辨·中焦篇》中所言，“湿热受自口鼻，由募原直走中道，不饥不食，机窍不灵，三香汤主之。”治以微苦微辛微寒兼芳香法。三香汤（《温病条辨》）：瓜蒌皮、桔梗、黑山栀、枳壳、郁金、香豉、降香末。吴瑭云：“此证由上焦而来，其机尚浅，故用蒌皮、桔梗、枳壳微苦微辛开上，山栀轻浮微苦清热，香豉、郁金、降香化中上之秽浊而开郁。”

9. 湿重于热，湿困中焦

症见身热不扬，汗出热不解，脘痞腹胀，口不渴，或口渴不欲多饮，恶心呕吐，溲黄便溏，舌苔白腻，脉濡缓。治以辛开苦降，燥湿化浊。雷氏芳香化浊法（《时病论》）：藿香叶、佩兰叶、陈皮、清半夏、大腹皮、姜厚朴、鲜荷叶。脘痞、腹胀明显，加砂仁、杏仁、神曲；呕恶明显，加生姜、竹茹；呕甚而痞系湿热互结，中焦痞塞不通，加黄连、黄芩、枳实、茵陈蒿。

10. 湿重于热，湿窜经络

症见身热不扬，全身或四肢酸痛，转侧不利，颈项不舒，溲黄便溏，舌苔白腻。遵吴瑭《温病条辨·中焦篇》所言，“湿郁三焦，脘闷，便溏，身痛，舌白，脉象模糊，二加减正气散主之……脘闷便溏，中焦证也，身痛舌白，脉象模糊，则经络证矣，故加防己急走经络中湿郁，以便溏不比大便不爽，故加通草、薏仁，利小便所以实大便也，大豆黄卷从湿热蒸变而成，能化蕴酿之湿热，而蒸变脾胃之气也。”治以燥湿化浊，舒通经络。二加减正气散（《温病条辨》）：藿香梗、姜厚朴、茯苓皮、木防己、薏苡仁、川通草、大豆黄卷、陈皮。身痛，颈项不舒明显，加滑石、桑枝、泽泻、羌活、白芍；烦躁哭闹，舌苔黄腻系湿郁化热，加连翘、板蓝根、黄连。

11. 湿重于热，湿困三焦，升降失司

症见身热不扬，头身酸痛，呕吐呕恶，腹部胀满，大便欲解不畅，舌苔白腻。治以化湿解秽，调和气机。六和汤（《太平惠民和剂局方》）加减：藿香梗、砂仁、姜厚朴、杏仁、白扁豆、神曲、陈皮、大腹皮。遵吴瑭《温病条辨·中焦篇》所云，“三焦湿郁，升降失司，脘连腹胀，大便不爽，一加减正气散主之……正气散本苦辛温兼甘法，今加减之，乃苦辛微寒法也。去原方之紫苏、白芷，无须发表也。去甘、桔，此证以中焦为扼要，不必提上焦也。只以藿香化浊，厚朴、广皮、茯苓、大腹泻湿满，加杏仁利肺与大肠之气，神曲、麦芽升降脾胃之气，茵陈宣湿郁而动生发之气，藿香但用梗，取其走中不走外也。茯苓但用皮，以诸皮皆凉，泻湿热独胜也。”或用一加减正气散（《温病条辨》）：藿香梗、厚朴、杏仁、茯苓皮、陈皮、神曲、麦芽、绵茵陈、大腹皮。大便不畅，腹胀明显，加槟榔片、青皮、白芍、甘草；腹部冷痛，加苏叶、干姜。

12. 湿重于热，湿困三焦，湿浊蒙上

症见热蒸头胀，呕逆神迷，小便不通或尿闭，渴不多饮，舌苔白腻。遵吴瑭《温病条辨·中焦篇》所言，“吸受秽湿，三焦分布，热蒸头胀，身痛呕逆，小便不通，神识昏迷，舌白，渴不多饮，先宜芳香通神利窍，安宫牛黄丸；继用淡渗分消浊湿，茯苓皮汤。”治以先进芳香开窍，继而淡渗分利湿浊。安宫牛黄丸（《温病条辨》）合茯苓皮汤（《温病条辨》）：先予安宫牛黄丸芳香开窍、通窍苏神，药用牛黄、郁金、水牛角、黄连、朱砂、冰片、麝香、珍珠、山栀、雄黄、金箔衣、黄芩。继而给予茯苓皮汤淡渗利湿，宣通水道，药用茯苓皮、薏苡仁、猪苓、大腹皮、白通草、淡竹叶。吴瑭云:“此证表里经络脏腑三焦，俱为湿热所困，最畏内闭外脱，故急以牛黄丸宣窍清热而护神明；但牛黄丸不能利湿分消，故继以茯苓皮汤。”头痛而晕，视力朦胧，间或卒发癫痫，甚或神昏痉厥，当急予导赤散(《小儿药证直诀》)合加味虎杖散(《重订广温热论》)以通窍开闭，利水逐毒。

13. 湿重于热，湿郁经脉，湿停热郁

症见身热自汗，小便短赤，口渴喜饮，胸痞白痦，大便稀薄，舌质红、苔黄腻，脉濡数。遵吴瑭《温病条辨·中焦篇》所言“湿郁经脉，身热身痛，汗多自利，胸腹白疹，内外合邪，纯辛走表，纯苦清热，皆在所忌，辛凉淡法，薏苡竹叶散主之”之意。治以辛凉甘淡，清热化湿。薏苡竹叶散(《温病条辨》):薏苡仁、淡竹叶、飞滑石、白蔻仁、连翘、茯苓、白通草。吴瑭云:“自利者，小便必短，白疹者，风湿郁于孙络毛窍。此湿停热郁之证，故主以辛凉解肌表之热，辛淡渗在里之湿，俾表邪从气化而散，里邪从小便而驱，双解表里之妙法也。”白痦不透而稀疏，加西河柳、牛蒡子；身热起伏不定，加大豆黄卷、栀子、泽泻、青蒿。

14. 湿重于热，湿郁脾胃，复受时邪，经络困郁

症见汗出热轻，继而复热，胸痞脘闷，渴不多饮，身痛肢困，小便短黄，舌苔白腻而滑，脉缓。遵吴瑭《温病条辨·中焦篇》所言“脉缓身痛，舌淡黄而滑，渴不多饮，或竟不渴，汗出热解，继而复热，内不能运水谷之湿，外复感时令之湿，发表攻里，两不可施……黄芩滑石汤主之”之意。治以淡渗利湿，清热理中。黄芩滑石汤(《温病条辨》):黄芩、滑石、茯苓皮、大腹皮、白蔻仁、通草、猪苓。吴瑭云:“湿热两伤，不可偏治，故以黄芩、滑石、茯苓皮清湿中之热，蔻仁、猪苓宣湿邪之正，再加腹皮、通草，共成宣气利小便之功，气化则湿化，小便利则火腑通而热自清矣。”

15. 湿重于热，直趋中道，湿郁肠道

症见胸痞脘闷，渴不欲饮，小便短黄，大便溏泄不爽，舌苔黄腻。治以清热利湿，安肠和中。蚕矢汤(《重订霍乱论》):蚕沙、薏苡仁、大豆卷、木瓜、黄连、清半夏、黄芩、通草、栀子、吴茱萸。

16. 湿热并重，郁阻中焦

症见发热，汗出热不解，口渴不欲多饮，胸中烦闷，脘腹痞胀，便溏色黄，小便短赤，舌苔黄腻，脉滑数。治以辛开苦降，透邪化湿。王氏连朴饮

(《霍乱论》)：黄连、淡豆豉、栀子、姜厚朴、石菖蒲、芦根。热势不衰，壮热无汗，加黄芩、滑石；大便秘结，苔老黄，加枳实、熟大黄；呕吐清涎，加清半夏、茯苓、竹茹、瓜蒌皮。

17. 湿热并重，湿郁三焦

症见热势起伏不定，渴不欲饮，胸痞腹胀，身重难以转侧，水泻不止，小便短黄，或身目发黄，时有呕逆，舌尖红、苔垢黄，脉濡数。治以辛苦芳淡，上下分消。甘露消毒丹(《温热经纬》)加减：藿香、紫苏、茵陈蒿、连翘、茯苓、泽泻、清半夏、桔梗、大腹皮、陈皮、薄荷、白豆蔻、黄芩。热势较高，加大豆卷、青蒿；身重酸痛，加薏苡仁、防己；身目深黄，小便短黄，加栀子、花斑竹。

18. 湿热并重，逗留少阳

症见热势起伏，朝轻暮重，脘痞纳差，口苦泛恶，小便短黄，舌苔垢黄，脉濡数。治以和解少阳，宣化三焦。小柴胡汤(《伤寒论》)合杏仁滑石汤(《温病条辨》)：柴胡、黄芩、杏仁、姜厚朴、滑石、清半夏、陈皮、黄连、郁金、通草。身热起伏不定，去柴胡，加青蒿、大豆卷；寒热往来，寒热俱甚，脘腹痞满，苔厚浊腻，可用小柴胡汤(《伤寒论》)加草果仁、槟榔、藿香。

19. 湿热俱盛，阳明腑实

症见神烦壮热，汗出，谵语，腹满硬痛，便秘，或便下不爽，口渴，苔黄腻或黄浊，脉沉实。治以导泻湿热，清热救液。竹叶石膏汤(《伤寒论》)：生石膏、淡竹叶、清半夏、麦冬、人参、甘草、粳米。便下溏垢黏液较多，滞塞不爽，加瓜蒌、木香、白芍；腹痛腹胀，大便不爽，加槟榔、白芍。

20. 湿热俱盛，湿热化火，阳明腑实

症见神烦壮热，汗出，谵语，腹满硬痛，便秘，或大便溏垢如败酱，口渴，舌有芒刺，苔黄腻或黄浊，脉沉实。治以导泻湿热积滞，清热救液。枳实导滞丸(《内外伤辨》)加减：枳实、陈皮、山楂、黄芩、大黄、姜厚朴、茯苓、神曲、黄连。腹痛、腹胀，甚则出现里急后重感，加槟榔、木香、赤芍、白芍。

21. 气分湿热郁蒸，蒙蔽心包

症见身热不退，朝轻暮重，神识昏蒙，似清似昧，或时清时昧，时有谵语，舌苔垢黄腻，脉滑数。治以清热化湿，豁痰开窍。菖蒲郁金汤(《温病全书》)加减：石菖蒲、郁金、胆南星、天竺黄、竹沥、姜汁、金银花、连翘、牡丹皮、栀子。神昏，少腹硬满，小便不利，大便不通，加猪苓、茯苓、寒水石、晚蚕沙、皂荚。

22. 热重于湿，热炽阳明，太阴脾湿

症见高热汗出，面赤气粗，口渴欲饮，身重脘痞，苔黄微腻，脉滑数。治以辛寒苦燥，清泻阳明，兼化脾湿。白虎加苍术汤（《类证活人书》）：生石膏、知母、生甘草、白粳米、苍术。腹部胀满明显，加厚朴、枳实；呕逆，加清半夏、竹茹；肢体酸楚，加桑枝、秦艽。

23. 热重于湿，留恋气分，里热炽盛

症见发热汗出，面赤气粗，口渴欲饮，舌质红、苔黄，脉数。治以辛寒苦燥，清泻阳明。黄连解毒汤（《外台秘要》）：黄连、黄芩、黄柏、栀子。见脘痞身重、苔白腻等湿邪较盛证候者，加白豆蔻、滑石、通草、大豆卷。

24. 湿从寒化，寒湿蕴中，内阻太阴

症见脘腹胀满，大便不爽，或溏泻，食少纳差，苔白滑，脉缓。遵吴瑭《温病条辨·中焦篇》中所云“秽湿着里，邪阻气分，舌白滑，脉右缓，四加减正气散主之。以右脉见缓之故，知气分之湿阻，故加草果、楂肉、神曲，急运坤阳，使足太阴之地气不上蒸手太阴之天气也”之意。治以温运脾阳，燥湿化浊。四加减正气散（《温病条辨》）：藿香梗、姜厚朴、茯苓、陈皮、草果仁、山楂肉、神曲。

25. 湿从寒化，困阻中焦，胃失和降

症见脘腹胀满，大便溏泻，或时有恶心呕吐，食少纳差，苔白腻，脉缓。遵吴瑭《温病条辨·中焦篇》所云“秽湿着里，脘闷便泄，五加减正气散主之。秽湿而致脘闷，故用正气散之香开，便泄而知脾胃俱伤，故加大腹运脾气，谷芽升胃气也”之意。治以健脾化湿，理气畅中，利湿止泻。五加减正气散（《温病条辨》）：藿香梗、陈皮、茯苓、姜厚朴、大腹皮、谷芽、苍术。

26. 湿郁下焦，传导失司

症见神识如蒙，大便不通，少腹硬满，舌苔垢腻。遵吴瑭《温病条辨·下焦篇》所云“湿温久羁，三焦弥漫，神昏窍阻，少腹硬满，大便不下，宣清导浊汤主之”之意。治以宣通气机，清化湿浊。宣清导浊汤（《温病条辨》）：猪苓、茯苓、寒水石、晚蚕沙、皂荚子。吴瑭云：“此湿久郁结于下焦气分，闭塞不通之象，故用能升、能降、苦泄滞、淡渗湿之猪苓，合甘少淡多之茯苓，以渗湿利气；寒水石色白性寒，由肺直达肛门，宣湿清热……

晚蚕砂化浊中清气……既能下走少腹之浊部，又能化浊湿而使之归清，以己之正，正人之不正也……皂荚辛咸性燥，入肺与大肠，金能退暑，燥能除湿，辛能通上下关窍，子更直达下焦，通大便之虚闭，合之前药，俾郁结之湿邪，由大便而一齐解散矣。二苓、寒石，化无形之气；蚕沙、皂子，逐有形之湿也。”少腹胀满拘急，不矢气，系肠腑湿郁较甚，加杏仁、瓜蒌、槟榔；神识昏蒙较甚，合用苏合香丸（《太平惠民和剂局方》）。

27. 邪入营分，热闭心包

症见神志异常加重，由时清时昧变为神昏谵语，甚至昏愦不语，舌质红绛，望之似干、扪之却湿。治以清心开窍，泄热化湿，涤痰开闭。清宫汤去莲心麦冬加银花赤小豆皮方加减（《温病条辨》）合安宫牛黄丸（《温病条辨》）：金银花、连翘、玄参心、竹叶心、赤小豆、郁金、石菖蒲、竹沥、芦根、玄参、淡竹叶、牡丹皮，以及安宫牛黄丸。《温病条辨·上焦篇》云：“湿温邪入心包，神昏肢逆，清宫汤去莲心、麦冬，加银花、赤小豆皮。湿热相搏，循经入络，故以清宫汤清包中之热邪，加银花、赤豆以清湿中之热，而又能直入手厥阴也。”烦躁、躁扰，加琥珀、牛黄、栀子；神昏较重、谵语、喉中痰声辘辘，加天竺黄、胆南星；抽搐、痉厥，加羚羊角、钩藤、菊花、白芍、全蝎。

28. 湿温化燥入血，伤络动血

症见身灼热，心烦躁扰，发斑，或上下出血，或便下鲜血，舌质红绛而干。治以清营凉血，解毒泻火。犀角地黄汤（《备急千金要方》）加减：水牛角、生地黄、牡丹皮、赤芍、紫草、金银花、连翘、地榆炭、侧柏炭。便下鲜血，腹痛明显，重用地榆炭、侧柏炭，加生蒲黄、茜草、延胡索；肛门灼热，暴注下迫，加秦皮、黄连、贯众、白芍、茉莉花。

29. 浊湿久留肠胃，肾阳虚弱

症见湿温日久，肛门坠痛，不思饮食，手足不温，舌淡苔白腐，脉沉。遵吴瑭《温病条辨·下焦篇》所言“浊湿久留，下注于肛，气闭，肛门坠痛，胃不喜食，舌苔腐白，术附汤主之”之意。治以温肾助阳，运脾化湿。术附汤（《温病条辨》）：生茅术、人参、姜厚朴、生附子、炮姜、陈皮。吴瑭云：“气虚而为寒湿所闭，故以参、附峻补肾中元阳之气，姜、术补脾中健运之气，朴、橘行浊湿之滞气，俾虚者充，闭者通，浊者行，而坠痛自止，胃开进食矣。”

30. 湿温后期，脾阳微弱，寒湿内盛

症见身冷汗泄，胸痞，口渴，舌淡、苔白腻，脉细缓。即叶天士所言“若面色白者，需要顾其阳气，湿胜则阳微也。”薛生白云：“湿邪伤阳，理合扶阳逐湿”，治以补气扶阳，运脾逐湿。薛氏扶阳逐湿汤（《湿热病篇》）：人参、白术、制附子、茯苓、益智仁。

31. 湿温后期，肾阳衰微，水湿内盛

症见身冷汗泄，胸痞，手足不温，下肢浮肿，舌淡、苔白腻，脉细缓。即叶天士所言“若面色白者，须要顾其阳气，湿胜则阳微也。”治以补气扶阳，运脾逐湿。真武汤（《伤寒论》）：茯苓、芍药、生姜、白术、制附子。

32. 湿温后期，湿热伤阳

症见神识昏糊，呼之能应，郑声喃喃，自汗肢冷，舌淡、苔垢腻，脉沉细。治以回阳固脱。生脉散（《医学启源》）加味：人参、麦冬、五味子、熟地黄、白术、制附子、牛膝。

33. 湿温后期，余邪未净

症见身热已退，脘中微闷，知饥不食，苔薄腻。治以轻清芳化，涤除余邪。薛氏五叶芦根汤（《湿热病篇》）：藿香叶、薄荷叶、鲜荷叶、枇杷叶、佩兰叶、芦根、冬瓜仁。薛生白言：“此湿热已解，余邪蒙蔽清阳，胃气不舒，宜用极轻清之品，以宣上焦阳气，若投味重之剂，则与病情不相涉矣。”困倦乏力、苔仍腻等余湿较著，加茯苓、白术；知饥不食，食入欲吐，加山楂、谷芽、厚朴花；大便溏薄，食欲不振，加白扁豆、薏苡仁、大豆黄卷。

第十九节　寒　　湿

寒湿是感受寒湿时邪引起的，临床以头身困重，关节疼痛，屈伸不利，无汗，舌苔白润为主症的证候。

病因病机辨识

寒湿是由感受寒湿时邪所致，其具有以下特点。①盛于冬季潮湿季节，湿为阴邪，其性黏滞重浊，如《医原·湿气论》云：“寒湿为湿之本气，本气为阴邪。”②易伤阳气，如《温病条辨·中焦篇》所云，“湿之入中焦，有寒湿，有热湿，有自表传来，有水谷内蕴，有内外相合。其中伤也，有伤脾阳，有伤脾阴，有伤胃阳，有伤胃阴，有两伤脾胃。伤脾胃之阳者，十常八九，伤脾胃之阴者，十居一二。”

寒湿与其他温病一样，亦有卫、气、营、血浅深层次之分。湿性黏腻重浊，感人发病缓慢，黏着不易速去，病情缠绵难劫，《医原·湿气论》云：“湿之化气，为阴中之阳，氤氲浊腻，故兼证最多，变迁最幻，愈期最缓。其见证也，面色混浊如油腻，口气浊腻不知味，或生甜水，舌苔白腻，膜原邪重则舌苔满布，厚如积粉，板贴不松，脉息模糊不清，或沉细似伏，断续不匀。”由于湿邪性质及寒湿的发病特点，故寒湿初起，往往表现为风湿犯表，或寒湿伤表，或邪阻膜原。待表解而邪气完全进入气分，此时寒湿阻遏，不能外达下行，出现足太阴寒湿、阳明寒湿。当寒湿之邪化热化燥，可参照湿温，病邪亦可侵入营血。寒湿后期，或余湿未尽，或伤阳，而出现余邪未尽，湿盛阳微，寒湿伤阳等。正如吴瑭所言，“伤脾胃之阳者，十常八九，伤脾胃之阴者，十居一二。”

症状识辨

发热恶寒：寒湿常先有恶寒发热，或寒热往来，随后即但寒不热。一般发热恶寒，伴头痛身重，关节酸痛，苔白厚，为寒湿初起或风湿之邪阻遏卫阳。寒热往来，连绵不断，伴头痛身重，脘痞，为寒湿之邪阻膜原。邪入气分，邪正剧争，里热蒸迫，可见但寒不热。寒湿后期，兼有面白神疲，手足不温，舌淡苔白为伤阳。

汗出异常：寒湿的临床表现之一是汗出异常，寒湿初起，少汗、微汗系汗出不透，伴恶寒发热、头痛身重，为湿遏卫阳。寒湿后期，汗泄，或动则汗出，汗出不温，多为湿胜阳微，伤阳。

头身疼痛：头重如裹，昏胀不舒，伴恶寒发热，多为寒湿初起，湿邪蒙蔽清阳；头身关节疼痛，手足拘急，伴口不渴、苔腻，为寒湿阻遏气机，湿蒙清阳；腹胀，伴见小便不利，大便溏而不爽，为足太阴寒湿；肢体沉着重痛，酸软无力，甚则难以转侧，多为寒湿阻滞经脉，邪注经络。如吴瑭所言，“湿郁经脉，身热身痛。”

治法与处方原则

寒湿一病乃寒湿之邪或夹风所酿而成，其治疗以化湿散寒为基本原则，以分解湿、寒，使湿去寒散为总则。祛湿时，应重视给湿以出路、因势利导的方法，古有成法可循，一为祛风除湿，《金匮要略·痉湿暍病脉证治》说："风湿相搏，一身尽疼痛，法当汗出而解"，进而提出"发其汗，但微微似欲出汗者"，方能"风湿俱去也"；二为宣泄，上焦之湿应治肺；三为利小便，湿邪有重浊黏腻趋下之势，淡渗分利、利小便是祛除湿邪最有效、便捷、安全的途径之一，《三因极一病证方论》有"治湿之病，不利小便，非其治也"之论，利法既可化湿，又可导湿从前阴而出。《医原·湿气论》云："治法总以轻开肺气为主，肺主一身之气，气化则湿自化，即有兼邪，亦与之俱化。湿气弥漫，本无形质，宜用体轻而味辛淡者治之，辛如杏仁、蔻仁、半夏、厚朴、藿梗，淡如苡仁、通草、茯苓、猪苓、泽泻之类。启上闸，开支河，导湿下行以为出路，湿去气通，布津于外，自然汗解。"

临证分解寒湿的方法与措施，随寒湿之偏盛、病变部位而异。针对湿邪而化湿，湿郁上焦宣肺化湿，湿阻中焦开泄化湿，湿留下焦淡渗利湿。同时，针对寒邪治以散寒，寒在上焦温肺，寒在中焦温脾，寒在下焦温肾。后期出现"湿胜阳微"，温阳祛湿，注意阳气耗伤之程度，合理应用扶正祛邪的方法，使邪去而正安。

证治条辨

1. 风湿犯表，卫外失常

症见恶寒发热，肢体困重，关节酸痛，头重如裹，舌苔白腻。治以发汗解表，散寒祛湿。麻黄加术汤（《金匮要略》）加味：麻黄、桂枝、甘草、杏仁、白术、苍术。身重关节疼痛，加大豆黄卷、通草、茯苓皮；身体酸楚作痛，加防己、秦艽。

2. 寒湿伤表，卫外失常

症见形寒，口不渴，肢体拘急不舒，舌质淡、苔白滑，脉缓。正如《温病条辨·上焦篇》之"寒湿伤阳，形寒脉缓，舌淡，或白滑，不渴，经络拘束，桂枝姜附汤主之……故以姜、附温中，白术燥湿，桂枝通行表阳。"治以散寒化湿，苦辛散邪。桂枝姜附汤（《温病条辨》）：桂枝、干姜、生白术、熟附子。

3. 湿伤肌表，表里俱病

症见恶寒发热，头痛身重，胸痞不饥，汗出不透，口和不渴，或咳嗽胸满，或呕或泻，舌苔白腻，脉濡缓。治以辛香解表，化湿和中。薛氏辛香解表方（《湿热病篇》）加减：藿香、香薷、羌活、苍术皮、薄荷、牛蒡子。

4. 湿伏膜原，阻滞经络

症见寒热往来如疟状，寒甚热微，头痛身重，身体疼痛，手足沉重，神倦气短，呕逆胀满，大便泄泻，舌苔厚腻浊，脉缓。治以宣透膜原，化浊疏利。雷氏宣透膜原法（《时病论》）：姜制厚朴、酒炒黄芩、藿香叶、槟榔、姜制半夏、草果仁、粉甘草、生姜。

5. 足太阴寒湿，湿郁脾阳

症见脘腹胀闷，口腻纳差，泛恶欲呕，口淡不渴，头身困重，舌质淡胖、苔白腻，脉濡。遵《温病条辨·中焦篇》“足太阴寒湿，痞结胸满，不饥不食，半苓汤主之。以半夏、茯苓培阳土以吸阴土之湿，厚朴苦温以泻湿满，黄连苦以渗湿，重用通草以利水道，使邪有出路也”之论。治以温中散寒，苦辛淡渗。半苓汤（《温病条辨》）：半夏、茯苓、川黄连、厚朴、通草。

6. 足太阴寒湿，气化不利

症见脘腹胀闷，口淡不渴，小便不利，大便溏薄，舌质淡胖、苔白腻，脉濡。遵《温病条辨·中焦篇》“足太阴寒湿，腹胀，小便不利，大便溏而不爽，若欲滞下者，四苓加厚朴秦皮汤主之，五苓散亦主之……太阴之气不运，以致膀胱之气不化，故小便不利，四苓辛淡渗湿，使膀胱开而出邪……桂枝以和肝，通利三焦而行太阳之阳气”之论。治以苦温化湿，淡渗化气。五苓散（《伤寒论》）：猪苓、赤术、茯苓、泽泻、桂枝。

7. 足太阴寒湿，湿困中焦，湿邪阻窍

症见四肢乍冷，自利，目黄，神倦不语，甚或神昏，舌蹇而语声迟重，舌苔白滑，甚则灰滞。如吴瑭所言，“足太阴寒湿，四肢乍冷，自利，目黄，舌白滑，甚则灰，神倦不语，邪阻脾窍，舌蹇语重……脾主四肢，脾阳郁，故四肢乍冷。湿渍脾而脾气下溜，故自利。目白精属肺，足太阴寒则手太阴不能独治，两太阴同气也，且脾主地气，肺主天气，地气上蒸，天气不化，故目睛黄也。白滑与灰，寒湿苔也。湿困中焦，则中气虚寒，中气虚寒，则阳光不治，主正阳者，心也，心藏神，故神昏。心主言，心阳虚，故不语。脾窍在舌，湿邪阻窍，则舌蹇而语声迟重。”（《温病条辨·中焦篇》）治以温中祛浊，行滞达窍。四苓加木瓜厚朴草果汤（《温病条辨》）：生白术、猪苓、泽泻、赤苓、木瓜、厚朴、草果、半夏。正如吴瑭所言，“湿以下行为顺，故以四苓散驱湿下行，加木瓜以平木，治其所不胜也。厚朴以温中行滞，草果温太阴独胜之寒，芳香而达窍，补火以生土，驱浊以生清也。”

8. 足太阴寒湿，湿滞痞结

症见食少，脘腹痞胀冷痛、喜暖，畏寒肢冷，甚或面目皆黄，大便稀溏，舌苔白滑。如吴瑭所言，“足太阴寒湿，舌灰滑，中焦滞痞，草果茵陈汤主之，面目俱黄，四肢常厥者，茵陈四逆汤主之。”（《温病条辨·中焦篇》）治以苦辛温散，泻痞导滞。草果茵陈汤（《温病条辨》）：草果、茵陈、茯苓、厚朴、广皮、猪苓、大腹皮、泽泻。茵陈四逆汤（《温病条辨》）：炮附子、干姜、炙甘草、茵陈。正如吴瑭所言，“湿滞痞结，非温通而兼开窍不可，故以草果为君。茵陈因陈生新，生发阳气之机最速，故以之为佐。广皮、大腹、厚朴，共成泻痞之功。猪苓、泽泻，以导湿外出也。若再加面黄肢逆，则非前汤所能济，故以四逆回厥，茵陈宣湿退黄也。”

9. 足太阴寒湿，阳衰阴盛

症见四肢厥逆，神疲不寐，恶寒蜷卧，腹痛，大便自利或窒塞不通，舌苔白滑，脉迟。如吴瑭所言，“足太阴寒湿，舌白滑，甚则灰，脉迟，不食，不寐，大便窒塞，浊阴凝聚，阳伤腹痛，痛甚则肢逆，椒附白通汤主之。”（《温病条辨·中焦篇》）治以祛逐浊阴，通三焦阳气。椒附白通汤（《温病条辨》）：生附子（炒黑）、川椒（炒黑）、淡干姜、葱白、猪胆汁。正如吴瑭所言，“此苦辛热法复方也。苦与辛合，能降能通，非热不足以胜重寒而回阳。附子益太阳之标阳，补命门之真火，助少阳之火热。盖人之命火，与太阳之阳、少阳之阳旺，行水自速。三焦通利，湿不得停，焉能聚而为痛，故用附子以为君，火旺则土强。干姜温中逐湿痹，太阴经之本药，川椒燥湿，除胀消食，治心腹冷痛，故以二物为臣。葱白由内而达外，中空，通阳最速，亦主腹痛，故以为之使。浊阴凝聚不散，有格阳之势，故反佐以猪胆汁，猪，水畜，属肾，以阴求阴也；胆乃甲木，从少阳，少阳主开泄，生发之机最速。此用仲景白通汤，与许学士椒附汤合而裁制者也。”

10. 阳明寒湿，脾胃阳虚，阳明失阖

症见脘腹冷痛，下利清谷或大便不爽，恶心呕吐，畏寒肢冷，食少，肛门坠痛，舌质淡、苔白腐。如吴瑭所言，“阳明寒湿，舌白腐，肛坠痛，便不爽，不喜食，附子理中汤去甘草加广皮厚朴汤主之。九窍不和，皆属胃病。胃受寒湿所伤，故肛门坠痛而便不爽；阴阳失阖，故不喜食。”（《温病条辨·中焦篇》)治以温阳散寒，祛浊化湿。附子理中汤去甘草加广皮厚朴汤(《温病条辨》)：生茅术、人参、炮干姜、厚朴、广皮、生附子。

11. 寒湿内盛，脾阳虚弱

症见身冷汗泄，胸痞，口渴，舌淡、苔白腻，脉细缓。即叶天士所言，“若面色白者，须要顾其阳气，湿胜则阳微也。”薛生白云：“湿邪伤阳，理合扶阳逐湿。”治以补气扶阳，运脾逐湿。薛氏扶阳逐湿汤(《湿热病篇》)：人参、白术、制附子、茯苓、益智仁。

12. 寒湿伤阳，脾阳不运

症见脘腹痞闷不饥，自汗肢冷，舌淡、苔垢腻，脉沉细。如吴瑭所言，“寒湿伤脾胃两阳，寒热，不饥，吞酸，形寒，或脘中痞闷……苓姜术桂汤主之。”(《温病条辨·中焦篇》)治以宣通阳气，理脾助运。苓姜术桂汤(《温病条辨》)：茯苓、生姜、炒白术、桂枝。

第二十节 暑 温

暑温是指暑温时邪引起的，以起病急骤，初起即见壮热、汗出、烦渴、面赤、脉洪大等阳明气分热盛证候，病程中病情变化迅速，易陷厥阴，易耗气津，多化火、生痰、闭窍、动风之变为主要特点的暑季急性外感热性证候。

根据暑温的发病季节、发病特点及临床表现，现代医学中发于夏季的流行性乙型脑炎、登革热和登革出血热、钩端螺旋体病、流行性感冒等传染病，以及热射病等与本证颇为相似，均可参考本证进行辨证论治。

病因病机辨识

暑温由感受暑温时邪所致，其具有以下特点。①盛行于夏暑。②暑性炎热酷烈，其邪气性质为火热，如朱丹溪所言，“暑乃夏月炎暑也，盛热之气火也。”但暑多夹湿，如叶天士《幼科要略·受热厥逆》所言的“暑邪必夹湿”及“长夏湿令，暑必兼湿。”③首客阳明气分，《温热经纬·叶香岩三时伏气外感篇》云：“夏暑发自阳明。”暑气通于心、暑喜归心，暑易深入心营。④暑为火热之邪，暑性酷烈，易伤津耗气，易出现气伤津耗或津气欲脱的危重证候。

暑温时邪具有火热之性，由皮毛而入，侵犯机体，径入阳明气分而发病，初起即见气分证。暑热盛于气分，内蒸外迫，极易伤津耗气，甚至出现津气欲脱之危象。暑热之邪不解，或暑温兼湿化燥后传变迅速、变化多端。暑为火邪，其性酷烈，“暑气通于心”，暑温时邪最易内陷心营，或煎熬津液为痰，痰热互结而闭阻心窍。暑热易化火引动肝风，易燔灼营血，损伤脉络，耗血动血，甚至出现内闭外脱的证候。暑温时邪炽盛可直中心包或热闭心包，名曰“暑厥”。暑温时邪直入于肝而突发痉厥，名曰“暑风”，亦称“暑痫”。暑温时邪犯肺，伤及肺络而骤然咯血，名曰“暑瘵”。暑温后期，暑热渐退而津气未复，可见阴虚里热、伤及心肾、蒙扰清阳、虚风内动等正虚邪恋的证候。部分患儿由于邪伏正损，可出现痰浊留滞心窍、机窍不利、风痰瘀滞经络、筋脉失养等后遗诸症。

症状识辨

发热：发热为暑温的必有症状，而且易致昏、痉、亡阴、亡阳之变。发热恶寒，头痛，颈强不舒，系邪毒初袭；壮热，但热不寒，系邪入气分，偏湿者可见壮热不扬；壮热日晡热甚，大便秘结或热结旁流，系阳明腑实之证。若病情进一步发展，壮热稽留不退，系邪入气营；热势朝轻暮重，胸腹灼热，系邪入营血。病情进入后期其热多为虚热，低热或稽留或起伏不定，或日轻暮重，手足心热，系阴虚里热。

抽搐：暑温初起，抽搐多与发热并存，于热势高时发作，抽搐持续时间短暂，系因热扰心神、筋脉；邪入气营者见壮热，神志昏迷或烦躁不安，颈项强直，四肢抽搐；邪入营血者见手足拘急，项强口噤，反复抽搐，其抽搐强劲有力，持续时间长，且屡作难止。暑温后期的强直性瘫痪或癫痫发作，系风痰阻络，气血痹阻所致；肢体痿废不用，僵硬强直，系气虚血瘀，阴血亏损，窍络、筋脉失养。

昏迷：神识昏糊，意识不清，昏迷不醒，系痰浊蒙蔽心包；烦躁谵语，狂躁不安，嚎叫哭闹，系痰火内扰心窍。有形之痰可致喉间痰声辘辘、呼吸不利等痰壅咽喉证候，重者与神识异常同见。暑温后期，意识障碍和精神异常为痰阻经络，内蒙清窍，此时又当辨痰浊与痰火，深度昏迷或犹如痴呆，系由痰浊内蒙清窍所致，吞咽困难系痰阻舌根，嚎叫哭闹系痰火内扰心窍。

治法与处方原则

暑温治疗以清暑泄热为基本原则，常与扶正顾护气阴、开窍醒神、息风止痉、发汗解表、透邪通利等法配合应用。清暑泄热时，应给暑热以出路，主要有三个方面。一为汗泄，使暑热从表解；二为利小便，既可渗湿利湿，又可导赤，使暑热从小便而出，“暑气通于心”，心与小肠相表里，王纶在《明医杂著》中指出，“治暑之法，清心利小便最好”；三为通下，导邪从大便而出。

暑温初起，暑温入气分，阳明热盛者，治以辛寒清气，涤暑泻热；暑伤津气者，治以甘寒之剂以清热生津，若津气大伤，当以甘酸之品以益气生津，酸苦之品以泻热生津。此即张凤逵所说“暑病首用辛凉，继用甘寒，再用酸泄、酸敛，不必用下”。里热成实，形成有形热结、腑实、瘀热、痰热，则当清下并用。暑热化火，生痰生风，内传营血，可引起窍闭、动风、络阻、动血、迫血等病变，需根据邪客部位、阶段，灵活运用清营凉血、清心泻肝、降泻气机、开窍醒神、息风止痉、凉血消斑等法。后期，当根据邪正情况，灵活运用各种祛邪、扶正的方法与措施。

证治条辨

1. 寒湿兼暑，寒邪束表，卫气同病

症见突然发热微恶风寒，头痛项强，无汗或少汗，恶心呕吐，神烦或嗜睡，舌质红、苔薄白，脉浮数。治以透表祛邪，清暑化湿。新加香薷饮（《温病条辨》）加味：金银花、连翘、姜厚朴、淡豆豉、扁豆花、香薷。正如吴瑭所言“用香薷饮发暑邪之表也……若黄连、甘草，纯然里药，暑病初起，且不必用，恐引邪深入，故易以连翘、银花，取其辛凉达肺经之表，纯从外走，不必走中也。”胸闷作呕，舌苔白腻，加白蔻仁、佩兰、竹茹；恶寒、无汗，加荆芥、西瓜翠衣、菊花。

2. 暑湿在表，里热较轻，卫气同病

症见突然发热微恶风寒，或但热不寒，头痛项强，无汗或少汗，恶心呕吐，神烦或嗜睡，舌质偏红、苔薄黄，脉象浮数。治以透表祛邪，清暑化湿。卫分宣湿饮（《暑病证治要略》）：香薷、青蒿、杏仁、鲜荷叶、滑石、茯苓、通草、淡竹叶、冬瓜皮。胸闷作呕，舌苔白腻，加白蔻仁、佩兰；颈项强直，加葛根、僵蚕、蝉蜕；腹满、苔腻，加苍术、姜厚朴、佩兰。

3. 暑湿内盛，困阻中焦

症见壮热烦渴，汗多溲黄，脘痞身重，脉象洪大。遵吴瑭《温病条辨·上焦篇》中“手太阴暑温……身重者，湿也，白虎加苍术汤主之”之意。治以清泄气分邪热，兼化太阴脾湿。白虎加苍术汤（《类证活人书》）加味：生石膏、知母、龙胆草、茯苓、苍术、甘草、粳米。脘痞，身重，恶心，苔腻较甚，加藿香、佩兰、荷叶、白豆蔻、通草；烦渴，舌苔黄腻，加姜厚朴、黄连、黄芩、清半夏。

4. 邪在气分，暑湿蔓延三焦

症见身热，面赤耳聋，眩晕，胸闷脘痞，大便溏臭或下利稀水，小便短赤，咳痰带血，不甚渴饮，舌质红、苔黄滑。遵吴瑭《温病条辨·中焦篇》“暑温蔓延三焦，舌滑微黄，邪在气分者，三石汤主之”之意。治以清热利湿，宣通三焦气机。三石汤（《温病条辨》）加减：滑石、杏仁、生石膏、竹茹、寒水石、白通草、金银花。咳嗽、痰中带血，加荷叶、淡豆豉、大豆卷；胸脘痞闷，加淡竹叶、苍术、姜厚朴、清半夏；大便溏臭，下利稀水，小便短赤，加茯苓、猪苓、泽泻、栀子；心胸烦闷较甚，加栀子皮、竹叶心；痰中带血，加白茅根、竹沥。

5. 暑入阳明，气分热炽

症见壮热，但热不寒，头痛项强，汗多，头痛头晕，面赤气粗，口渴齿燥，神烦或嗜睡，小便短黄，舌质红、苔黄燥，脉象洪数或数而大。遵吴瑭《温病条辨·上焦篇》“形似伤寒，但右脉洪大而数，左脉反小于右，口渴甚，面赤，汗大出者，名曰暑温，在手太阴，白虎汤主之”之意。治以清暑泄热，即张凤逵所言“暑病首用辛凉。”白虎汤（《伤寒论》）加味：生石膏、知母、龙胆草、茯苓、甘草、粳米、石菖蒲。疾病初起兼见胸闷作呕，舌苔白腻，加白蔻仁、藿香、佩兰、竹茹；发病之初兼有恶寒发热，加荆芥、香薷、大豆卷；颈项强直、挛急，加葛根、僵蚕、钩藤、蝉蜕；腹部胀满，大便不通，胸腹灼热，加大黄、全瓜蒌；神疲嗜睡重，重用石菖蒲，加郁金。吴瑭言：“脉芤甚者，白虎加人参汤主之。”

6. 暑热未清，津气耗伤

症见身热心烦，小便短黄，齿燥口渴，气短而促，神疲肢倦，苔黄干燥少津，脉象数而虚。治以清热涤暑，益气生津。王氏清暑益气汤（《温热经纬》）加减：黄连、知母、生石膏、西瓜翠衣、西洋参、石斛、麦冬、粳米、竹叶、荷梗。汪蕴谷《杂症会心录》云："暑热伤气，益气而暑自消，暑热伤阴，益阴而暑热自退。"身热烦渴较重，重用生石膏；头项疼痛，烦躁不安，加菊花、僵蚕、蔓荆子；口干唇燥，小便短赤，加用鲜生地、芦根、西瓜汁。

7. 暑热耗伤，津气欲脱

症见身热骤退，汗出不止，喘喝欲脱，脉散大。虽津气欲脱，尚未出现肢冷、冷汗淋漓、脉微细欲绝等阳气外脱的征象。遵吴瑭《温病条辨·上焦篇》中云："手太阴暑温……汗多脉散大，喘喝欲脱者，生脉散主之"之意。治以益气敛津，生脉固脱。生脉散（《医学启源》）：人参、麦冬、五味子。用人参补气生津，麦冬、五味子酸甘化阴，有守阴留阳、阳留则汗止之效，可使元气得固、津气得留、外脱之变便可挽回，即张凤逵所云之"终用酸敛"。低热、苔腻，加生石膏、知母、金银花、连翘。

8. 暑热炽盛，热结肠腑

症见发热日晡为甚，腹胀满硬痛，大便秘结或热结旁流，头痛项强，谵语狂乱，循衣摸床，舌卷囊缩，舌质红或起粗大红刺，苔黄厚燥裂，脉象数有力或沉数。治以通腑泄热，清热解毒。解毒承气汤（《伤寒温疫条辨》）：生大黄、芒硝、姜厚朴、枳实、僵蚕、蝉蜕、黄芩、黄连、黄柏、栀子。壮热，烦渴明显，加生石膏、大青叶；嗜睡明显，加郁金、石菖蒲；颈项强急，加葛根、全蝎、钩藤；抽搐明显，加羚羊角、地龙、钩藤。

9. 暑热炽盛，气营两燔

症见壮热持续不退，剧烈头痛，神志昏迷，或狂躁不安、谵语，颈项强直，四肢抽搐，或喉间痰鸣，口渴引饮，大便秘结，小便短黄，舌质红绛或舌尖生刺、苔黄糙或灰黄，脉象洪数或弦大。治以清气凉营，降泻火热，息风开窍。清瘟败毒饮（《疫疹一得》）加减：栀子、黄柏、生石膏、黄芩、知母、连翘、黄连、水牛角、生地黄、玄参、赤芍、牡丹皮、淡竹叶。高热、腹胀、便秘，加生大黄、玄明粉；口干唇燥，小便短赤，重用生地黄，加芦根、西瓜汁。

10. 暑热炽盛，暑伤肺络

症见身热烦渴，头目不清，骤然咯血，口鼻血涌，痰中带血丝，咳嗽气粗，舌质红、苔黄，脉象数。此即吴瑭所说之"暑瘵"。治以清暑保肺，清肺凉血，安络止血。清络饮（《温病条辨》）合清营汤（《温病条辨》）加减：鲜荷叶边、鲜金银花、西瓜翠衣、鲜扁豆花、丝瓜皮、鲜竹叶心、水牛角、生地黄、玄参、连翘、黄连、丹参、麦冬。咳嗽有痰，轻者可用银翘散（《温病条辨》）去豆豉、荆芥穗、薄荷，加黄芩、白茅根、侧柏叶以清肺宁络止血；出血较多，加侧柏叶炭、三七、藕节炭、白茅根、栀子；暑温寒热、舌白不渴、吐血，此表里气血俱病，可用清络饮加杏仁薏仁滑石汤（《温病条辨》），正如《温病条辨·上焦篇》所言，“暑温寒热，舌白，不渴，吐血者，名曰暑瘵，为难治，清络饮加杏仁薏仁滑石汤主之……以清络饮清血络中之热，而不犯手，加杏仁利气，气为血帅故也，薏仁、滑石利在里之湿，冀邪退气宁而血可止也。”

11. 暑热炽盛，暑入心营

症见灼热烦躁，神昏谵语，夜寐不安，舌质红绛，脉象细数；或卒然昏倒，不省人事，身热肢厥，气粗如喘，牙关紧闭，舌质绛，脉数。此即吴瑭所说之“暑厥”，亦属“热深厥深”之热厥。治以凉营泻热，清心开窍。清宫汤（《温病条辨》）加减送服安宫牛黄丸（《温病条辨》）：水牛角、麦冬、玄参心、黄连心、连翘心、淡竹叶、白茅根，以及安宫牛黄丸。频繁抽搐，加羚羊角、全蝎。

12. 暑热炽盛，暑热动风

症见灼热躁扰，四肢抽搐，牙关紧闭，甚或角弓反张，神识昏迷，或喉中痰壅，脉象弦数或弦滑。此即吴瑭所说之“暑风”“暑痫”。治以清暑凉营，泻肝息风。羚角钩藤汤（《重订通俗伤寒论》）合小承气汤（《伤寒论》）加减：生地黄、金银花、生大黄、芒硝、淡竹叶、羚羊角、钩藤、地龙、全蝎、贝母、竹茹、桑叶、菊花。抽搐频繁，难以控制，加僵蚕、蜈蚣；舌绛，躁扰，加水牛角、牡丹皮。

13. 暑热炽盛，邪入营血

症见发热起伏不退，朝轻暮重，神识昏迷，神志昏沉或躁扰，手足拘急，两目上视，口噤项强，反复抽搐，牙关紧闭，小便短赤，便秘燥结，胸腹灼热，唇舌干燥，甚或出现吐衄、皮肤斑疹，舌质红绛，脉细弦数。治以凉血清心，增液潜阳，降泻息风。犀角地黄汤（《备急千金要方》）合清营汤（《温病条辨》）加减送服安宫牛黄丸（《温病条辨》）加减：水牛角、生地黄、牡丹皮、赤芍、麦冬、玄参、黄连、金银花、连翘、竹叶、白茅根、钩藤，以及安宫牛黄丸。高热不退，加龙胆草、知母；频繁抽搐，加羚羊角、全蝎；喉间痰鸣，神志模糊，加天竺黄、石菖蒲、郁金。

14. 暑热炽盛，暑热动血

症见身热躁扰，皮肤发斑，斑疹密布，色呈紫黑；吐血衄血，或尿血便血，或见神昏谵语，四肢抽搐，舌绛、齿燥。治以凉血止血，清心开窍。神犀丹（《温热经纬》）加减送服安宫牛黄丸（《温病条辨》）加减：水牛角、生地黄、紫草、玄参、天花粉、金银花、连翘、板蓝根、黄芩、石菖蒲、淡豆豉，以及安宫牛黄丸。烦渴，躁扰，肌肤发斑，合用化斑汤（《温病条辨》）；四肢抽搐明显，加羚羊角、钩藤、全蝎；喉间痰壅，神昏谵语明显，加天竺黄、竹沥、胆南星。

15. 正虚邪恋，阴虚里热

症见低热不退，日轻暮重，或呈稽留或不规则发热，两颧潮红，消瘦盗汗，手足心灼热，虚烦不宁，时有惊惕，咽干口渴，大便干结，小便短少，舌质红绛或起红刺，苔光剥，脉象细数。治以养阴清热。青蒿鳖甲汤（《温病条辨》）：鳖甲、生地黄、青蒿、牡丹皮、知母。见低热不退、苔微腻等实热未解证候，加金银花；虚烦不宁，加胡黄连、莲子心、淡竹叶；惊惕不安，加珍珠母、钩藤；多汗，加五味子。

16. 正虚邪恋，暑湿伤气

症见身热自汗，心烦口渴，胸闷气短，四肢困倦，神疲乏力，小便短赤，大便溏薄，舌苔腻，脉大无力或濡数。治以清暑化湿，益气畅中。东垣清暑益气汤（《脾胃论》）加减：黄柏、苍术、白术、泽泻、人参、黄芪、炙甘草、麦冬、五味子、升麻、葛根、陈皮、青皮。见身热、心烦口渴、苔腻等暑湿尚盛证候，加黄芩、黄连、生石膏、清半夏；面白，神疲乏力等气虚较著者，加党参、西洋参。

17. 正虚邪恋，余邪未尽，蒙扰清阳

症见低热未除，头目不清，昏晕微胀，口渴不甚，舌质淡红、苔薄腻，脉濡。吴瑭《温病条辨·上焦篇》中云："手太阴暑温，发汗后，暑证悉减，但头微胀，目不了了，余邪不解者，清络饮主之，邪不解而入中下焦者，以中下法治之。既曰余邪，不可用重剂明矣，只以芳香轻药清肺络中余邪足矣。倘病深而入中下焦，又不可以浅药治深病也。"治以辛凉芳香，清化暑湿余邪。清络饮（《温病条辨》）：鲜荷叶边、鲜银花、西瓜翠衣、鲜扁豆花、丝瓜皮、鲜竹叶心。小便短黄，苔腻，加薏苡仁、滑石；舌白不渴，咯血咳嗽，加杏仁、薏苡仁、滑石。

18. 正虚邪恋，窍络弱闭

症见目力、听力、神智等减弱或消失，神疲气弱，夜卧不安，纳食不香，舌质红、苔少，脉象细弱。兼痰浊内蒙清窍可见意识不清，吞咽困难，或喉间痰鸣，苔腻；兼痰火未清可见狂躁不宁，或虚烦不眠，精神异常。治以益气养阴。三才汤（《温病条辨》）加味：人参、茯苓、白术、甘草、熟地黄、当归、白芍、天冬、牛膝、地龙、山药、节菖蒲。意识不清，吞咽困难，或喉间痰鸣，重用节菖蒲，加川芎；狂躁不宁，虚烦不眠，加胆南星、黄连；时有抽搐，肢体拘挛或强直，加牡蛎、龟板。

19. 正虚邪恋，虚风内动

症见时有抽搐，手足震颤，或肢体拘挛或强直，虚烦疲惫，面色潮红，手足心热，形体消瘦，大便干结，舌绛少津、苔光剥，脉细弦数。治以育阴潜阳，滋水涵木。大定风珠（《温病条辨》）加减：鸡子黄、阿胶、白芍、生地黄、麦冬、龟甲、鳖甲、西洋参、五味子、牡蛎、当归、络石藤。见泛吐痰涎、胸闷气粗、舌苔黄腻等痰热证候，加胆南星、节菖蒲、郁金、黄连、竹茹；强直性瘫痪，加地龙、僵蚕、乌梢蛇；低热不退，加青蒿、地骨皮；肌肤甲错，加桃仁；抽搐重，加天麻、钩藤、全蝎。

20. 邪伏正损，痰蒙清窍

症见神识不清，或神志模糊，犹如痴呆，语言不利，或见舌謇失语，吞咽困难，口角流涎，喉间痰鸣，舌质胖嫩、苔厚腻，脉象濡滑。治以豁痰开窍，通络醒神。涤痰汤（《奇效良方》）加减：清半夏、陈皮、茯苓、胆南星、天竺黄、枳实、节菖蒲、郁金、远志、地龙、全蝎。

21. 邪伏正伤，痰火内扰

症见嚎叫哭吵，狂躁不宁，手足躁动，或虚烦不眠，精神异常，神识不清，咽喉干燥，口渴欲饮，面红目赤，口中有声，烦躁不安，声高息粗，口苦便干，舌质红、苔黄腻，脉弦滑数。治以涤痰泻火宁神。龙胆泻肝汤（《医方集解》引《太平惠民和剂局方》）合竹沥达痰丸（《杂病源流犀烛》）加减：龙胆草、黄芩、栀子、竹沥、天竺黄、胆南星、青礞石、生大黄、人工牛黄。躁扰不眠，加灵磁石、远志、沉香。

22. 邪伏正伤，气虚血瘀

症见肢体瘫痪不用，僵硬强直，或肌肉痿软无力，或震颤抖动，面色萎黄，神疲倦怠，容易汗出，舌质淡紫、苔薄，脉细无力。治以益气活血通络。补阳还五汤（《医林改错》）加味：黄芪、党参、当归尾、赤芍、川芎、桃仁、红花、地龙。肢体强直，加白芍、乌梢蛇、生地黄、木瓜、鸡血藤；肢体震颤，加阿胶、鳖甲、钩藤、全蝎；肌肉萎缩，皮肤不温，加制附子、桂枝、桑枝。

23. 邪伏正伤，风邪留络

症见肢体强直瘫痪，关节僵硬，或震颤拘挛，或有角弓反张，或有癫痫发作，面色萎黄，形瘦神怯，舌苔薄白，脉细弦。治以搜风通络，养血舒筋，息风止痉。止痉散（验方）合大定风珠（《温病条辨》）加减：阿胶、生白芍、熟地黄、当归、生鳖甲、乌梢蛇、全蝎、蜈蚣、僵蚕、地龙、红花、鸡血藤。角弓反张，加葛根、钩藤；癫痫发作，加天麻、钩藤、木瓜。

第二十一节　中　暑

中暑，又名中暍，俗称发痧，是由于夏令长时间在烈日下暴晒或在高温下学习游戏，感受暑热或暑湿秽浊之气，暑热内郁，蒙蔽清窍所致的一种暑病证候。重症者易动风痉厥；体虚者耗液伤津，易致虚脱。其症初起头晕头痛，胸闷乏力，口渴恶心作呕，全身酸软不适；甚则汗闭壮热，烦躁不安；严重者神志不清，谵语，昏倒；或汗多尿少，四肢抽搐，肌肉痉挛，小腿转筋酸痛；或汗出肢冷，面色苍白，心慌气短。

现代医学的日射病、热射病、热痉挛、热衰竭等，多居中暑范畴，可按本证候进行辨证论治。

病因病机辨识

炎夏之日，暑热亢盛，小儿长时间在烈日下暴晒、游戏、远途旅行，不耐暑热之蒸灼，更易耗伤津气而中暑。暑为阳邪，为火为热，伤人最速，燔灼阳明而发病，可迅速内灼心包，故卒然昏闷仆倒。雷少逸在《时病论·中暑》中分析其病机时云："缘其人不辞劳苦，赤日中行，酷暑之气，鼓动其痰，痰阻心包所致。"亦有因盛暑酷热，深居密室，闭户塞牖，暑热郁闭，汗不得泄，心神昏冒，而卒然仆倒，不省人事。中暑重症则易动风痉厥，体虚者耗液伤津易致虚脱。

症状识辨

神志异常：头晕重胀痛，伴肢体酸重，心烦口渴，胸闷泛恶，为暑湿熏蒸，上犯清窍。卒然昏仆，不省人事，伴躁扰、高热汗出，为暑热炽盛，蒙蔽清窍；神昏躁扰，伴四肢抽搐风动，为暑热动风；昏迷、不省人事，伴四肢厥冷，呼吸浅促，脉微欲绝，为暑热伤正，气阴虚脱。

汗出异常：初起无汗或少汗，伴发热恶风，系暑湿伤表；若大汗，伴壮热，渴饮，心烦者，系气分热炽，暑热伤津，迫其津液外泄；若骤然出现大汗，淋漓不止，或冷汗，伴肢冷脉微者，系阳气外脱，或为正气不支，阳气暴脱之象。

治法与处方原则

中暑发病急重，易见危候，先宜急救，予以开窍息风，芳香开窍之法，可选用针灸、推拿、刮痧等具体方法与措施。待急救脱险后，或在急救的同时给予中药汤剂，不能口服汤剂者，可予鼻饲缓缓喂下。根据本病发病特点与临床表现，分实热、暑厥、暑风、闭脱证，治法以清暑解毒、益气生津、祛湿辟秽、清心开窍、平肝息风、开闭固脱为主。

证治条辨

1. 暑湿客犯，上扰清窍

症见身热微恶风，汗少，肢体酸重或疼痛，头晕重胀痛，咳嗽痰黏，心烦口渴，或口中黏腻，渴不多饮，胸闷泛恶，小便短赤，舌苔薄黄而腻，脉濡数。治以清暑祛湿解表。白虎加苍术汤（《类证活人书》）合新加香薷饮（《温病条辨》）加减：生石膏、知母、苍术、金银花、连翘、西瓜翠衣、鲜芦根、白扁豆、滑石。发热、心烦、口渴较著，加黄连、青蒿、鲜荷叶；肢体酸重、苔腻较著，加清半夏、陈皮、泽泻、蚕沙；头重、头晕较著，加防己、薏苡仁、葛根、石菖蒲。

2. 暑遏气机，蒙蔽清窍

症见头痛而胀，胸脘痞闷，身热汗出，烦躁呕恶，甚则神昏耳聋，舌质红、苔黄腻。治以清暑泄热，化浊除秽。王氏连朴饮（《霍乱论》）加味：黄连、栀子、姜厚朴、清半夏、石菖蒲、淡豆豉、淡芦根、滑石、生甘草。胸脘痞闷，头胀，苔白腻，加藿香、苏叶、白芷；神昏者，合用玉枢丹（《百一选方》)，芳香辟秽开窍。

3. 暑热炽盛，热结阳明

症见发热汗出，烦躁，口渴多饮，体倦，溲赤，舌质红而少津，脉洪大。治以清热生津。白虎汤(《伤寒论》)加味：生石膏、知母、粳米、甘草、淡竹叶、鲜石斛、西瓜翠衣、荷梗。汗多、脉大无力，加西洋参；恶心欲吐，加竹茹；呕吐、泄泻，加滑石、茯苓、砂仁；体倦、汗出明显，可改用白虎加人参汤(《伤寒论》)。

4. 暑热伤津，气阴两虚

症见身热汗出，精神衰惫，四肢困倦，胸满气促，不思饮食，大便溏泄，舌红少津，脉象洪缓。治以益气养阴。生脉散(《医学启源》)加减：人参、五味子、麦冬、沙参、鲜石斛、甘草。吐泻不止，手足不温，加炮姜、白术、山药；烦躁不安，加龙骨、牡蛎。

5. 暑热伤正，气阴虚脱

症见大汗不止，或呕吐泄泻不止，继而四肢厥冷，冷汗自出，面色苍白，烦躁不安，呼吸浅促，甚则昏迷、不省人事，脉微细欲绝。治以回阳救逆，养阴救脱。参附龙牡救逆汤(验方)加减：人参、麦冬、五味子、制附子、龙骨、牡蛎。低热、苔腻，加生石膏、知母、金银花、连翘；汗出过多，加浮小麦、麻黄根。

6. 邪入心包，暑热蒙心

症见躁扰，胸闷，卒然昏倒，不省人事，高热汗出，舌质红，脉洪数。治以清心开窍。清营汤(《温病条辨》)送服安宫牛黄丸(《温病条辨》)：水牛角、生地黄、玄参、竹叶心、麦冬、丹参、黄连、金银花、连翘，以及安宫牛黄丸。汗多、口渴，加石斛、沙参；倦怠、乏力，加西洋参。

7. 暑热炽盛，动风痉厥

症见猝然四肢抽搐、痉挛，身热汗出，躁扰不安，神昏，舌质红少津，脉濡数。治以清泻暑热，凉肝息风。羚角钩藤汤(《重订通俗伤寒论》)加减：羚羊角、钩藤、生地黄、桑叶、菊花、茯神、白芍、竹茹、甘草。角弓反张、口噤不开、抽搐甚，加蜈蚣、炒僵蚕；热甚，加水牛角、黄连；喉中痰鸣、谵语，加胆南星、天竺黄。

8. 暑热熏蒸，液亏转筋

症见头痛头晕，胸闷乏力，心慌气短，肌肉痉挛，小腿转筋酸痛。治以清暑泄热，润燥舒筋。增液汤(《温病条辨》)加味：玄参、麦冬、生地黄、桑枝、钩藤、菊花、蚕沙、木瓜。脊强肢瘛等风象明显，加葛根、全蝎；躁扰明显，合用至宝丹(《太平惠民和剂局方》)。

第二十二节　夏　季　热

夏季热是婴幼儿在暑天发生的特有的时令证候。临床以长期发热、口渴、多饮、多尿、少汗或汗闭为特征。多见于3岁以内的婴幼儿，6个月以内或5岁以上者少见。我国南方如华东、中南、西南等气候炎热地区多见。发病集中在6、7、8三个月，与气温升高、气候炎热有密切关系，气温愈高，发病愈多，且随着气温升高而病情加重。秋凉以后，症状能自行消退。

病因病机辨识

夏季热的发病原因主要与小儿体质有关。小儿先天禀赋不足，肾气不充者，如早产儿、小于胎龄儿；或因后天调护失宜，脾胃虚弱者；或因病后体虚，如泄泻、麻疹等气阴两伤者。发病的外因是暑气为害，有明显的季节性，发于夏秋炎暑之季，暑气熏蒸，这是发病的重要条件。诸多因素使患儿正气虚弱，在入夏以后不能耐受暑气熏蒸而患本病。暑性炎热，易耗气伤津。小儿不耐暑气，肌腠受灼，内侵肺胃。本病发生于夏季，但因属小儿体质不耐夏季炎暑而发，并无暑邪外感，无暑邪入营入血之传变，至秋凉后可自愈。但如缠绵日久，也会影响小儿体质。随着患儿年龄增长，脾气渐充，肾气渐长，体质增强，至次年夏季可不再发病，即使连续数年发病者，也有逐年减轻的倾向。

实证辨识：年幼体弱，不耐暑热熏蒸，感受暑气，蕴于肺胃，内热炽盛，耗伤津液，可见发热、口渴、多饮。肺主宣肃，外合皮毛腠理，司开阖，通调水道，暑伤肺卫，腠理开阖失司，肌肤闭而失宣，又肺津为暑热所伤，津气不足，水源亏乏，水液无以输布，可见少汗或无汗；暑伤脾气，中阳不振，气不化水，水液下趋膀胱而见尿多；胃热偏亢，高热烦渴引饮；暑气内扰可见烦渴欲呕，舌红苔少。

虚实错杂证辨识：疾病迁延，或素体脾胃虚弱，感受暑气，中阳失展，可见暑气伤脾；久病气阴亏乏，久病及肾，阴损及阳，从而形成热淫于上，元阳虚于下之上盛下虚；素体阴亏，久病暑入阴分，阴亏火旺，可见阴虚内热。

症状识辨

发病季节：夏季热主要发于夏季暑热之时，一般发病多在五六月份开始，一直到秋凉后才痊愈。这是夏季热发病的特殊规律。多数患儿渐渐起病，或在患其他疾病之后出现本证。发热不退，精神稍烦，口渴多尿，但常无病容，初时往往不引起家长注意。

发热：多数患儿表现为暑天渐渐起病，原来体温不高，随着气温上升，体温也随之上升，可在38~40℃之间，一天之中体温也随气温变化而变化，一般凌晨较低，而午后升高。天气越热，则体温越高，天气转凉或暴雨之后，气温下降，体温亦随之降低。发热期可达1~3个月。随着入秋气候凉爽，体温自然下降至正常。

少汗或汗闭：除发热外，还有口渴多饮、多尿、汗少或汗闭等症。虽有高热，但汗出不多，仅在起病时头部稍有汗出，甚或无汗。

口渴：初起，口渴不甚明显，这时体温不高，津液耗伤不显，故口不甚渴。随着疾病迁延进展，气候渐热，体温升高，口渴渐加剧，饮水亦随之增多，有的患儿随饮随溲。

多饮多尿：患儿口渴逐渐明显，饮水日增，24小时可饮水2 000~3 000ml，甚至更多。小便清长，次数频繁，每日可达20~30次，或随饮随溲。

治法与处方原则

治疗应以清暑泄热，益气生津为主。清暑泄热重在清肺胃，泄内热，宜用辛凉清暑之品，不可过用苦寒，以免化燥伤阴；益气生津应当养肺胃，助中气，选用甘润，不可多用滋腻，以防碍滞；不可峻补气阳，以免助热。上盛下虚者，病位在心、肾，肾阳不足，真阴亏损，心火上炎，治应温肾阳、清心火、温下清上，并佐以潜阳。在药物治疗的同时可佐以食疗，并注意避暑降温，有助康复。

证治条辨

1. 暑气炽盛，暑伤肺胃

症见时值夏令，发热持续，体温渐高，气温越高，体温越高，皮肤灼热，少汗或无汗、口渴引饮，小便频数，甚则饮一溲一，精神烦躁，口唇干燥，舌质稍红、苔薄黄，脉数。治以清暑益气，养阴生津。王氏清暑益气汤（《温热经纬》）加减：西瓜翠衣、荷梗、北沙参、石斛、麦冬、知母、竹叶、黄连、粳米、甘草。烦躁明显，加莲子心、玄参；神疲纳少，加白术、麦芽；舌苔白腻，加藿香、佩兰、扁豆花；疾病初起兼见鼻塞、无汗、苔白，去黄连、沙参，加香薷、苏梗、薄荷。

2. 暑气炽盛，胃热偏亢

症见高热，烦渴引饮，皮肤灼热，精神烦躁，口唇干燥，舌质红而干、苔薄黄而燥，脉数而软。治以清热涤暑，益气生津。白虎加人参汤（《伤寒论》）加味：生石膏、人参、知母、龙胆草、茯苓、甘草、粳米。身热烦渴较重，重用生石膏；口干唇燥、小便短赤，加鲜生地、芦根、西瓜汁；大便秘结，加大黄，或合用调胃承气汤（《伤寒论》）。

3. 暑气内扰，津气耗伤

症见身热心烦，小便短黄，烦渴欲呕，神疲肢倦，舌质红、苔少或苔燥少津，脉象数而虚。治以清暑泄热，养阴生津。竹叶石膏汤（《伤寒论》）：竹叶、生石膏、半夏、麦门冬、人参、甘草、粳米。高热烦渴，舌苔黄燥，重用生石膏，加大青叶、知母；食欲不振，舌苔稍腻，加佩兰、白蔻仁；舌质红、苔燥少津明显，加沙参、石斛。

4. 暑湿内盛，暑湿伤脾

症见发热或高或低，或身热不扬，口渴欲饮，倦怠乏力，面色苍白，食欲不振，大便不调，小便清长而多，舌质淡润、苔薄腻，脉濡数。治以健脾益气，清暑化湿。七味白术散（《小儿药证直诀》）加减：党参、白术、茯苓、甘草、藿香、木香、葛根、柴胡。身热不扬，舌苔腻等暑湿较盛，加佩兰、连翘心、竹叶；四肢不温，大便稀溏，加炮姜、干姜，或合用补中益气汤（《内外伤辨》）；喉中有痰，加胆南星、清半夏；唇红舌干，去柴胡、藿香，加石斛、麦冬。

5. 虚实并见，上盛下虚

症见发热日久不退，朝盛暮轻，口渴多饮，无汗或少汗，精神萎靡，或虚烦不安，面色苍白，下肢清冷，小便清长，频数无度，大便稀薄，舌质淡、苔薄，脉细数无力。治以温补肾阳，清心护阴。温下清上汤（验方）加减：制附子、黄连、龙齿、磁石、补骨脂、菟丝子、覆盆子、桑螵蛸、益智仁。心烦口渴，舌红赤，加淡竹叶、玄参、莲子心；热伤阴津、口渴多饮，加石斛、天花粉；肾阴肾阳俱亏，改用白虎加人参汤（《伤寒论》）合金匮肾气丸（《金匮要略》）。

6. 热留阴分，阴津亏虚

症见暮热晨凉，手足心热，灼热无汗，口渴多饮，小便淡黄而频数，面色欠华，精神烦倦，舌质红绛、无苔或少苔，脉细沉而数。治以滋阴降火，清暑泄热。青蒿鳖甲汤（《温病条辨》）加味：鳖甲、生地、青蒿、牡丹皮、知母、竹叶、连翘。发热不退，苔微腻，加金银花；面白，神疲乏力，加西洋参；虚烦不宁，加胡黄连、莲子心、荷叶；多汗，加五味子。

第二十三节　秋　燥

秋燥是感受秋令燥邪而发的一种时令证候，初起除见肺卫症状外，即见有津气干燥为其特征，临床表现为咳嗽少痰、鼻燥咽干、皮肤干燥等，病变中心在肺，以伤津耗液，脏腑功能失调为病机关键。一般病情较轻，传变较少，易于痊愈；极少数病例病邪可传入下焦肝肾。燥邪亦可引起昏厥，即《温病条辨·解儿难》所云，“燥气化火，消烁津液，亦能致痉。”

根据秋燥的发病季节和临床表现，发于秋季的上呼吸道感染、急性支气管炎、肺炎等感染性疾病，呈秋燥见症者可参考本证候进行辨证论治。

病因病机辨识

秋令燥邪是引起秋燥的主要原因。《医门法律·秋燥论》云：“秋月天气肃而燥胜。”费伯雄云：“立秋以后，湿气去而燥气来。初秋尚热，则燥而热，深秋既凉，则燥而凉。”俞肇源在《通俗伤寒论·秋燥伤寒》中亦云：“秋深初凉，西风肃杀，感之多病风燥，此属燥凉，较严冬风寒为轻，若久晴无雨，秋阳以曝，感之者多病温燥，此属燥热，较暮春风温为重。”此即燥与风热合邪之温燥，燥与风寒合邪之凉燥。吴瑭《温病条辨·上焦篇》揭燥气之大纲，其云：“秋燥之气，轻则为燥，重则为寒，化气为湿，复气为火。”

秋令燥邪从鼻口而入，首犯肺卫，初起在上焦肺卫，出现卫表失和，燥邪上受，肺津先伤之肺卫燥证。《温病条辨·上焦篇》云：“其由于本气自病之燥证，初起必在肺卫。”《温热经纬·叶香岩三时伏气外感篇》云：“燥自上伤……肺气受病。”其与风温初起的证候相似，因而叶天士有秋燥“证似春月风温证”之说。肺卫燥邪不解，势必内传入里化热，一经传里热盛，其津液干燥之象更显，可呈肺胃阴伤，或肺燥肠热，或肺燥肠闭，或腑实阴伤等气分之证，如《时病论·秋燥》云：“燥气侵表，病在乎肺，入里病在肠胃。”可见燥热在气分，病变所涉及的脏腑较为广泛，有肺、胃、肠之不同。秋燥虽属时令温病，但其较少传变，主要病位在肺，凉燥或温燥均可化热化燥，一般表现为热盛与阴伤。在小儿则多以肺阴受损为主，也可损伤肺络。气分燥热不解，热入营血或气血两燔，《时病论·秋燥》云：“其余肝燥肾燥，血枯虚燥，皆属内伤之病。”如传入下焦而伤及肝肾真阴，可致肝肾阴伤，虚风内动之证。此外，外感秋燥，如果内兼伏暑，亦有从湿化和从火化的不同转归。暑从湿化的，转化在太阴脾土，见肺燥脾湿和脾湿肾燥之证；暑从火化的，转化在阳明胃，见肺燥肠热、胃燥肝热、阴虚肾燥之证。

初起病机辨识：秋令燥邪伤人，由鼻口而入，首犯肺卫，正如喻嘉言所言，“燥气先伤上焦华盖。”除凉燥为风、寒、燥之合邪，其症类风寒；温燥为风、热、燥之合邪，其症似风温，初起均有表证外，均兼有津伤气燥之症状。

中期病机辨识：温燥、凉燥之邪，入里皆可化为燥热，而燥热犯肺，则是秋燥的主要病机所在。小儿脏腑娇嫩，而肺脏尤娇，加之小儿阴常不足，津气阴液更易受损。燥邪伤肺，清肃之令不行，则咳嗽少痰或干咳无痰，咳声嘶哑；肺津不能上润，则鼻燥咽干。燥热伤肺为本证病机关键，肺燥伤阴明显，见肺卫阴伤之身热不甚、干咳不已、舌红少苔；肺热伤络，肺热下移大肠，又可形成肺燥肠热，络伤咳血；肺受燥热，肺津不能下布，大肠失润，亦成肺燥肠闭；燥热结滞胃腑而阴伤，又可出现便秘、身热、时作谵语。燥热伤肺的转归决定于燥热的轻重和伤津的程度，若燥热重，伤阴明显者，易于引起下焦肝肾阴亏。燥邪化火，消灼津液，可致燥痉。尤在泾云：“痉强也，其病在筋。”《温病条辨·解儿难》云：“痉者，筋病也。”

后期病机辨识：《温热经纬·叶香岩三时伏气外感篇》所云，“秋燥一证，气分先受，治肺为急，若延绵数十日之久，病必入血分。”气分燥热不解，可引起热入营血，出现动血、迫血之症状，亦可伤及肝肾之阴，出现虚风内动之燥痉。

症状识辨

咳嗽：咳嗽痰稀，易于嗽出，伴发热恶寒，苔薄白少津，为凉燥犯卫；干咳无痰或少痰，伴发热恶风，口咽干燥，舌尖红，苔白少津，为凉燥犯卫。咳嗽无痰或痰少黏稠色黄，伴发热，气促胸痛，舌红苔黄，为燥热伤肺；咳嗽较剧，痰黏带血，血色鲜红，伴大便泄泻，色黄肛灼，为肺燥肠热，络脉受伤；咳嗽痰唾不爽，伴便秘，苔白腻而少津，为肺燥肠闭。后期干咳，伴昼凉夜热，苔花剥，为燥伤肝肾之阴。

发热：发热为秋燥的必有症状。发热恶寒，伴鼻塞、咽干唇燥，系凉燥初袭肺卫；发热恶风，头痛少汗，咽干鼻燥，系温燥初袭肺卫；壮热，但热不寒，系燥热犯肺，邪入气分；壮热日晡热甚，大便秘结，系腑实阴伤；发热，大便泄泻，色黄肛灼，系肺燥肠热。若病情进一步发展，燥热入里波及营血，热势朝轻暮重，胸腹灼热，系燥入营血。后期其热多为虚热，低热，或稽留，或起伏不定，或日轻暮重，手足心热，系燥伤肝肾之阴。

治法与处方原则

秋燥系秋令燥邪为患，伤津耗液而成，遵“燥润之”之论，以祛邪润燥，养阴生津为治疗大法。燥热为患，最易消耗津液，故滋润法是治疗秋燥的基本原则。初起阶段邪在肺卫，用辛散甘润以散邪润燥；病至中期，病邪已入气分，燥热已炽，津伤尤甚，宜清养并施，即在泻肺、清胃、通腑之时，注重养阴增液；燥热化火，内陷营血，治宜清营凉血，与其他温邪深入营血证的治疗基本相同；其邪热深入下焦，耗伤肝肾之阴，后期用育阴生津，滋培真阴之法。俞肇源在《重订通俗伤寒论·秋燥》中云：“秋燥一证，先伤肺津，次伤胃液，终伤肝血肾阴”，亦有“叶氏以上燥治气，下燥治血二语括之，最为简当”（林佩琴《类证治裁·燥症论治》），可作为治疗秋燥之大法。

秋燥系外感秋令燥邪所致，治疗除以滋阴润燥为主外，尚需清泄邪热，亦需给邪以出路，辅用疏表透邪法。凉燥初犯，宜辛开温润；温燥初犯，宜辛凉甘润；兼有暑湿内伏，则辛开中佐以芳香淡渗；暑从火化，则凉润中参以泄热养阴。对于秋燥之兼证，《温病条辨·解儿难·小儿痉病瘛病共有九大纲论》中有“但正秋之时，有伏暑内发，新凉外加之证，燥者宜辛凉甘润，有伏暑则兼湿矣，兼湿则宜苦辛淡，甚则苦辛寒矣，不可不细加察焉。燥气化寒，胁痛呕吐，法用苦温，佐以甘辛”之论。

燥热之邪有其特殊性，虽近于火，而又不同于火。温病在化热化火之后，常用苦寒清热泻火之法，唯秋燥之治喜柔润，忌苦寒伤阴。因此，治火之法可用苦寒，治燥则必用甘寒；火郁发之，燥胜润之，火邪炎上可以直折，燥伤津液则必用润养。

证治条辨

1. 凉燥犯卫

初起症见头痛，身热恶寒，无汗或少汗，鼻鸣鼻塞或流清涕，喉痒声重，咳嗽痰稀，咽干唇燥，皮肤干燥，舌苔薄白而干，脉浮紧。遵吴瑭《温病条辨·上焦篇》所言，“燥伤本脏，头微痛，恶寒，咳嗽痰稀，鼻塞，嗌塞，脉弦，无汗，杏苏散主之……若伤燥凉之咳，治以苦温，佐以甘辛，正为合拍”之旨。治以辛开温润，宣肺达邪。杏苏散(《温病条辨》)加味：苏叶、清半夏、茯苓、前胡、苦桔梗、枳壳、甘草、生姜、大枣、橘皮、杏仁。无汗，脉弦甚或紧，加羌活微透汗；汗后咳不止，去苏叶，加苏梗；兼泄泻、腹满者，加苍术、姜厚朴；头痛兼眉棱骨痛者，加白芷；若受重寒夹饮之咳，则有小青龙汤(《伤寒论》)。

2. 凉燥袭表

症见恶寒发热，微汗出，鼻塞流清涕，舌质淡红、苔薄白而润，脉浮紧、指纹浮红。遵吴瑭《温病条辨·上焦篇》所言，“伤燥，如伤寒太阳证，有汗，不咳，不呕，不痛者，桂枝汤小和之”之旨。治以散邪解表。桂枝汤(《伤寒论》)：桂枝、芍药、炙甘草、生姜、大枣。恶寒无汗，加荆芥、防风；咳痰清稀，加清半夏。

3. 凉燥袭表，兼及少阳

症见寒热往来，头痛不适，胸胁胀痛，心烦喜呕，甚至疝瘕痛。治以和解表里，芳香定痛，苦温通降。遵吴瑭《温病条辨·上焦篇》所言，“燥金司令，头痛，身寒热，胸胁痛，甚则疝瘕痛者，桂枝柴胡各半汤加吴萸楝子茴香木香汤主之……以柴胡达少阳之气，即所以达肝木之气，合桂枝而外出太阳，加芳香定痛，苦温通降也。湿燥寒同为阴邪，故仍从足经例”之旨。桂枝柴胡各半汤加吴萸楝子茴香木香汤(《温病条辨》)：桂枝、吴茱萸、黄芩、柴胡、人参、广木香、生姜、白芍、大枣、川楝子、小茴香、清半夏、炙甘草。

4. 温燥外客，伤及肺卫

症见发热，微恶风寒，头痛少汗，咳嗽痰黏而少，咽干鼻燥，口渴，舌边尖红、苔薄白而干或薄黄，右脉数大。遵吴瑭《温病条辨·上焦篇》所言，“秋感燥气，右脉数大，伤手太阴气分者，桑杏汤主之”之旨。治以辛凉甘润，轻透肺卫。桑杏汤（《温病条辨》）：桑叶、杏仁、沙参、象贝、香豉、栀皮、梨皮。正如《六因条辨》云：“秋燥初起，头胀无汗，洒洒恶寒，翕翕发热，鼻鸣干燥，舌白少津，此燥热伤气，邪尚在表……然此症不与伤寒同例，亦与温热迥异。切不可辛温升阳，而助其燥气，又不可过于寒凉，而遏其肺气。”咽部红肿，干痛较甚，加牛蒡子、桔梗、甘草；头痛明显，加蔓荆子、菊花；痰稠而黏，加川贝母、瓜蒌皮；口鼻生疮，加紫花地丁、蒲公英；鼻燥衄血，加白茅根、侧柏炭、旱莲草。

5. 温燥伤卫，肺失清肃

症见干咳无痰，或痰少而黏、不易嗽出，发热恶风，头痛少汗，咽干鼻燥，口渴，舌边尖红、苔薄黄，脉浮数。遵吴瑭《温病条辨·上焦篇》所言，“感燥而咳者，桑菊饮主之”之旨。治以清燥润肺。桑菊饮（《温病条辨》）：桑叶、菊花、杏仁、连翘、薄荷、甘草、桔梗、芦根。咽部红肿，干痛较甚，加牛蒡子、射干；头痛明显，加蔓荆子；痰稠而黏，加川贝母、瓜蒌皮；干咳较著，加白前、海蛤壳、枇杷叶。

6. 燥热化火，清窍不利

症见耳鸣，目赤，龈肿，咽痛，口渴溲黄，舌边尖红、苔微黄而干，脉数。遵吴瑭《温病条辨·上焦篇》所言，“燥气化火，清窍不利者，翘荷汤主之。清窍不利，如耳鸣目赤，齿胀咽痛之类。翘荷汤者，亦清上焦气分之燥热也”之旨。治以辛凉轻清，宣透上焦燥火。翘荷汤（《温病条辨》）：薄荷、连翘、生甘草、黑栀皮、桔梗、绿豆皮。耳鸣者，加羚羊角、苦丁茶；目赤者，加鲜菊叶、苦丁茶、夏枯草；咽痛者，加牛蒡子、黄芩。

7. 燥热伤肺，肺失润降

症见发热，咽干鼻燥，干咳无痰，或咳唾痰血，气粗胸痛，心烦口渴，或有呕吐，舌尖红赤、苔薄白而燥，脉数。遵吴瑭《温病条辨·上焦篇》所言：“诸气膹郁，诸痿喘呕之因于燥者，喻氏清燥救肺汤主之”之旨。治以辛凉甘润，清肺润燥。清燥救肺汤（《医门法律》）：生石膏、甘草、霜桑叶、人参、杏仁、胡麻仁、阿胶、麦冬、炙枇杷叶。正如《六因条辨》所云，“秋燥烦热口渴，舌赤无苔，夜则热甚，咳唾痰血，此热伤肺络。宜用喻氏清燥汤，育阴清热也……若非喻氏清燥汤中之沙参、麦冬、甜杏、川贝、桑叶、石膏清气分，兼生地、阿胶滋血液，则恐邪难泄越，而滋蔓难圆焉。”痰多，加贝母、瓜蒌；血枯，加生地黄；热甚，加水牛角、羚羊角，或加牛黄；咳痰带血，加侧柏叶、旱莲草、白茅根；胸满胁痛，加丝瓜络、橘核、郁金。

8. 温燥入肺，热逼肺营

症见但热不寒，咳嗽不爽，痰黄而黏，不易嗽出，鼻衄，咽干鼻燥，口渴，舌质红、苔薄黄，脉数。遵《六因条辨》所云“秋燥汗出，不恶寒，而但发热，咳痰不爽，鼻衄口干，舌白转黄，此邪热伤肺……汗出不恶寒，而但发热，乃邪不肯解，而渐传乎肺。故咳痰、舌黄、鼻衄，已现热逼肺营之状，必用沙参、花粉、骨皮、杏仁、知母、玉竹、玄参、连翘，清肺金而解热邪也”之意。治清肺润燥，凉营透热。玉女煎（《景岳全书》）加减：沙参、天花粉、地骨皮、杏仁、知母、玉竹、玄参、连翘、麦冬、熟地黄、生石膏。

9. 肺燥肠热，络伤咳血

症见初起时喉痒干咳，继而咳甚痰黏带血，血色鲜红，胸胁牵痛，腹部灼热，大便泄泻，色黄肛灼，舌质红、苔薄黄而干，脉数。治以清热止血，润肺清肠。阿胶黄芩汤（《通俗伤寒论》）：阿胶、黄芩、甜杏仁、生桑白皮、生白芍、生甘草、鲜车前草、甘蔗梢。咯血较多，加白茅根、侧柏叶、焦栀子；泻利较剧，加葛根、黄连；痰稠而黏，不易嗽出，加川贝母、知母、瓜蒌。

10. 燥伤阴分，肺阴已伤

症见身热不甚，干咳不已，口舌干燥而渴，舌红少苔，脉细。遵吴瑭《温病条辨·上焦篇》所言，“燥伤肺胃阴分，或热或咳者，沙参麦冬汤主之”之旨。治以甘寒救津，清养肺阴。沙参麦冬汤（《温病条辨》）：沙参、麦冬、玉竹、甘草、桑叶、白扁豆、天花粉。久热久咳，加地骨皮。

11. 燥伤阴分，胃阴已伤

症见身热不甚，口舌干燥而渴，时有干呕，舌红少苔，脉细。遵吴瑭《温病条辨·中焦篇》所言，“燥伤胃阴，五汁饮主之，玉竹麦门冬汤亦主之”之旨。治以甘寒滋润，养胃生津。玉竹麦门冬汤（《温病条辨》）：玉竹、麦冬、沙参、生甘草。土虚而见纳差、便稀，加生扁豆；气虚而见面色无华、乏力，加人参。

12. 肺有燥热，液亏肠闭

症见咳嗽不爽而多痰，胸腹胀满，便秘，舌质红而干、苔白腻少津，脉细而滑。治以肃肺化痰，润肠通便。遵俞根初“肠燥则隔食，五仁橘皮汤为主药”之旨。五仁橘皮汤(《通俗伤寒论》)：甜杏仁、松子仁、郁李仁、柏子仁、桃仁、蜜炙橘皮。大便秘结，或干涩难解，加瓜蒌仁、火麻仁；咳嗽痰多，加桔梗、前胡、紫菀；咽喉干燥，心烦口渴，加连翘、牛蒡子。

13. 阳明腑实，津伤肠燥

症见身热如潮，腹部胀满，便秘，口干唇燥，面赤，时作神昏谵语，苔黄干燥，脉沉数。遵吴瑭《温病条辨·上焦篇》所言，“阳明燥证，里实而坚，未从热化，下之以苦温；已从热化，下之以苦寒”之旨。治以滋阴润燥，通下泻热。调胃承气汤(《伤寒论》)加味：酒炒大黄、芒硝、甘草、鲜首乌、鲜生地黄、鲜石斛。正如《六因条辨》所云，“秋燥舌黑，昏谵妄笑，斑色紫黑，便闭腹胀，频转矢气，此热结在腑……血热不解，瘀结在腑，其舌黑，昏谵虽同，但少腹胀而便闭，转矢气者，断非清凉可解。故用首乌、生地、石斛、甘草保养真阴，兼大黄、玄胡粉攻涤热邪，既不伤正，又能逐邪，庶为两全。”便秘、口臭较著，加枳实、姜厚朴；咳嗽痰黄，加生石膏、杏仁、瓜蒌皮；干呕，加石斛、芦根。

14. 燥邪化火，燥燔气血

症见身热，口渴，烦躁不安，肌肤发斑，甚或吐血、咯血、衄血，舌质绛、苔黄燥，脉细数。遵吴瑭《温病条辨·中焦篇》所言，“燥证气血两燔者，玉女煎主之”之旨。治以清气凉血。玉女煎(《景岳全书》)合白虎汤(《伤寒论》)加减：生石膏、知母、生甘草、白粳米、生地黄、麦冬、玄参。肌肤发斑、吐血、咯血、衄血，加白茅根、侧柏炭、炒槐花；身热夜甚，舌绛，加水牛角、牡丹皮。

15. 燥伤真阴，肝肾阴虚

症见身热不甚，或昼凉夜热，干咳或不咳，午后面部潮红，颧赤，手足心热，咽干口燥，舌质干绛、苔花剥，脉弦细而沉。遵吴瑭《温病条辨·下焦篇》所言，“燥久伤及肝肾之阴，上盛下虚，昼凉夜热，或干咳，或不咳，甚则痉厥者，三甲复脉汤主之，定风珠亦主之，专翕大生膏亦主之”之旨。治以滋补肝肾，润燥养阴。三甲复脉汤(《温病条辨》)合百合固金汤(《医方集解》)：炙甘草、生地黄、白芍、麦冬、阿胶、火麻仁、蜜百部、川贝母、干百合、麦冬。低热不退，加青蒿、地骨皮、鳖甲；手足搐搦，加生牡蛎、龟板、鳖甲；咯血，加白及、桑白皮；久虚难愈者，可改用专翕大生膏（《温病条辨》）。

16. 燥痉，燥邪化火，肝风内动

症见身热，唇焦齿干，神烦而啼，继而脊强肢瘛，气令痰壅，甚至昏厥。遵吴瑭在《温病条辨·解儿难·小儿痉病瘛病共有九大纲论》中所云“燥气化火，消烁津液，亦能致痉”之意。治以清热息风，润燥舒筋。增液汤（《温病条辨》）加味：玄参、麦冬、生地黄、钩藤、菊花、木瓜。脊强肢瘛等风象证候明显者，加桑枝、葛根、全蝎。

17. 燥痉，燥伤肝肾，虚风内动

症见神倦瘛疭，手足心热，口燥口渴，舌绛、少苔。治以滋补肝肾，润燥舒筋。大定风珠（《温病条辨》）：生白芍、阿胶、龟板、干地黄、麻仁、五味子、牡蛎、麦冬、炙甘草、鸡子黄、鳖甲。

18. 秋燥兼证，暑从湿化，脾遏阻滞

症见初起洒淅恶寒，寒已发热，口唇干痛，肢体酸痛，渴不思饮，烦闷不安，胸胁胀痛，苔厚如积粉，两边白滑。治以辛凉解表，芳香化湿。葱豉桔梗汤（《重订通俗伤寒论》）加减：葱白、淡豆豉、杏仁、牛蒡子、枳壳、藿香、佩兰、防风。表证已除，仅见胸胁痞胀、烦闷不宁、饮食少思，改用半夏泻心汤（《伤寒论》）。

19. 秋燥兼证，暑从湿化，脾湿肾燥

症见气喘息短，颧红足冷，足心反热，口唇干痛，肢体痿软无力，渴不思饮，舌质淡红胖嫩，上有黏苔。治以温润化湿。金匮肾气丸（《金匮要略》）加减：制附子、肉桂、熟地黄、山药、山萸肉、牡丹皮、泽泻、炒白术、薏苡仁、茯苓。颧红、足心热较著，合用知柏地黄丸（《医宗金鉴》）；倦怠、纳差、大便稀溏，合用实脾饮（《严氏济生方》）。

20. 秋燥兼证，暑从火化，热郁大肠

症见喉痒干咳，或咳痰稠黏，带有血丝，胸胁疼痛，腹中灼热，肛门灼热，便泄不爽或便秘燥结，舌苔干燥起刺，或兼有裂纹，脉数。治以甘凉清润，清肺泄热，润燥养阴。阿胶黄芩汤（《重订通俗伤寒论》）：杏仁、桑白皮、甘蔗、黄芩、阿胶、白芍、甘草、车前草。大便燥结，加火麻仁、郁李仁、生首乌、生地黄；痰中带血，加侧柏炭、郁金、炒槐花。

21. 秋燥兼证，暑从火化，胃燥肝热

症见灼热自汗，烦渴干呕，或四肢反冷，筋脉拘急，甚或瘛疭，舌质红、少苔或苔燥，脉虚数。治以甘寒救液，苦寒泄热，清胃柔肝。黄连阿胶汤（《伤寒论》）加味：黄连、阿胶、黄芩、白芍、鸡子黄、生地黄、麦冬、生石膏、龙胆草。筋脉拘急、瘛疭明显，加羚羊角、钩藤、赤芍；燥热内扰，肾阴亏耗，合用知柏地黄丸（《医宗金鉴》）。

第二十四节　疰　　夏

疰夏又称“注夏”，是发于夏令的一种与季节有关的内伤类证候，多见于江南卑湿之地。疰夏多发于脾胃虚弱的小儿，某些特殊体质的成人亦可患病，称为“湿阻”。临床以全身倦怠，怠惰嗜卧，食欲不振，大便不调，或伴发热等为主要特征。

病因病机辨识

疰夏发病基础为小儿体质娇嫩，脾胃薄弱，元气不足；发病条件为感受时令之气，其发病主要是由小儿脾胃虚弱，不能耐受暑湿的熏蒸而致。湿为重浊黏腻之阴邪，湿邪伤人，病势缠绵，病之初，以湿邪阻滞中焦，缠绵难解为主，湿从寒化，则见湿困脾胃，或湿从热化之象。

症状识辨

进食异常：主要为厌食、食欲不振、食量减少。巢元方在《诸病源候论·脾胃病诸候》中云：“脾胃气不和不能饮食。”张璐在《张氏医通·杂门·不能食》中亦云，“病人脉缓，怠惰，四肢重著，或大便泄泻不食，此湿胜也……病人脉虚气弱，脾胃不和，或兼恶心不食。”又因“纳食主胃，运化主脾”，故饥而不食，责之胃；不饥不食，脘痞腹胀，为脾胃俱病。初起为湿困脾胃，湿热中阻，多属实证；湿阻日久，伤及中气，湿气不化，则为脾虚湿阻，暑热伤气之本虚标实证。

口味异常：是指患儿自觉口中有异常味觉的症状，疰夏患儿口味异常包括口淡、口甜、口苦、口腻等，系由湿气困脾，脾胃功能失调，引起脏气上溢于口所致，临证以口黏、苔腻为特征，口中黏腻不适，口淡无味，或口中有甜味，亦有口苦。口苦，多为肝经郁热、脾虚肝热；口甜，多为脾胃湿热、胃热脾虚；口淡，多为寒湿困脾、脾胃气虚；口黏腻，多为脾胃湿热。

舌象：可见腻苔，或白腻，或黄腻，或黄白相兼而腻，但总以腻苔为特点，从腻苔的厚薄、白黄变化，可以测知患儿湿阻的轻重及寒热转化、兼夹等情况。舌质淡、体胖，苔腻或厚腻，刮除或食后苔虽减薄，移时又渐增厚，而仍食而无味，为湿阻。后期，舌质淡、苔薄而不腻，多为暑热伤气、气虚较著；舌质红少苔，为肺肾阴虚。

治法与处方原则

治疗本证，一是祛湿，二是运脾、健脾、醒脾，此为两个主要环节。根据脾虚与湿阻的主次、寒化与热化的偏胜，权衡轻重，灵活掌握。初起，湿困脾胃，应以除湿之法为主，选用芳香化湿、苦温燥湿、淡渗利湿、理脾渗湿、祛风胜湿之品，使湿邪内化、外达，或健脾与化湿之法配合使用。祛湿法用药以轻疏灵动为贵，既可使湿邪得以透达，又可使脾运得以健旺。临证治疗本证时应遵循江育仁先生提出的“脾健不在补，而贵在运”之法则，顾护脾胃，是使本证轻发、向愈的重要环节。运脾之法贵在标本兼治，除用直接运脾的方法外，尚有去因、补益虚弱、减轻负担等具体措施。

证治条辨

1. 暑湿熏蒸，湿困脾胃

症见四肢困重，头重如裹，倦怠乏力，嗜卧懒言，食欲不振，或口淡无味或有甜味，脘腹痞满，大便不调，舌苔白腻，脉濡滑。治以芳香化湿，醒脾开胃。藿朴夏苓汤（《医原》）：藿香、淡豆豉、杏仁、姜厚朴、清半夏、白豆蔻、薏苡仁、茯苓、猪苓、泽泻。口有甜味，加佩兰；腹胀腹满，加木香、槟榔；大便稀溏，便下粗糙，加山楂、鸡内金。

2. 暑湿熏蒸，湿热中阻

症见四肢困重，脘腹痞闷，身热不扬，汗出黏滞热不退，口苦而黏腻，纳差，渴不欲饮，大便不爽，小便短黄，舌苔黄腻，脉濡数。治以清热化湿，和中运脾。王氏连朴饮（《霍乱论》）合甘露消毒丹（《温热经纬》）加减：黄连、栀子、清半夏、姜厚朴、黄芩、石菖蒲、白蔻仁、滑石、荷叶、薏苡仁、芦根。身热不扬，小便短黄，加青蒿、益元散；口苦而黏腻，加龙胆草、防风、佩兰；大便不畅，加白头翁、秦皮、牡丹皮。

3. 暑热内蕴，暑热伤气

症见身热口渴，精神烦躁，或头昏嗜卧，神倦汗出，胸闷纳呆，大便溏薄，舌苔薄腻或兼微黄，脉数少力。治以清暑益气，健脾除湿。东垣清暑益气汤（《脾胃论》）加减：黄芪、人参、橘皮、当归、苍术、白术、泽泻、葛根、黄柏、五味子、麦冬、炒神曲。身热烦躁，加生石膏、知母；苔腻，肢体困重，去麦冬，加藿香、佩兰、香薷、荷梗。

4. 暑热偏重，胃津耗伤

症见身热口渴，精神烦躁，饮食不振，大便秘结，小便赤数，舌质红，脉细软而数。治以清暑益气，养胃生津。王氏清暑益气汤（《温热经纬》）加减：西洋参、鲜石斛、麦冬、黄连、淡竹叶、荷梗、知母、粳米、甘草。身热口渴，烦躁较著，加生石膏；苔腻，肢体困重，去麦冬，加藿香、佩兰、香薷；见唇红、舌红少津、脉细软等胃津耗伤证候，加沙参、玉竹、天花粉。

5. 暑热内蕴，胃火偏重

症见身热口渴，精神烦躁，低热汗出，纳差，舌质红而干，脉虚数。治以清热生津，益气和胃。竹叶石膏汤（《伤寒论》）：淡竹叶、生石膏、清半夏、麦冬、人参、甘草、粳米。面赤唇红，大便臭秽或秘结，加黄连、生大黄；吐物酸臭，苔黄，加竹茹、枳实。

6. 暑热熏蒸，肺肾阴虚

症见身热消瘦，头痛眩晕，身倦脚软，体热食少，频欲呵欠，心烦汗出，舌质红、苔少，脉沉细而数。治以补肺以生水，滋水以润肺。金水相生法（《时病论》）：东洋参、麦冬、五味子、知母、玄参、炙甘草。眩晕甚，加菊花、桑叶；头痛甚，加佩兰、荷叶；脚软乏力甚，加党参、黄芪；身热口渴，加石斛；心烦汗多，加浮小麦、莲子肉。

7. 脾虚气弱，湿邪留滞

症见精神不振，面色萎黄，神疲乏力，肢体困重，气短懒言，口中无味，不思乳食，脘腹痞闷喜揉按，大便溏薄或泄泻，舌质淡胖、苔薄腻，脉濡缓。治以健脾化湿。香砂六君子汤（《时方歌括》）加味：党参、白术、茯苓、陈皮、清半夏、砂仁、木香、甘草、葛根、藿香。泄泻肠鸣，加山药、芡实；面浮肢肿，加黄芪、白扁豆、薏苡仁；腹痛喜温，畏寒肢冷，加干姜、桂枝。

8. 正气不和，脾虚肝旺

疰夏患儿缓解后症见厌食或食欲不振，性急易怒，多动多啼，咬齿磨牙，大便略稀，舌质偏红、苔薄白，脉弦。治以缓肝理脾。逍遥散(《太平惠民和剂局方》)：白术、茯苓、柴胡、薄荷、当归、白芍、甘草。大便稀溏，加山药、芡实；性急、多动多啼，加钩藤、僵蚕；咬齿磨牙，加龙胆草、青黛。

9. 正气不足，脾胃气虚

疰夏患儿缓解后症见平素不思乳食，面色无华，形体不丰，易于汗出，大便溏薄，或夹未消化之残渣，唇舌色淡、苔薄净或薄白，脉虚无力。治以健脾益气。参苓白术散(《太平惠民和剂局方》)加减：白术、山药、茯苓、薏苡仁、太子参。食后腹胀，加木香、香附；食后饱胀难消，加鸡内金、神曲；口吐清涎，大便稀溏，加煨姜、草果肉；易于汗出，加黄芪、防风。

10. 正气不足，脾胃阴虚

疰夏患儿缓解后症见饥不欲食，食少而多饮，口干，皮肤失润，五心烦热，大便偏干，小便短黄，舌红少津、苔少或光剥，脉沉细。治以滋脾养胃。养胃增液汤(验方)加减：石斛、沙参、麦冬、玉竹、乌梅、白芍、甘草、枳实、炒谷芽。大便稀溏而舌红不甚，加山药、白扁豆、党参、白术；口渴引饮，加芦根、天花粉；大便秘结，加火麻仁、瓜蒌仁；手足心热、口干舌红，加胡黄连、牡丹皮、莲子心。

第二十五节　白　喉

白喉是指由白喉疠气引起的，临床以发热、咽痛、气憋、声音嘶哑、犬吠样咳嗽，以及咽、喉、鼻等部位的黏膜出现灰白色假膜为特征，严重者导致呼吸困难、窒息的急性肺系时疫证候。

现代医学之白喉、喉梗阻可按本证进行辨证论治。

病因病机辨识

白喉由感受白喉疠气所致，而气候干燥和体质因素(肺胃素有伏燥积热、体禀阴虚)又是发病的条件和诱因。白喉疠气具有以下特点：①其邪毒性质为燥热。②盛于气候干燥季节。③易客阴虚之体，发病的始发部位为咽、喉，客入咽喉后迅速化毒。

白喉疠气经鼻而入，乘阴虚及咽喉虚弱之际而直犯肺胃。咽喉为肺胃之门户，呼吸出入之道，疫毒与肺胃伏热相搏循经上致咽喉，郁而不散结成白腐为膜，酿成白色假膜，附于咽部者称为“咽白喉”，出现于喉部者则称为“喉白喉”。疫毒迅速化火化毒，炼液成痰，痰火交结，闭阻气道，呼吸不利。疫毒炽盛，白膜迅速扩展，阻塞肺之气道，可致喉梗阻。疫毒炽盛可致疫毒损心、耗气伤阴，毒注经络、络脉闭塞、经络失养诸证。本病起病快，传变迅速，病情危笃，传染性强，病位在肺、胃，发生变证则可涉及心、肝、肾。

症状识辨

咽喉白膜：白膜是本病必有的症状，且不易擦去，强行剥去易出血。根据白膜病位，可分为咽白喉、喉白喉、鼻白喉、眼结膜白喉、外生殖器白喉等。临床主要是咽白喉和喉白喉。白膜是白喉疫毒与肺胃伏火互结，循经上攻咽、喉等部位，郁结不散而成。白膜成点状或块状，稀疏而薄，色白有津，多为病浅而轻；白膜满布，厚而少津，咽喉红赤，为疫毒郁盛，化燥伤津，病情较重；乳蛾腐烂，白膜满布，色黄而燥，口臭气秽，声哑气促，颈部肿大，为疫毒壅盛，灼津成痰，壅结咽喉之危候。

发热：发热为本病的主要症状之一。初起发热，热势较轻，伴微恶风寒，头痛身痛，微有汗出，乳蛾红赤，白膜点状，苔薄白，脉浮数，为疫毒犯表，正邪相争；身热不扬，以午后为重，伴咳声嘶哑，干咳少痰，咽红肿，白膜少津，舌红苔少，脉细而数，为疫毒化燥伤阴；高热面赤，伴烦躁不安，喉间痰鸣，白膜满布，色黄而干，便秘尿赤，舌红苔黄腻，脉洪数，为疫毒化火，灼津为痰，病情危重。

治法与处方原则

白喉常证的治疗应以清热解毒，养阴清肺为基本原则，常与辛凉解表、利咽解毒、化痰泻火、通腑泄热、滋阴降火等治法配合应用。对于变证，应分别采用益气养心、扶正复脉、回阳救逆、化痰开窍、舒经活络等治法。

证治条辨

1. 疫毒初犯，风热在表

症见发热，疲倦，咽痛，咽及扁桃体充血，散在点状或片状白膜，不易擦去，强剥易出血，全身关节肌肉酸痛，无汗或微汗，微恶寒，舌尖红、苔白，脉浮数。治以辛凉解表，解毒利咽。银翘散(《温病条辨》)加减：金银花、连翘、土牛膝根、桔梗、薄荷、生甘草、荆芥穗、牛蒡子。咽部红肿痛甚，加黄芩、山豆根、挂金灯；大便秘结，加全瓜蒌、生大黄；白膜重，加黄柏、马勃。

2. 邪毒炽盛，热毒攻喉

症见壮热面赤，烦躁口臭，呼吸急促，咳如犬吠，声音嘶哑，喉间痰鸣，咽喉红肿，白膜成片布于咽喉，恶心呕吐，便秘溲赤，舌质红、苔黄腻，脉洪数。治以泻火解毒。神仙活命饮(《丹溪心法附余》)加减：龙胆草、玄参、黄柏、板蓝根、瓜蒌皮、马兜铃、石膏、白芍、甘草、川贝母、天竺黄。大便秘结，加大黄、芒硝。

3. 热毒攻喉，痰热阻肺

症见身热面赤，烦躁不安，咳如犬吠，声音嘶哑，喉间痰浊壅盛，呼吸困难，口唇青紫，咽喉红肿，白膜成片布于咽喉，便秘溲赤，舌质红苔黄腻，脉滑数。治以解毒泻火，涤痰泻肺。神仙活命饮(《丹溪心法附余》)合麻黄杏仁甘草石膏汤(《伤寒论》)加减：龙胆草、玄参、黄柏、板蓝根、瓜蒌皮、石膏、白芍、甘草、川贝母、天竺黄、炙麻黄、羚羊角、葶苈子、胆南星。

4. 邪毒炽盛，热结肠腑

症见发热，日晡尤甚，腹胀满硬痛，大便秘结不行，舌质红、苔黄燥少津，脉沉数有力。治以通腑泄热，清热解毒。大承气汤(《伤寒论》)加味：生大黄、芒硝、厚朴、枳实、金银花、连翘。咳嗽声重，加川贝母、葶苈子、全瓜蒌；白膜重，加黄柏、土茯苓、赤芍。

5. 疫毒炽盛，浊热攻喉

症见发热不退，咽喉白膜满布、大而厚，呼吸困难，鼻煽气促，声音嘶哑，咳如犬吠，面色苍白，唇周发绀，烦躁不安，舌红苔黄腻，脉滑数。治以化浊通闭，清热解毒。玉枢丹(《百一选方》)合雄黄解毒丸(《重楼玉钥》)加减：郁金、雄黄、巴豆、玉枢丹。白膜重，加黄柏、土茯苓；咳嗽有痰，加杏仁、葶苈子；声音嘶哑，加蝉蜕、炒僵蚕。

6. 疫毒化燥，肺胃阴伤

症见低热不退，咽喉肿痛，咽及扁桃体白膜不易拭去，口干唇燥，咳嗽痰少，舌质红、苔少，脉细数。治以养阴清肺，解毒利咽。养阴清肺汤(《重楼玉钥》）加减：生地黄、北沙参、麦冬、生甘草、玄参、川贝母、牡丹皮、薄荷、炒白芍、龙胆草。热重烦躁，口渴多饮，加石膏、知母、天花粉；大便秘结，加全瓜蒌、生大黄、玄明粉；白膜重，加黄柏、青黛、赤芍。

7. 疫毒损心，气阴两伤

症见白喉后期体倦乏力，神疲多汗，心悸气短，胸闷烦躁，咽干口渴，舌质红、苔少，脉虚细或结代。治以益气养心，宁心复脉。炙甘草汤（《伤寒论》）合生脉散（《医学启源》）加减：人参、麦冬、五味子、白芍、远志、炙甘草、生地黄、桂枝。心阳虚衰，可改用参附汤（《校注妇人良方》）；阳虚欲脱，改用人参四逆汤（《伤寒论》）。

8. 正损邪伏，窍络弱阻

症见白喉后期言语不利，语言嘶哑或含糊不清，吞咽困难，饮水时易从鼻孔呛出，视物不清或目斜视，眼睑下垂，或口角㖞斜，肢体瘫痪。治以益气养血，活血通络。养正汤（《时疫白喉捷要》）加减：黄芪、熟地黄、何首乌、当归尾、赤芍、地龙、川芎、红花、桃仁、天麻、炒僵蚕、木瓜、地龙。言语不利，加石菖蒲、远志、郁金；吞咽困难，眼睑下垂，加人参、白术、桔梗、升麻、黄芪；肢体瘫痪，加桑枝、杜仲、怀牛膝。

第二十六节　风　　痧

风痧是指由外感风热时邪引起的，临床以轻微发热，咳嗽，全身皮肤出现细沙样淡红色斑丘疹，耳后枕部臖核肿大为特征的急性肺系发疹性证候。

现代医学之风疹可从本证候论治。

病因病机辨识

风痧的病因为感受风热时邪，其具有以下特点：①阳邪，其性热兼风，毒力轻微。②盛于冬、春两季。③中人发病由里向外透发，常客卫表。可影响胎儿发育。

发病机理外感风热时邪经鼻而入，客犯肺卫，蕴于肌腠，与气血相搏，正邪相争，外发肌肤而成；时邪窜于阳明、少阳经络，引起经络气血壅滞。邪热较盛者，可扰及气营。

症状识辨

皮疹：通过观察皮疹与发热的关系，皮疹的色泽、形态、分布情况，以及全身症状，来辨别证候。发病当天或第 2 天，全身皮肤出现细小如沙淡红色斑丘疹，疹点先见于面部和颈部，迅速蔓延至躯干和四肢，惟手掌、足底见疹较少，疹点高出皮面，颗粒分明，大小均匀，有痒感，24 小时内布满全身。出疹 2~3 天后，发热渐退，疹子逐渐隐没，疹退后皮肤无明显脱屑及色素沉着，为风痧轻证，系邪在卫气；疹色鲜红或紫暗，疹点较密，甚或融合成片，伴壮热、心烦，系邪在气营。根据邪正消长盛衰情况、皮疹特点，本证又可分邪盛初期、极期、邪退期。

治法与处方原则

风痧的病因为外感风热时邪，病因学治疗为疏风清热解毒、疏散风热，常选清法、汗法（辛凉解表），时邪在表者以汗法为主，时邪扰及气营者以清法为主。邪客肺卫，外发肌肤而成，故病机学治疗为发表透疹，邪扰气营者佐以清热凉营之品。邪在肺卫者除选用薄荷、防风、菊花、豆豉等发表透疹外，尚可用葛根等升阳透疹，桔梗、牛蒡子等宣肺透疹；邪扰气营者除选用桑叶、菊花、薄荷、蝉蜕等发表透疹，及赤芍、红花、紫草等凉营透疹法，祛邪时除根据邪客部位不同，选用清气、凉营法外，尚可佐以分利、通下二法导邪从大小便而出，或选用汗法给邪以出路。对症治疗为止痒，除选用祛风止痒法外，尚可灵活应用凉血止痒、活血止痒、润燥止痒诸法；时邪窜于经络，而见耳后枕部臖核肿大，故对症治疗为软坚散结，除选用清泻之龙胆草、黄芩外，尚可选用理气散结、通络散结、活血散结诸疏通经络之法，及软坚散结之昆布、牡蛎，化痰散结之大贝。

证治条辨

1. 邪客肺卫，透疹于外

症见发热恶风，喷嚏流涕，轻微咳嗽，发热当天或第 2 天出疹，疹色浅红，先起于头面，继而及于身躯各部位，分布均匀，稀疏细小，有瘙痒感，舌质红、苔薄白，脉浮数、指纹浮紫。治以疏风清热，解表透疹。银翘散（《温病条辨》）加减：金银花、连翘、大青叶、菊花、蝉蜕、薄荷、淡豆豉、地肤子、牛蒡子、桔梗、甘草。耳后及枕部臀核肿大，加夏枯草、蒲公英、郁金；皮肤瘙痒明显，加白鲜皮、地肤子、赤芍、牡丹皮。

2. 邪客肺卫，邪窜经络

症见发热恶风，喷嚏流涕，轻微咳嗽，发热当天或第2天出疹，疹色浅红，稀疏细小，耳后及枕部臀核肿大触痛，舌质红、苔薄白，脉浮数、指纹浮紫。治以疏风清热，解表透疹，疏通经络。银翘散（《温病条辨》）合消瘰丸（《医学心悟》）加减：金银花、连翘、玄参、煅牡蛎、贝母、海藻、昆布、郁金、菊花、桔梗、甘草。若皮肤瘙痒明显者，加赤芍、牡丹皮。

3. 邪客肺卫，郁滞肌肤

症见发热恶风，疹色浅红，分布均匀，稀疏细小，皮疹瘙痒明显，舌质红、苔薄白，脉浮数、指纹浮紫。遵“痒自风来”“止痒必先疏风”之旨，治以疏风清热，透疹止痒。消风散（《外科正宗》）加减：金银花、连翘、当归、防风、蝉蜕、苦参、荆芥、苍术、菊花、薄荷、地肤子、桔梗、甘草。耳后及枕部臀核肿大明显，加夏枯草、蒲公英、郁金；皮肤瘙痒甚，加全蝎、僵蚕。

4. 邪热炽盛，扰及气营

症见壮热口渴，烦躁哭闹，小便短黄，大便秘结，疹色鲜红或紫暗，疹点较密，甚或融合成片，舌质红、苔黄厚或黄燥，脉洪数、指纹紫滞。治以清气解毒，凉营透疹。透疹凉解汤（验方）加减：金银花、生石膏、水牛角、连翘、桑叶、菊花、薄荷、牡丹皮、赤芍、紫草、蝉蜕。邪毒炽盛而大便干结，加生大黄、玄明粉；皮肤瘙痒甚，加全蝎、僵蚕、生地黄；有鼻塞流浊涕等卫表诸证，加荆芥、防风；邪毒内传，迫伤营血，疹色深赤紫暗，可合用清营汤（《温病条辨》）。

5. 邪毒内传，迫伤营血

症见发热起伏不退，朝轻暮重，疹色鲜红或紫暗，疹点较密，甚或融合成片，或鼻衄，齿衄，舌质红绛、苔黄燥，脉数、指纹紫滞。治以清热凉营，透疹。清营汤（《温病条辨》）加减：水牛角、生地黄、玄参、竹叶心、金银花、连翘、黄连、丹参、麦冬、牡丹皮、赤芍、紫草、蝉蜕。

6. 邪热炽盛，邪入肝心

症见皮疹稠密，疹色紫暗，高热不退，神昏抽搐，小便短赤，大便秘结，舌质红绛、苔黄燥而干，脉弦数、指纹紫滞。治以清热解毒，凉血透疹，清心泻肝，息风开窍。羚角钩藤汤（《通俗伤寒论》）加减：羚羊角、钩藤、天麻、霜桑叶、菊花、茯神、生大黄、茯苓、紫草、牡丹皮、胆南星、白芍、郁金。壮热神昏明显，加服安宫牛黄丸（《温病条辨》）。

第二十七节　丹　　痧

丹痧是指由痧毒疫疠之邪引起的，临床以发热，咽喉红肿疼痛或糜烂，皮肤布有状若涂丹细痧为主要特征的急性肺系发疹性证候，又称疫痧、喉痧、烂喉丹痧、疫疹。古时丹痧之病情不仅严重，而且流行猖獗，而今病多轻缓，且很少有大流行。病情除古今差异外，尚与疫邪毒力、侵入部位、机体反应性有关。本病若治疗及时，一般预后良好，但在病程中或恢复期可并发外感急惊风、心痹、水肿、痹证等病，必须注意防治。

现代医学之猩红热，可从本证候进行辨证论治。

病因病机辨识

引起丹痧的病因为痧毒疫疠之邪，其具有以下特点：①阳邪，其性热峻烈。②盛于冬、春两季，具有传染性，可造成流行。③中人发病化火化毒迅速，病多客犯于上，其毒深伏营血，又可流窜周身。痧毒疫疠之邪经鼻而入，蕴于肺胃，上熏咽喉，化火腐肉，化毒内闭营分，毒发肌肤而成。初起痧毒疫疠之邪客于肺卫（胃），继则化火化毒客犯气营，终则毒火外泄、阴气耗伤。

毒火外泄后，阴津恢复而向愈。一部分患儿或因痧毒疫疠之邪鸱张窜犯，或因脏气不平而有变证，因痧毒之邪内陷厥阴肝心，或毒火伤及于心脉，或痧毒之邪流窜筋骨关节，或余邪未尽，闭塞三焦水道，水液通调失职，溢于肌肤而成外感急惊风、心痹、痹证、水肿。

症状识辨

皮疹：多于发热数小时至 1 天出现皮疹，疹出甚速，疹起自颈项，依次分布于颈、胸、背、四肢等处，皮肤呈弥漫性潮红，疹点细小，呈鸡皮样，疹色猩红，疹间皮肤红润，疹与疹之间无正常皮肤，状若涂丹。皮疹两三天内遍及全身，此为邪盛极期，此期有几个特殊体征，贫血性皮肤压痕、环口苍白圈、线状疹、杨梅舌。皮疹出齐后一两天，皮疹按出疹顺序消退，发热渐退，咽部症状减轻或消失；皮疹消退后1周，开始出现脱皮，先从面部及颈部细屑状脱皮，渐及手掌、足底，呈大片状脱皮，脱皮后无色素沉着，此为邪去正伤期。

辨邪正消长盛衰：依据病程、皮疹情况、全身症状，辨邪正消长盛衰，以分期。邪盛初期，属疹前期，症见发热恶寒，咽喉肿痛，痧疹隐现，病在肺卫；邪盛极期，属出疹期，症见全身症状加重，咽喉红肿腐烂化脓，皮疹猩红如丹，病在气营；邪去正伤期，症见全身症状减轻，以肺胃阴伤为主。

变证：邪盛极期邪毒内陷心肝，气机逆升，出现头痛、喷吐、神昏、抽搐者，并发外感急惊风；余毒未尽，可伤及心脉，导致心脉痹阻，或心失所养，症见心悸、胸闷、神乏，脉数无力或结代；余毒流窜肌筋关节，症见肢体关节疼痛，焮红灼热，肿胀剧烈；毒蕴水道，症见肢体浮肿，小便短赤，色如浓茶；余毒犯耳，症见耳痛、耳鸣、听力下降、耳中流脓。

治法与处方原则

丹痧系由痧毒疫疠之邪所犯，病因学治疗为清热解毒。紧紧抓住邪正消长盛衰，重视分期治疗。因痧毒之邪其性峻烈，故清热解毒法贯穿治疗的始终，务必彻底，使邪去正安。病位在气营，毒发肌肤而致，病机学治疗为清气凉营透疹。对症治疗为泄热、利咽、养阴、治变证。防治各种变证，是治疗的重点。

证治条辨

1. 邪盛初期，侵犯肺卫

症见发热骤起，头痛、恶寒，咽喉红肿疼痛，上腭有粟粒样皮疹，皮肤潮红、皮疹隐现，舌质红、苔薄白欠润或薄黄，脉浮数。治以清热解毒，利咽宣透。银翘马勃散(《温病条辨》)加减：金银花、连翘、干重楼、马勃、淡豆豉、射干、荆芥、蝉蜕。乳蛾肿痛明显，加大青叶；颈部臀核肿大，加夏枯草、紫花地丁、浙贝母。

2. 邪盛初期，侵犯肺胃

症见发热骤起，高热寒战，恶心呕吐，咽喉红肿疼痛，皮肤潮红隐现，舌质红、苔白腻，脉浮数。治以清热解毒，利咽宣透，和胃止呕。银翘马勃散(《温病条辨》)加减：金银花、连翘、干重楼、马勃、射干、荆芥、蝉蜕、清半夏、苍术、竹茹。颈部臖核肿大，加夏枯草、僵蚕。

3. 邪盛极期，毒入气营

症见壮热不退，面赤口渴，烦躁不安，大便秘结，小便黄，咽喉红肿疼痛，糜烂白腐，皮疹密布，色红如丹，甚则色紫如斑点，疹由颈、胸开始，继而弥漫全身，压之褪色，见疹后的一两天舌红起刺、苔黄糙，三四天后舌光红起刺、苔剥脱，状如杨梅，脉数有力。治以清气凉营，泻火解毒。凉营清气汤（《喉痧证治概要》）加减：生石膏、水牛角、金银花、玄参、芦根、生地黄、白茅根、栀子、连翘、黄连、牡丹皮、赤芍。丹痧布而不透，壮热无汗，加淡豆豉、浮萍；苔糙，便秘，咽喉腐烂，加生大黄、芒硝。

4. 邪减正虚期，疹后阴伤

症见丹痧布齐后，身热渐退，咽喉糜烂疼痛减轻，口唇干燥，纳食不香，大便燥结，周身皮肤干燥，舌质光红欠润、苔剥脱，脉象细数。约1周后可见皮肤脱屑，或呈大片脱皮。治以养阴生津，清解余邪。沙参麦冬汤（《温病条辨》）加减：沙参、麦冬、玉竹、石斛、白扁豆、桑叶、甘草、麦芽、白芍。余邪未尽而见低热，加地骨皮、青蒿；若口干，舌红少津明显，加玄参、生地黄、芦根。

5. 邪盛极期，邪入肝心

症见遍身痧瘢稠密，咽喉糜烂疼痛剧烈，高热持续不退，头痛如劈，呕吐如喷，囟门高突，颈项强直，角弓反张，四肢抽搐，谵妄神昏，烦躁口渴，大便干燥，舌质红绛、苔黄燥，脉象数而有力。治以清热解毒，息风开窍。清瘟败毒饮（《疫疹一得》）合羚角钩藤汤（《通俗伤寒论》）加减：龙胆草、黄连、生石膏、滑石、淡竹叶、大黄、金银花、大青叶、羚羊角、僵蚕、水牛角、桑叶、赤芍、牡丹皮，以及紫雪丹。苔厚、呕吐频繁、便秘者，加芒硝；昏愦不语，加石菖蒲、郁金、竹沥。

6. 邪盛期，邪毒犯耳

症见丹痧皮疹弥漫全身，耳痛较剧，甚或流脓，发热持续，烦躁易怒，口苦咽干，舌质红、苔黄腻，脉弦数。治以清热解毒，利耳通窍。龙胆泻肝汤（《兰室秘藏》）加减：龙胆草、黄芩、栀子、车前子、当归、柴胡、生地黄、没药、乳香。大便秘结，加瓜蒌、大黄；有脓而流出不畅，加皂角刺、川芎。

7. 邪盛期，邪犯心脉，心脉痹阻

症见丹痧稠密，脉动疾或结代，虚里搏动明显，心动悸，胸闷，烦躁不安，口干苦，舌尖红、苔薄黄。治以清心解毒，疏通心脉。清营汤(《温病条辨》)加减：水牛角、生地黄、玄参、麦冬、莲子心、竹叶卷心、丹参、苦参、大青叶、连翘。胸闷，加瓜蒌、郁金；脉促、结、代，加益母草、延胡索、川芎。

8. 邪恋期，余毒伤及心阴，心失所养

症见丹痧皮疹减少或已消退，脉细软或结代，虚里搏动弱，心悸气短，低热，盗汗，手足心灼热，舌质红绛、少苔或无苔或花剥苔。治以养阴解毒，宁心复脉。沙参麦冬汤(《温病条辨》)合炙甘草汤(《伤寒论》)加减：沙参、麦冬、炙甘草、石菖蒲、丹参、龙骨、珍珠母、葛根、当归、生地黄、赤芍、薏苡仁、百合、阿胶、五味子。

9. 邪恋期，余毒伤及心气，心失所养

症见丹痧皮疹减少或已消退，脉疾或结代，虚里搏动弱，心悸气短，胸闷乏力，面色萎黄无华，纳差，舌质淡、苔白。治以益气祛邪，宁心复脉。黄芪桂枝五物汤(《金匮要略》)加减：黄芪、桂枝、白芍、远志、炙甘草、地龙、太子参、丹参、石菖蒲、生姜。心悸，脉促，加龙齿、琥珀；胸闷，口唇青紫，加郁金、川芎、桃仁。

10. 邪减期，余毒流注关节

症见丹痧皮疹减少或已消退，低热起伏，骨节烦痛，关节肿痛，肢体沉重，舌质红、苔白腻或黄腻，脉滑数。治以清热宣湿，通络宣痹。宣痹汤(《温病条辨》)加减：防己、杏仁、滑石、薏苡仁、牛膝、栀子、连翘、清半夏、晚蚕沙、赤芍、乳香、姜黄、威灵仙。关节疼痛、重着，加苍术、瓜蒌皮；关节红肿，加忍冬藤、丝瓜络、干地龙。

11. 邪减期，毒热内归，三焦水道不畅

症见丹痧皮疹减少或已消退，头面肢体浮肿，小便黄赤而少、尿血，头身困重，舌质红、苔白腻或黄腻，脉濡数。治以清热利湿，凉血止血，利水消肿。五味消毒饮(《医宗金鉴》)合小蓟饮子(《严氏济生方》)加减：金银花、野菊花、紫花地丁、栀子、淡竹叶、小蓟、蒲黄、侧柏叶、通草、牡丹皮。口苦口黏，加茵陈蒿、佩兰、薏苡仁；大便秘结，加大黄。

第二十八节　水　　痘

水痘是指由水痘疠气引起的，临床以发热，皮肤分批出现丘疹、疱疹、结痂为主要特征的急性肺系发疹性证候。一年四季均可发生，尤以冬、春季多见；多见于10岁以下小儿。传染性较强，极易在集体儿童机构中流行。一般病情较轻，预后良好，愈后不留瘢痕。但免疫缺陷、滥用或因其他病服用皮质激素者患本证候，病情较重，甚或危及生命。

病因病机辨识

引起水痘的病因为感受水痘疠气，其具有以下特点：①阳邪，其性热兼湿、风。②盛于冬、春，传染性较强，可造成流行。③中人发病发为疱疹。水痘疠气经鼻而入，客郁肺脾，与气血相搏，外发肌表而成。疠气轻微，一般客犯于卫气，少数疠气炽盛兼及于营。正气祛邪分批外出，毒出而见疹，湿而水疱，毒尽而结痂。

邪气减退，正气恢复而向愈。疱疹搔破可染秽成疮。极少数患儿由于疠气炽盛，可内犯肝心并发外感急惊风；疠气犯肺、郁闭肺气，可并发肺炎喘嗽。

症状识辨

皮疹：发热一两天内开始出疹，疹点先见于头、面、发际，渐及全身其他部位，以躯干部位较多，四肢部位较少，疹点出现后，很快变为疱疹，呈椭圆形，大小不一，内含水液，澄清透明，无痘脐，周围红晕，有痒感，为邪盛期，邪在卫气，属轻证；皮疹分布稠密、疹色紫暗，疱浆紫暗混浊，伴高热、烦躁等症，邪在气营，属重证。系外邪所致，当根据病程、邪正消长情况、临床表现，辨别各期（邪盛初期、邪盛极期、正复期）。邪盛初期，水痘初发；邪盛极期，水痘密集，丘疹、疱疹同在；正复期，水痘结痂。

变证：病中兼有头痛、喷吐、神昏、抽搐者，病位在肝心，并发外感急惊风；病中兼有咳喘、痰鸣者，病位在肺，并发肺炎喘嗽；病中兼有疱疹溃破、流出脓液，皮肤红肿疼痛，系痘溃染秽成疮。

治法与处方原则

水痘疠气其性热兼湿、风，病因学治疗当依据邪客部位、邪气性质灵活应用各种治疗方法及措施，包括疏风清热、清热解毒、凉营解毒、分利湿热、燥湿解毒等，并重视祛邪途径，如汗法、利法、下法、透营转气法的应用。因热毒外发，故当透疹，根据邪客部位不同，灵活选用发表透疹、宣肺透疹、凉营透疹等法。对症治疗为泄热、止痒，泄热灵活应用汗、清、利、下四法，止痒除选用解表法外，尚可应用祛风止痒、凉营止痒等。

水痘外透为顺，故在立法遣药时，务使邪毒外出，加强皮肤护理，以减少变证、兼证的发生。

证治条辨

1. 邪气轻微，邪客卫气

症见轻微发热或不发热，鼻塞流涕，轻咳，皮疹稀疏，疱浆清亮，根盘红晕不著，以躯干为多，舌尖红、苔薄白或微腻，脉浮数。治以清热解毒，祛湿透疹。大连翘汤（《婴童百问》）加减：连翘、金银花、黄芩、防风、滑石、车前子、柴胡、栀子、蝉蜕、荆芥。咽红肿疼痛明显，加牛蒡子、马勃、桔梗、山豆根；痘疹瘙痒明显，加白蒺藜、地肤子、赤芍。

2. 邪气炽盛，邪及气营

症见壮热不退，烦躁不安，口渴欲饮，面红目赤，溲黄便干，疹点稠密，累及部位广泛，疹色紫暗，疱浆晦浊，根盘红晕较著，舌质红绛、苔黄腻或黄糙而干，脉洪数。治以清气凉营，解毒透疹。化斑解毒汤（《外科正宗》）加减：金银花、连翘、黄芩、紫草、赤芍、生地黄、栀子、蝉蜕、淡竹叶、知母、黄连、玄参、生石膏。疹色深红，疱浆混浊，加牡丹皮、水牛角；口舌生疮，大便秘结，加大黄、全瓜蒌；皮疹瘙痒明显，加白鲜皮、地肤子。

3. 邪毒窜犯肝心，并发外感急惊风

症见病中，突见壮热、头痛、喷吐、嗜睡、昏迷、抽搐，舌质红绛、苔黄燥，脉弦数。治以清热解毒，降泻凉血，平肝息风，清心开窍。清瘟败毒饮（《疫疹一得》）合千金龙胆汤（《备急千金要方》）加减：生石膏、生地黄、水牛角、黄连、栀子、黄芩、赤芍、玄参、连翘、牡丹皮、淡竹叶、大黄、茯苓、龙胆草以及紫雪丹。

4. 邪毒闭肺，并发肺炎喘嗽

症见病中出现壮热，咳嗽不爽，气急鼻煽，舌质红、苔薄黄或黄腻，脉数有力。治以清热解毒，开肺定喘。王氏连朴饮（《霍乱论》）合清气化毒饮（《医宗金鉴》）加减：黄连、杏仁、姜厚朴、前胡、瓜蒌仁、黄芩、连翘、玄参、麦门冬、蜜麻黄。

5. 痘溃染秽，并发疮疡

症见病中疱疹溃破，皮肤焮红肿痛，甚或溃烂、坏疽。治以清热解毒，消肿止痛。仙方活命饮（《校注妇人良方》）加减：穿山甲、天花粉、乳香、白芷、赤芍、贝母、防风、没药、皂角刺、归尾、陈皮、金银花。

第二十九节 痄 腮

痄腮是由外感风温疠气壅滞少阳经络引起的，临床上以发热，耳下腮部漫肿疼痛为特征的急性肺系外感证候。痄腮病名首见于金代《疮疡经验全书》，后有“蛤蟆瘟”“颅鹚瘟”别名。

现代医学称本病为流行性腮腺炎。

病因病机辨识

痄腮的病因为外感风温疠气，其具有以下特点：①阳邪，其性热兼风。②盛于冬、春，具有传染性，可造成流行。③中人发病嗜客少阳经络。其性虽热，但无化腐成脓之性。外感风温疠气经鼻而入，过肺卫，壅滞少阳经络，邪正斗争，郁而不散，循胆经外发，蕴结耳下腮部。足少阳胆经起于目外眦，上抵口角，经耳前耳后下行于身之两侧。邪壅少阳经络，阻碍了经脉气血的正常运行，则气滞血郁，循经凝滞腮颊，故局部漫肿、疼痛。

若邪不解，可发生变证：①循表里经传变，足少阳胆经与足厥阴肝经互为表里经。风温疠气由胆经传入肝经，因足厥阴之脉起于足大敦，循腿内侧，绕阴股，入毛中，还阴器，抵小腹，故邪入肝经，壅阻肝脉，可见睾丸肿痛、少腹痛。②甚或入脏，风温疠气炽盛，内陷厥阴肝心，气机逆升，从而血、津液、痰、邪生之毒随气升而上壅，蒙阻心窍，引动肝风而成外感急惊风。

症状识辨

腮肿：起病一两天后出现腮腺部位疼痛，继而以耳垂为中心漫肿，表面皮色不红、边缘不清，触之有坚实感及弹性感，通常由一侧波及另一侧。根据邪气轻重、经脉壅滞之程度而定病情的轻重。轻证者发于少阳之表，重证者发于少阳之里。轻证者，发热等全身症状轻微，腮肿症状不著，可兼有表热证；重证者，全身及腮肿症状重，可兼有里热证。依据病程、全身症状、腮肿程度辨邪正消长盛衰，分邪盛初期、极期、恢复期，邪盛初期腮肿初起，邪盛极期腮肿明显，恢复期腮肿逐渐消退，腮肿久不消散，为邪恋期之余毒未尽或兼有痰瘀。

变证：除痄腮主证外，尚见神昏、抽搐，或睾丸肿痛、少腹疼痛，此为变证。邪盛极期，邪毒炽盛内犯肝心，系并发外感急惊风；邪毒炽盛窜犯厥阴肝经，系并发邪窜肝脉。

治法与处方原则

辨治时紧紧抓住邪壅少阳经络这一病机关键，注重邪正消长盛衰在病机中的地位，以祛邪、疏通经络为主要治法。风温疠气，其性热兼风，病因学治疗为祛邪，当根据邪客部位运用清热解毒、清热疏风等法。外感风温疠气壅滞少阳经络，郁而不散，与气血相搏，气滞血郁所致，病机学治疗为清胆经郁热及疏通少阳经络，清胆经郁热可选用龙胆草、青黛、夏枯草、黄连等直清的方法；疏通少阳经络，除选用疏肝解郁法外，尚可选用理气解郁、活血散郁及通络散郁诸法。对症治疗为散结消肿，一般可用宣通之剂以去其壅滞，达到消肿之目的，除选用疏通少阳经络的方法外，尚可选用软坚散结及化痰散结等法。

证治条辨

1. 邪盛期，邪客少阳，经络壅滞

症见一侧或两侧耳下腮部漫肿疼痛，边缘不清，触之痛甚，轻微发热恶风，头痛呕吐，咽赤，舌质红、苔薄白，脉数。治以疏风清热，通络散结。柴胡葛根汤（《外科正宗》）加减：柴胡、夏枯草、金银花、干地龙、郁金、牛蒡子、防风、黄芩、薄荷、瓜蒌仁。腮肿较著，加赤芍、青皮、海藻；表证明显，加羌活、苏叶。

2. 邪盛期，邪壅少阳，气分热炽

症见腮部漫肿疼痛较著，坚硬拒按，壮热烦躁，头痛，口渴饮水，心烦溲黄，舌质红、苔黄，脉弦数。治以清热解毒，疏通经络，软坚散结。普济消毒饮（《医方集解》引东垣方）加减：黄芩、连翘、柴胡、郁金、干地龙、黄连、马勃、桔梗、赤芍、陈皮、昆布、金银花、夏枯草、生石膏、知母。大便秘结，加大黄、芒硝；腮肿较著，加海藻、僵蚕。

3. **邪盛期，邪壅少阳，热结肠腑**

症见耳下腮部漫肿疼痛剧烈，身热如焚，头痛剧烈，心烦溲黄，大便秘结，舌质红、苔黄燥，脉数有力。遵《诸病源候论·诸肿候》中“肿之生也，皆由风邪寒热毒气，客于经络，使血涩不通，壅结皆成肿也”，以及“釜底抽薪”“以泻代清”之旨，治以清热通腑，疏通经络，软坚散结。通圣消毒散（《证治准绳》）加减：酒炒大黄、水牛角、川芎、栀子、黄芩、连翘、大青叶、夏枯草、郁金、地龙、黄连、桔梗、赤芍、僵蚕、昆布、炙百部。口渴，加天花粉、麦门冬；咽喉疼痛，加马勃、玄参；大便秘结，加芒硝。

4. **邪减期，经络郁滞**

症见耳下腮部漫肿减消，发热恶风、头痛呕吐、咽赤等肺卫表证渐退，舌质偏红、苔薄白，脉实。治以清解余邪，通络散结。柴胡疏肝散（《医学统旨》）加减：柴胡、夏枯草、玄参、干地龙、郁金、防风、瓜蒌、赤芍、青皮、海藻。咽赤等余邪未尽，加金银花、大青叶。

5. **邪盛期，邪壅经络，窜入肝心**

症见腮部尚未肿大，或腮肿后 1 周内，除耳下腮部漫肿外，又增神昏、嗜睡、颈强、反复抽搐、昏迷、喷吐，舌质红绛、苔黄燥，脉洪数。治以清热解毒，降泻息风，开窍醒神。凉营清气汤（《喉痧证治概要》）合紫雪丹（《太平惠民和剂局方》）加减：龙胆草、大青叶、连翘、水牛角、栀子、芦根、生石膏、淡竹叶、牡丹皮、赤芍、黄连、大黄，以及紫雪丹。热甚，加黄芩、芒硝；腮肿较著，加夏枯草、郁金、地龙；抽搐，加钩藤、僵蚕、地龙。

6. **邪客肝脉，肝胆湿热**

症见腮肿的同时或腮肿渐消时，男孩见一侧或两侧睾丸肿痛；女孩见少腹疼痛，痛甚拒按。口苦咽干，舌质红、苔黄腻，脉弦数。治以清肝泻火，燥湿消肿，活血镇痛。龙胆泻肝汤（《医方集解》引《太平惠民和剂局方》）加味：龙胆草、黄芩、山栀子、泽泻、栀子、车前子、当归、生地黄、柴胡、郁金、橘核、荔枝核。睾丸肿胀明显，加青皮、乌药；腹胀，少腹疼痛，便秘，加大黄、枳壳、木香。

7. **邪客肝脉，热结阳明**

症见腮肿渐消外，左胁下、上腹部疼痛剧烈，痛甚拒按，恶心呕吐，发热，大便秘结，舌质红、苔黄，脉弦数。治以清泻腑实，和解少阳。大柴胡汤(《伤寒论》)加减：大黄、栀子、柴胡、郁金、黄芩、赤芍、蒲公英、竹茹、虎杖、白芍、甘草。大便秘结，加芒硝、瓜蒌；腹痛剧烈，加延胡索、桃仁。

第四章　儿科常见疾病证治

第一节　新生儿感染性肺炎

新生儿感染性肺炎是新生儿时期常见疾病，临床以不哭、不乳、精神萎靡、口吐白沫、呼吸不规则，甚则皮肤苍白、发绀、抽搐等全身症状为主要表现，肺部体征多不典型。可发生于宫内、分娩过程中或生后，由细菌、病毒、霉菌等不同的病原体引起。

新生儿感染性肺炎，属中医“乳子喘咳”“百晬嗽”“胎嗽”“初生儿喘促”等病范畴。

病因病机辨识

初生儿肺娇尤著，易为外邪所伤，发为肺炎。引起本病的原因较多，如孕母染邪传于胎儿，或小儿初生，秽毒乳汁不及清除，入口犯肺，正如陈复正《幼幼集成·百晬嗽论》中论述的“或乳汁过多，吞咽不及而呛者；或啼哭未定，以乳哺之，气逆而嗽者。”或因生后感受外邪，如《万氏家藏育婴秘诀·咳嗽喘各色证治》云：“或因出胎之时，暴受风寒；或因浴儿之时，为风所袭；或因解换褓裳，或出怀喂乳，皆风邪自外入者也。”

外感邪气，或内呛乳汁，皆可影响肺气的宣发与肃降，而发为咳嗽。继而外邪入里化热，肺热熏蒸，灼津炼液，痰热交结，阻滞肺络，气道壅塞，不得宣通，故肺闭喘嗽。病位虽在肺，然初生儿肺脏稚弱尤著，可影响脾胃功能，导致脾阳虚衰而出现不乳、腹胀；影响心主血脉功能可见面色青灰、发绀，甚或心阳虚衰；邪入于肝心，肝风内动，心窍闭阻，可出现抽搐；伤及脾肾之阳，可见肢厥脉微、反应淡漠等脾肾阳衰证。后期邪减正虚可出现脾虚湿蕴、气阴两虚而邪气留恋之证。

辨证思路

首先以有无肺外证候而分常证、变证。常证一般有肺系症状；变证除有常证表现外，多兼有心阳虚、神昏抽搐等症。常证首以病程及邪正消长盛衰情况分邪盛初期、邪盛极期、邪减正复期、邪恋正虚期；次以邪气种类而定各期证候；再次以证情而分轻重、表解与否。

治法与处方原则

新生儿感染性肺炎系肺本身因邪客所致的疾病，病因始终存在整个病程中，故其治首当祛除病因，依邪气性质、客犯部位及病期而定治疗原则，如疏风散寒、温肺散寒、疏风清热、清肺解毒等法。肺气郁闭为其主要病理机制，故应以开其肺闭（开肺）为主，针对引起肺气郁闭的机理，可采取的开肺方法有宣肺法、肃肺法、直清法、利法、下法、行气法、化瘀法、祛邪法、治痰法等。邪盛期当以开肺法为主；邪盛正衰期祛邪开肺与扶正同用，但正气虚脱时可先固脱后祛邪；邪减正复及邪恋正虚期肺闭已开，当清解余邪与理肺同用。解热、平喘、化痰、止咳为必不可少的对症治疗。外邪客犯正气稚弱尤著之初生儿，在临证处方遣药时，要时刻顾护稚弱，扶助正气，既要祛邪疗疾，又要扶益不足。

证治条辨

1. 风寒外袭，肺气郁闭

症见体温正常或稍低，咳嗽不甚，口吐白沫，喉有痰响，鼻翼扇动，鼻塞、流涕，舌质淡、苔白，指纹红，透于风关。治以疏风散寒，宣通肺气。杏苏散（《温病条辨》）合生脉散（《备急千金要方》）加减：炙麻黄、甘草、人参、杏仁、桔梗、陈皮、五味子、麦冬、茯苓。鼻塞，流清涕，加荆芥、防风；痰多，加莱菔子、川贝母；咳甚，加紫菀、蜜百部；便溏，加薏苡仁、芡实。

2. 风寒闭肺，肺脾气虚

症见体温正常或稍低，咳嗽无力，口吐白沫，喉有痰响，鼻翼扇动，哭声微弱，面色无华，唇周微绀，舌质淡、苔白，指纹红、透于风关。治以疏风散寒，宣通肺气，补脾益肺。醒脾散（验方）：人参、炙甘草、天麻、木香、全蝎、胆南星、僵蚕、白术、茯苓、橘红、石菖蒲、清半夏。喘憋，加葶苈子、紫苏子；咳甚，加紫菀、蜜百部；口唇发绀，加赤芍、丹参；后期咳喘减轻，痰多者，加桔梗、莱菔子。

3. 风热犯肺，肺气郁闭

症见发热，咳嗽气急，喉中痰鸣，痰稠不易嗽出，咽红，鼻翼扇动，口吐白沫，不思乳食，舌质红、苔黄，指纹紫。治以疏风清热，宣肺化痰定喘。麻黄杏仁甘草石膏汤（《伤寒论》）加减：炙麻黄、连翘、生石膏、川贝母、杏仁、苏子、橘红、葶苈子、前胡、五味子、麦冬。热甚，加栀子、金银花、黄芩；痰多，加瓜蒌、胆南星、海浮石；咳剧，加桑白皮、枇杷叶；喘促较著，加地龙、桃仁、钩藤；口唇发绀，加丹参、莪术、赤芍；大便秘结，加酒大黄、枳实。

4. 邪毒壅肺，肺气郁闭

症见高热或体温不升，咳嗽痰稠，呼吸浅表，鼻翼扇动，口吐白沫，啼哭无力，面色晦暗，烦躁不安，唇红而干，舌质红、苔黄而干，指纹紫滞。治以清肺解毒，开肺化痰平喘。清气化毒饮（《医宗金鉴》）加减：黄芩、连翘、桔梗、杏仁、桑白皮、前胡、紫菀、款冬花、麦冬、黄连、炙麻黄。热重、咳剧，加金银花、金荞麦、败酱草、虎杖；唇干烦躁，重用麦冬，加天花粉、白芍；溲黄便干，重用黄连，加酒大黄；肢端、口唇发绀，加丹参、红花；出现黄疸，加茵陈蒿、栀子、车前草；腹胀，加枳实、葶苈子。

5. 痰湿壅盛，肺气郁闭

症见无热或体温下降，咳嗽痰壅，喉间哮鸣声如拽锯，泛吐痰涎，呼吸困难，手足不温，舌质淡、苔白腻，指纹滞。治以涤痰开肺，息风平喘。三子养亲汤（《韩氏医通》）：苏子、钩藤、葶苈子、地龙、姜厚朴、莱菔子、白芥子、炙麻黄。见手足不温、面色苍白、痰多等肺寒甚、寒饮著证候者，可合用苓桂术甘汤（《金匮要略》）；喉间哮呷、哮鸣，加天麻、僵蚕。

6. 痰湿内蕴，肺失清肃

症见无热或体温下降，咳嗽痰壅，泛吐痰涎，甚或时有痰涌、喘憋，舌质淡、苔白腻，指纹滞。治以温肺化饮，散寒平喘。小青龙汤（《伤寒论》）加减：炙麻黄、钩藤、芍药、五味子、清半夏、陈皮、干姜、桂枝。痰壅、痰盛，加茯苓、款冬花。

7. 元阳虚衰，肺闭血瘀

症见不哭，不乳，精神萎靡，神差少动，哭声低微，咳嗽气促，面色苍白或青灰，口唇指端发绀，呼吸浅快或不规则，四肢不温，舌质淡紫、少苔，指纹暗滞。治以通阳生脉，通瘀活血。生脉散(《医学启源》)加味：人参、麦冬、五味子、桔梗、前胡、杏仁、黄精、茯苓、桃仁、赤芍、桂枝、黄芩。指端青紫，加红花、丹参；腹胀，加槟榔、枳壳；时时欲脱，可合用参附龙牡救逆汤(验方)。

8. 邪痰壅盛，脾阳虚衰

症见咳嗽喘促，腹部胀满叩之如鼓，泻后胀满不减，无矢气，肌肉松弛，舌质淡、苔腻，指纹淡。治以温补脾阳，行气除胀。理中丸(《伤寒论》)合盘肠散(验方)加减：人参、干姜、乳香、木香、砂仁、炙甘草、茴香。腹部胀满较著，手足不温，加炮姜、制附子、姜厚朴；咳嗽较著，加钩藤、葶苈子、地龙。

9. 邪入肝心，风动窍闭

症见发热或发热更甚，哭闹不安，神识不清，囟门突起，呕吐如喷，颈项强直，角弓反张，四肢抽搐，舌质红绛，指纹紫滞可达命关。治以清热解毒泻火，清心泻肝，息风开窍。黄连解毒汤(《外台秘要》)合紫雪丹(《太平惠民和剂局方》)加减：黄芩、栀子、郁金、黄连、生大黄、天麻、生石膏，以及紫雪丹。抽搐明显，加钩藤、全蝎、蜈蚣、僵蚕；神昏明显，加石菖蒲、胆南星、清半夏。

10. 正虚邪恋，肺脾气虚

症见咳嗽减轻，咳而无力，喉中痰鸣，吮乳量少，面色欠润，精神不振，唇舌淡、苔薄白，指纹淡。治以益气健脾，培土生金，化痰止咳。人参五味子汤(《幼幼集成》)加减：人参、五味子、甘草、陈皮、清半夏、前胡、炒白术、茯苓。咳甚，加紫菀、款冬花、杏仁、枇杷叶；痰多，加紫菀、款冬花、川贝母；手足不温，加桂枝；痰稀带泡沫，加干姜；汗多，加黄芪、防风、牡蛎。

11. 正虚邪恋，气阴两虚

症见咳嗽无力，喉中痰鸣，手足心热，时有哭闹烦躁，大便稠黏，舌质偏红、苔白，指纹淡红。治以健脾养肺，消导化痰。醒脾养肺散(验方)：人参、茯苓、炙甘草、干姜、橘红、胆南星、紫菀、款冬花、瓜蒌仁、沙参、鳖甲、青蒿、酒大黄、神曲、鸡内金。

第二节　新生儿破伤风

新生儿破伤风是由破伤风杆菌侵入脐部而引起的急性感染性疾病，临床主要表现为牙关紧闭和全身骨骼肌强直性痉挛。中医称为“脐风”，民间称为“脐带风”“锁口风”，多于出生后4~7天内发病，故又有“四六风”或“七日风”之称，但亦有极少数延至数周才发病者。发病愈早，危险性越大。

病因病机辨识

新生儿破伤风主要是由于新生儿断脐不洁，为风湿之邪所侵而致。如《婴童百问》云：“脐风者，断脐之后，为水湿风冷所乘，风湿之气入于脐。”《保幼新编·脐风》亦提出“小儿断脐后为风湿所伤”。《幼幼集成·脐风论证》云：“外因者，风湿所伤。”其病因既具有湿性黏腻重浊，不易速去之特点，又具有风性的特点，正如《幼幼集成·脐风论证》所云，“风邪之在人身，善行数变，无形无声。”风湿之邪入于脐中，迅速化生秽毒，客犯小儿经络而发病。

本病伊始，为风湿外邪乘虚客入脐中而致病。风湿之邪进入脐带创口后，郁结脐部，则脐肿生疮。若正不胜邪，风湿之邪蔓延，迅速化生秽毒，流入经脉，沿经脉流注五脏。邪毒渐盛，继而秽毒猖獗，经脉为邪毒闭伤，肝风内动，筋经引动，发为脐风，如《诸病源候论·风病诸候》所云，“若风入疮内，犯诸经络，即致痉。痉者，脊背强直，口噤不能言也。”重则邪毒中脏，如毒入心脾结于口舌，则口噤舌强，唇青口撮，乳不能吮，啼不出声；犯脾则见脐突腹紧，脐边青黑。毒胜正衰而出现心阳虚衰或阳脱，抑或邪毒渐减，留有气阴两伤，或为新邪所感发为肺炎喘嗽。

风湿邪毒，客伤稚阳尤甚之初生儿，多从寒化；亦有少数壮实者而成里热壅实及经气闭阻，津聚夹痰者。

辨证思路

本病系初生儿凶证，临证时首先询问接生史及发病时间。仔细询问患儿的接生方式、接生地点及脐带处理情况，以及询问患儿的发病时间及诱发因素。其次根据病程、临床表现来分辨三期，先兆期以吮乳口松、烦闹为主症；痉挛期以肌肉强直痉挛和阵发性抽搐为主症；恢复期以肌张力增高、倦怠乏力为主症。最后依据潜伏期长短、痉挛出现迟早、临床表现而分轻中重三型，轻证者只有牙关紧闭，或局部肌肉强直，潜伏期多在 14 天以上；中证者牙关紧闭，全身肌肉强直，并可出现阵发性痉挛，潜伏期多在 7~14 天，发病 48 小时以上才出现痉挛；重证者牙关紧闭，全身肌肉强直，频繁严重的痉挛不易控制，喉肌痉挛可发生窒息，潜伏期在 7 天以内，发病 48 小时以内即出现痉挛。

治法与处方原则

治疗以疏风利湿，辟秽解毒，息风止痉，宣通经络为主，佐理兼证；后期痉挛渐止，脏腑内伤，经络闭伤，此时应以调气血，益脏腑为主，佐以疏通经络，祛风除湿之法，扶正固本利于小儿康复。

宣通经络的方法与措施，一为辛香通络，引经报使，常选辛散之汗法、芳香之理气法及活血法，二为虫类走窜入络搜剔之品。息风法是对症治疗的方法之一，临证常用平肝息风、镇肝息风，以及舒筋解痉、通络止痉、养血止痉、祛风止痉等止痉法。对于息风法古人已有明示，如《万氏家藏育婴秘诀·脐风》云：“用僵蚕、全蝎、蜈蚣、蜘蛛诸毒药，以祛噤风者，此皆治其标也。”

证治条辨

1. 毒初犯络，经脉失和

症见喷嚏多涕，烦躁啼哭不安，张口不利，吮乳口松，舌质淡、苔薄白。治以疏风利湿，宣通经脉。大秦艽汤（《素问病机气宜保命集》）加减：秦艽、羌活、川芎、地龙、独活、当归、乳香。壮热、烦躁不安，加生石膏、知母；神萎、嗜睡，加石菖蒲、郁金；口松、吮乳无力，加蝉蜕、路路通。

2. 毒入心脾，经脉不利

症见口噤舌强，唇青撮口，不能吮乳，啼不出声，舌质淡、苔薄白，指纹滞。治以祛风除湿，宣通经络。四妙丸（《成方便读》）合玉真散（《外科正宗》）加减：苍术、防己、天麻、莪术、白附子、胆南星、羌活、防风、白芷。口噤、撮口甚，加僵蚕、蜈蚣、全蝎；身热，舌质红苔黄，加蝉蜕、薄荷、金银花、连翘。

3. **疮毒内归，毒入心脾**

症见口噤舌强，唇青撮口，不能吮乳，壮热，脐肿成疮或腐臭溃烂，舌质红、苔薄黄，指纹紫滞。治以燥湿解毒，宣通经络。五味消毒饮（《医宗金鉴》）合保生汤（《幼幼集成》）加减：苍术、栀子、蒲公英、黄芩、黄连、远志、胆南星、羌活、防风、荆芥，脐部外用如意金黄散。口噤、撮口甚，加僵蚕、蜈蚣、全蝎；身热，苔黄腻，加蝉蜕、薄荷、紫花地丁、连翘；舌苔黄腻，加车前子、蚕沙。

4. **毒客经络，邪入肝肾**

症见抽搐阵阵发作，额皱眉举，目拢面聚，牙关紧闭，口撮不乳，涎沫外溢，啼声不出，颈项强直，角弓反张，四肢强直，面目青紫，指纹青紫。治以祛风解毒，宣通经络，息风定搐。四妙丸（《成方便读》）合撮风散（《证治准绳》）加减：苍术、防己、地龙、郁金、莪术、青皮、蜈蚣、全蝎、僵蚕、钩藤、朱砂、麝香。壮热面赤，加黄连、生石膏、龙胆草；小便不通，加茯苓、车前草；形体壮实，兼大便秘结不通，加大黄；夹寒，可合益脾散（《证治准绳》）。

5. **毒扰肝心，肝风内动**

症见烦躁不安，颈项强直，角弓反张，抽搐频剧，时时汗出，气促发绀，或痰涎壅盛，舌质红绛，指纹紫滞。治以清肝宁心，解痉止搐。清营汤（《温病条辨》）加减：水牛角、生地黄、玄参、竹叶心、麦冬、丹参、黄连、金银花、连翘心、羚羊角、钩藤。喉中痰涎壅盛，加杏仁、天竺黄、清半夏；大便秘结，加生大黄、芒硝。

6. **毒客经络，阳明热盛**

症见抽搐阵阵发作，牙关紧闭，颈项强直，角弓反张，腹胀，身热汗出，舌质红、苔薄黄，指纹紫滞。治以清泻阳明，疏通经络。龙胆汤（《幼幼集成》）合辰砂僵蚕散（《幼幼集成》）加减：龙胆草、黄芩、赤芍、僵蚕、天竺黄、炙甘草、生大黄、珍珠母、桔梗、茯苓、钩藤。身热，苔黄较著，加黄连、牡丹皮、生地黄；腹部胀满明显，加枳实、姜厚朴；抽搐、痉挛甚者，加木瓜、天麻。

7. **毒入于肺，肺闭咳喘**

症见抽搐阵阵发作，角弓反张，腹胀脐青，咳嗽频作，喘促屏气，痰涎壅盛，舌苔腻，指纹滞。治以宣通经络，开闭祛邪，化痰平喘。麻黄杏仁甘草石膏汤(《伤寒论》)合龙胆汤(《幼幼集成》)加减：炙麻黄、甘草、黄芩、赤芍、桔梗、杏仁、生石膏、瓜蒌、钩藤。痰涎壅盛，喘促屏气，加鲜竹沥、天竺黄、远志、葶苈子；壮热，烦闹不安，加栀子、桑白皮；喘促明显，喉中痰涌，泛吐痰涎，加地龙、僵蚕、葶苈子、远志；口周发绀，加丹参。

8. 正虚邪恋，余邪未尽

症见抽搐逐渐减少、减缓，口撮渐松可以吮乳，四肢仍稍硬，舌质红、苔薄。治以养阴益气，清解余邪。人参养荣汤(《太平惠民和剂局方》)加减：党参、白术、当归、白芍、钩藤、陈皮、熟地黄、黄芪、僵蚕、地龙。余热未清，加牡丹皮、白薇、银柴胡；手足拘急或蠕动，加桑枝、地龙、鸡血藤、木瓜。

9. 恢复期，气阴两虚

症见口张能乳，肢体柔和，活动自如，形体消瘦，动则汗出，倦怠少动，舌质红、苔薄。治以益气养阴，养营濡筋，健脾和胃。人参五味子汤(《幼幼集成》)加减：党参、白术、当归、白芍、陈皮、熟地黄、五味子、地龙、黄芪、山药。不乳、便溏，加薏苡仁、茯苓；舌红少津，唇干而潮红，加天花粉、麦冬、玉竹、葛根。

第三节　新生儿黄疸

新生儿黄疸是因胆红素在体内聚集引起的皮肤或其他器官黄染。部分高未结合胆红素血症可引起胆红素脑病(核黄疸)，一般多留有不同程度的神经系统后遗症，严重者可导致死亡。

黄疸是新生儿时期常见现象，包括生理性黄疸与病理性黄疸两大类。生理性黄疸：大部分新生儿于出生后两三天出现，于4~6天最重，除皮肤、巩膜不同程度黄染外，无任何不适，一般状况良好，精神、睡眠均好，足月儿生后10~14天消退；早产儿，特别是未成熟儿可延迟到第3~4周才消退，延迟喂养、呕吐、缺氧、寒冷、胎粪排出较晚等因素均可加重生理性黄疸。病理性黄疸：①出现早，黄疸多在出生后24小时内出现，或在(在2~3周时)原黄疸消退后复又出现。②程度重，即黄色程度重。③持续时间过长，足月儿在第2周末，早产儿在第3~4周末尚有黄疸，甚或逐渐加重。④一般状况不良，如精神萎靡、纳呆，以及具有相关病证的证候。其黄疸不会自行消退，一般病情较重，预后欠佳。

新生儿黄疸，相当于中医“胎黄”“胎疸”范畴，包括生理性黄疸、病理性黄疸，可涉及肝细胞性黄疸、阻塞性黄疸、溶血性黄疸。病理性黄疸可见于新生儿溶血症、新生儿肝炎综合征、新生儿败血症、先天性胆道梗阻等疾病。

病因病机辨识

新生儿黄疸的形成因素虽有很多，但与湿邪、气滞有关，如《金匮要略·黄疸病脉证并治》云：“黄家所得，从湿得之。”湿邪不得泄越成为发黄的重要因素，湿邪既可从外感受，亦可自内而生。孕母染邪传于胎儿，或生时、生后感受外邪，或其他外感热病传变，为湿从外受；肝胆及其他脏腑（形、气）发育不足、形态结构畸形，疏泄不能、不足，或病后瘀阻湿滞，气滞湿留，属湿自内生。感受外来之邪毒伤损，或受血气衰败（肝主藏血）之累伤，或为肝胆畸形闭塞胆汁潴留所伤，或为其他病证之邪毒所伤，导致了肝胆为邪客阻，甚或损伤，从而胆汁疏泄不能、失健、失司，胆液不循常道，外溢肌肤，下注膀胱，发为本病。

阳黄的辨识：外感风寒之邪不解，内因湿热郁结阳明，湿重于热兼表邪而见黄疸初起，皮肤瘙痒，咽喉红肿，舌质红、苔薄腻，指纹浮，即表邪发黄。《景岳全书·杂证谟·黄疸》中载，“表邪发黄，即伤寒证也，凡伤寒汗不能透，而风湿在表者有黄证”，“伤寒发黄，凡表邪未清，而湿热又盛者，其证必表里兼见”。

湿热之邪蕴于脾胃，熏蒸肝胆，使肝失疏泄，胆液外溢而发黄，其色泽鲜明。临证又有湿热偏盛之不同，热重于湿者，兼见发热面赤、大便秘结，舌红、苔黄腻或黄燥；湿重于热者，兼见大便溏滞，或有身热不扬，苔白腻或黄白相兼而腻。湿热之邪郁滞，胆腑郁热，可见身目发黄，黄色鲜明，寒热往来，呕吐呃逆，溲黄便干，舌质红苔黄。湿热之邪蕴积化毒，疫毒炽盛，充斥三焦，深入营血，可见卒然发黄，黄色鲜明，其色如金，属急黄。湿热之邪化火化毒，邪陷厥阴肝心、心营，邪毒弥漫，迫血妄行，而见神昏抽搐之胎黄动风证。因患儿正气不支，气阳虚衰之黄疸迅速加重，面色苍黄、浮肿，气促神昏，四肢厥冷，胸腹欠温，属胎黄虚脱证，多为危症。

阴黄的辨识：因寒湿客犯，或素体脾胃虚寒，或久病脾阳受伤，则湿从寒化，寒湿之邪客犯脾胃、肝胆，胆液为湿邪所阻，发为面目、皮肤发黄，颜色淡而晦暗，或黄疸长久持续不退之阴黄。肝胆损伤，或邪毒客阻，可导致肝气郁结，气滞则血瘀，或肝胆闭锁，胆汁疏泄不能而瘀阻，见面目、皮肤色黄，颜色较深而晦暗无华，或日益加重，腹壁青筋，大便灰白如陶土，或见皮肤出血、鼻衄。

胎黄后期的辨识：黄疸日久，致使正气耗伤，湿邪留恋不去，脾失健运，气血阴阳亏虚，肝胆疏泄失健，湿滞残留，则出现面目及肌肤淡黄之脾虚湿滞、脾虚肝郁、阴虚湿滞、气滞血瘀、阳虚寒湿不化等正虚邪恋之证。甚或出现正气未复之脾气虚弱、肝脾两虚、肝肾两虚之证。

阴黄、阳黄相互转化：阳黄、急黄、阴黄在一定条件下常可互相转化。阳黄治疗不当，或病情进展，化毒内陷营血，则发为急黄；亦因久治不愈，或病久迁延，损伤脾阳，湿从寒化而转为阴黄。阴黄复感外邪，湿郁化热，又可出现一过性类似阳黄的表现，病情较为错综复杂。

预后转归：阳黄病程较短，消退较易；阳黄重者，消退较缓，应防其迁延转为阴黄。急黄为阳黄的重症、危症，病情重常可危及生命，若救治得当、正气强盛，亦可转危为安。阴黄病程缠绵，收效较慢；若见疸色深褐或大便色白如陶土，多为先天胆道闭塞或痰瘀内阻胆道所致，预后甚差。古人已有明示，如《金匮要略·黄疸病脉证并治》中有“黄疸之病，当以十八日为期，治之十日以上瘥，反剧为难治”之论。

辨证思路

首先根据黄疸的颜色深浅、色泽及伴随症状，辨别阴阳属性。继之辨别病因、病机；最后要密切观察病情变化，辨别有无热毒耗动营血、邪入肝心、阳气欲脱等变证。

治法与处方原则

新生儿黄疸的治疗，其中生理性黄疸能自行消退，一般不需治疗。病理性黄疸的治疗大法，主要是化湿邪、利小便、疏利肝胆。历代医家均强调利法的重要价值与治疗意义。《金匮要略》云：“诸病黄家，但利其小便。”《景岳全书》云：“清火邪，利小水，火清则溺自清，溺清则黄自退。”《证治准绳》云：“大法利小便。”《脉因证治》云：“治法以疏湿利小便，清热或汗之。”

明代徐春甫云："治黄疸必利小水为捷径。"阳黄，当以清热化湿，通利小便为主，还需根据湿、热之偏胜，客犯部位不同而用药。热重于湿，以清法为主，兼用利湿之法，必要时还应通利腑气，以使湿热下泄；湿重于热，以利湿为主，清热次之。通利二便是祛逐体内湿邪的主要途径，均有利于黄疸的消退，但需中病即止，以防损伤肝脾。至于热毒炽盛，邪入心营之急黄，又当以清热解毒，凉营凉血为主。阴黄，则以温化寒湿，活血化瘀，补虚疏利，利湿退黄为主。中、末期的治疗应重在调整肝胆脾胃的功能，如健脾、疏肝、柔肝、补益、滋养等。

由于新生儿脏腑娇嫩尤著，要兼顾邪正双方，疏泄不可太过，补脾不可壅滞，祛湿不可太燥，清热不可太寒，祛瘀不可太峻，养阴不可太腻，否则徒伤脾胃，克伐生机，并可发生阳黄转为阴黄，或阴黄复感出现类似阳黄的变化，致使病情反复，或加重，或致成其他疾病。

证治条辨

1. 阳黄，湿重于热，兼表

症见黄疸初起，恶寒发热，皮肤瘙痒，咽喉红肿，恶心不思乳食，舌质红、苔薄腻，指纹浮滞。治以清热化湿解表。甘露消毒丹（《温热经纬》）合麻黄连翘赤小豆汤（《伤寒论》）加减：茵陈蒿、栀子、薏苡仁、石菖蒲、赤芍、郁金、白蔻仁、连翘、杏仁、藿香叶、茯苓。恶寒发热等表证明显，加生姜、防风、防己；皮肤生疮，加蒲公英、土茯苓。

2. 阳黄，脾胃湿热，湿重于热

症见目、身黄，黄色鲜明，纳呆呕恶，大便溏滞，或有身热不扬，苔白腻或黄白相兼而腻，指纹滞。治以清热燥湿，疏利运脾。茵陈五苓散（《金匮要略》）加减：苍术、茵陈蒿、栀子、白蔻仁、茯苓、猪苓、石菖蒲、清半夏、赤芍、川厚朴。脘腹胀满明显，加枳实、焦槟榔；身热不扬，加黄芩、竹叶；呕逆重，加藿香、生姜汁；若大便溏滞，加制大黄、木香。

3. 阳黄，脾胃湿热，热重于湿

症见目、身黄，黄色鲜明，脘腹痞满，纳呆呕恶，小便短黄，大便秘结，舌质红、苔黄腻或黄燥，指纹紫滞。治以清热利湿，通腑泄浊。王氏连朴饮（《霍乱论》）合茵陈蒿汤（《伤寒论》）加减：茵陈蒿、栀子、虎杖、云茯苓、郁金、蒲公英、赤芍药、川厚朴、黄连、大黄。发热、口渴明显，加知母、生石膏、芦根；呕逆重，加竹茹、清半夏。

4. 阳黄，肝胆湿热，热重于湿

症见面目、皮肤发黄，颜色光泽鲜明如橘皮，小便色黄，甚或如垢如油，烦躁不安，呕吐腹胀，大便秘结，舌质红、苔黄，指纹紫滞。治以清热利湿，利胆退黄。龙胆泻肝汤（《太平惠民和剂局方》）合五味消毒饮（《医宗金鉴》）加减：龙胆草、茵陈蒿、栀子、黄芩、青皮、赤芍、车前子、柴胡、菊花、金银花、黄柏、酒制大黄。高热烦躁，加石膏、蒲公英、虎杖、知母；恶心呕吐，少加半夏、竹茹、橘皮；腹胀，加厚朴、陈皮；大便秘结或大便溏滞、腹胀，加枳实。

5. 阳黄，肝胆湿热，湿重于热

症见面目、皮肤发黄，颜色光泽鲜明如橘皮，小便色黄，甚或如垢如油，精神疲倦，不欲吮乳，身热不扬，大便溏滞，舌质红、苔黄滑腻或黄白腻滑，指纹紫滞。治以清热利湿，芳香化湿，利胆退黄。茵陈蒿汤（《伤寒论》）合甘露消毒丹（《温热经纬》）加减：茵陈蒿、栀子、黄芩、薏苡仁、石菖蒲、赤芍、郁金、白蔻仁、藿香叶、清半夏、茯苓。恶心、呕吐，甚或呕逆苦水，加竹茹、佩兰；脘腹痞满，加姜厚朴、苍术、砂仁；发热、口唇干燥，加葛根、芦根；低热缠绵，加荷叶、青蒿。

6. 阳黄，胆腑郁热

症见身目发黄，黄色鲜明，身热不退或寒热往来，呕吐呃逆，溲黄便干，舌质红、苔黄，指纹紫滞。治以疏肝泄热，利胆退黄。大柴胡汤（《伤寒论》）加减：柴胡、郁金、茵陈蒿、佛手、黄芩、清半夏、栀子、白芍、甘草、枳实、大黄。恶心呕吐明显，加姜厚朴、竹茹、陈皮；腹胀明显，大便干结，加焦槟榔、姜厚朴。

7. 急黄，邪毒炽盛肝胆

症见目、身深黄，黄色鲜明，其色如金，急起并迅速加深，高热烦躁，呕吐频作，腹胀，大便秘结，小便短少黄赤，舌质红绛、苔黄而燥或焦黄起刺，指纹紫滞。治以清热解毒，泻肝凉血。清瘟败毒饮（《疫疹一得》）合茵陈蒿汤（《伤寒论》）加减：黄芩、生地黄、赤芍药、生石膏、茵陈蒿、知母、栀子、连翘、牡丹皮、甘草、生大黄。高热不退，加水牛角、车前子；黄疸深重，加虎杖、半边莲、白花蛇舌草、土茯苓；恶心呕吐，加竹茹、芦根、清半夏、代赭石；脘腹胀满重，加枳实、焦槟榔、姜厚朴；衄血、便血，加侧柏叶、白茅根、紫草。

8. **阴黄，寒湿阻滞脾胃**

症见面目、皮肤发黄，颜色淡而晦暗，或长久持续不退，精神疲倦，不思吮乳，或恶心易吐，四肢不温，腹胀，大便溏薄甚或灰白，小便色黄而长，舌质淡、苔白腻，指纹色红滞。治以散寒化湿，健脾利肝。茵陈理中汤（《伤寒全生集》）加减：干姜、甘草、茵陈蒿、木香、青皮、党参、白术、茯苓。腹胀、舌苔厚腻等湿重，加姜厚朴、苍术、泽泻；寒重，加附子；大便溏薄，加黄芪、白扁豆、薏苡仁；腹冷痛，大便稀溏，加吴茱萸、肉豆蔻。

9. **肝脾瘀滞，瘀积发黄**

症见面目、皮肤色黄，颜色较深而晦暗无华，或日益加重，小便黄少，腹部膨胀，腹壁青筋，精神差，食少或食后易吐，大便灰白如陶土，或见皮肤出血、鼻衄，唇舌暗红，舌见瘀点、苔白或黄，指纹滞。治以行气化瘀消积，疏肝利湿。逍遥散（《太平惠民和剂局方》）合血府逐瘀汤（《医林改错》）加减：柴胡、茯苓、白术、生地黄、当归、川芎、牛膝、甘草、薄荷、枳壳、赤芍、红花、桃仁。小儿肝脏娇嫩，可有血虚，故只宜养肝疏肝，本方取逍遥散疏肝正是此义；而血府逐瘀汤又为四物汤之基础上加疏肝（柴胡、枳壳）、活血（桃仁、牛膝、红花）之功效，实为新生儿疏肝活血之典型方剂。痞块大硬，加鳖甲、瓜蒌、郁金；皮肤出血、鼻衄，加三七、仙鹤草；兼苔腻、大便溏滞、溲黄等湿热阻滞证候，可合用茵陈蒿汤（《伤寒论》）。

10. **热毒内陷，胎黄动风**

症见黄疸多在出生后较晚出现，或有明显其他疾病病史，症见黄疸迅速加重，发热起伏，或吐或泻，或皮肤瘀斑瘀点，甚或神昏、抽搐，舌质红绛、苔黄，指纹直射三关。治以清营解毒，息风止痉，疏利退黄。羚角钩藤汤（《重订通俗伤寒论》）合清营汤（《温病条辨》）加减：羚羊角粉、钩藤、天麻、僵蚕、栀子、茵陈蒿、车前子、牡丹皮、赤芍药、生地黄、玄参、生大黄。发热，抽搐，重用羚羊角粉、天麻；黄疸深重，加半边莲、虎杖、白花蛇舌草；发热烦躁，加连翘、黄芩；入暮高热，加知母、白薇、青蒿、秦艽；皮下斑疹紫黑，加紫草、大青叶、升麻；出血严重，加炒槐花、地榆炭、茜草、侧柏叶、小蓟；神昏、抽搐较著，合用神犀丹（《温热经纬》），严重者合用安宫牛黄丸（《温病条辨》）。

11. **正虚邪陷，胎黄虚脱**

症见黄疸迅速加重，面色苍黄，浮肿，气促，神昏，四肢厥冷，胸腹欠温，舌质淡、苔白，指纹淡。治以大补元气，温阳固脱。参附汤（《校注妇人良方》）合生脉散（《医学启源》）加味：人参、茵陈蒿、金钱草、附子、干姜、五味子、麦冬。精神萎靡、哭声无力是气虚较重，应急进西洋参、红参以补气防脱；肢冷、四末不温明显系阳衰，应加大附子、干姜、人参的药量以回阳固脱。

12. **正虚邪恋，脾虚湿滞**

症见面目及肌肤淡黄，精神不振，大便溏薄，舌质淡、苔薄，指纹淡。治以健脾助运，渗湿退黄。参苓白术散（《太平惠民和剂局方》）加减：黄芪、白术、茯苓、党参、茵陈蒿、白芍、桂枝、甘草、当归、陈皮、白扁豆。面白、大便溏薄、精神不振等气虚证候明显，可加用西洋参、薏苡仁、山药；肢冷、四末不温，加干姜、附子；面目黄、溲黄等湿邪留恋证候较著，加泽泻、玉米须。

13. **正虚邪恋，脾虚肝郁**

症见黄疸明显消退后，或有轻度面目发黄，面白纳少，右胁下痞块，舌苔白，指纹淡。治以调和肝脾，疏利肝胆。逍遥散（《太平惠民和剂局方》）加减：白术、茯苓、陈皮、茵陈蒿、郁金、白芍药、甘草、薄荷、防风。面白、不乳，加党参、薏苡仁、香橼皮；黄疸较重，加玉米须、虎杖；面目黄、溲黄较著，加虎杖、白花蛇舌草、半边莲；痞块明显、舌质暗红，加丹参、泽兰。

14. **正虚邪恋，阴虚湿阻**

症见面目及肌肤淡黄，纳差腹胀，大便干结或溏滞，舌质红或有裂纹、苔白或花剥，指纹淡。治以滋养肝肾，利湿退黄。知柏地黄汤（《医宗金鉴》）合二冬苓车汤（《辨证录》）加减：生地黄、山茱萸、天门冬、茵陈蒿、茯苓、车前子、牡丹皮、赤芍、郁金。黄疸重，加玉米须、虎杖；手足心热、颧红明显，加桑椹子、枸杞子、知母；鼻衄出血，加炒槐花、茜草、紫草；大便干结，加火麻仁、郁李仁；大便黏滞不畅，加枳壳、陈皮、青皮。

15. **正虚邪恋，气滞血瘀**

症见右胁下结块，面颈部可见赤丝红纹，舌质紫暗或有瘀点，指纹滞。治以疏肝理气，活血化瘀。柴胡疏肝散（《景岳全书》）合鳖甲煎丸（《金匮要略》）加减：白术、茯苓、柴胡、当归、白芍、赤芍、郁金、夏枯草、薄荷、甘草，以及鳖甲煎丸。肝脾肿大，质地坚硬，加鳖甲、龟甲、瓜蒌；肚腹膨胀，加砂仁、白豆蔻、青皮。

16. 正虚邪恋，脾肾两虚，寒湿不化

症见精神疲倦，面色青灰或面色晦暗，乳食不佳，腹胀便溏，四肢不温，舌质淡白、苔白腻，指纹淡滞。治以健脾益肾，温化寒湿。茵陈术附汤（《医学心悟》）加减：茵陈蒿、茯苓、党参、白术、干姜、甘草、附子。腹胀甚，加姜厚朴、陈皮；腹胀，乳食不化，加神曲、鸡内金、麦芽、陈皮；苔腻、腹胀重，加姜厚朴、白豆蔻、土茯苓。

17. 正虚，气虚脾弱

症见神疲乏力，面白消瘦，乳食不化，腹部胀满，大便不调，舌质淡白、苔薄白，指纹淡。治以补脾益气，和肝消导。芍药参苓汤（验方）加减：党参、茯苓、白术、白芍、山药、神曲、鸡内金。乳食不化，腹部胀满，便下粗糙，加苍术、陈皮、麦芽；四末不温，大便稀溏，加炮姜、白豆蔻、干姜；精神不振，易汗出，加黄芪、浮小麦。

18. 正虚，肝脾两虚

症见脘腹胀满，喜暖喜揉，呕吐清涎，精神不振，四肢不温，舌质淡白、苔白而润，指纹淡红。治以温脾散寒，调肝利胆。理中丸（《伤寒论》）加减：党参、白术、茯苓、白芍、砂仁、陈皮、干姜、肉桂、木香、柴胡、清半夏。四肢不温，四肢厥冷，加杜仲、制附子；腹胀、便溏，加姜厚朴、白豆蔻、炮姜；呕吐清涎明显，加郁金、清半夏、柴胡。

19. 正虚，肝肾两虚

症见面色潮红，手足心热，时有盗汗，舌质红、苔少或花剥苔，指纹淡紫。治以滋补肝肾，调和肝胆。一贯煎（《柳州医话》）加味：沙参、麦冬、当归、白芍、白术、生地黄、枸杞子、陈皮、川楝子、柴胡。面色潮红、手足心热等阴虚证候明显，加桑椹子、密蒙花、枸杞子；潮热、盗汗明显，加秦艽、鳖甲、地骨皮；大便干结，加火麻仁、郁李仁。

第四节　新生儿败血症

新生儿败血症是新生儿时期一种严重的感染性疾病，是由于新生儿时期抵抗力弱，感染致病菌后，其侵入血液循环，在血中生长、繁殖，并产生毒素，造成全身各系统严重病变。新生儿败血症的常见病原体为细菌，也可为霉菌、病毒或原虫等。临床以壮热烦躁，或体温不升，精神萎靡，不吃，不哭，不动，皮肤瘀点或见黄疸为其特征。

古代医家对本病无系统论述，其症状的描述散见于“胎热”“胎毒”“毒邪内陷”“疮毒走黄”，或“疽毒内陷”等病证中。

病因病机辨识

新生儿脏腑娇嫩，皮肤薄弱，血少气弱，经脉未盛，神气怯弱，精气未足，故极易为内、外诸邪侵袭而发病。邪毒入客，血气不和，不能制邪，邪毒鸱张，易于内侵，并易损伤心肝及多个脏腑。日龄较大，体健气实者，可有明显的正邪相争的征象；日龄小，体弱气虚（如早产儿、高危儿），正气不能抗邪，易形成邪实正虚或邪胜正溃之势，使病情进展迅速，变证多而重。

温邪化火化毒之后，其致病力极强，传变迅速，顷刻即可深入营血，病及五脏六腑，或内闭机窍，或引动肝风，或熏蒸肝胆，或迫血妄行，或厥脱死亡。初起正气抗邪，可见短暂恶寒发热，迅即由卫入气，而见气分大热炽盛之症，如高热持续；邪毒化火，可见腹胀、哭闹不安；邪毒炽盛，热极生风，邪闭心包，可见神昏、抽搐；邪毒深传血分，入营伤络，动血迫血，可见面色青紫、衄血，或其他部位出血；热毒炽盛，熏蒸肝胆，可见黄疸；邪毒炽盛，郁闭肺络，可见咳喘；邪毒炽盛，邪陷正虚，正气溃败，可见面白、肢厥。邪毒久留恋而不去，正气耗伤，可见潮热、虚烦、精神差等阴伤、气阴两伤之证。

辨证思路

新生儿败血症的症状往往不典型，早期易被忽略，一旦患病，其病情危急严重，而症状多样、复杂。临证主要辨别邪正消长盛衰，注意防治变证。

治法与处方原则

本病病情凶险，治疗时应根据邪气性质、客犯部位、病变阶段和邪正消长情况分别确立治疗大法。邪盛期，以清热解毒，清营凉血为主要治则。邪入肝心，应予清心泻肝，降泻气机为法；邪热迫血，应予清营凉血止血；邪陷阳虚，应予回阳救逆固脱；邪热伤阴，应予清热养阴。病至后期可见气阴两伤，应予益气养阴。除此之外，尚应注意以下几个问题。一是早期诊断，早期治疗，早期顿挫邪势，阻断邪热内陷传变；二是抓紧时机，祛邪务尽，必须抓紧正气尚未大衰之机，立足祛邪、清泻温邪热毒；三是根据邪正消长，合理应用扶正祛邪之法，以祛邪不伤正，扶正不敛邪，邪去正安为原则。

证治条辨

1. 湿热蕴结，化火化毒

症见恶寒发热，热炽不退，头身汗出，腹胀，恶心呕吐，或腹痛腹泻，烦躁不安，小便短赤，舌质红、苔黄浊而腻，指纹紫滞。治以清热化湿，泻火解毒。甘露消毒丹（《温热经纬》）加减：滑石、茵陈蒿、黄芩、黄连、栀子、石菖蒲、连翘、白豆蔻、藿香梗、郁金、虎杖、牡丹皮。小便短赤，加车前草、萹蓄、土牛膝；腹痛泄泻，加木香、茯苓、大豆黄卷、泽泻。

2. 邪热炽盛，热毒壅盛

症见起病急骤，壮热烦躁，神倦不乳，或有脐疮，舌质红、苔黄，指纹紫滞。治以清热解毒，泻火。清瘟败毒饮（《疫疹一得》）加减：生石膏、生地黄、水牛角、黄连、栀子、黄芩、赤芍、牡丹皮、淡竹叶。频频干呕，去牡丹皮、赤芍，加旋覆花、枇杷叶、竹茹；大便秘结，加生大黄；腹胀满，加枳壳、木香；皮肤有脓性病灶，或有脐疮，加蒲公英、紫花地丁。

3. 邪热炽盛，邪入气营

症见发热稽留，午后尤甚，烦躁不安，舌质红绛而干、苔花剥有裂纹，指纹紫滞。治以清热凉营。清营汤（《温病条辨》）加味：生地黄、玄参、麦冬、淡竹叶、丹参、金银花、黄连、连翘、水牛角、地骨皮。高热烦躁明显，重用黄连、金银花、连翘；皮肤有脓性病灶，重用生地黄，加赤芍、蒲公英。

4. 邪毒入肺，肺闭咳喘

症见壮热烦躁，咳嗽频作，气急喘促，泛吐痰涎，或喉中痰声辘辘，或口吐白沫，舌苔腻，指纹滞。治以开肺祛邪，化痰平喘。麻黄杏仁甘草石膏汤（《伤寒论》）加味：炙麻黄、甘草、赤芍、桔梗、杏仁、生石膏、瓜蒌、黄连、黄芩、清半夏。痰涎壅盛，喘促屏气，加鲜竹沥、天竺黄、远志、葶苈子；壮热，烦闹不安，加栀子、桑白皮；喘促明显，喉中痰涌，泛吐痰涎，加地龙、僵蚕、葶苈子、远志。

5. 邪热炽盛，湿热熏蒸肝胆

症见壮热烦躁，面目皮肤发黄，色泽鲜明如橘皮，哭声有力，大便秘结，小便深黄，舌质红、苔黄腻，指纹紫滞。治以清热解毒，疏利肝胆。茵陈蒿汤（《伤寒论》）合黄连解毒汤（《外台秘要》）加味：黄芩、黄连、黄柏、水牛角、牡丹皮、茵陈蒿、生大黄、栀子。壮热，苔黄燥，加虎杖、龙胆草；苔白腻而濡，加猪苓、茯苓、滑石；呕吐，加清半夏、竹茹；腹胀，加姜厚朴、枳实。

6. 邪热炽盛，毒传肝心

症见壮热烦躁，神昏，抽搐，唇燥口干，舌质绛、苔黄，指纹紫滞。治以凉血解毒，清心泻肝，降泻息风。神犀丹（《温热经纬》）加减合安宫牛黄丸（《温病条辨》）：水牛角、生地黄、玄参、紫草、黄芩、羚羊角、僵蚕、连翘、淡豆豉、石菖蒲，以及安宫牛黄丸。神昏较著，合用紫雪丹（《太平惠民和剂局方》）；抽搐明显，加钩藤、牡丹皮、蝉蜕。

7. 邪热炽盛，化热动血，迫血妄行

症见身热夜甚，烦闹不安，斑疹隐隐，舌质红绛，或衄血、便血，指纹滞。治以清热解毒，凉血止血。犀角地黄汤（《备急千金要方》）合化斑汤（《温病条辨》）加减：水牛角、生地黄、牡丹皮、赤芍、生石膏、知母、玄参、连翘、黄芩。衄血、便血，加白茅根、大蓟、小蓟、炒槐花；腹痛、便血，加白芍、甘草、地榆炭、棕榈皮；发热较著，出血广泛，加龙胆草、紫草。

8. 气阴两虚，热毒犹炽

症见身热不退，神志昏沉，口干唇燥，小溲短赤，皮肤斑点隐隐，舌质红绛而干，指纹紫。治以益气养阴，凉血解毒。生脉散（《医学启源》）合清营汤（《温病条辨》）加减：西洋参、麦冬、五味子、生地黄、水牛角、丹参、黄连、玄参、连翘、金银花。斑疹密布，加人中黄、紫草、大青叶；大便干结，加生大黄、玄明粉。

9. 邪陷正虚，阳气虚衰

症见发病或急或缓，体温不升，面色青灰或苍白，多汗，精神萎靡，不乳不哭，四肢厥冷，皮肤发花，舌质淡、苔薄白，指纹隐伏不显。治以扶正祛邪，回阳救逆。参附汤（《校注妇人良方》）合四逆汤（《伤寒论》）加味：人参、制附子、干姜、甘草、黄芪、丹参、当归、金银花、黄连。气息微弱，舌淡，加川芎、桃仁；舌有瘀斑，肋下痞块肿大，加赤芍、红花、川芎；四肢厥冷，加桂枝；汗多不止，加龙骨、牡蛎。

10. 邪恋正虚，邪热伤阴

症见发热稽留，午后尤甚，烦躁不宁，口干舌燥，舌质红、苔少或花剥苔，指纹淡红。治以养阴清热，清解余邪。知柏地黄丸（《医宗金鉴》）合青蒿鳖甲汤（《温病条辨》）加减：知母、黄柏、生地黄、玄参、麦冬、淡竹叶、丹参、青蒿、鳖甲、地骨皮。身热不退，加白薇、柴胡；神倦、精神差，加太子参、黄芪、石斛。

11. 邪恋正虚，气阴两伤

症见午后低热，神萎，汗多，四肢厥冷，舌质红、少苔，指纹红。治以益气养阴，清解余邪。沙参麦冬汤（《温病条辨》）合生脉散（《医学启源》）加减：沙参、麦冬、玉竹、天花粉、白扁豆、党参、黄芪、五味子、牡丹皮、丹参、蒲公英。低热、舌质红明显，系余邪未尽，加金银花、连翘；不乳，加香橼皮、炒麦芽；大便干结，加火麻仁、瓜蒌仁。

12. 邪恋正虚，气阳虚弱

症见低热不退，经久不愈，形寒怕冷，面白无华，自汗，皮下脓肿不愈，舌质淡、苔薄白，指纹淡红。治以温阳益气，托里败毒。托里消毒饮（《校注妇人良方》）加减：党参、黄芪、制附片、白术、山药、当归、白芍、川芎、银花藤、白芷、皂角刺。脓肿排出不畅，加赤芍、白花蛇舌草、连翘；低热，加柴胡、升麻；四肢厥冷，加干姜、肉桂。

第五节　手足口病

手足口病是由时行邪毒引起的，临床以发热，手足肌肤、口腔黏膜发生疱疹或破溃成溃疡为特征的急性发疹性疫病。一年四季均可发生，但夏秋季节多见，多见于4岁以下的小儿。本病传染性强，易在集体托幼机构中流行。

据手足口病的起病、病程、临床特征，其当属中医“湿温”病范畴。

病因病机辨识

手足口病的病因为外感时行邪毒，其具有以下特点：①阳邪，其性湿兼热。②盛于夏秋季节，具有传染性，可造成流行。③中人发病发为疱疹。外感时行邪毒经鼻而入，过肺（胃），客蕴肺脾，波及营分，发于手足肌肤、口咽。一般邪毒较轻预后良好，少数儿童由于病情严重可出现邪入心脉、邪入肝心变证。

辨证思路

手足口病系外邪所致的病证，当具有外感病证的邪正消长特点，而分邪盛初期、邪盛极期、邪减正复期。依据病程、皮疹特点及全身症状来辨别，一般初起邪在肺卫，继而邪及气营而见疹，终则邪减正复而向愈。

辨有无变证注意邪盛极期，有无心悸、胸闷、气短等邪入心脉及神昏、抽搐等邪入肝心变证出现。

治法及处方原则

外感时行邪毒其性湿浊兼热，病因学治疗为祛邪，当根据邪客部位、邪气性质轻重，灵活应用清热解毒、燥湿解毒、凉营解毒、分利湿热诸法，并重视祛邪途径的选择。邪毒外发，病机学治疗为透疹，需要根据邪客部位的不同，灵活选用发表透疹、凉营透疹。对症治疗为止痒，除选用祛风止痒法外，尚佐用凉营止痒法。

证治条辨

1. 邪盛初期，邪客肺卫

症见发热微恶风，咽赤流涕，烦躁不安，恶心呕吐，大便不调，舌质红、苔薄白微腻，脉浮数。治以疏风清热，利湿解毒。大连翘汤（《婴童百问》）加减：连翘、黄芩、荆芥、白蔻仁、车前子、滑石、防风、柴胡、蝉蜕、姜厚朴。恶心、呕吐，加竹茹；泄泻，加薏苡仁、山药。

2. 邪盛极期，邪在气营

症见发热一两天后，手足口发疹，手足掌心部出现疱疹、呈长圆形、内含混浊液体，甚或累及臀部、四肢，口舌见疱疹或溃疡，疼痛拒食，流涎，烦躁不安，小便短黄，大便秘结，舌质红、苔黄腻或黄燥，脉数有力。治以清热解毒，燥湿凉营透疹。王氏连朴饮（《霍乱论》）合化斑解毒汤（《外科正宗》）加减：黄芩、金银花、连翘、玄参、生石膏、栀子、黄连、紫草、薄荷、大青叶、赤芍、牡丹皮、姜厚朴。湿重于热，加车前子、竹叶、滑石；里热炽盛，加生大黄、玄明粉；疱疹瘙痒明显，加地肤子、蝉蜕、水牛角。

3. **邪盛极期，邪入肝心**

症见疱浆混浊紫暗，疱疹形小，或见疱疹数少，甚则无疹，高热炽盛，烦躁谵语，精神萎顿，神昏嗜睡，时有惊惕，抽搐项强，肌肉惊跳，呕吐如喷，舌质红绛、苔黄燥起刺，脉弦数有力。治以清热解毒，降泻气机，息风开窍。清瘟败毒饮(《疫疹一得》)合羚角钩藤汤(《通俗伤寒论》)加减：黄芩、黄连、栀子、羚羊角、钩藤、霜桑叶、菊花、生地黄、白芍、淡竹茹、僵蚕、郁金。高热持续不退，加安宫牛黄丸(《温病条辨》)；抽搐重，加紫雪丹(《太平惠民和剂局方》)；昏迷重，加至宝丹(《太平惠民和剂局方》)。

4. **邪盛极期，邪伤心肺**

症见疱浆混浊，可累及四肢、臀部、肛周，或疱疹数量较少，甚或无疹，壮热不退，胸闷心悸，咳频气急，鼻翼扇动，张口抬肩，不能平卧，甚则面色苍白，唇指青紫，肢厥冷汗，咯吐白色或粉红色泡沫痰，舌质暗红、苔白腻，脉沉细无力。治以泻肺逐水，温阳活血。己椒苈黄丸(《金匮要略》)合参附汤(《校注妇人良方》)加味：防己、椒目、葶苈子、生大黄、桑白皮、前胡、泽泻、人参、制附子、莪术。咯血重，加青黛、栀子、款冬花、瓜蒌。

5. **邪客于心，心脉痹阻**

症见疱疹渐消，心胸痹痛，心悸怔忡，烦躁不宁，唇甲青紫，面白多汗，舌质紫暗，脉微或见结代。治以清热化湿，疏通心脉，宁心通络。甘露消毒丹(《温热经纬》)合炙甘草汤(《伤寒论》)加减：茵陈蒿、石菖蒲、黄芩、连翘、藿香、白蔻仁、薄荷、炙甘草、桂枝、麦冬、郁金、丹参、莪术、陈皮。

6. **湿热伤络，经络瘀滞**

症见疱浆混浊，可累及四肢、臀部、肛周，一个或多个肢体肌肉松弛无力，或不能运动，肢体功能活动障碍，甚或肢体瘫痪，吞咽困难，呛咳，或低热，胸脘痞闷，舌质红、苔黄腻，脉濡数。治以清热利湿，疏通经络。四妙丸(《成方便读》)加味：黄柏、苍术、牛膝、薏苡仁、防己、木瓜、威灵仙、当归、车前子、丹参。低热起伏，加青蒿、银柴胡；胸脘痞闷，加藿香、清半夏、茯苓。

7. **湿热伤络，气虚血滞**

症见病后肢体痿软无力，肌肉瘦削，甚或出现瘫痪，面色萎黄，容易汗出，舌质淡暗、苔薄，脉虚。治以益气活血，强筋壮骨，濡养经络。补阳还五汤(《医林改错》)加味：黄芪、归尾、川芎、赤芍、桃仁、红花、地龙、人参、郁金。湿热未清，合三妙丸(《医学正传》)；上肢瘫痪，可加桂枝、桑枝；肝肾亏损，合虎潜丸(《丹溪心法》)。

8. 湿邪渐去，正气渐复

症见热退，口腔溃疡已渐愈合，手足疱疹逐渐干缩，伴手足心热，纳差，舌质略红、苔薄，脉无力。治以清解余邪。千金苇茎汤(《备急千金要方》)加减：芦根、薏苡仁、车前子、板蓝根、佩兰叶、薄荷。

9. 湿邪渐去，气阴两虚

症见疱疹渐退，神疲乏力，唇干口燥，或有低热，舌质淡红、苔少或薄腻，脉细。治以益气健脾，养阴生津。生脉散(《医学启源》)加减：党参、白术、山药、麦冬、五味子、玉竹、薏苡仁、当归、白芍。余邪留恋而低热反复，加地骨皮、青蒿。

第六节　疱疹性咽峡炎

疱疹性咽峡炎主要是由柯萨奇A组病毒侵犯咽、扁桃体引起的一种特殊类型的急性上呼吸道感染。以急性起病，发热、咽痛、拒食、流涎，查体见咽部充血，在咽腭弓、悬雍垂、软腭或扁桃体上有大小不等的灰白色疱疹，周围有红晕，疱疹破溃后形成小溃疡为主要临床特征。本病好发于夏秋季，病程1周左右，多见于1~7岁小儿，可反复发病，多为不同型病毒引起，预后良好。

疱疹性咽峡炎属中医学“口疮”“风温”“湿温”“风热喉痹”等范畴。

病因病机辨识

疱疹性咽峡炎是由于外感风湿热之邪首犯于肺，热毒搏结于咽喉，继而侵犯脾胃，熏灼口舌咽喉所致。《诸病源候论》云：“喉痹者……风毒客于喉间，气结蕴积而生热，致喉肿塞而痹痛”；《疮疡经验全书》中认为，“风热喉闭，其因皆由病人久积热毒，因而感风。”

风湿热之邪郁阻，肺失宣肃，胸阳不展，损伤心阳，甚或邪毒郁蕴化火，内陷厥阴心肝。

辨证思路

根据病程及发热等全身症状、咽颊部症状，辨别邪正消长盛衰(邪盛初期、邪盛极期、正虚邪恋期)。

治法及处方原则

疱疹性咽峡炎以清热解毒,利咽化湿为治疗原则。初期以清热解表为主,使邪从外解,佐以清热祛湿、解毒利咽。极期毒热较重,遵叶天士之"在卫汗之可也,到气才可清气,入营尤可透热转气"的原则,解毒清热,凉营化湿,应注意用药勿过于寒凉,防寒凉遏邪。恢复期邪未尽除而正气已虚,注意扶正不恋邪,清解余邪,佐以养阴。

证治条辨

1. 初期,湿热初客,毒蕴咽喉

症见发热轻或不发热,鼻塞浊涕,轻咳,咽痛,咽红肿,疱疹分布较稀疏,纳差,流涎,舌质红、苔薄黄,脉浮数。治以疏风清热,燥湿解毒利咽。银翘散(《温病条辨》)加减:金银花、连翘、藿香、黄芩、炒牛蒡子、竹叶、薄荷、芦根、桔梗。咽痛明显,加重楼、蒲公英、板蓝根、大青叶;高热,加柴胡、葛根。

2. 初期,湿热并重,毒蕴咽喉

症见发热缠绵,面红口渴,咽红肿痛,咽峡部疱疹较密集,流涎黏滞臭秽,纳差,大便黏滞不爽,色黄臭秽,或大便秘结,舌质红、苔黄腻,脉滑数。治以清热祛湿,解毒利咽。甘露消毒丹(《温热经纬》)加减:金银花、连翘、藿香、薄荷、炒牛蒡子、黄芩、茵陈、石菖蒲、白蔻仁、姜厚朴、滑石、通草。咳甚痰黄,加青黛、天竺黄、海蛤粉、浙贝母、前胡;咽红肿痛,加山豆根、马勃、蒲公英、重楼;高热便秘,加生大黄、枳实;大便黏滞不爽,加地锦草、车前子、马齿苋、葎草。

3. 初期,热重于湿,毒蕴咽喉

症见高热持续不退,口渴烦躁,咽喉红肿痛剧烈,咽峡部疱疹较密集,大便秘结,舌质红、苔黄厚腻,脉滑数。治以清热解毒,祛湿利咽。银翘马勃散(《温病条辨》)加味:金银花、连翘、大青叶、板蓝根、滑石、芦根、生甘草、牛蒡子、射干、马勃、黄芩、桔梗。高热、烦渴,加生石膏、知母;便秘,加生大黄、姜厚朴、枳实;口干,加玉竹、石斛、生地黄、玄参;热甚心烦,加黄连、莲子心、竹叶。

4. 初期，湿重热微，毒蕴咽喉

症见身热不扬，口不渴，头身困重，嗜睡，胸闷泛恶，纳差，或呕吐，泻下色黄，黏滞不爽，舌质红、苔黄腻或白腻，脉滑数。治以祛湿解表，解毒利咽。藿朴夏苓汤（《医原》）：藿香、厚朴、清半夏、茯苓、泽泻、猪苓、淡豆豉、杏仁、薏苡仁、白蔻仁。便溏黏滞，加葛根、黄芩、黄连；大便稀，恶寒，加香薷、金银花；恶心、呕吐，加竹茹；湿重，加佩兰、荷叶、苍术；脘腹痞满，加陈皮、大腹皮、苏梗。

5. 初期，寒湿兼热，毒蕴咽喉

症见发热恶寒，头痛无汗，咽峡部疼痛，疱疹溃疡，烦躁，口渴，舌质红、苔白腻，脉浮紧。治以散寒清热，解毒利咽。新加香薷饮（《温病条辨》）加味：香薷、金银花、连翘、姜厚朴、白扁豆、滑石、石菖蒲。恶寒头痛，加羌活、桂枝、防风；咽红肿痛，加牛蒡子、柴胡、薄荷；恶心、呕吐，加清半夏、生姜汁。

6. 极期，肺胃火盛，毒蕴咽喉

症见发热持续，咽峡部疼痛重，红肿明显，疱疹密集，口臭口干，小便短赤，大便秘结，舌质红赤、苔黄，脉滑大而数。治以清胃泻火，凉血解毒。黄连解毒汤（《外台秘要》）合清胃散（《脾胃论》）加减：生石膏、黄连、黄芩、黄柏、生地黄、牡丹皮、当归、升麻。热盛，去当归，加大黄、牛膝；咽部红肿痛甚，加金银花、玄参、蒲公英；小便黄赤，加竹叶、川木通。

7. 极期，心经火热，毒蕴咽喉

症见发热不退，咽峡部疼痛重，红肿明显，疱疹较密集，黄色溃疡，心胸烦热，口渴面赤，意欲饮冷，小便赤涩刺痛，舌尖红，苔黄而干，脉细数。治以清心泻火，解毒利咽。导赤散（《小儿药证直诀》）合凉营清气汤（《喉痧证治概要》）加减：水牛角、生石膏、生地黄、薄荷叶、生甘草、栀子、牡丹皮、赤芍、玄参、连翘、淡竹叶、白茅根、芦根。心烦、舌尖红，加莲子心、黄连；咽干口渴，加麦冬、石斛；小便黄热，加车前子、赤茯苓。

8. 邪盛极期，里热腑实

症见发热持续不退，咽峡部疼痛，疱疹较密集，黄色溃疡，面赤唇焦，便秘尿赤，胸膈烦热，舌质红、苔黄厚而干，脉数。治以清热解毒，通腑泻火利咽。凉膈散（《太平惠民和剂局方》）加减：连翘、黄芩、薄荷、竹叶、山栀子、川大黄、朴硝、甘草。心烦口渴，加天花粉、麦冬、玄参；咽喉肿痛，加青黛、炒牛蒡子、蒲公英、升麻。

9. 正虚邪恋，余热未清，阴虚内热

症见于疾病后期，疱疹逐渐干瘪，溃疡逐渐收口，低热或夜间发热，手足心热，舌质红、苔少，脉细数。治以滋阴清热，解毒利咽。沙参麦冬汤（《温病条辨》）：沙参、玉竹、麦冬、天花粉、扁豆、桑叶、生甘草。低热缠绵，加青蒿、银柴胡、白薇；咽喉肿痛，加玄参、牛蒡子、芦根。

10. 正虚邪恋，余热未清，气阴两伤

症见身热多汗，少气乏力，气逆欲呕，烦渴喜饮，咽峡部疱疹干瘪，溃疡消退，舌红少津，脉虚数。治以清热生津，益气和胃。竹叶石膏汤（《伤寒论》）加减：淡竹叶、生石膏、清半夏、麦冬、太子参、甘草。余热较盛，加知母、黄芩；口干喜饮，舌苔薄少，加生石斛、天花粉、芦根、玉竹。

第七节　咽眼结合膜热

咽眼结合膜热系特殊类型的上呼吸道感染，是由腺病毒 3、7 型所致，常发生于春夏季。临床以发热、咽炎、结膜炎为特征，结膜炎多为一侧或两侧滤泡性眼结膜炎，可伴有颈部、耳后臖核肿大，可伴有胃肠道症状。

病因病机辨识

风热之邪客犯肺卫，上攻头目。风热外客，与内蕴之肝热相搏，邪热与肝热上攻头目，亦可兼有热毒炽盛或腑实证候。

辨证思路

临证主要根据发病特点、临床表现、患儿体质情况辨别邪气的性质，以及兼夹证。

治法及处方原则

咽眼结合膜热的病因学治疗为祛邪、祛肝热，祛除肝热、邪热的方法除直解外，尚有汗、下、利法，可使肝热、邪热从表里上下分消，常选金银花、连翘、黄连、黄芩、黄柏、龙胆草、青黛之类以直清其邪、直清其肝热，栀子、车前子、车前草、淡竹叶、滑石之类导邪热、肝热从前阴而出，大黄、芒硝之类以通腑热，“釜底抽薪”以泄热，薄荷、防风、羌活、菊花之类药物以外散肝热、邪热。病机学治疗为解表、清利头目、清泻肝热，但以辛凉解表为主，常选桑叶、菊花、薄荷等；兼肝经郁热者可灵活选用理气解郁、清肝热、分利之法，常选柴胡、郁金、青黛、龙胆草、栀子、车前草、淡竹叶等药；清泻肝热之法常用直折其热之清法、疏肝解郁之理气法、淡渗疏通之利法、通腑泄热之下法以及疏散肝热之汗法。

证治条辨

1. 风热客犯，上攻头目

症见咽痛，咽赤，目赤泪多，发热恶风，鼻塞，流浊涕，舌质红、苔薄白欠润或薄黄，脉浮数、指纹紫滞。治以疏风清热，散火明目。银翘散(《温病条辨》)加减：金银花、连翘、薄荷、桑叶、菊花、羌活、防风、白蒺藜、木贼草、谷精草、车前草、赤芍、黄连、蝉蜕、灯心草。鼻塞较重，加淡豆豉、白芷、桔梗。

2. 风邪客犯，肝热内蕴，上攻头目

症见咽痛，咽赤，目赤，白睛红赤，发热恶风，鼻塞流浊涕，心烦口渴，小便短黄，舌质红、苔黄，脉数有力。治以清热解毒，泻肝明目。黄连解毒汤(《外台秘要》)加味：黄芩、黄连、黄柏、栀子、生地、牡丹皮、金银花、连翘、生甘草。《医宗金鉴·删补名医方论》中黄连解毒汤集注汪昂曰：“若大便实者加大黄，名栀子金花汤，利大便，是使火毒从大、小二便而出也”。

3. 邪客肝热，热毒炽盛，上攻头目

症见咽痛，咽赤，白睛红赤，壮热持续，心烦口渴，面红，小便短赤，大便干结，舌质红、苔黄而干，脉数有力。治以清热解毒，泻肝通腑，散火明目。通圣消毒散(《证治准绳》)：防风、川芎、金银花、连翘、牛蒡子、焦栀子、淡香豉、滑石、芒硝、酒炒大黄、苦桔梗、生甘草、水牛角、大青叶、薄荷、葱白。本方中除用直解法祛除肝热、邪热外，亦有汗、下、利诸法使肝热、邪热从表里上下分消。

第八节　支原体肺炎

支原体肺炎是由形态大小介乎于细菌和病毒之间的一种病原微生物

(肺炎支原体)所引起的急性感染性肺炎，临床以发热、顽固性咳嗽为主要表现，以肺部阴影长时间存在为特征。

据支原体肺炎的起病、病程、证候特点，其当属中医“痉咳”“顿咳”范畴。

病因病机辨识

引起支原体肺炎的病因为感受时行浊邪，其性黏滞重浊，感人发病缓慢，黏着不易速去，多从热化。外感时行浊邪，其性重浊黏滞，经鼻而入，首发肺卫，继而黏着、固伏气道。一方面，气道被邪阻袭伤，以致气机不利，聚津、湿凝成痰或化热灼津成痰，浊邪及痰湿逐渐阻于气道，导致气道壅塞，肺失清肃；另一方面，正邪交争于肺系气道，正气(肺气)亦欲竭尽全力祛邪外出，由气道经咽喉而出，为达此目的，则气机逆升，但浊邪及其所生痰涎黏滞，因此非经数次的阵发的气机逆升，痰涎及浊邪不得大出，冲升之势直至将壅积之浊痰咳出，气道暂时得以通畅，咳嗽方能暂时缓解，这就形成了一串紧似一串的阵发性或痉挛性咳嗽。

辨证思路

辨治要紧紧把握浊壅气道这一基本病机，从病程、主症来辨别邪正消长盛衰，按邪盛初期、邪盛极期、邪减正复期来进行分期、分阶段治疗。邪盛初期邪在卫气，除有类似感冒的肺卫症状外，以逐日加重的咳嗽为主症；邪盛极期属邪壅气道，以阵发性剧咳，反复发作，入夜尤甚为主症；邪减正复期属痰热未尽，以咳嗽程度缓减，喉中痰鸣为主症。

治法及处方原则

引起支原体肺炎的病因为时行浊邪，祛除湿浊黏腻之邪为其病因学治疗，祛邪方法以分利化浊为主，燥湿法次之，佐以温化、下气通腑，亦可佐以宣透，使邪从二便、肌肤而去，且有直清作用。病机学治疗为降泻气机，泻肺降逆，除选用肃肺、下气、泻肺之法外，可通过利、下的方法达到降泻气机的目的。本病的对症治疗主要针对咳嗽，常用止咳、解痉镇咳、化痰诸法。止咳法是使邪去正安，痰去咳止，主要去其致咳之因以达到止咳目的，断不可妄用酸涩收敛之品；解痉镇咳法主要针对顽固性咳嗽而设，除选祛邪肃肺法外，尚有息风、镇痉、通络、下气诸法；痉咳频重者可加平肝息风解痉之白僵蚕、钩藤、蜈蚣，疏肝之郁金，活血通络之莪术、赤芍，以及镇咳之龙骨；咳而呕吐者可加降逆之制半夏，重镇之代赭石，消痰利水降逆之旋覆花；有鼻衄者可佐加白茅根、三七。化痰以燥湿、清化、分利为主，佐以下气、温化、通络诸法。临床上化痰除去其生痰之因外，对已形成之痰可用温化、清化、分利、通下诸法。恢复期外邪（浊邪）已减，气道壅塞渐开，唯有痰热未尽，肺气不利，故此期治疗当以祛痰止嗽为主，佐以利肺益肺。祛痰以清化为主，佐以分利、消痰、下气、消导、行气、温化、通络，化痰与益肺并用，祛痰而不伤正；利肺即去其气道壅塞，除化痰诸法外，尚可灵活应用肃肺降气、宣畅肺气、活血通络等法。

证治条辨

1. **浊客卫气，初犯气道**

症见除有发热恶风、鼻塞流涕、喷嚏等类似感冒的肺卫症状外，尚见咳嗽，且咳嗽日渐加重，日轻夜重，舌苔白厚或黄腻。治以化浊解毒，宣肺止咳。三仁汤（《温病条辨》）加减：厚朴、前胡、桔梗、杏仁、连翘、炙百部、薏苡仁、白蔻仁、干重楼、金银花、羌活。痰多色白，加瓜蒌、陈皮、制半夏；痰稠色黄，加葶苈子、竹沥。

2. **浊客气分，邪壅气道**

症见剧咳、咳嗽频作，甚或出现阵发性痉挛性咳嗽，反复发作，入夜尤甚，痰稠不易嗽出，重者可见咳而即吐，舌质红、苔黄腻，脉滑数。治以化浊燥湿解毒，下气解痉止咳。王氏连朴饮（《霍乱论》）合葶苈大枣泻肺汤（《金匮要略》）加减：制半夏、黄连、炙百部、干地龙、干重楼、金银花、厚朴、桑白皮、葶苈子、前胡、车前子、白茅根。邪热炽盛，加龙胆草、青黛、酒大黄、连翘；痉咳频重，加代赭石、郁金、莪术、白僵蚕；咳而呕吐，加炙枇杷叶、旋覆花。

3. **邪减正复，肺气未复**

症见咳嗽明显缓解，咳嗽次数明显减少，程度缓减，喉中痰鸣，痰稀易嗽出，因痰动嗽，尤以清晨咳甚，舌质偏红、苔白，脉尚有力。治以祛痰止嗽，宣畅肺气。千金苇茎汤（《备急千金要方》）加减：芦根、党参、川贝母、前胡、地龙、桑白皮、款冬花、杏仁、制半夏、陈皮。外邪未尽，酌加炙百部、干重楼、厚朴；痰盛，可加瓜蒌仁、胆南星。

第九节　小儿病毒性心肌炎

病毒性心肌炎是指外感温热病邪，温毒之邪乘虚而入，内舍于心，损伤心之肌肉、内膜，临床以乏力、心悸、叹息、胸闷、虚里处疼痛、脉律异常为主要表现的病证。其临床表现有乏力、气促太息、胸闷、虚里处疼痛、脉细弱或促或结代等，多症并见，又有外邪感受史，故邪盛期当属“风温”“湿温”范畴，邪去正虚期当属中医“虚劳”范畴。

病毒性心肌炎不应该属于“心悸”“怔忡”“胸痹”范畴，心悸是自觉心中急剧跳动、心慌不安而不能自主的证候，由于儿科问诊不全，心悸在儿科突出地表现在脉律异常上，且心悸以心悸动、怔忡为主症，其症状呈阵发性，不发时如常人，与情志因素有关，无外邪感受史，属内伤病证；胸痹以胸闷、胸痛为主证，其症状亦时发时止，亦与精神因素有关，无外邪感受史。病毒性心肌炎系外邪客犯于心脉所致的外感病证，其不但多症并列无突出主症，而且除心悸、怔忡、胸闷、胸痛症状外，尚有乏力、气促、叹息等。

病因病机辨识

病毒性心肌炎系由外邪客犯于心，心主血脉功能异常所引起的，常继发于感冒、肺炎喘嗽、风痧、麻疹、痄腮、泄泻等病。其发病原因分内、外二因，外因为感受外邪（风温邪毒、湿热邪毒）及其他病证之邪毒，内因责之于小儿脏腑娇嫩、心主血脉功能稚弱。外邪或其他病证之邪毒客于心，心主血脉功能受到影响，心脉痹阻而发病；邪毒与正气耗伤并存，邪盛正衰则可出现心阳虚衰，甚或阳脱；邪去正虚（气、阴、阳，气虚为著）不愈，病程迁延可致成心脏劳损。本病可兼有气滞血瘀、痰浊阻滞、心脉瘀滞证。

病毒性心肌炎病性有虚、实两个方面，实为外邪客犯、痰火扰心、水饮上凌、心血瘀阻，导致心脉痹阻，心脉不畅；虚为气、血、阴、阳虚弱，使心失温养、濡养。虚实之间可以相互夹杂或转化，实证可伤正，出现实中夹虚之证，多兼有气、血、阴、阳虚弱的表现，或邪实正虚，或以虚为主，或虚中夹实。病机演变多端，若病情恶化，五脏俱损，心阳暴脱，可出现厥脱、抽搐等危候，甚至死亡。

辨证思路

本病主要在于辨邪正消长盛衰。邪盛期当根据发病季节、起病诱因、临床表现来辨别邪客心脉其外邪性质，如有烦躁溲黄、舌红苔薄黄或伴风热表证者系风热犯心，内侵心脉；若有发热困倦、胸闷腹胀、恶心呕吐、腹泻纳差、舌苔厚腻或黄者系湿毒客心，内侵心脉；尚需辨有无正虚、气滞、血滞等兼证。邪恋正虚期当按正伤性质分为阴虚邪恋、气虚邪恋、气阴两虚邪恋，如兼有神疲乏力、面色萎黄、纳差、舌淡苔白、脉虚者为气虚邪恋；如兼有低热、盗汗、少寐多梦、脉细软等则为阴虚邪恋；而兼有气虚、阴虚者则为气阴两虚邪恋。正虚邪恋期尚需辨别有无气滞、血滞、痰浊兼证。邪去正虚期当根据正伤性质而分是气阳虚，还是阴津虚，气阳虚又分为心气虚、心阳虚弱证，阴津虚又分为心阴虚及气阴两虚，尚需辨别有无兼气滞、血滞兼证。

治法与处方原则

外邪内舍于心，使心主血脉功能障碍，导致心脉痹阻，甚或伤及心体是病毒性心肌炎的主要发病机理。无论邪客心脉、内生痰浊痹阻心脉，还是正虚而滞，皆可导致气滞血瘀，心脉瘀滞，邪盛期当以祛邪通脉为主，正虚邪恋期、正虚期亦当佐以疏通心脉之法，以通脉养心，利于心肌功能恢复。邪盛期疏通心脉为病机学治疗，除选祛邪法外，尚可灵活运用活血通络法、理气疏通法、活血化瘀复脉法、涤痰疏利法、泻肺利水法、温阳助运法。正虚邪恋期、正虚期亦当佐用疏通心脉法，灵活运用益心复脉、养心复脉及各种疏通心脉诸法。

脉律异常是病毒性心肌炎的主要临床表现之一，其脉象表现或数，或促，或迟，或缓，或乍疏乍数，并以结脉、代脉、涩脉等常见。部分患儿迟脉、结脉、代脉、涩脉顽固不愈，成为本病难点之一，对于此类患儿的病情应综合分析，除心体耗伤（心气、心阳、心阴不足）外，气滞、痰阻、血瘀是其常见原因，因此在治疗时除选用各种补心体、养心复脉的方法外，宜灵活运用通阳豁痰、化瘀通络、涤痰散结、理气疏通诸法。

病毒性心肌炎在一定的阶段表现相对稳定，但在疾病发展过程、演变过程中病位、病情变化复杂，可形成证候的交叉与转化，因此，临证需从整体观、动态观出发，灵活运用各种治疗方法与手段。

证治条辨

《伤寒论·辨太阳病脉证并治》中有“伤寒二三日，心中悸而烦者，小建中汤主之”，“伤寒，脉结代，心动悸，炙甘草汤主之”的记载。《婴童百问·慢惊》云：“心藏神而恶热。小儿体性多热，若感风邪，则风热搏于脏腑，其气郁愤，内乘于心，令儿神志不宁，故发为惊。若惊甚不已，则悸动不宁，是为惊悸之病。”诸多医家的精辟论述，为当今病毒性心肌炎的治疗、用药指明了思路。

1. 风热犯心，内侵心脉，心脉痹阻

症见心动悸，脉动疾，甚或结代，胸闷，烦躁不安，口干苦，舌尖红、苔薄黄，或兼卫表证。治以清心解毒，宁心通脉。银翘散（《温病条辨》）合清营汤（《温病条辨》）加减：水牛角、连翘、竹叶卷心、大青叶、莲心、生地黄、玄参、地龙、山楂、丹参、葛根、节菖蒲、远志。胸闷，加瓜蒌、郁金；胸痛，加红花；脉促、结、代，加益母草、延胡索、川芎；鼻塞，流浊涕，加羌活、薄荷；咽痛红肿，加射干、板蓝根。

2. 湿毒客心，内侵心脉，心脉痹阻

症见心动悸，脉滑数或结代，胸闷憋气，乏力，发热困倦，腹胀，恶心呕吐，泄泻纳差，全身酸痛，舌苔黄腻。治以化湿解毒，通脉宁心。甘露消毒丹（《温热经纬》）加减：黄芩、连翘、薄荷、射干、藿香、蔻仁、防己、炒栀子、茵陈、滑石、鲜菖蒲、郁金、苦参、丹皮。胸闷、憋气，加瓜蒌皮、薤白、郁金；脉促、结、代，加益母草、延胡索、桃仁；心悸，加珍珠母、龙骨；肢体酸痛，加独活、羌活、木瓜；腹痛、泄泻，加木香、白扁豆、车前子。

3. 瘀血阻滞，心脉痹阻

症见脉涩，或结代，或脉律不整，虚里搏动明显或起落无序，心悸时发时止，胸闷不舒，心痛阵作，痛如针刺，舌质紫暗，唇甲青紫。治以活血化瘀，疏通心脉，安神止悸。血府逐瘀汤（《医林改错》）合桃仁红花煎（《陈素庵妇科补解》）加减：桃仁、红花、川芎、赤芍、牛膝、枳壳、紫石英、桂枝、延胡索、香附、当归。胸闷不舒，善叹息，加柴胡、瓜蒌；神疲乏力，纳差便溏，加黄芪、党参、黄精；面色萎黄，唇淡，加何首乌、枸杞子、熟地黄；手足心热，颧红、舌红少苔，加麦冬、玉竹、女贞子；手足不温，苔白滑，加制附子、肉桂、淫羊藿；胸满闷痛，苔浊腻，加瓜蒌、薤白、清半夏、陈皮；胸痛甚，加乳香、没药、五灵脂、蒲黄、三七粉。

4. 痰瘀互结，心脉痹阻

症见脉涩，或结代，或滑，或脉律不整，虚里搏动明显，心悸胸闷，烦躁失眠多梦，大便秘结，小便短赤，口干口苦，舌苔腻。治以活血涤痰，理气通络。瓜蒌薤白半夏汤（《金匮要略》）合失笑散（《太平惠民和剂局方》）加味：瓜蒌、薤白、桃仁、红花、蒲黄、五灵脂、清半夏、陈皮。溲黄、便结明显，加姜厚朴、大黄；心悸、失眠明显，加珍珠母、磁石；胸痛明显，加乳香、没药、川芎。

5. 气虚邪恋，心失所养

症见脉疾，或结代，虚里搏动弱，心悸气短，胸闷乏力，面色萎黄无华，纳差食少，舌质淡、苔白。治以益气祛邪，宁心复脉。黄芪桂枝五物汤（《金匮要略》）加减：黄芪、桂枝、白芍药、远志、炙甘草、地龙、太子参、丹参、石菖蒲、生姜。心悸、脉促，加龙齿、琥珀；胸闷、口唇青紫，加郁金、川芎、桃仁；易反复发热、恶风，加浮小麦、防风、白术。

6. 阴虚邪恋，心失所养

症见脉细软，或结代，虚里搏动弱，心悸气短，低热，盗汗，手足心灼热，少寐多梦，舌质红、少苔或无苔。治以养阴祛邪，宁心复脉。青蒿鳖甲汤（《温病条辨》）加减：青蒿、鳖甲、龙骨、珍珠母、钩藤、当归、生地黄、银柴胡、赤芍、干姜、薏苡仁、百合、代赭石。心悸，脉滑，精神困倦，苔腻，加龙胆草、瓜蒌、白豆蔻、酒大黄；身体沉重，关节酸痛，苔白腻，加秦艽、防己、桂枝、川牛膝。

7. 心气不足，心失所养

症见脉象虚弱，或沉，或结代，或脉律不整，虚里搏动弱，心悸不安，动则尤甚，静则悸缓，面色欠华，神疲体倦，气短自汗，舌质淡、苔薄白。治以补益心气，安神复脉。安神定志丸（《医学心悟》）合四君子汤（《太平惠民和剂局方》）加减：人参、茯苓、山药、龙齿、生地黄、五味子、炙甘草、黄芪、柏子仁、酸枣仁。脉迟、脉律不整，少加肉桂、附子以取其少火生气之意；汗出较多，加浮小麦、乌梅、山萸肉；心悸不宁，时有惊惕，重用柏子仁，加磁石、茯神、远志；舌苔微腻、便溏，加白术、芡实、泽泻；舌质淡暗、脉结代，加丹参、郁金、赤芍。

8. 心血不足，心失所养

症见脉象细而无力，或结代，虚里搏动微弱，心悸怔忡，动则尤甚，夜寐不宁，头晕目眩，面色无华，神疲乏力，舌质淡白、苔薄白。治以补血养心，安神定志。养心汤（《证治准绳》）加减：当归、川芎、茯苓、茯神、柏子仁、酸枣仁、五味子、远志、黄芪、炙甘草。失眠多梦、夜眠不宁明显，加合欢皮、夜交藤、莲子仁；面色无华，心悸气短，唇爪苍白，加人参、麦冬、生地黄；自汗，脉结代，可合用炙甘草汤（《伤寒论》）。

9. 气阴两虚，心失所养

症见脉细数，或结代，或脉律不整，虚里搏动，或显，或弱，或起落无序，心悸怔忡，胸闷气短，倦怠乏力，面色无华，自汗或盗汗，睡卧露睛，颊颧暗红，舌质红、苔花剥。治以益气养阴，宁心安神复脉。炙甘草汤（《伤寒论》）合生脉散（《医学启源》）加味：炙甘草、人参、生地黄、桂枝、阿胶、麦冬、火麻仁、五味子、生姜、大枣。脉急促，怔忡，加龙齿、紫石英、珍珠母；心悸心慌，爪甲淡白，不寐，加当归、酸枣仁、柏子仁；颧红、手足心灼热明显，加知母、青蒿、鳖甲；纳差，便溏，自汗明显，加芡实、薏苡仁、黄芪；心脉不整，加磁石、鹿衔草、柏子仁。

10. 心阳虚弱，鼓动无力

症见脉象沉细，或结代，或迟，或脉律不整，虚里搏动虚弱，心悸不安，动则尤甚，胸闷气短，形寒肢冷，面色苍白，舌质淡、苔白。治以温补心阳，宁心安神定悸。桂枝甘草龙骨牡蛎汤（《伤寒论》）合参附汤（《校注妇人良方》）加味：桂枝、炙甘草、龙骨、牡蛎、人参、制附子、黄芪、玉竹、麦冬、枸杞子。形寒肢冷明显，重用制附子，加肉桂；大汗出，重用人参、黄芪、龙骨、牡蛎，加山萸肉；尿少、浮肿，加葶苈子、车前子、泽泻、五加皮；唇舌暗红、爪甲发青，加丹参、赤芍、桃仁、红花；脉缓或迟较著，加炙麻黄、肉桂，或合用麻黄附子细辛汤（《伤寒论》）。

11. 正虚邪伏，心脏劳损

症见脉虚或细数或结代，虚里搏动无力，心悸怔忡，稍动尤甚，面色灰白或灰黄，时有发绀，精神萎靡，疲乏无力，面部及下肢浮肿，腹胀尿少，舌质暗紫。治以补益心气，养阳复脉。养心汤（《证治准绳》）加味：黄芪、茯苓、茯神、当归、川芎、炙甘草、半夏曲、柏子仁、酸枣仁、远志、五味子、人参、肉桂。手足不温，厥冷明显，加制附子、桂枝；面色泛青，唇舌紫暗者，加赤芍、丹参、槟榔、泽兰；心悸头眩，四肢厥冷，可合用真武汤（《伤寒论》）。

第十节　感染后脾虚综合征

感染后脾虚综合征是小儿在一次或多次急性感染或亚急性感染后不久产生的一组与脾虚证相似，或以脾虚证表现为主的综合征。在感染症状消失或基本消失后存在脾虚证的症状和体征，常见症状有食欲不振，乏力，多汗，口渴，大便不调（或溏或秘），睡卧不安，腹痛腹胀，消瘦，身长、体重落后于同年龄正常儿童，面色苍白或萎黄少华。病情迁延、反复，可达数月至数年之久。

病因病机辨识

呼吸道感染、消化道感染、泌尿道感染后，可使脆弱的脾胃受到困郁，通降运化失健、运迟；或内生湿热、寒湿犯脾，影响脾胃运化功能；或引起五脏关联失常，肝旺困郁脾胃；或导致脾胃虚弱，其腐熟、磨削、运化功能已弱。

辨证思路

临证需要辨别是脏不平，还是肺脾虚弱。外感或肠道感染后，出现不思饮食或食而无味，性急易怒，多动，面色泛青，大便正常，舌质正红、苔薄白微腻，为脾虚肝旺；兼有性急易怒、多动、咬齿磨牙、手足心热，为兼肝热。小儿外感，或消化道感染，或泌尿道感染后，症见纳食欠佳，体弱多汗，面黄无华，大便溏薄，唇舌色淡，舌苔薄白，为脾胃、肺脾气虚；兼有苔腻、困乏，为兼湿滞；兼有大便臭秽，或夹消化不彻底的残食，腹胀腹痛，为夹食滞、气滞；兼有手足心热、大便稠黏、烦躁、咳嗽有痰，为兼痰湿滞留、食滞化火。

治法与处方原则

在生理上，小儿本身就存在着“四不足、三有余”的特点，因受呼吸道感染、消化道感染、泌尿道感染等病证的影响使“三有余、四不足”的相对平衡状态破坏，脏气不平，可因其“有余”，亦可因其“不足”。疏泄太过，木旺克土，治疗当以抑肝之法为主，辅以理脾之法；抑肝以疏肝、平肝、泻肝之法为主，辅以养肝、柔肝、缓肝之法；理脾以益气、健脾、抑肝之法为主。临证组方时常用健脾法、分利法、抑肝法及减轻肠胃负担等方法进行治疗，健脾法常用党参、人参、黄芪等药物益气以健脾，培土、分利法减轻脾脏负担以利脾运；减轻肠胃负担以利脾运的措施，包括利法、下法、下气法及运脾法、消食导滞法等具体方法。

脾胃气虚或肺脾气虚证治疗当以健脾益气，补土生金之法为主。临证常选益气以健脾，培土以生金；亦可灵活选用消食助运法、理气助运法、燥湿运脾法，以及减轻肠胃负担之分利法、下气法等具体方法。

证治条辨

1. 脾虚肝旺，脾胃困郁

症见小儿外感或肠道感染后，出现不思饮食或食而无味，性急易怒，大便略稀，面色泛青，舌质正红、苔薄白，脉弦。治以抑肝理脾，和胃助运。逍遥散（《太平惠民和剂局方》）加减：柴胡、白术、炒神曲、薄荷、茯苓、白芍、当归、地龙、广郁金。肝郁较重，胁痛，加青皮、姜黄；腹痛明显，加枳壳、大腹皮；内热甚，加胡黄连、青蒿、地骨皮。

2. 脾虚肝旺，肝热内蕴

症见小儿外感或肠道感染后，出现不思饮食或食而无味，性急易怒，多动，咬齿磨牙，大便略稀，面色泛青，舌质正红、苔薄白，脉弦。治以抑肝理脾，和胃助运。平肝丸（验方）：当归、白术、茯苓、甘草、酒芍、焦栀子、牡丹皮、柴胡。

3. 脾胃困郁，脾运失健

症见小儿在消化道感染后，出现不思纳食，当食不食，饮食乏味，食量减少，甚或拒食，面色欠华，多食后常有脘腹饱胀、嗳气，大小便基本正常，舌质淡、苔白或微腻，脉缓尚有力。治以调和脾胃，和胃助运。曲麦枳术丸（《奇效良方》）加减：苍术、焦山楂、神曲、麦芽、鸡内金、陈皮、佩兰、砂仁、厚朴、枳实。腹胀明显，加木香、莱菔子；时有腹痛，加莪术；舌苔黄腻，加薏苡仁、青蒿。

4. **脾胃气虚，运化失健**

症见小儿外感或消化道感染后，出现纳食欠佳，体弱多汗，面黄无华，精神易疲乏，大便溏薄，形体不丰或虚胖，唇舌色淡，舌苔薄白。治以健脾益气，理气助运。人参启脾丸（验方）：人参、白术、茯苓、陈皮、木香、白扁豆、麦芽、神曲、焦山楂、炙甘草、莲子、鸡内金。

5. **脾胃气虚，肝盛乘脾**

症见小儿外感或肠道感染后，出现不思饮食或食而无味，面黄无华，精神易疲乏，易怒，咬齿磨牙，大便溏薄，形体不丰，舌质淡红、苔薄白，脉略弦。治以健脾益气，缓肝助运。醒脾散（验方）：人参、白术、茯苓、炙甘草、橘红、天麻、菖蒲、清夏、全蝎、僵蚕、木香、胆南星。

6. **脾胃气虚，夹湿滞**

症见小儿外感，或肠道感染，或泌尿系感染后，大便稀溏，食后作泻，尿频，面色萎黄，神疲纳呆，腹部胀满，舌苔白滑。治以健脾益气，渗湿止泻。参苓白术散（《太平惠民和剂局方》）加减：党参、山药、莲子、白术、茯苓、炒扁豆、薏苡仁、甘草、砂仁、桔梗。胃纳呆滞，舌苔腻，加藿香、苍术、陈皮、焦山楂；腹胀不适，加木香、乌药。

7. **脾胃虚弱，夹食滞**

症见小儿外感，或肠道感染后，大便稀溏，泻下酸臭，或夹消化不彻底之食物残渣，或食后作泻，面黄欠华，纳呆，腹胀腹痛，睡卧不安，舌苔白腻。治以健脾益气，消食导滞。健脾丸（《医方集解》）加减：人参、山药、陈皮、白术、茯苓、麦芽、山楂、枳实、神曲。胃纳呆滞，舌苔腻，加苍术；腹胀不适，加木香、乌药；腹冷，舌淡，大便夹不消化物，加干姜。

8. **脾胃气虚，肺虚痰滞，食滞**

症见外感咳嗽、肺炎喘嗽病后，较长时间的咳嗽，喉中痰鸣，手足心热，大便稠黏，烦躁。治当健脾益肺，化痰消导。醒脾养肺散（验方）：人参、茯苓、炙甘草、干姜、橘红、胆南星、紫菀、麦冬、款冬花、瓜蒌仁、沙参、鳖甲、青蒿、酒大黄、神曲、鸡内金。

9. **肺脾气虚，痰湿内蕴**

症见小儿呼吸道感染后，咳嗽无力，痰多而稀，面色无华，气短懒言，身疲乏力，舌质淡、苔白腻，脉虚。治以益气补肺，利湿化痰。六君子汤（《太平惠民和剂局方》）加减：清半夏、陈皮、党参、白术、茯苓、甘草、炙远志。

10. 脾胃阴虚，运纳失健

症见小儿肠道感染后，面黄肌瘦，少食饮多，唇赤肤干，便干溲赤，舌质红、花剥苔。治以健脾养阴，运脾和胃。养胃增液汤（验方）加减：生地黄、石斛、生谷芽、沙参、玉竹、白扁豆、荷叶、陈皮。

11. 脾阳虚弱，运化失健

症见小儿外感，或肠道感染，或泌尿道感染后，大便稀溏，腹胀痛，喜按喜暖，纳食不佳，畏寒肢冷，小便清长，舌质淡、苔白。治以健脾益气，温阳散寒。理中丸（《伤寒论》）加减：干姜、制附子、小茴香、砂仁、白术、丁香、木香、陈皮、青皮、山药。

第十一节　神经性尿频

神经性尿频又称小儿白天尿频综合征，是以白天小便频数、尿量少而不痛、入睡后尿频症状消失为特征的儿科常见病。好发于学龄前儿童，女孩多于男孩，多见于寒冷地区、寒冷季节。经过及时正确的治疗，预后良好。若迁延日久，可对小儿身心健康产生影响。

现代医学认为，小儿神经性尿频是由小儿大脑皮质发育尚未完善，高级中枢对脊髓排尿中枢控制功能较弱，以及受惊吓、精神紧张等使膀胱神经功能失调所致。

病因病机辨识

肾气不足是本病的主要病因，《素问·灵兰秘典论》曰："膀胱者，州都之官，津液藏焉，气化则能出矣。"故本病的发生多由先天禀赋不足，肾气未充，下元不固，气化不利，闭藏失司，膀胱失约所致，亦与心主神明有关。

中气不足可导致尿频发生，《灵枢·口问》说："中气不足，溲便为之变。"若因病后体弱，肺脾气虚，中气下陷，水失制约，则可发为本病；或因身处寒冷之域，或突受寒冷，寒邪直中下焦，下焦虚冷，气化不利，膀胱失约，亦可发为本病；也有少数患儿肾阴不足，虚热内生，或在治疗过程中温补太过，损伤肾阴，影响膀胱气化而发为本病者。本病病位与肾、膀胱、心、肝有关，其病理与肾失开合，膀胱不约有关。

辨证思路

临证首先辨别虚实，其次辨别虚的性质、程度，以及是否夹实，是肝郁、肝火、心火，还是内热，是否是虚中夹实或实中夹虚。

治法与处方原则

神经性尿频多为虚证，正如清代罗国纲在《罗氏会约医镜》中云，“小儿之多小便，由阳气尚微，不能约束，宜于温补。”因此，本病的治疗，以温补为基本原则。肾气不足，膀胱失约，治以补肾温阳，固涩下元；脾肺气虚，中气下陷，治宜补中益气，固脬缩尿；下焦中寒，温化无权，则宜温阳祛寒，化气固摄；肾阴不足，虚热内扰，又当滋阴补肾，清除虚热为治。

本病与肾、膀胱、心、肝有关，其病理与肾失开合、膀胱不约、心神不振有关，故以恢复肾之开合功能、醒脑平肝、缩小便为其治疗原则。

证治条辨

1. 心肾不足，膀胱失约

症见尿频、尿急，每日数十次，量少色清，入睡后消失，神疲面白，夜寐不宁，时有惊恐哭闹，舌淡苔白。治以补益肾气，养心宁神，安脬缩泉。补肾宁心汤（验方）：菟丝子、覆盆子、韭子、胡桃肉、茯神、夜交藤、远志、大麦、甘草、大枣。尿频明显，加益智仁、芡实。

2. 脾肾两虚，心肾不固

症见小便频数，或点滴而出，尿清不浊，无尿痛，心神恍惚，夜卧不宁，易惊，易自汗出，体弱神疲，面白少华，手足不温，畏寒怕冷，或见方颅、鸡胸，指纹淡红，脉细弱。治以温肾健脾，化气缩尿，固涩下元。桑螵蛸散（《本草衍义》）加味：桑螵蛸、远志、菖蒲、龙骨、人参、茯神、当归、龟甲、金樱子。易自汗出，加黄芪、桂枝、白芍、浮小麦；夜卧不宁，加合欢皮、夜交藤、莲子心；手足欠温，加补骨脂、巴戟天、菟丝子；早产儿者，重用人参；尿频日久，加菟丝子、巴戟天。

3. 下元虚冷，膀胱失约

症见小便频数，或点滴而下，面白少华，四肢欠温，腰膝酸软无力，畏寒怕冷，大便溏薄，舌淡胖薄白，指纹淡红、脉沉迟无力。治以补肾温阳，固涩小便。右归饮（《景岳全书》）合缩泉丸（《校注妇人良方》）加减：熟地黄、炒山药、枸杞子、山萸肉、炙甘草、肉桂、炒杜仲、制附子、乌药、益智仁、补骨脂。早产体弱，加人参；夜卧不宁，加茯苓、远志；大便稀薄，加炒白术、炮姜；易自汗出，加黄芪、桂枝、白芍、浮小麦、煅龙骨。

4. 脾肺气虚，水泉失制

症见小便次数增多，甚者点滴而下，不能自控，尿少色清，面白无华，少气懒言，神疲乏力，四肢倦怠，易自汗出，食少纳差，大便溏薄，舌淡、苔白，指纹淡红、脉缓而弱。治以补中益气，固摄缩泉。补中益气汤（《内外伤辨》）合缩泉丸（《校注妇人良方》）加减：黄芪、人参、炒白术、升麻、柴胡、当归、防风、陈皮、炙甘草、乌药、益智仁、金樱子。易自汗出，去柴胡，加桂枝、白芍；大便稀溏，加茯苓、炒山药；纳差食少，加炒神曲、砂仁、鸡内金。

5. 脾气虚弱，气化不利

症见小便频数，或点滴而出，尿少色清，无尿痛，入睡后尿频消失，面色萎黄，神疲乏力，纳呆食少，大便溏，舌胖色淡、苔白润，指纹淡红、脉缓濡。治以健脾祛湿，温阳化气。五苓散（《伤寒论》）合缩泉丸（《校注妇人良方》）加减：炒白术、茯苓、猪苓、泽泻、桂枝、乌药、益智仁、芡实、补骨脂。易汗出，加黄芪、浮小麦；纳呆食少，加陈皮、砂仁；舌苔白厚而腻，加姜半夏、炒薏苡仁、藿香；夜卧不宁，加远志、夜交藤。

6. 脾虚气陷，水泉失固

症见小便频数，尿少色清，不能自控，或小便点滴而出，面色无华，肢体倦怠，声低懒言，脘腹作胀，肛门坠重，头晕目眩，舌淡苔白，脉弱无力。治以升阳举陷，固摄下元。升陷汤（《医学衷中参西录》）合缩泉丸（《校注妇人良方》）加减：生黄芪、柴胡、桔梗、升麻、乌药、益智仁、人参、炙甘草。大便溏泄，加炒白术、煨肉豆蔻；脘腹作胀，加生姜、丁香。

7. 暴受惊恐，心神失养

症见多因暴受惊恐，或精神紧张而发病，小便频数，或点滴而下，精神恍惚，夜卧不宁，依偎母怀，易惊善哭，舌淡红、苔白，指纹淡青、脉细数。治以养心安神，固脬缩尿。甘麦大枣汤（《金匮要略》）合缩泉丸（《校注妇人良方》）加减：柴胡、小麦、大枣、乌药、益智仁、夜交藤、郁金、金樱子、炙甘草。易惊哭闹，加钩藤、琥珀；夜卧不宁，加酸枣仁、远志；精神恍惚，加石菖蒲、人参、茯神。

8. 心肾阴虚，虚热扰神

症见小便频数，尿少色黄，形体不丰或消瘦，手足心热，夜卧不安，唇红口干，舌红少津，脉细而数。治以滋阴补肾，清热安神。麦味地黄汤（《医部全录》）加减：麦冬、五味子、熟地黄、山萸肉、山药、泽泻、牡丹皮、女贞子、枸杞子、淡竹叶、芦根、甘草梢。骨蒸潮热，加知母、黄柏；夜卧不宁，加生龙骨、酸枣仁、炙远志；心烦易怒，加莲子心、石菖蒲。

9. 心肾不交，心火扰神

症见小便频数，五心烦热，心烦不寐，头晕耳鸣，多梦易惊，舌红苔白，脉细稍数。治以滋肾清心，安神固摄。交泰丸（《韩氏医通》）合桑螵蛸散（《本草衍义》）加味：黄连、肉桂心、桑螵蛸、炙远志、石菖蒲、龙骨、人参、茯神、当归、炙龟甲、生地、炙甘草。五心烦热，小便频数色黄，去人参，加淡竹叶；夜卧不宁，多梦易惊，加莲子心、夜交藤；头晕耳鸣，去人参，加白芍、天麻、菊花。

10. 肝气郁结，心火扰神

症见小便频数，尿急，尿色较深，尿臊有味，性急易怒，睡卧不宁，舌质红、苔薄黄或黄腻，脉弦数。治以疏肝散结，清心安神固摄。疏肝缩尿汤（验方）：柴胡、竹叶、龙胆草、萆薢、甘草梢、茯苓，莲子心、薄荷、郁金、生地黄。

第十二节　注意缺陷多动障碍

注意缺陷多动障碍，又名儿童多动综合征，是儿童期最常见的一种心理行为疾病，是指智力基本正常的小儿，表现出与年龄不相称的注意力不集中，不分场合的过度活动，情绪冲动并可有认知障碍和学习困难的一组综合征。本病好发年龄为6~14岁，男多于女。由于此病妨碍儿童健康成长，给家庭、学校、社会带来不良影响，所以日益受到关注。

古代医籍中对于本病没有专门记载，根据其临床表现，可归属于中医学“内风证”“肝风证”范畴。

病因病机分析

引起本病的病因有先天禀赋不足、产伤、外伤、病证伤及生长发育影响。《素问·生气通天论》云："阴平阳秘，精神乃治。"人的行为变化常呈阴静阳躁，动静的平衡依赖于阴阳的平衡，因此阴阳失调是本病的主要病机。多种原因影响，使阴阳、五脏强弱不均衡更为显著，脏气不平，脏气动，阴阳失衡，阴不能制阳、阴静不足而发病。病位在肝、心、脑，并与脾、肾有关。病性以虚为主，可虚中夹实，少数为实证，多以脏气不平、阴阳失调为本，心肝火盛、痰浊内蕴、痰火内扰、瘀血阻滞为标。

辨证思路

本病首先应辨脏腑，在心者，心气不足可见注意力不集中、情绪不稳定、昏愦不语，心亢者可见多梦烦躁、多语；在肝者，多动不安、易于冲动、好动不静、常不能自控；在脾者，兴趣多变、做事有头无尾；在肾、脑者，可表现为学习成绩低下、记忆力欠佳。其次辨标本、分虚实，本病多为本虚标实、虚实夹杂之证，如脾虚肝旺、肾虚肝亢，或虚证心脾不足，并在病程中可夹痰浊、痰火、瘀血等标实之兼证。注意辨证候转化，本病属虚证者，在疾病过程中要注意观察有无冲动任性、易激动等肝亢表现，以及有无烦躁等痰火扰心表现。

治法与处方原则

本病的病因学治疗为调节脏气不平，即益肾、理脾、抑肝。病机学治疗为调理阴阳、调理脏腑功能。对症治疗为息风止动、安神宁脑及针对标证的抑肝、涤痰、活血诸法。本病治疗时要紧紧抓住阴阳失调，脏气不平这一基本病机，以调节脏气不平、调理阴阳为总治则，并注重证候相兼及夹痰、夹瘀证。本病证是以脏气不平为本，肝旺、心火、痰浊、痰火、瘀血为标的精神行为病证。以抑肝（柔肝、疏肝、养肝、平肝）、理脾（健脾、运脾）、益肾、滋阴、安神宁心、益智醒神为治本之法；以泻肝、清心、涤痰、化浊、通络、息风为治标之法。临证当根据标本缓急合理运用各种治疗方法及措施。

证治条辨

1. 肝郁化火，内扰心神，肝风内动

症见多动多语，冲动任性，性情执拗，急躁易怒，注意力不集中，难以

静坐，头痛、头晕，面红目赤，大便秘结，小便色黄，舌质红或舌尖边红、苔薄黄，脉弦或弦数。治以平肝泻火，清心安神，平肝息风。龙胆泻肝汤（《医方集解》引《太平惠民和剂局方》）合导赤散（《小儿药证直诀》）加减：龙胆草、栀子、黄芩、生地黄、淡竹叶、灯心草、柴胡、当归、通草、黄连、钩藤、天麻。冲动任性，加石决明、珍珠母；多动多语，注意力不集中，加石菖蒲、炙远志；大便秘结，加生大黄、芒硝；夜卧不宁，加百合、知母、酸枣仁、生龙齿、琥珀。

2. 肝火上炎，扰动心神，肝心亢盛

症见多动不宁，头晕胀痛，面红目赤，急躁易怒，口苦胁痛，失眠多梦，易冲动，情绪不稳，舌红苔黄，脉弦数。治以清泻肝火，清心安神。泻青丸（《小儿药证直诀》）加减：当归、龙胆草、川芎、栀子、防风、钩藤、天麻、珍珠母、车前子。目赤，加桑叶、菊花；口苦，加柴胡、黄芩；失眠，加生龙骨、合欢花、酸枣仁；冲动易怒，加白芍、胆南星。

3. 肝胆郁热，痰热扰心，心神不宁

症见多动不宁，冲动任性，心烦易怒，多语骂人，夜卧不宁，惊悸不寐，神思涣散，便秘溲赤，舌尖边红、苔黄腻，脉弦滑。治以清胆化痰，宁心安神。温胆汤（《三因极一病证方论》）加减：清半夏、竹茹、枳实、橘皮、茯苓、甘草、黄芩、胆南星。夜卧不宁，加炒栀子、淡豆豉；惊悸，加生龙齿、珍珠母、炙远志；便秘，加全瓜蒌、生大黄；溲赤，加淡竹叶；多语骂人，加青礞石、人工牛黄。

4. 肝心郁热，痰火扰心，心神不宁

症见多动难静，烦躁不宁，冲动任性，难以制约，神思涣散，注意力不集中，纳少口苦，便秘尿赤，胸中烦热，懊侬不眠，舌红苔黄腻，脉滑数。治以清热涤痰，开窍宁神。黄连温胆汤（《六因条辨》）加减：黄连、陈皮、半夏、茯苓、甘草、竹茹、胆南星、枳实、石菖蒲、郁金。痰火壅盛，加瓜蒌、青礞石、牛黄；烦躁易怒，加龙胆草、钩藤、淡竹叶；喉间痰鸣，加天竺黄、瓜蒌、白僵蚕；胸中烦热、懊侬不眠，加栀子、淡豆豉、莲子心。

5. 脾气虚弱，肝气旺盛，心神不宁

症见多动不安，心神不宁，思想不集中，意志不坚，语言冒失，兴趣多变，性情执拗易怒，做事有头无尾，纳呆，面色萎黄无华，舌质正红、苔薄白，脉弦。治以健脾抑肝，宁心安神。逍遥散（《太平惠民和剂局方》）加减：柴胡、白术、茯苓、白芍、珍珠母、地龙、钩藤、薄荷、当归、天麻、节菖蒲。肝旺较著而风动明显，加僵蚕、蜈蚣、郁金、青皮、夏枯草、代赭石；脾虚重，加党参、黄芪、麦芽、鸡内金；心神不宁著，加远志、磁石；肝郁化火，加龙胆草、栀子。

6. **脾气虚弱，肝气旺盛，痰浊内扰**

症见注意力涣散，做事有头无尾，多动不宁，急躁易怒，记忆力差，面色无华，食欲不振，大便干稀不调，舌淡苔白，脉弦弱。治以扶土抑木，化痰宁心。缓肝理脾汤（《医宗金鉴》）合二陈汤（《太平惠民和剂局方》）加减：人参、炒白术、茯神、茯苓、柴胡、炒枳壳、炒白芍、炒酸枣仁、当归、石菖蒲、清半夏、陈皮、甘草。急躁易怒，加钩藤、珍珠母；失眠多梦，加龙骨、夜交藤、合欢花；纳差便溏，加炒扁豆、山药、砂仁、炒麦芽。

7. **瘀血内阻，心肝失养，心神不宁**

症见神思涣散，多动不能自控，反应迟钝，记忆力差，时有头痛，大便干硬如羊屎，舌质紫暗或有瘀点、苔少，脉涩、指纹沉滞，可有脑外伤史。治以化瘀通窍，养心安神。通窍活血汤（《医林改错》）加减：桃仁、红花、川芎、赤芍、老葱、石菖蒲、丹参、黄芪、当归、甘草、莪术、茯神。大便秘结，加火麻仁、酒大黄；头痛，加天麻、五灵脂、白芷；多动不宁，加远志、郁金、珍珠母；反应迟钝，加鹿角胶、益智仁。

8. **心肾阴虚，虚热上扰，心神不宁**

症见多动不宁，五心烦热，心烦易怒，任性冲动，神思涣散，两颧潮红，夜卧多梦，舌质红绛、少苔，脉弦而数。治以滋阴降火，清心除烦。天王补心丹（《校注妇人良方》）加减：生地黄、天冬、麦冬、玄参、丹参、酸枣仁、五味子、炙远志、黄连、炒栀子、莲子心、茯神。冲动、骂人、打人，加胆南星、青礞石；大便干结，加生大黄、玄明粉；夜卧多梦，加生龙齿、石菖蒲、夜交藤。

9. **肝肾阴虚，肝阳旺盛，心神不宁**

症见手足多动，动作笨拙，冲动任性，难以静坐，性格暴躁，易激动，注意力不集中，形体稍瘦，两颧嫩红，五心烦热，舌质红而干，脉弦细而数。治以滋肾养肝，潜阳止动，宁神益智。知柏地黄丸（《医宗金鉴》）加减：熟地黄、龟甲、山萸肉、山药、龙齿、菖蒲、远志、茯苓、知母、黄柏。夜寐不安，加酸枣仁、五味子；易怒急躁，加石决明、地龙、钩藤；口渴喜饮、难寐梦扰，加石斛、天花粉、麦冬、酸枣仁、百合；大便秘结，加火麻仁、瓜蒌仁、决明子。

10. **心脾两虚，心失所养，心神不宁**

症见神思涣散，注意力不集中，神疲乏力，形体略瘦或虚胖，多动而不暴躁，言语冒失，做事有头无尾，记忆力差，睡眠不实，偏食纳差，面色欠华，舌淡胖、苔薄白，脉虚弱。治以补益心脾，安神益智。归脾汤（《正体类要》）合甘麦大枣汤（《金匮要略》）加减：黄芪、党参、山药、石菖蒲、生龙骨、茯神、远志、钩藤、小麦、白术。思想不集中，睡眠不熟，加益智仁、夜交藤；夹痰湿，加制半夏、姜厚朴、郁金；心神不安，自汗，去生龙骨，加煅龙骨、煅牡蛎、白芍；食欲不振，加陈皮、焦山楂、炒麦芽、砂仁。

11. **心血亏虚，心失所养，心神不宁**

症见多动不安，神思涣散，面白少华，心悸怔忡，失眠多梦，头晕健忘，舌质淡、苔少，脉弱无力。治以补养心血，安神宁志。酸枣仁汤（《金匮要略》）合甘麦大枣汤（《金匮要略》）加减：酸枣仁、茯神、川芎、知母、浮小麦、大枣、当归、炙甘草、生龙骨、炙远志。学习困难，加益智仁、五味子；失眠多梦，加柏子仁、夜交藤；心悸气短，加炙黄芪、人参。

12. **肝血亏虚，肝阳亢盛，心神不宁**

症见多动不安，面白无华，精神不振，神思涣散，学习困难，夜寐多梦，舌质淡红、苔白，脉多弦细。治以滋补肝血，敛阴息风。四物汤（《太平惠民和剂局方》）加味：熟地黄、当归、白芍、川芎、生龙骨、生牡蛎、酸枣仁、炙远志、炙甘草。大便干，加何首乌；头晕目眩，加山萸肉、天麻；气短乏力，加黄芪、党参；学习困难，加石菖蒲、益智仁。

13. **肾精不足，肾虚肝亢，元神失养**

症见多动不安，神思涣散，精神不振，动作迟钝，发育迟缓，骨骼痿软，学习困难，面色无华，头发稀疏，爪甲不荣，舌淡苔少，脉沉弱无力。治以补肾益精，健脑养神。龟鹿二仙胶（《医便》）合孔圣枕中丹（《备急千金要方》）加味：鹿角胶、龟板、人参、枸杞子、生龙骨、石菖蒲、炙远志、益智仁、全蝎、蜈蚣、炙甘草。气短乏力，加黄芪、白术；大便溏薄，加炒白术、山药；骨骼痿软，加桑寄生、怀牛膝；便秘，加肉苁蓉。

第十三节 抽动障碍

抽动障碍是一种以运动、言语和抽搐为特点的综合征，其临床特征为慢性、波动性、多发性运动肌快速抽搐，并伴有不自主发声和语言障碍，发病年龄在2~15岁，病程持续时间较长，可自行缓解或加重；发病无明显的季节性，男孩发病率多于女孩。

本病以肢体抽动及喉部发出奇特怪叫，或有骂人语言为主要临床表现，且其发急骤，发无定时，来无影，去无踪，故归入中医的“内风证”“肝风证”范畴。

病因病机辨识

抽动障碍的病因是多方面的，与先天禀赋不足、产伤窒息、调护不当、其他病证影响，以及生长发育有关。病位在肝、心，与脾、肾有关。因为“诸风掉眩，皆属于肝”，“心主神明”，“肝主风，木也，飘骤急疾，莫甚于风”。

脏气不平，心肝亢盛：或禀赋不足，或调护失宜，或他病伤损，或生长发育影响，使强弱不均衡之小儿五脏更加强弱不均，即肾脾虚弱，肝心亢用，从而肝亢化风，内风扰动而发本病。

痰火阻窍，扰动心神：或滞产、手术，或其他病证伤损，或湿蕴痰留，或肾脾虚弱而生痰，致成痰火阻滞，内扰心窍，扰动心神而发本病。总之，抽动障碍系由脏气不平，内风隐伏，心脑失调，脏气动所致。

辨证思路

抽动障碍，首辨虚实，凡起病急，病程短，抽动强劲有力，发作频繁者，多为实证；凡起病缓慢，或由实证转变，病程较长，抽动无力，时发时止者，多为虚证。其次辨标本，本病脏气不平为本，肝风内动为标；其标除风动外，尚有痰火扰神、心火炽盛。本病实证多为肝心亢盛、痰火扰心，虚证多为脾虚、阴虚，且在病程发展过程中往往可由实致虚，也可由虚致实，而出现虚实夹杂之证。故实证当注意观察有无脾虚、阴虚证候出现，及有无向脾虚肝旺、阴虚风动证转化之趋向；虚证当注意观察有无夹痰浊、痰火、肝旺、心火证。

治法与处方原则

病因学治疗实证当为清心泻肝、涤痰泻火；虚证当为健脾、补肾、养心宁神，总以调节脏气不平为主。病机学治疗为调节心脑功能，抑肝利窍。对症治疗为息风止动、醒脑宁神。根据疾病的不同阶段和不同证候，分清正虚与邪实关系，进行辨证论治，尚需结合抽动的部位等，选择针对性的药物进行治疗。本病来渐去缓，易反复，临床需较长时间的药物治疗，树立信心、坚持治疗、养成良好的生活习惯是治疗关键，可配合针灸、推拿、耳穴贴压、感觉综合训练、心理治疗等提高疗效。

证治条辨

1. 风邪外袭，引动肝风

症见眨眼、搐鼻、噘嘴、摇头等动作频繁，咽喉不利，时有干咳、清嗓子动作，鼻塞不通，流涕喷嚏，眼睛发痒或常揉眼睛，常因感冒而使抽动症状加重或反复，平素常有胆小脾气大、性急易怒症状，常有哮喘或反复呼吸道感染病史，舌质红或舌尖红、苔薄白或薄黄，脉浮数。治以宣肺散邪，息风醒神。银翘散（《温病条辨》）加减：金银花、连翘、辛夷、苍耳子、桑叶、菊花、荆芥、蝉蜕、僵蚕、钩藤、白芍。喉中有痰，加清半夏、桔梗、玄参；咽赤明显，加牛蒡子、薄荷；流涕、喷嚏，加白芷、羌活；喉中有痰者，加清半夏；肢体抽动明显，加全蝎、蜈蚣；眨眼明显，加石决明、夏枯草；病延日久，加川芎、赤芍、红花、丹参、鸡血藤。

2. 肝心亢盛，肝风内动

症见摇头、耸肩、皱眉、眨眼、噘嘴、伸头、缩脑、张口歪嘴等动作频繁，怪象百出，行走不稳，咽喉不利，口出奇异之声，面红目赤，烦躁易怒，大便干结，小便短黄，舌质红、苔黄，脉弦实有力。治以清心泻肝，息风宁神。千金龙胆汤（《备急千金要方》）加减：龙胆草、柴胡、黄芩、钩藤、白芍、茯苓、竹叶、郁金、大黄、黄连。痰热夹心火扰及心窍而见喊叫、喉间辘辘有声者，加胆南星、炙远志、菖蒲；动作频繁，加地龙、僵蚕、蜈蚣。

3. 肝阳上亢，肝风内动

症见摇头、耸肩、挤眉眨眼、噘嘴、踢腿等运动性抽动，或伴发声、秽语，抽动频繁有力，声音高亢，多动难静，烦躁易怒，头晕头痛，面红目赤，舌红、苔白或薄黄，脉弦有力或滑数。治以平肝泻火，息风止痉。天麻钩藤饮（《中医内科杂病证治新义》）加减：天麻、钩藤、石决明、栀子、黄芩、龙胆草、菊花、桑叶、茯神、白芍、甘草。头痛、头晕，加川芎、葛根；头部抽动，加葛根、蔓荆子；肢体抽动明显，加鸡血藤、木瓜、伸筋草、全蝎、蜈蚣；口角抽动，加黄连、白附子；眨眼明显，加夏枯草、木贼、白蒺藜、僵蚕；大便干结，加大黄、决明子；多动难静，加生龙骨、珍珠母；异常发声，可加蝉蜕、僵蚕、玄参、板蓝根。

4. 气郁化火，肝风内动

症见烦躁易怒，或情绪抑郁，闷闷不乐，时有叹息或胸胁胀痛不适，挤眉弄眼，摇头耸肩，张口噘嘴，发作频繁，抽动有力，口出异声秽语，面红目赤，大便干结，小便短赤，舌质红、苔黄，脉弦数。治以疏肝清热、息风止痉。清肝达郁汤（《重订通俗伤寒论》）加减：羚羊角片、栀子、菊花、牡丹皮、柴胡、薄荷、白芍、当归、钩藤、蝉蜕、琥珀、石决明、茯苓、霜桑叶、菊花、甘草。喜怒不定，喉中有痰，加浙贝母、天竺黄、胆南星；肝火旺盛，烦躁目赤，加龙胆草、谷精草、夏枯草；大便干结，加槟榔、生大黄；肢体抽动者，加木瓜、伸筋草。

5. 痰热壅盛，肝风内动

症见摇头、耸肩、眨眼、甩肩、踢腿等异常动作，或伴喉中发吭，怪叫、秽语频发，喉中痰鸣，烦躁口渴，睡眠不安，大便秘结，小便短赤，舌质红、苔黄或厚腻，脉弦滑或滑数。治以清热化痰，平肝息风。黄连温胆汤（《六因条辨》）加减：清半夏、陈皮、茯苓、黄芩、黄连、栀子、枳实、竹茹、石菖蒲、钩藤。痰火较重，大便秘结，加大黄、芒硝；痰浊壅盛，加白附子、青礞石；肝风明显，抽动较重，加天麻、白芍、全蝎；喉部异常发声，加桔梗、青果、蝉蜕、白僵蚕；秽语频繁，加郁金、胆南星、白僵蚕。

6. 痰火扰心，内风扰动

症见起病急骤，眼、面、颈、肩及上、下肢不同部位的抽动，怪象百出，动作频繁有力，抽动时喉部有咯咯声，或粗言秽语，喉中辘辘有声，心烦，睡卧不安，溲黄便干，舌质红、苔黄腻，脉滑数。治以清心涤痰，息风宁神。礞石滚痰汤（《丹溪心法》）加减：青礞石、黄芩、石菖蒲、酒大黄、郁金、钩藤、天竺黄、胆南星、制半夏、陈皮、僵蚕、全蝎、琥珀、竹沥。抽动频繁，加天麻、地龙；心经热盛，可加竹叶、栀子。

7. 食积化火，引动肝风

症见面红耳赤，嗳腐吞酸，口臭，纳呆，皱眉眨眼，张口吐舌，摇头耸肩，发作频繁，抽动有力，口出异常秽语，大便秘结，小便短赤，舌红、苔黄，脉弦数有力。治以消食化火，祛痰息风。枳实导滞丸（《内外伤辨》）加减：大黄、枳实、黄芩、川厚朴、云茯苓、神曲、炒谷芽、炒麦芽、生山楂、柴胡、栀子、牡丹皮。眨眼较甚，加白蒺藜、谷精草、夏枯草、薄荷。

8. 肺胃热盛，引动肝风

症见眨眼、吸鼻、耸肩、扭头、肢体抽动频繁，喉中有异声秽语，烦躁口渴，面赤唇干，咽红，胸膈烦热，便秘溲赤，或大便不畅，舌质红、苔黄，脉滑数。治以清热泻火通腑，息风宁神。凉膈散（《太平惠民和剂局方》）加减：连翘、黄芩、生栀子、芒硝、大黄、薄荷、赤芍、天麻、僵蚕、甘草。喉中异声，唇干，欲饮水，加生地黄、麦冬；咽喉部红肿或疼痛，加玄参、山豆根、射干、青果。

9. 痰湿阻窍，肝亢风动

症见肢体不自主抽动、眨眼、口角抽动，喉中有痰，体型偏胖，喜食肥甘厚味，面色无华，喜卧恶动，性格沉闷易怒，舌质淡、舌苔腻滑，脉弦滑。治以健脾化痰，镇肝息风。二陈汤（《太平惠民和剂局方》）加减：清半夏、茯苓、陈皮、生姜、大枣、枳实、制白附子、白僵蚕、天麻、防风、钩藤。痰阻气滞，血脉瘀阻，加川芎、丹参、红花、地龙；冲动任性，性情执拗，加柴胡、黄芩、栀子、当归、炒白芍、夏枯草；痰阻气滞，经气不通，项背强直不适，加葛根、鸡血藤、伸筋草；抽动重，加用全蝎、蜈蚣。

10. 脾虚肝旺，肝亢化风

症见全身肌肉抽动，如眨眼、皱眉、仰头、伸颈、耸肩、挺胸、扬手、蹬足等，抽动无力，时发时止，时轻时重，喉中时有吭吭作响，声低力弱，面色萎黄，纳差便溏，脾气乖戾，神疲性急，睡卧露睛，舌质正红、苔薄白，脉弦无力。治以理脾抑肝，息风止动。逍遥散（《太平惠民和剂局方》）加减：黄芪、茯苓、白术、白芍、地龙、柴胡、郁金、当归、薄荷、莪术、钩藤、琥珀。痰阻，可合用十味温胆汤（《世医得效方》）；脾虚著，可合用参苓白术散（《太平惠民和剂局方》），加山楂、神曲。

11. **脾虚肝亢，虚风内动**

症见眨眼，皱眉，耸鼻，噘嘴，腹部抽动，或伴喉中吭吭，秽语，精神倦怠，面色萎黄，食欲不振，夜卧不安，大便溏薄或干结，小便清长，舌淡、苔薄白或腻，脉弱或弦细。治以扶土抑木，息风定痉。缓肝理脾汤(《医宗金鉴》)加减：人参、炒白术、当归、茯苓、远志、柴胡、炒白芍、钩藤、炙甘草。抽动频数，加葛根、天麻；肝气旺，加夏枯草、生龙骨；食欲不振，加焦麦芽、焦山楂、焦六神曲、鸡内金；睡眠不安，加珍珠母、生石决明；心气虚，合用甘麦大枣汤(《金匮要略》)；肝郁气滞，加夏枯草、薄荷；痰阻气滞，经气不通，项背强直不适，加葛根、鸡血藤、伸筋草；痰阻气滞，血脉瘀阻，加丹参、红花、地龙；冲动任性，性情执拗，加黄芩、栀子、夏枯草。

12. **脾虚痰聚，虚风内动**

症见面黄体瘦，精神不振，脾气乖戾，胸闷作咳，喉中声响，眨眼皱眉，咧嘴，四肢或腹肌抽动，秽语，纳差食少，舌质淡、苔白或腻，脉沉滑。治以健脾柔肝，行气化痰。十味温胆汤(《世医得效方》)加减：党参、茯苓、法半夏、陈皮、枳实、远志、酸枣仁、石决明、钩藤、白芍、甘草。有痰热，加黄连、瓜蒌、制胆南星；秽语妄言，性情易怒，加石菖蒲、郁金、香附、胆南星；痰火扰心喊叫，加青礞石、黄芩、磁石；纳少厌食，加砂仁、神曲、炒麦芽。

13. **肝肾阴虚，阳亢风动**

症见挤眉弄眼、耸肩摇头、肢体抽动，清嗓，头晕耳鸣，多动少静，两颧潮红，手足心热，尿频或遗尿，盗汗，舌偏红或淡红、苔薄或少苔偏干少津，脉细数。治以补肾填精，柔肝息风。六味地黄丸(《小儿药证直诀》)加味：熟地黄、山茱萸、牡丹皮、山药、茯苓、泽泻、龙骨、牡蛎、龟板、白芍、甘草。夜眠不安，加琥珀、珍珠母；急躁易怒，加夏枯草、柴胡；抽动明显，加鸡血藤、伸筋草、川芎、丹参；阳亢火旺，加知母、黄柏、夏枯草；肾气虚，加补骨脂、肉苁蓉、菟丝子、怀牛膝等。

14. **肝肾阴虚，虚风内动**

症见形体消瘦，两颧潮红，性情急躁，口出秽语，摇头耸肩，挤眉眨眼，肢体震颤，睡眠不宁，五心烦热，大便干结，舌质红绛、舌苔光剥，脉细数。治以滋阴潜阳，柔肝息风。大定风珠(《温病条辨》)加减：龟板、鳖甲、生牡蛎、生地黄、阿胶、鸡子黄、麦冬、火麻仁、白芍、甘草。血虚失养，加何首乌、当归；心神不宁，惊悸不安，加茯神、酸枣仁、钩藤；肺阴受损，金鸣异常，喉发异声，加桑白皮、地骨皮、玄参、天花粉、桔梗；肢体抽动明显，加地龙、乌梢蛇。

15. 肺肾阴虚，虚风内动

症见鼻咽干燥不适，咽喉燥痛，清嗓声、吭吭声，常有鼻部小幅度不自主抽动，手足心热，骨蒸盗汗，舌质嫩红、少苔，脉沉细。治以滋养肺肾，息风止痉。百合固金汤（《慎斋遗书》）加减：百合、熟地黄、白芍、赤芍、麦冬、黄芩、玄参、桔梗、甘草、僵蚕。眨眼明显，加谷精草、决明子、菊花；吸鼻明显，加辛夷、苍耳子、白芷；夜眠不安，加远志、龙骨、珍珠母。

16. 心脾两虚，虚风内动

症见眨眼频频，抽鼻歪嘴，耸肩扭头，抽动不宁，喉中吭吭作响，精神倦怠，面色无华，汗出较多，注意力不集中，记忆力差，睡眠纳食欠佳，舌质淡、苔薄白，脉无力或沉细。治以补益心脾，息风止动。归脾汤（《正体类要》）加减：黄芪、党参、茯苓、当归、白芍、白术、远志、酸枣仁、石菖蒲、煅龙骨、煅牡蛎、天麻、钩藤。喉中有痰，加制半夏、旋覆花、白僵蚕；汗出较多，心神不宁，合用甘麦大枣汤（《金匮要略》）。

17. 心肝阴虚，虚风内动

症见眨眼努嘴，摇头扭颈，喉中出声，性情执拗，冲动任性，心烦易怒，易惊，神思涣散，语多易动，恍惚喜忘，夜寐不安，或夜惊，五心烦热，舌质红、苔少，脉细数。治以养心柔肝，息风止痉。天王补心丹（《校注妇人良方》）合甘麦大枣汤（《金匮要略》）加减：生地黄、人参、天冬、麦冬、丹参、当归、党参、茯苓、石菖蒲、远志、五味子、酸枣仁、柏子仁、桔梗、浮小麦、大枣。喉中发声，加蝉蜕、僵蚕、清半夏；眨眼明显，加菊花、决明子。

18. 瘀血阻窍，引动肝风

症见抽动日久不愈，或有头痛，或智力落后，注意力不集中，心神不安，睡眠多梦，面色晦暗，肌肤甲错，口唇爪甲紫暗，或腹部青筋外露，舌质偏紫暗或有瘀斑，脉滞涩，多有产伤、外伤史。治以活血祛瘀，平肝息风。通窍活血汤（《医林改错》）加减：当归、川芎、赤芍、桃仁、红花、郁金、地龙、僵蚕、天麻、钩藤、牛膝、益母草、莪术。痰瘀阻窍，加清半夏、胆星、橘红、枳实、人参、茯苓、菖蒲、竹茹；肢体抽动明显，加全蝎、蜈蚣、炒白芍、甘草；睡眠不安，加石菖蒲、远志、生龙骨。

第十四节　特发性真性性早熟

性早熟是指女孩8岁以前，男孩9岁以前出现第二性征的一种内分泌疾病。《疮疡经验全书》中“乳疬”的描述似应包括性早熟儿童乳房发育异常在内，而月经早潮可归属于“月经先期”的范畴。

病因病机辨识

阴虚相火妄动：《沈氏女科辑要笺正·经水》言，“二七经行，七七经止，言其常也，然禀赋不足，行止皆无一定之候。”小儿肾常虚，在致病因素作用下，易出现肾之阴阳失衡，常为肾阴不足，不能制阳，相火妄动，伤及冲任，冲任通盛失时，天癸过早萌发。

脾虚痰湿壅滞：《脾胃论·脾胃胜衰论》曰，“百病皆由脾胃衰而生也。”小儿脾常虚，若饮食不节，损伤脾胃，致脾失健运，谷反为滞，水反为湿，内湿不运，聚而成痰，痰湿阻络，气血运行不畅，伤及冲任，冲任失调，月经早发。

肝郁日久化火：小儿肝常有余，若后天情志失调，肝气郁结，日久化火，火热灼伤冲任，也可使冲任通盛失时，天癸早至。经络学说认为，乳房、阴部皆为足厥阴肝经所络。

肾精过早充盈：先天禀赋偏盛，或后天失于调养，长期偏好膏粱厚味，培补过度，使肾中精气过早充盈，亦可使天癸早至，第二性征提前出现，女童行经不循常规，月经早潮。

辨证思路

乳疬的产生与肝、肾、脾胃功能失调息息相关。乳疬之辨，需分气滞、痰凝。硬结胀痛，随情绪波动，时大时小，多属气滞；硬结不痛，难以消散，多属痰凝。

《傅青主女科·带下》云：“夫带下俱是湿症。而以‘带’名者，因带脉不能约束而有此病。”带下之辨，需分寒湿、湿热。带下色黄、质稠、臭秽者，多属湿热；带下色淡、清稀，或有腥气者，多属脾虚寒湿。

月经先期之辨，当分虚热、实热。素体阳盛，或嗜食厚味滋补之品，或多怒烦躁，经量较多，色深红或紫，质黏稠，或有血块，多属实热；素体阴虚，经量稀少，色红，质稠，多属虚热。《傅青主女科·调经》曰："夫同是先期之来，何以分虚实之异……先期有火气之冲，多寡者水气之验，故先期而来多者，火热而水有余也；先期而来少者，火热而水不足也。"

《诸病源候论·面体病诸候·面疱候》言："面疱者，谓面上有风热气生疱，头如米大，亦如谷大，白色者是。"痤疮之辨，需分风热、湿热。颜面潮红，粉刺焮热，多属风热；粉刺红肿疼痛，或有脓疱，多属湿热。

治法与处方原则

临证时应根据病变涉及不同脏腑，结合虚实状况，采用不同治法。肾阴不足，相火偏亢而见虚火上炎，此以补虚为主，治以滋阴降火为法则，所谓"壮水之主以制阳光"；肝失疏泄，郁而化火而见肝经实火上炎，治疗上以泻实为主，以疏肝泻火为法则；痰湿壅滞，冲任失调而见痰湿蕴脾者，治疗以攻补兼施，以健脾利湿，化痰固经为法则，从而使阴阳平衡，冲任有节，气血调和，疾病得以痊愈。性早熟的治疗需要长期用药，整个治疗过程中需注意顾护胃气，不宜过用苦寒之品。

证治条辨

1. 肝失疏泄，气机郁滞

症见乳房硬结肿胀，隐隐作痛，胸胁胀满，情志抑郁，急躁易怒，大便偏溏，舌质淡红、苔薄白，脉弦。治以疏肝解郁，调畅气机，理气散结。柴胡疏肝散（《景岳全书》）加味：柴胡、陈皮、白芍、枳壳、川芎、香附、钩藤、夏枯草、郁金、炙甘草。乳房胀痛甚，加川楝子、青皮；带下色黄而气味秽，加萆薢、黄柏；食欲不佳，加谷芽、麦芽；大便溏薄，加白扁豆、山药。

2. 肝郁化火，灼伤冲任

症见女孩乳房早发，月经早潮；男孩睾丸阴茎增大，遗精早现。乳房胀痛，胸胁胀闷，急躁易怒，性格冲动，口臭便秘，舌质红、苔黄，脉弦数。治以疏肝解郁，清肝泻火，调理冲任。丹栀逍遥散（《内科摘要》）加减：牡丹皮、栀子、柴胡、当归、白术、白芍、夏枯草、知母、钩藤、茯苓、薄荷、生姜、甘草。乳房胀痛，加香附、郁金、瓜蒌皮；带下色黄而臭秽，加椿皮、黄柏；面部痤疮量多，加桑白皮、黄芩。

3. 肝经湿热，冲任失调

症见乳房胀痛，带下增多，色黄臭秽，胸闷不适，冲动易怒，口苦咽干，脸部痤疮，形体偏胖，喜食厚味滋腻之品，大便黏腻，小便黄赤，舌质红、苔黄腻，脉弦数。治以清肝泄热，清利湿热，调理冲任。龙胆泻肝汤（《医方集解》引《太平惠民和剂局方》）加味：龙胆草、黄芩、山栀子、泽泻、木通、车前子、当归、生地黄、柴胡、生甘草。乳房胀痛，加香附、郁金；带下色黄而气味臭秽，加萆薢、黄柏；面部痤疮量多，加桑白皮；形体肥胖，加荷叶、薏苡仁、山楂；大便秘结，加枳实、槟榔。

4. 痰湿壅滞，冲任失调

症见女孩乳房早发，阴道分泌物清稀量多，月经提前；男孩外生殖器增大，有阴茎勃起。形体肥胖，身体困重，腹胀满，胸闷喜叹息，口中黏腻，大便不调，舌质淡、苔白腻，脉濡。治以利湿健脾，化痰通络，调理冲任。二陈汤（《太平惠民和剂局方》）加味：陈皮、茯苓、清半夏、夏枯草、郁金、柴胡、香附、木香、甘草。乳房硬结，加海藻、昆布、生麦芽、丝瓜络；脘腹胀满，不思饮食，加炒谷芽、薏苡仁；阴道出血，加旱莲草、仙鹤草；带下清稀量多，加芡实、苍术；大便稀溏，加山药、白扁豆；形体肥胖，加荷叶、丹参、山楂。

5. 痰热互结，肝气郁结

症见女孩乳房胀痛，带下色黄秽浊黏稠，月经提前；男孩外生殖器增大。形体肥胖，恣食膏粱厚味，烦躁易怒，口苦咽干，睡眠不安，大便秘结，小便短赤，舌质红、苔黄腻，脉弦数。治以涤痰散结，疏肝理气。柴胡疏肝散（《景岳全书》）合海藻玉壶汤（《外科正宗》）加减：柴胡、陈皮、芍药、枳壳、川芎、香附、炙甘草、海藻、昆布、清半夏、浙贝母。乳房胀痛硬结，加荔枝核、夏枯草、山慈菇；带下色黄秽浊，加椿皮、苍术；胸闷喜叹息，加郁金、合欢皮；夜寐不安，加珍珠母、菊花、莲心；大便秘结，加大黄、玄明粉。

6. 血热妄行，冲任不固

症见女孩带下量多，经血来潮；男孩阴茎增大，遗精频频。面红神烦，口燥咽干，手足心热，舌红少津、苔黄、脉弦数。治以凉血止血，养阴固经。两地汤（《傅青主女科》）加味：生地黄、地骨皮、玄参、麦冬、阿胶、白芍、夏枯草、郁金。两颊颧红，手足心热，加知母、黄柏、黄芩；少腹胀满，加香附、川芎；经血量多色鲜，加牡丹皮、白茅根。

7. **肾阴不足，相火偏亢**

症见五心烦热，面红耳赤，口渴喜饮，烦躁易怒，夜寐不安，盗汗，溲黄便秘，形体多消瘦。女孩见乳房早发，白带早现，月经早潮；男孩见睾丸阴茎增大，遗精早现。舌红绛或舌边尖红，苔薄黄或花剥，脉细数。治以滋养肾阴，清泻相火。知柏地黄丸（《医宗金鉴》）加减：知母、黄柏、生地黄、山药、牡丹皮、泽泻、茯苓。原方中熟地黄滋腻，当以生地黄易之。五心烦热，加竹叶、莲子心；潮热盗汗，加地骨皮、五味子、白薇；乳房胀痛，加三棱、夏枯草；阴道分泌物多，加椿皮、芡实；阴道出血，加茜草、小蓟草。

8. **肝肾阴虚，水不涵木**

症见女孩乳房硬结触痛，男孩阴茎易冲动勃起，遗精频作。面色潮红，口苦咽干，目赤耳鸣，急躁易怒，夜间盗汗，便秘尿黄，舌质红、少苔，脉细数。治以滋养肝肾，滋水涵木。大补阴丸（《丹溪心法》）加味：知母、黄柏、熟地黄、龟板、茯苓、山萸肉、陈皮、夏枯草、郁金。热重烦躁，加黄芩、栀子、女贞子；大便秘结，加全瓜蒌、玄明粉；乳房胀痛，加柴胡、海藻、昆布。